医学继续教育参考用书

医学临床“三基”训练丛书

护理“三基”训练分册

（第 2 版）

主　编　张春舫　王博玉　高雅娜

副主编　周金娜　杜　宇　王瑞敏　任建瑜
张　楠

编　者　（以姓氏笔画为序）
王晓红　王博玉　王瑞敏　田红英
任建瑜　任景坤　许越巍　杜　宇
张　楠　张春舫　赵丹宁　赵桂香
周金娜　袁爱军　高雅娜

科学出版社

北　京

内 容 简 介

作者根据临床对护理人员岗位考核的要求和执业护士考试大纲，以及编著者长期教学实践经验而编写。本书为2版修订，在上一版基础上更新了部分专业知识，增加了护理最新前沿内容。全书分三篇22章，第一篇主要讲述医学基础理论知识；第二篇为各科护理基本知识；第三篇为护理基本技能操作知识，每篇后附有练习题，书后附有模拟试卷，以供读者学习实践。本书特点是讲述简明，理论和实践结合紧密，实用性强，对临床护理工作者专业知识学习、再提高和参加执业护师（士）应考可提供必要的帮助。

本书适于临床护师（士），医学院校学生、实习护士学习参考。

图书在版编目(CIP)数据

护理"三基"训练分册/张春舫，王博玉，高雅娜主编. —2版. —北京：科学出版社，2018.5

（医学继续教育参考用书・医学临床"三基"训练丛书）

ISBN 978-03-057149-6

Ⅰ. ①护… Ⅱ. ①张… ②任… ③高… Ⅲ. ①护理学－资格考试－习题集 Ⅳ. ①R47-44

中国版本图书馆CIP数据核字(2018)第069646号

责任编辑：郝文娜 / 责任校对：李　影

责任印制：赵　博 / 封面设计：龙　岩

科学出版社 出版

北京东黄城根北街16号

邮政编码：100717

http://www.sciencep.com

天津新科印刷厂 印刷

科学出版社发行 各地新华书店经销

*

2012年6月第 一 版 人民军医出版社

2018年5月第 二 版 开本：850×1168 1/32

2018年5月第一次印刷 印张：21 1/8

字数：561 000

定价：89.00元

（如有印装质量问题，我社负责调换）

编写说明

随着国内外医学技术的不断进步和新知识、新理论、新技能的不断涌现，护理教育发展也更加迅速，已从简单的中职教育发展到了高职、本科教育，护理模式也相应发生了转变，医学服务质量已成为医务人员人文素质、技术能力的综合体现。开展临床医学"三基"训练是提高护理人员素质的重要途径和方法，是加强基础医疗的重要保证。

护理"三基""三严"是我国医院分级管理标准和评审的重要部分，科学管理对提高护理质量、保障医疗安全起到举足轻重的作用。本书以护理基本知识、基本理论、基本技能(依据《临床技术操作规范·护理学分册》)为基础，以《中国护理事业发展规划纲要》为依据，紧密结合临床医学发展需求，以各级护理人员业务素质提高为目的，根据临床对护理人员岗位考核的要求，结合执业护士考试大纲而编写本书。编写人员由经验丰富的护理专家及管理专家组成。本次修订根据临床护理工作的需要，增加了最新的理论知识和技能知识，兼顾了执业资格考试和各级护理人员岗位考核的需求，提供了较全面的基本理论、基本知识复习要点。本书内容全面、系统，深浅适宜，针对性和实用性强，是临床护理人员训练、考核的必备参考书。

本书在编写过程中得到广大卫生护理专家和管理部门的支持，在此表示衷心感谢！本书涉及专业较多，对其不完善之处，诚望同行专家及广大读者批评指正。

编　者

2017 年 10 月 6 日

目　录

第一篇　基本理论

第二篇　基本知识

第三篇 基本技能

第一篇　基本理论

第1章 系统解剖学

1. 运动系统的组成 由骨、骨连结和骨骼肌组成。

2. 骨的构造 骨主要由骨质、骨膜和骨髓构成。

3. 骨的分类 分为长骨、短骨、扁骨和不规则骨四类。

4. 关节的基本构造 包括关节面、关节囊和关节腔三部分。

5. 关节的辅助结构 囊内韧带、囊外韧带、关节盘、关节唇。

6. 骨的功能 支持功能、运动功能、保护功能、造血功能、储备钙和磷的功能。

7. 骨连结的概念 骨与骨之间借纤维结缔组织、软骨或骨相连,形成骨连结。根据连结方式可以分为直接连结和间接连结两种。

8. 关节可做的运动 屈伸、外展、内收、回旋环转运动。

9. 新生儿头颅的特征和出生后变化 新生儿的脑颅大于面颅,有些部位各骨之间的间隙被结缔组织膜封闭形成颅囟,主要有前囟和后囟。前囟在出生后1～2岁闭合。

10. 自由上肢骨的构成 包括肱骨、桡骨、尺骨和手骨。手骨包括8块腕骨、5块掌骨和14块指骨。

11. 肩关节的构成及特点 肩关节由肱骨头和肩胛骨的关节盂构成。特点:肱骨头大,关节盂小,关节囊薄而松弛,其下壁薄弱。

12. 肩锁关节的构成 由锁骨的肩峰端和肩峰的关节面构成,属于平面关节,是肩胛骨活动的支点。

13. 关节囊的概念及作用 关节囊是由结缔组织构成的膜性囊,附着于关节面周缘的骨面上,可分内、外两层。外层称纤维膜,厚而坚韧,由致密结缔组织构成;内层称滑膜,薄而柔软,能产生滑液,滑液具有润滑关节和营养关节软骨等作用。

14. 骨髓的概念及功能 骨髓为骨的构造之一,存在于骨髓腔和骨松质间隙内,分红骨髓和黄骨髓。红骨髓有造血功能,存在于骨松质和幼儿的骨髓腔内;5岁以后长骨骨髓腔的红骨髓被脂肪组织所代替,称黄骨髓,不具有造血功能。

15. 大、小骨盆的分界线　由骶骨胛向两侧经弓状线、耻骨梳、耻骨结节至耻骨联合上缘构成的环形线，是大、小骨盆的分界线。

16. 肌的辅助结构及作用　辅助结构包括筋膜、滑膜囊和腱鞘，具有保持肌的位置、减少摩擦和保护作用。

17. 腹肌的构成及位置　腹肌包括腹直肌、腹外斜肌、腹内斜肌、腹横肌。腹直肌位于前壁正中线的两旁，腹外斜肌位于腹前外侧部的浅层，腹内斜肌位于腹外斜肌的深面，腹横肌位于腹内斜肌深面。

18. 膈的位置和作用　位于胸腹腔之间，成为胸腔的底和腹腔的顶。作用：为主要的呼吸肌，收缩时，膈穹窿下降，胸腔容积扩大，以助吸气；松弛时，膈穹窿上升回复原位，胸腔容积减小，以助呼气；膈与腹肌同时收缩，则能增加腹压，协助排便、呕吐及分娩等活动。

19. 三角肌的位置和功能　三角肌起自锁骨外侧段、肩峰和肩胛冈，止于肱骨三角肌粗隆。功能：使肩关节外展。

20. 胸骨的形态　胸骨位于胸骨前壁正中，前凸后凹，可分胸骨柄、胸骨体和剑突 3 部分。

21. 胸部的标志线　主要有前正中线、胸骨旁线、锁骨中线、腋前线、腋中线、腋后线、肩胛线、后正中线。

22. 腱鞘的概念及作用　在腕、踝、手指和足趾等活动性较大的部位，肌腱外面包有鞘管，使肌腱固定于一定的位置，并减少与骨面的摩擦。腱鞘可分外面的纤维层与内面的滑膜层。

23. 滑膜囊的概念及作用　为封闭的结缔组织囊，内含滑液，多为关节囊的滑膜从纤维膜的薄弱或缺如处囊状膨出，充填在肌腱与骨面之间，可减少肌肉运动时肌腱与骨面之间的摩擦。

24. 股三角的位置　股三角位于股前内侧上 1/3 处，上界为腹股沟韧带，内侧界为长收肌内侧缘，外侧界为缝匠肌内侧缘。股三角的前壁为阔筋膜，底为髂腰肌、耻骨肌和长收肌。三角内有股神经、股血管和淋巴结等。

25. 腹股沟管的位置　位于腹前壁的下部，在腹股沟韧带内侧半的上方，是腹肌和腱膜之间的潜在性间隙。

26. 消化系统的组成和功能　消化系统由消化管和消化腺组成。功能：消化食物，吸收营养，排除消化吸收后的食物残渣。

27. 梨状隐窝的位置　位于喉口两侧的深窝，是异物常滞留之处。

28. 3 对大涎腺的名称　腮腺、下颌下腺、舌下腺。

29. 食管的 3 个狭窄部　①食管与咽交接处,距中切牙 15cm;②食管与左支气管交叉处,距中切牙 25cm;③膈食管裂孔处,距中切牙 40cm。

30. 胃的位置　胃是消化管最膨大部分,上起食管、下续十二指肠。

31. 小肠的位置　小肠上起幽门,下续盲肠,全长 5～7m,分十二指肠、空肠和回肠 3 部分。

32. 十二指肠的分部　十二指肠分为上部、降部、水平部和升部。有十二指肠上曲、十二指肠下曲和十二指肠空肠曲。

33. 麦氏点的概念　脐与右髂前上棘连线的中、外 1/3 交点。

34. 呼吸道的组成　呼吸道包括鼻、咽、喉、气管和各级支气管,临床常把鼻、咽、喉称为上呼吸道,把气管和各级支气管称为下呼吸道。

35. 左、右主支气管的特点　左主支气管细长、近水平,右主支气管粗短、近垂直,气管异物坠落多入右主支气管。

36. 上颌窦特点　底深,开口高,引流不畅;腔大,窦底邻上颌磨牙牙根且骨质菲薄,易引起牙源性上颌窦炎,故在鼻窦炎中以上颌窦炎多见。

37. 纵隔的概念、位置　纵隔是左、右两侧纵隔胸膜间全部脏器、结构与结缔组织的总称,前界为胸骨,后界为脊柱胸段,两侧为纵隔胸膜,向上达胸廓上口,向下至膈。成年人纵隔位置略偏左侧。

38. 肾的被膜　肾的表面包有 3 层被膜,由内向外依次为纤维囊、脂肪囊和肾筋膜。

39. 输尿管的 3 个狭窄部　①在肾盂与输尿管移行处;②与髂血管交叉处;③斜穿膀胱壁的内部。输尿管狭窄部位是结石易滞留之处。

40. 膀胱的形态　膀胱为储存尿液的肌性囊状器官,形状随其充盈度而改变。空虚时呈三棱锥体形,分膀胱尖、膀胱底、膀胱体和膀胱颈 4 部分。

41. 膀胱的容量　膀胱是储存尿液的肌性器官,成年人容量 300～500ml,最大容量可达 800ml。

42. 男性尿道的 3 个狭窄和 2 个弯曲　3 个狭窄:尿道内口、膜部和尿道外口。2 个弯曲:耻骨联合下方和耻骨联合前下方,后一个弯曲当阴茎向上提起时消失,所以临床上做导尿或尿道扩张时,首先上提阴茎,使此曲消失以利插管。

43. 卵巢的作用 产生卵子和分泌雌激素。

44. 输卵管 分为输卵管子宫部、输卵管峡部、输卵管壶腹部、输卵管漏斗部。

45. 固定子宫的韧带 主要有子宫阔韧带、子宫圆韧带、子宫主韧带、骶子宫韧带。

46. 女性乳房的构造 由皮肤、乳腺、脂肪组织和纤维组织构成。

47. 腹膜腔的概念 脏腹膜与壁腹膜互相延续、移行,共同围成不规则的潜在性腔隙,称为腹膜腔。

48. 肝的主要韧带 主要有镰状韧带、肝圆韧带、冠状韧带等。

49. 第一肝门、第二肝门的概念 第一肝门指肝下面的横沟,有肝左、右管,肝固有动脉左、右支,肝门静脉左、右支和肝的神经、淋巴管等由此出入。第二肝门是指在腔静脉沟的上端处,肝左、中、右静脉出肝后注入下腔静脉处。

50. 肝的位置和形态 肝大部分位于右季肋区和腹上区,小部分达左季肋区。肝分为上、下面,前、后、左、右 4 个缘。

51. 肝蒂的概念 出入肝门的结构被结缔组织包绕,共同构成的索条状结构。

52. 肝胰壶腹的概念 在十二指肠降部中份后内侧壁内,胆总管与胰管汇合,形成一略膨大的共同管道,称为肝胰壶腹,又称 Vater 壶腹,开口于十二指肠大乳头。

53. 肝外胆道系统的构成 肝外胆道系统包括胆囊和输胆管道(肝左、右管,肝总管和胆总管)。

54. 胆总管的构成,经行及开口 构成:肝总管与胆囊管呈锐角合成。经行:肝十二指肠韧带下降→经十二指肠上部后方→胰头和十二指肠降部之间下降→与胰管汇合→穿十二指肠降部后内壁→开口十二指肠大乳头。

55. 人体主要的内分泌腺 包括甲状腺、甲状旁腺、肾上腺、垂体、松果体、胰岛、胸腺和性腺等。

56. 脉管系统的构成 包括心血管系统和淋巴系统。心血管系统由心、动脉、毛细血管和静脉组成,血液在其中循环流动;淋巴系统包括淋巴管、淋巴器官和淋巴组织。

57. 心脏的位置、形态　心脏位于胸腔内，两肺之间，它的大小与本人的拳头相似。心脏的内腔被房间隔和室间隔分隔为左右不相通的两半，心腔可分为左心房、左心室，右心房、右心室 4 个部分。左心房和左心室借左房室口相通，右心房和右心室借右房室口相通，同时在左房室口周围附有二尖瓣，右房室口周围附有三尖瓣，其主要作用是防止血液从心室倒流回心房。右心房有上、下腔静脉和冠状窦的开口，左心房上有肺静脉的开口。

58. 体循环的途径　动脉血从左心室泵入→主动脉→各级动脉分支→全身各部毛细血管→静脉血经各级静脉→上、下腔静脉和冠状窦→右心房。

59. 肺循环的途径　静脉血从右心室→肺动脉干及其分支→肺泡毛细血管→动脉血经肺静脉→左心房。

60. 心脏传导系统的构成　包括窦房结、房室结、房室束、左、右房室束分支，以及分布到心室乳头肌和心室壁的许多细支。

61. 卵圆窝的概念及功能　在右心房的后内侧壁（或房间隔）下部，有一卵圆形的浅凹，称卵圆窝，是胎儿时期卵圆孔闭合后的遗迹，房间隔缺损常发生在该处。也是从右心房进入左心房心导管穿刺的理想部位。

62. 静脉的特点　管壁薄、管腔大、流速慢、属支多；有静脉瓣。

63. 人体某些动脉的压迫部位和止血范围　见表 1-1-1。

表 1-1-1　人体某些动脉的压迫部位和止血范围

动脉名称	压迫部位	止血范围
面动脉	下颌骨下缘咬肌止点前缘	面颊部
颞浅动脉	外耳门前方	头前外侧部
肱动脉	肱二头肌内侧缘	压迫点以下的上肢
桡、尺动脉	腕上横纹两头	手部
股动脉	腹股沟韧带中点稍下方	全下肢
足背动脉	踇长伸肌腱外侧	足部
胫后动脉	内踝后下方	足部

64. 面部危险三角区概念 鼻根至两侧口角间的三角区称危险三角，因面静脉与颅内海绵窦多处相通，且此处静脉无瓣膜，发生感染时，若处理不当，可引起颅内感染。

65. 肝门静脉与上、下腔静脉的主要吻合途径

(1)通过食管静脉丛与上腔静脉系吻合。

(2)通过直肠静脉丛与下腔静脉吻合。

(3)通过脐周静脉网与上、下腔静脉吻合。

66. 胆汁的排泄途径

(1)未进食时：肝细胞分泌胆汁→胆小管→左、右肝管→肝总管→胆囊管→胆囊储存与浓缩。

(2)进食时：胆囊内胆汁→胆囊管→胆总管→肝胰壶腹→十二指肠大乳头→十二指肠降部。

67. 脾的功能 脾具备储血、造血、清除衰老红细胞和进行免疫应答的功能。

68. 淋巴结的功能 ①滤过淋巴液；②参与人体免疫反应。

69. 胸腺的位置、形态及功能 ①位置：前纵隔上部，胸骨柄后方；②形态：呈扁条状，分左、右两叶；③功能：分泌胸腺素，促进T淋巴细胞成熟和提高免疫力。

70. 感受器的概念及分类 感受器是动物体表、体腔或组织内能接受内、外环境刺激，并将之转换成神经冲动过程的结构。按感受器在身体上分布的部位并结合一般功能特点可区分为内感受器和外感受器。

71. 房水的循环途径及作用 由睫状体产生的房水→后房→瞳孔→前房→虹膜角膜角(虹膜与角膜交界处的环形区域)→巩膜静脉窦，借睫状前静脉汇入眼静脉。

作用：①折光作用；②营养角膜和晶状体；③维持眼压。

72. 视网膜的构成及作用

(1)构成：组织学上视网膜分为10层，由外向内分别为：色素上皮层，视锥、视杆细胞层，外界膜，外颗粒层，外丛状层，内颗粒层，内丛状层，神经节细胞层，神经纤维层，内界膜。

(2)作用：光线透过角膜经晶状体调节，光线落在视网膜上，外层

的感光细胞受到刺激后传到中层的双极细胞、再传至内层的节细胞、最后由节细胞的轴突组成的视神经传至脑的视区。

73. 骨迷路的构成　骨迷路分为前庭、骨半规管和耳蜗 3 部分。

(1)前庭:在骨迷路中部,略似椭圆形空腔,外侧壁即鼓室内侧壁,有前庭窗、前壁有孔通耳蜗,后壁上有 5 个小孔通向 3 个骨性半规管。

(2)骨半规管:前、后、外侧 3 个互成直角排列的“C”形弯曲小管,膨大处称骨壶腹。

(3)耳蜗:为骨迷路的前部,形似蜗牛壳,由螺旋形的骨管,围绕蜗轴盘旋两圈半。蜗顶向前外方,蜗底对着内耳道底,由蜗轴发出骨螺旋板,耳蜗内有 3 条管道:前庭阶、蜗管和鼓阶。

74. 膜迷路的构成　膜迷路位于骨迷路内,由上皮和结缔组织构成,形似骨迷路、分为 3 部分。膜迷路内充有内淋巴,膜迷路与骨迷路之间充有外淋巴。

75. 反射弧的基本构成　感受器→传入神经→神经中枢→传出神经→效应器。反射弧中任何一个环节发生障碍,反射活动将减弱或消失。

76. 神经系统的构成　是由神经细胞(神经元)和神经胶质所构成,人体有数以亿计的神经元。

神经系统按部位可分为:①中枢神经系统,包括脑和脊髓。脑位于颅腔内,脊髓位于椎管内。②周围神经系统(外周神经系统),包括与脑相连的 12 对脑神经和与脊髓相连的 31 对脊神经。

77. 外周神经系统的分部　外周神经系统可分为:①躯体神经系统,又称为动物神经系统,含有躯体感觉和躯体运动神经,主要分布于皮肤和运动系统(骨、骨连接和骨骼肌),管理皮肤的感觉和运动器的感觉及运动;②内脏神经系统,又称自主神经系统,主要分布于内脏、心血管和腺体,管理它们的感觉和运动。含有内脏感觉(传入)神经和内脏运动(传出)神经,内脏运动神经又根据其功能分为交感神经和副交感神经。

78. 神经节的概念　在中枢以外的周围部,神经元胞体聚集处称神经节。其中由假单极或双极神经元等感觉神经元胞体聚集而成的为感觉神经节,由传出神经元胞体聚集而成的、与支配内脏活动有关的称内脏运动神经节。

79. 脊髓的功能 脊髓具有传导和反射功能。

80.“三偏综合征”的概念 一侧内囊损伤可出现对侧偏瘫(锥体束损伤)、对侧偏身感觉障碍(丘脑中央辐射受损)和双眼对侧半视野同向偏盲(视辐射受损),称“三偏综合征”。

81. 灰质、白质、皮质、神经核、神经纤维束、神经的概念

(1)灰质:主要由神经元的胞体和树突组成,位于中枢内。

(2)白质:主要由神经纤维在中枢内聚集而成。

(3)皮质:是位于大脑半球和小脑表面的灰质。

(4)神经核:位于中枢内的功能相同的细胞体集团。

(5)纤维束:白质中功能相同的轴突集合而成。

(6)神经:周围部的神经纤维束,称为神经。

82. 12 对脑神经的名称、性质和主要分布 脑神经亦称“颅神经”,从脑发出左、右成对的神经,共 12 对,依次为嗅神经、视神经、动眼神经、滑车神经、三叉神经、展神经、面神经、前庭蜗神经、舌咽神经、迷走神经、副神经和舌下神经。12 对脑神经连接着脑的不同部位,并由颅底的孔裂出入颅腔。这些神经主要分布于头面部,其中迷走神经还分布到胸腹腔内脏器官,各脑神经所含的纤维成分不同,包括躯体感觉纤维、内脏感觉纤维、躯体运动纤维、内脏运动纤维、特殊内脏运动纤维、特殊躯体感觉纤维。

83. 脊髓的位置 位于椎管内,上端在枕骨大孔处与延髓相连,下端在成年人约平第 1 腰椎下缘,新生儿平在第 3 腰椎下缘。

84. 内囊的概念 内囊是宽厚的白质层,位于尾状核、豆状核及丘脑之间,其外侧为豆状核,内侧为丘脑,前内侧为尾状核,由纵行的纤维束组成,向上呈放射状投射至皮质各部。在水平切面上,内囊形成尖端向内的钝角形,分为前肢、后肢和膝部。

85. 脑脊液的来源 脑脊液(CSF)产生于各脑室的脉络丛,主要是侧脑室脉络丛,其产生的量占 CSF 总量的 95%左右。

86. 脑脊液循环途径 左、右侧脑室→室间孔→第三脑室→中脑水管→第四脑室→正中孔→蛛网膜下隙→蛛网膜粒→上矢状窦→颈内静脉。

87. 脑脊液的功能 ①参与脑的物质代谢;②维持正常颅内压;

③缓冲外力对中枢神经系统的振荡。

88. 脊神经的纤维成分　四种纤维：躯体感觉纤维、内脏感觉纤维、躯体运动纤维、内脏运动纤维。

89. 灰、白交通支的概念

(1)白交通支：仅连于 $T_1 \sim L_3$ 脊神经和相应椎旁节之间，由交感神经节前纤维组成。

(2)灰交通支：连于所有脊神经前支和所有椎旁节之间，由交感神经节后纤维组成。

第2章 生理学

1. 兴奋性的概念　生物体感受刺激后所产生反应的能力，是生物体生存的必要条件。

反应：强到弱→抑制；弱到强→兴奋。

2. 刺激引起组织细胞兴奋的基本条件

(1)一定的刺激强度。

(2)一定的持续时间。

(3)一定的强度-时间变化率。

3. 内环境和稳态　体液约占体重的60%，其中细胞内液40%，细胞外液20%，细胞外液包括血浆(5%)和组织液(15%)。内环境：细胞生活的体液环境，即细胞外液。稳态：内环境理化性质的相对恒定，是内环境的相对稳定状态，而不是绝对稳定。

4. 生理功能的三种调节方式及特点

(1)神经调节：通过反射而影响生理功能的调节方式，是机体功能的主要调节方式。特点：反应迅速、精确、局限、短暂。

(2)体液调节：体液中化学物质的作用对人体功能进行调节的方式。特点：反应比较缓慢、持久而弥散。

(3)自身调节：指器官、组织、细胞在不依赖于神经或体液调节的情况下自身对刺激产生的适应性反应。特点：调节幅度小、灵敏度低、作用范围比较局限。

5. 负反馈和正反馈的概念及意义

负反馈：凡反馈信息的作用与控制信息的作用方向相反，对控制部分的活动起制约或纠正作用的，称为负反馈。意义：维持机体生理功能的稳态。

正反馈：凡反馈信息的作用与控制信息的作用方向相同，对控制部分的活动起增强作用的，称为正反馈。意义：加速某一生理过程很快达到高潮并发挥最大效应。

6. 物质的跨膜转运方式

(1)单纯扩散:脂溶性物质从高浓度侧向低浓度侧的跨膜转运。体内依靠单纯扩散通过细胞膜的物质有 O_2、CO_2、N_2、H_2O、乙醇、尿素、甘油等。

(2)易化扩散:在膜蛋白的帮助下物质从高浓度侧向低浓度侧跨膜转运。

(3)主动转运:通过细胞本身的耗能将物质从低浓度侧向高浓度侧跨膜转运。

(4)入胞和出胞:出胞是大分子物质或某些物质团块以分泌囊泡的形式排出细胞的过程;入胞是大分子物质或某些物质团块借助于细胞膜形成吞噬泡或吞饮的方式进入细胞的过程。

7. 静息电位、动作电位、局部兴奋的概念

(1)静息电位:安静状态下细胞膜两侧的电位差。

(2)动作电位:细胞受刺激后在静息电位基础上发生的一次膜两侧电位快速而短暂的可向远处传播的电位波动。

(3)局部兴奋:是指产生于膜的局部、较小的除极反应。

8. 动作电位、局部兴奋特点

(1)动作电位特点:动作电位呈"全或无"现象;不衰减传导;不能融合。

(2)局部兴奋特点:大小与刺激强度有关;电位幅度小且呈衰减传播;有叠加总和效应。

9. 神经-肌肉接头处兴奋传递的特征　单向性传递;时间延搁;易受药物和其他环境因素的影响。

10. 兴奋在同一细胞上的传导特点　双向性;安全性;不衰减性。

11. 兴奋性、阈电位、阈强度、兴奋收缩耦联的概念

(1)可兴奋的组织细胞对刺激产生兴奋反应的能力或特异性称为兴奋性。

(2)能诱发动作电位的除极临界值称为阈电位。

(3)使膜的即时电位降低到阈电位而爆发动作电位的最小刺激强度称为阈强度。

(4)骨骼肌细胞兴奋时肌膜产生的电位变化导致肌肉收缩的机械变化的过程,称为兴奋收缩耦联。

12. 骨骼肌收缩形式

(1)等张收缩:肌肉收缩时长度缩短,张力不变。

(2)等长收缩:肌肉收缩时长度不变,张力增加。

(3)单收缩:肌肉对单个刺激产生一次迅速的机械反应,称为单收缩。

(4)强直收缩:在连续给予刺激的作用下,肌肉产生的单收缩复合。

13. 影响肌肉收缩的主要因素

(1)前负荷:肌肉收缩之前所遇到的负荷,决定初长度。

(2)后负荷:肌肉收缩开始之后所遇到的负荷。

(3)肌肉收缩能力:决定肌肉收缩效能的内在特性。

14. 血液的基本组成和血量

- 血液
  - 血细胞
    - 红细胞(最多)
    - 白细胞(最少)
      - 淋巴细胞
      - 单核、巨噬细胞
      - 粒细胞
    - 血小板(最小)
  - 血浆

血量:人体内的血液总量简称为血量,指存在于循环系统中的全部血液容积。正常成年人的血液总量占体重的7%~8%,即每千克体重有70~80ml血液。血量分为循环血量和储备血量。

循环血量:占绝大部分,在心血管中快速流动。

储备血量:小部分,休息时滞留在肝、脾、腹腔,流动慢、应急时可进入循环血量。

15. 血浆渗透压的概念、生理作用　血浆渗透压是血浆中溶质分子所产生的水移动引起的压力。由溶液本身的特性所决定,其大小与溶质颗粒数目的多少成正比,而与溶质的种类及颗粒大小无关。

生理作用:①血浆晶体渗透压,血浆中晶体物质所形成,如Na^+、Cl^-,调节细胞内外水平衡,维持红细胞正常形态;②血浆胶体渗透压,血浆中蛋白质所形成,调节血管内外水平衡,维持血容量。

16. 红细胞的数量、生理学特性、生成所需的原料和功能

成年男性:$(4.0\sim5.5)\times10^{12}/L$。

成年女性:$(3.5\sim5.0)\times10^{12}/L$。

新生儿:$6.0\times10^{12}/L$。

生理学特性：选择通透性；可塑变形性；悬浮稳定性；渗透脆性。

生成原料：维生素 B_{12}、叶酸、蛋白质、铁。

功能：运输 O_2 和 CO_2；红细胞内外有对缓冲物质，能缓冲机体产生的酸碱物质及免疫复合物的清除。

17. 血小板数量和功能

数量：正常成年人(100～300)×10^9/L。

功能：血小板参与维护血管壁完整性与生理止血全过程。

18. 生理止血的概念和过程　正常情况下，小血管破损后引起的出血在几分钟内就会自行停止，这种现象称生理性止血。过程：血管挛缩；血小板血栓形成(初步止血)；纤维蛋白凝块的形成与维持(加固止血)。

19. 心肌的电生理特性　自律性、兴奋性、传导性、收缩性。

20. 每搏输出量、射血分数、每分输出量和心指数的概念

(1)每搏输出量：一次心跳一侧心室射出的血液量，正常人约70ml，简称为搏出量。

(2)射血分数：搏出量与心室舒张末期容积的百分比，即

$$射血分数=\frac{搏出量(ml)}{心室舒张末期容积(ml)}\times 100\%$$

(3)每分输出量：一侧心室每分钟射出的血液量，简称心排血量，等于心率与搏出量的乘积。

(4)心指数：以每平方米体表面积计算的心排血量，正常人为3.0～3.5L/(min·m^2)。

21. 影响心排血量的因素

(1)前负荷：心室舒张末期的充盈量或压力是心室肌的前负荷。

(2)后负荷：大动脉血压是心室肌的后负荷。

(3)心肌收缩能力：心肌不依赖于负荷而改变其力学活动(包括收缩的强度和速度)的内在特性，又称为心肌的变力状态。

(4)心率：在一定范围内心率加快，可使心排血量增多。

22. 影响动脉血压的因素

(1)心排血量：主要影响收缩压，血压与心排血量成正比。

(2)外周阻力：主要影响舒张压，血压与外周阻力成反比。

(3)大动脉弹性：缓冲了收缩压，维护了舒张压，主要影响脉压。

(4)循环血量/血管容积:比值增大则充盈压升高,血压升高;比值减小则充盈压降低,血压降低。

(5)心率:若心搏量不变,心率加快则使收缩压升高,如果心率太快,超过180次/分,则心室舒张不全,可使舒张压升高更明显,致使脉压降低。

23. 肺泡表面活性物质的作用

(1)减少吸气阻力,有利于肺的扩张,调节大小肺泡内压,维持大小肺泡容积稳定。

(2)减少肺部组织液的生成,防止肺泡内液体积聚,有利于肺泡内的气体交换。

24. 肺通气功能的常用指标

(1)潮气量:是指每次吸入或呼出的气量。平静呼吸时潮气量为400～600ml。

(2)补吸气量:指平静吸气末,再用力吸气所能吸入的气量。正常成年人补吸气量为1500～2000ml。

(3)补呼气量:指平静呼气末,再尽力呼气所能呼出的气量。正常成年人补呼气量为900～1200ml。

(4)余气量:最大呼气末存留于肺内不能再呼出的气量,正常成年人为1000～1500ml。

(5)深吸气量:指在平静呼气末做最大吸气时所能吸入的气量,等于潮气量和补吸气量之和。

(6)功能余气量:指平静呼气末存留于肺内的气量,等于余气量与补呼气量相加。正常成年人约为2500ml。

(7)肺总量:指肺所能容纳的最大气量,等于潮气量、补吸气量、补呼气量和余气量之和。也等于深吸气量与功能余气量之和。成年男性平均约5000ml,女性约3500ml。

(8)肺活量:指最大吸气后做最大呼气所呼出的气量。肺活量等于潮气量、补吸气量和补呼气量之和,也等于肺总容量减去余气量。正常成年男性平均约3500ml,女性约2500ml。

(9)用力肺活量(FVC):指最大吸气后,以最快速度用力呼气时所呼出的最大气量。

(10)用力呼气量(FEV):又称时间肺活量,是指最大吸气后以最快速度用力呼气时在一定时间内所呼出的气量，一般以它所占用力肺活量的百分数来表示，即(FEVt/FVC)%。其中，第1秒内呼出的气量称为1s用力呼气量，是临床反映肺通气功能最常用的指标，正常时(FEV_1/FVC)%约为80%。

(11)每分通气量：指每分钟吸入或呼出的气量，等于潮气量乘以呼吸频率。

(12)肺泡通气量：指每分钟吸入肺泡的新鲜空气量或每分钟能与血液进行气体交换的量，等于(潮气量－无效腔气量)×呼吸频率。

25. 生理无效腔的概念　肺泡无效腔与解剖无效腔一起合称生理无效腔。解剖无效腔正常成年人其容积约为150ml，正常人的肺泡无效腔接近于零。正常人的生理无效腔等于或接近于解剖无效腔。

26. 影响肺部气体交换的因素

(1)气体分压差。

(2)呼吸膜(肺泡膜)的厚度。

(3)呼吸膜的面积。

(4)通气/血流比值。

27. Hb与O_2结合的特征

(1)迅速而可逆。

(2)是氧合而非氧化。

(3)1分子Hb可结合4分子O_2，在100%O_2饱和状态下，1gHb可结合的最大O_2量为1.39ml。

(4)氧解离曲线呈S形。

28. 胸膜腔的构成及其腔内负压的形成　胸膜腔是由胸膜壁层与胸膜脏层围成的密闭、潜在的腔隙。胸膜腔内有少量浆液，将胸膜的脏层与壁层黏在一起。

胸膜腔负压是肺的回缩力造成的。吸气时肺扩张，肺的回缩力增大，胸膜腔负压加大；呼气时肺缩小，肺的回缩力减小，胸膜腔负压减小。

29. 消化道平滑肌的基本特性

(1)兴奋性较低、收缩缓慢。

(2)伸展性大。

(3)紧张性。

(4)自动节律性,不如心肌规则。

(5)对机械牵张、温度和化学刺激敏感,对电刺激不敏感。

30. 胃肠激素作用

(1)调节消化腺的分泌和消化道运动。

(2)调节其他激素释放。

(3)营养作用,有些胃肠激素具有促进消化道组织代谢和生长的作用,称为营养作用。

31. 胃液成分 胃酸、胃蛋白酶原、黏液和碳酸氢盐、内因子。

32. 胃的运动主要形式及作用

(1)运动形式:①容受性舒张,咀嚼、吞咽食物时,食物对咽、食管等处的感受器刺激可引起胃底和胃体平滑肌舒张;②紧张性收缩,胃平滑肌经常处于轻度的收缩状态;③蠕动:起始于胃中部并向幽门方向推进的波形运动。

(2)作用:容纳食物、机械消化、排空食物。

33. 胰液的成分和作用

(1)胰淀粉酶:分解淀粉为糊精、麦芽糖、麦芽寡糖。

(2)胰脂肪酶:可分解脂肪为单酰甘油、甘油和脂肪酸。

(3)胰蛋白酶和糜蛋白酶:分解蛋白质为多肽和氨基酸。

34. 胆汁的作用 乳化脂肪,促进脂肪的消化;与脂肪酸结合,促进脂肪酸的吸收;促进脂溶性维生素的吸收;利胆作用和中和胃酸。

35. 能量代谢和新陈代谢的概念

(1)能量代谢:机体内伴随物质代谢过程而发生的能量的释放、转移、储存和利用的过程。

(2)新陈代谢:维持生命各种活动过程中化学变化的总称。

36. 食物的能量指标

(1)食物热价:1g 食物氧化时释放的热量。

(2)食物氧热价:某种食物氧化时每消耗 1L 氧所产生的热量。

(3)呼吸商:各种供能物质氧化时产生的 CO_2 量与 O_2 的消耗量的比值。

37. 影响能量代谢的因素　肌肉活动;精神活动;食物的特殊动力效应;环境温度。

38. 基础代谢率及其测定　人在清晨、清醒、静卧、未做肌肉活动、前夜睡眠良好、测定时无精神紧张等因素影响时的能量代谢率称基础代谢率(BMR)。

基础代谢率=(脉率+脉压)-111(脉压单位为mmHg)

39. 肾小球滤过率、滤过分数、血浆清除率的概念

(1)单位时间(min)内两侧肾脏生成超滤液的量为肾小球滤过率。

(2)肾小球滤过率与每分钟肾血浆流量之比称为滤过分数。

(3)肾在单位时间内能将多少毫升血浆中所含的某种物质完全排泄出去,这个血浆的毫升数就是该物质的血浆清除率。

40. 影响肾小球滤过的因素　滤过膜的面积和通透性;有效滤过压;肾血浆流量。

41. 有效滤过压的计算方法　有效滤过压=(肾小球毛细血管静水压+囊内液胶体渗透压)-(血浆胶体渗透压+肾小囊内压)。

42. 尿生成的调节

(1)肾内自身调节。

(2)神经-体液因素。

(3)肾素-血管肾张素-醛固酮系统。

43. 感受器的生理特征　需适宜刺激;换能作用;有适应现象;编码作用。

44. 散光的概念及矫正方法　由于角膜表面上曲率半径不同,致使光线通过角膜后不能全部聚焦在视网膜上,因此引起物像变形和视物不清。

矫正方法:佩戴柱面形透镜,使角膜异常的曲率半径得以矫正。

45. 神经元基本功能

(1)接受信息、整合信息、传递信息。

(2)产生和传导动作电位。

46. 突触的概念和传递的特征　突触是指细胞与细胞之间相互接触并传递信息的部位。广义的突触也包括了神经-肌肉接头。传递的特征:单向传递(因为只有前膜能释放递质);突触延搁;总和(包

括时间性总和、空间性总和);对内环境变化敏感和易疲劳;兴奋节律性改变;后放(刺激停止后,传出神经在一定时间内仍发放冲动)。

47. 神经递质、反射的概念

(1)神经递质:由突触前神经元合成并在末梢处释放,能特异性作用于突触后神经元或效应细胞的受体,并使突触后神经元或效应细胞产生一定效应的信息传递物质。

(2)反射:是指在中枢神经系统参与下,机体对内外环境变化所产生的规律性应答反应。分条件反射和非条件反射两种。

48. 受体的特性

(1)特异性。

(2)饱和性。

(3)可逆结合性。

(4)活性可变化性。

49. 丘脑的功能 除嗅觉外,各种感觉神经纤维换元的接替站;非条件反射的皮质下中枢;有两大投射系统,与皮质的兴奋有关;与痛觉有关。

50. 内脏痛特点

(1)属于慢痛(缓慢、持久、定位不精确、对刺激分辨力差)。

(2)对切割、烧灼等引起的皮肤痛不敏感,但对牵拉、缺血、痉挛等刺激敏感。

(3)常伴有不安、甚至恐惧感。

(4)常伴有牵涉痛。

51. 牵涉痛概念 内脏疾病常引起身体的体表部位发生疼痛或痛觉过敏的现象。

52. 脊髓休克的概念和表现

(1)概念:脊髓与高位中枢离断后,脊髓暂时丧失反射活动的能力而进入无反应的状态,称为脊髓休克。

(2)表现:横断面以下的脊髓所支配的躯体与内脏反射均减退以致消失。肌张力下降或消失;血压下降,外周血管扩张;粪尿潴留;发汗反射不出现(不出汗)。

53. 牵张反射的概念 有神经支配的骨骼肌,在受到外力牵张刺激时,引起受牵拉的同一块肌肉收缩。

54. 激素的概念 激素是由内分泌腺或器官组织的内分泌细胞所合成与分泌，以体液为媒介，在细胞之间递送调节信息的高级能生物活性物质。

55. 生长激素的生物学作用

(1)促生长作用：幼年时因生长激素缺乏而患侏儒症，生成激素过多患巨人症，成年时生长素过多患肢端肥大症。

(2)对代谢的作用：加速蛋白质的合成，促进脂肪分解。生理水平生长素加强葡萄糖的利用，过量生长素则抑制葡萄糖的利用。

(3)分泌调节作用：下丘脑生长激素释放激素，对生长激素的分泌起经常性的调节作用，而生长激素抑制激素主要在应激等刺激引起生长激素分泌过多时才抑制生长激素分泌。

56. 胰岛素的生物学作用

(1)糖代谢：加速葡萄糖的摄取、储存和利用，降低血糖浓度。

(2)脂肪代谢：促进脂肪的合成，抑制脂肪的分解。

(3)蛋白质代谢：促进蛋白质的合成和储存，抑制蛋白质分解。

(4)电解质代谢：促进 K^+、Mg^{2+} 及磷酸盐进入细胞，参与细胞物质代谢。

(5)促进机体生长：胰岛素与生长激素协同，促进机体生长。

57. 甲状腺激素的生物学作用

(1)促进生长发育：主要影响脑、长骨及牙齿的生长发育。

(2)调节新陈代谢：增强能量代谢，调节物质代谢。

(3)影响器官系统功能：维持机体的基础性活动。

58. 肾上腺皮质激素的种类

(1)皮质球状带：醛固酮。

(2)皮质束状带：糖皮质激素(皮质醇)。

(3)皮质网状带：性激素(雄激素、雌激素)。

59. 糖皮质激素的作用

(1)对物质代谢的影响：促进分解代谢，升高血糖，促进蛋白质分解，对脂肪的作用存在部位差异。

(2)对水盐代谢的影响：对水的排出有促进作用，有较弱的储钠排钾作用。

(3)在应激中发挥作用。

(4)维持血管对儿茶酚胺的敏感性。

(5)使红细胞、血小板、中性粒细胞在血液中的数目增加,使淋巴细胞、嗜酸性粒细胞减少。

(6)其他:抗休克、抗感染、抗过敏、抗毒作用,提高中枢神经兴奋性等。

60. 雌激素的作用

(1)作用于女性生殖器官:促进女性生殖器官(阴道、输卵管和子宫)发育;使子宫内膜增生;加强子宫、输卵管节律性收缩,促进受精卵运行;使阴道上皮细胞增生与角化,糖原含量增加;降低阴道内的pH,增强阴道抵抗细菌的能力。

(2)维持女性第二性征:乳房发育,音调较高,骨盆宽大,臀部肥厚。

(3)对代谢的影响:肾小管重吸收 Na^+,肾小管对血浆抗利尿激素的敏感性增加,经前期水肿;刺激成骨细胞活动,加速长骨的生长,促进骨骼钙化。

61. 睾酮的生理作用

(1)对胚胎性分化的影响:防止胚胎时期出现男性假两性畸形。

(2)对附属性器官和第二性特征的影响:刺激附属性器官的生长发育,促进男性第二性征的出现并维持其正常状态。

(3)对生精过程的影响:促进生精细胞的分化和精子的生成。

(4)对性行为和性欲的影响:维持男性的性行为及正常性欲。

(5)对代谢的影响:促进附属性器官组织的蛋白质合成,加速机体生成:调节机体水和电解质代谢,促红细胞生成素,促进红细胞生成。

第3章 病理学

1. 细胞和组织的适应性反应　萎缩、肥大、增生、化生。

2. 细胞和组织损伤中发生的两种主要的形态改变及其概念　主要的形态改变是变性和细胞死亡。

(1)变性：是指细胞或细胞间质受损伤后因代谢发生障碍所致的某些可逆性形态学变化。表现为细胞质内或间质中出现异常物质或正常物质异常增多。

(2)细胞死亡：是指细胞因受到严重损伤而累及细胞核时，呈现代谢停止、结构破坏和功能丧失等不可逆性变化。包括坏死和凋亡两大类：①坏死是活体内局部组织细胞的死亡；②凋亡是一种单个细胞死亡，以凋亡小体形成为特点，不引起周围组织的炎性反应。

3. 坏死的类型

(1)凝固性坏死：坏死组织发生凝固，常保持轮廓残影。好发部位：心肌、肝、脾、肾。

(2)液化性坏死：坏死组织因酶性分解而变为液态。好发部位：脑、脊髓等。

(3)坏疽：大块组织坏死后继发腐败菌感染，所形成的特殊形态改变。分为以下三种类型。①干性坏疽：干燥、皱缩、黑褐色，与周围健康组织间有明显分界，无气味。②湿性坏疽：潮湿、肿胀、深蓝、暗绿色，与周围健康组织分界不清，有恶臭味。③气性坏疽：坏疽的组织呈砖红色，肿胀产生大量气体呈蜂窝状。

(4)纤维素性坏死：坏死组织呈细丝、颗粒状，似红染的纤维素。好发部位：结缔组织和血管壁。

(5)干酪样坏死：坏死区呈黄色、状似干酪，主要为结核病，某些梗死、肿瘤和结核样麻风等。

(6)脂肪坏死：多见于急性胰腺炎或乳房创伤时，分别引起酶解性或创伤性脂肪坏死。

4. 再生的概念　局部组织、细胞损伤后，由邻近健在的细胞增生加以修复的过程。

5. 肉芽组织的概念及功能 由新生薄壁的毛细血管和增生的成纤维构成。

功能:抗感染保护创面;填补创口及其他组织缺损;机化或包裹坏死组织、血栓、炎性渗出物及其他异物。

6. 痂下愈合的概念 指伤口内的渗出物、血液和坏死组织在表面凝固、干燥后形成硬痂,在其下面进行愈合的过程,称痂下愈合,上皮再生后痂皮即脱落。

7. 一期愈合与二期愈合的区别 见表1-3-1。

表1-3-1 一期愈合与二期愈合的区别

类型	损伤范围	边缘	对合	感染情况	异常情况	愈合情况
一期愈合	小	整齐	紧密	无	无	时间短 瘢痕小
二期愈合	大	不整	无法对合	有	有	时间长 瘢痕大

8. 充血的概念及类型 局部组织或器官因动脉输入血量的增多而引发的血管内血液含量增多称为充血。

类型:动脉性充血简称充血;静脉性充血又称淤血。

9. 血栓形成的概念 活体心血管腔内血液凝固或血液中某些有形成分析出、黏集、形成固体质块的过程,称为血栓形成。所形成的固体质块称血栓。

10. 血栓的类型

(1)白色血栓。

(2)红色血栓。

(3)混合性血栓。

(4)透明血栓。

11. 栓塞概念及类型 血液中出现不能溶解的异物,随血流运行,最后阻塞较小的血管的现象称栓塞。阻塞血管的异物称栓子。

类型:①血栓栓塞;②脂肪栓塞;③气体栓塞;④羊水栓塞;⑤其他栓塞。

12. 栓子运行途径

(1)静脉系统、右心栓子:肺动脉及其分支栓塞。

(2)左心、主动脉栓子:全身动脉及分支栓塞。

(3)门静脉系统的栓子:可致肝内门静脉分支栓塞。

(4)交叉性栓塞:常见于先心病时的房间隔或室间隔缺损,栓子经缺损从压力高一侧到压力低一侧。

(5)逆行性栓塞:下腔静脉内的栓子,在胸、腹腔内压力骤增时,可能逆血流方向运行,栓塞下腔静脉所属分支。

13. 梗死概念 器官或组织因动脉阻塞、血流停止引起的缺血性坏死称梗死。

14. 梗死的原因和条件

(1)原因:①血栓形成;②动脉栓塞;③动脉痉挛;④血管受压闭塞。

(2)条件:①动脉血流中断或灌注不足;②多为动脉血栓栓塞或气体、羊水脂肪栓塞;③冠状动脉发生强烈或持续的痉挛;④动脉受压或血流中断。

15. 梗死的类型及病变

(1)贫血性梗死:发生于组织结构致密和侧支循环不充分的实质器官。常见器官:心、肾、脾等。

(2)出血性梗死:双重血液供应,组织疏松,高度淤血。常见器官:肺出血性梗死、肠出血性梗死 。

(3)败血性梗死:由含有细菌的栓子阻塞血管引起,病灶内可见有细菌团及大量炎细胞浸润。

16. 炎症和炎症介质的概念 炎症是具有血管系统的活体组织对致炎因子所致的局部损害发生的以变质、渗出、增生为基本病变的、以防御为主的综合性反应。炎症介质是指参与并诱导炎症反应的某些生物活性物质(化学介质)。

17. 炎症基本病理变化 ①变质;②渗出;③增生。

18. 炎症三种基本病变的规律

急性炎症、炎症早期:以变质、渗出为主。

慢性炎症、炎症晚期:以增生为主。

19. 炎症的临床表现

(1)局部:红、肿、热、痛、功能障碍。

(2)全身:发热、白细胞变化、单核-巨噬系统增生。

20. 急性炎症的结局

(1)痊愈:完全愈复和不完全愈复。

(2)迁延为慢性。

(3)蔓延扩散:① 局部蔓延;②淋巴蔓延;③血行蔓延。

21. 肿瘤的概念　肿瘤是机体在各种致瘤因素作用下,局部组织的细胞在基因水平上失去了对其生长的正常调控,导致异常增生而形成的新生物。

22. 肿瘤的特点

(1)由正常细胞转变而来,具有异常的形态、代谢和功能。

(2)不同程度地失去了分化成熟的能力。

(3)不同程度地获得了不断增生的能力。

23. 非典型性增生和原位癌的概念　非典型性增生是指增生上皮细胞的形态呈现一定程度的异型性,但还不足以诊断为癌。原位癌是指黏膜鳞状上皮层内或皮肤表皮层内的重要非典型性增生,几乎累及或累及上皮的全层,但尚未侵破基底膜而向下浸润生长者。

24. 良性肿瘤与恶性肿瘤的区别　见表 1-3-2。

表 1-3-2　良性肿瘤与恶性肿瘤的区别

	良性肿瘤	恶性肿瘤
分化程度	分化好,异型性小 无或稀少	分化不好,异型性大 多见
核分裂	无病理核分裂	可见病理核分裂
生长速度	缓慢	较快
生长方式	膨胀性生长	浸润性生长
继发改变	很少见	常见出血、坏死、感染
转移	不转移	常有转移
复发	很少复发	常有复发
对机体影响	较小,表现为局部压迫、阻塞	较大,表现为坏死、出血、发热、感染、恶病质

25. 肿瘤对机体的影响

(1)良性肿瘤:① 局部压迫和阻塞;②继发改变:溃疡、出血、感染;③ 内分泌激素:功能增强。如垂体嗜酸性细胞瘤:肢端肥大症;胰岛细胞瘤:阵发性血糖过低。

(2)恶性肿瘤:除引起局部压迫和阻塞外,还可有:①破坏组织器官的结构和功能,并发坏死、出血、穿孔、病理性骨折;②出血和感染;③疼痛;④发热;⑤恶病质:恶性肿瘤晚期,机体严重消瘦、无力、贫血和全身衰竭的状态;⑥副肿瘤综合征:非内分泌腺发生的恶性肿瘤产生“异位激素”或激素类物质引起的内分泌症状或异常。

26. 风湿病概念　风湿病是一种与A组乙型溶血性链球菌感染有关的累及全身结缔组织的变态反应性疾病。主要病理特征是风湿小体形成。最常累及心脏(心肌炎)、关节(多关节炎),其次为皮肤(多形红斑)、皮下组织(皮下结节)、脑(舞蹈症)和血管等,以心脏病变最为严重。

27. 风湿病的基本病变

(1)变质渗出期:结缔组织基质的黏液性变性和胶原纤维样坏死。

(2)增生期或肉芽肿期:心肌间质、心内膜下和皮下结缔组织中可见风湿小体。

(3)纤维化期或硬化期:风湿小体纤维化形成小瘢痕。

28. 动脉粥样硬化的病理变化

(1)基本病变:脂纹;纤维斑块;粥样斑块。

(2)继发性病变:斑块内出血;斑块破裂;血栓形成;钙化;动脉瘤形成。

29. 高血压类型及病变

(1)良性(缓进型)高血压:①功能紊乱期(一期),全身细小动脉痉挛,血压增高,波动大;②动脉系统病变期(二期),细动脉硬化玻璃样变;小动脉内膜纤维组织增生,血压持续升高;③内脏病变期(三期),累及心脏、肾、脑、视网膜。

(2)恶性(急进型)高血压:主要病变为增生性小动脉硬化和坏死性细动脉炎。

30. 心肌硬化的概念　由于中、重度冠状动脉粥样硬化性狭窄引起心肌持续或反复缺血缺氧所致心肌广泛纤维化。

31. 慢性支气管炎(慢支)基本病理变化

(1)黏膜上皮细胞变性、坏死脱落。

(2)杯状细胞增生,可发生鳞状上皮化生。

(3)黏液腺肥大、增生、分泌亢进。

(4)管壁有淋巴细胞、浆细胞浸润。

(5)管壁平滑肌断裂、萎缩。

(6)软骨可发生变性、萎缩、钙化或骨化。

32. 肺气肿的概念 肺气肿是末梢肺组织(呼吸性细支气管、肺泡管、肺泡囊和肺泡)因含气量过多伴肺泡间隔破坏,肺组织弹性减弱,导致肺体积膨大,通气功能降低的一种疾病状态。

33. 肺气肿病理变化

(1)肉眼:肺显著膨大,边缘钝圆,色泽灰白,表面常可见肋骨压痕,肺组织柔软而弹性差,指压后的压痕不易消退,触之捻发音增强。

(2)镜下:肺泡扩张,间隔变窄,肺泡孔扩大,肺泡间隔断裂,扩张的肺泡融合成较大的囊腔。小支气管和细支气管可见慢性炎症。

34. 大叶性肺炎的概念及病理变化

(1)概念:大叶性肺炎主要是由肺炎球菌感染引起的肺泡内弥漫性纤维素渗出为主,累及肺大叶的全部或大部分。

(2)病理变化:①充血水肿期,肺泡腔内有大量浆液性渗出物,混有少数红细胞、中性粒细胞和巨噬细胞,并含有大量细菌。②红色肝样变期,肺泡腔内有大量红细胞,少量纤维蛋白、中性粒细胞、巨噬细胞。病变肺叶颜色较红,质实如肝。此期患者可有铁锈色痰。③灰色肝样变期,肺泡腔内充满混有红细胞、中性粒细胞、巨噬细胞的纤维素性渗出物,病变肺叶质实如肝,明显肿胀,重量增加,呈灰白色。④溶解消散期,病变溶解消散。

35. 消化性溃疡的结局和并发症 主要有愈合、出血、穿孔、幽门狭窄、癌变。

36. 病毒性肝炎的病理类型

(1)急性肝炎:最常见,病理变化为广泛的肝细胞变性,以细胞质疏松化和气球样变最为普遍。

(2)慢性肝炎:病毒性肝炎病程持续在半年以上者,肝脏有不同程度的坏死和纤维化。

(3)重型病毒性肝炎:病情严重,肝细胞大片的坏死。

37. 肝硬化的概念 肝硬化是由多种原因引起的肝细胞变性、坏死,纤维组织增生,肝细胞的结节状再生,三者反复交替进行,导致肝小叶结构和血液循环被破坏和改建,致肝脏缩小、变形、变硬而形成肝硬化。

38. 肝性脑病的概念、病因、分期

(1)概念:肝性脑病是继发于严重肝病的神经精神综合征。

(2)病因:病毒性急性重症肝炎(暴发性肝炎)、伴有广泛的肝细胞坏死的中毒或药物性肝炎、门脉性肝硬化、血吸虫性肝硬化等。

(3)分期

一期(前驱期):轻微的神经精神症状,表现出欣快、反应迟钝、睡眠节律的变化,有轻度的扑翼样震颤等。

二期(昏迷前期):出现行为异常、嗜睡、定向理解力减退及精神错乱,经常出现扑翼样震颤。

三期(昏睡期):明显的精神错乱、昏睡等症状。

四期(昏迷期):神志丧失,不能唤醒,没有扑翼样震颤。

39. 肾小球肾炎的基本病理变化 肾小球细胞增多;基底膜增厚和系膜基质增多;炎性渗出和坏死;玻璃样变和硬化;肾小管和间质的改变。

40. 肾盂肾炎的感染途径和常见的临床症状

(1)感染途径:①上行性感染,病菌由尿道或膀胱经输尿管或沿输尿管周围的淋巴管上行至肾盂和肾组织,此途径最多见;②血源性感染,由体内某处感染灶病原体侵入血流而至肾脏。

(2)临床症状:发热、腰部酸痛、血尿和脓尿等,可出现尿频、尿急、尿痛等膀胱刺激症状。晚期出现肾功能不全和高血压,甚至形成尿毒症。

41. 急性肾衰竭和慢性肾衰竭的概念

(1)急性肾衰竭:是各种原因引起的肾的泌尿功能急剧降低,导致机体内环境严重紊乱的病理过程。临床主要表现是少尿或无尿、低渗尿或等渗尿、氮质血症、高钾血症和代谢性酸中毒等。

(2)慢性肾衰竭:是由慢性肾疾病引起肾实质的进行性破坏,有功能的肾单位逐渐减少，以致不能完成肾的正常功能，出现泌尿功能严重障碍和内环境紊乱，表现为代谢产物和毒物在体内潴留，水、电解质和酸碱平衡失调，以及肾分泌生物活性物质功能障碍的病理过程。

42. 急性肾衰竭的功能、代谢变化

(1)少尿期：少尿或无尿；水中毒；高钾血症和高镁血症；氮质血症；代谢性酸中毒。

(2)多尿期：尿量逐渐增多，每日超过400ml时，进入多尿期，此时尿比重低。

(3)恢复期：一般发病后第5周进入恢复期，尿量逐渐减少而恢复正常，氮质血症、水和电解质及酸碱平衡失调得到纠正。

43. 糖尿病的病理变化

(1)代谢改变：血糖升高，出现糖尿；酮血症和酮尿；高胆固醇血症；高脂蛋白血症。

(2)胰岛的病变：胰岛退行性改变，其体积和数目减少。

(3)血管病变：大中动脉粥样硬化，小血管的改变为基底膜增厚、管壁玻璃样变、内皮细胞增生，致管腔狭窄，称为微血管病。

(4)肾脏病变：肾体积增大；肾小球硬化；肾小管-间质性损害；肾乳头坏死等。

(5)视网膜病变。

(6)神经系统病变。

(7)其他组织或器官病变：骨质疏松、皮肤黄色瘤、肝脂肪变和糖原沉积等。

44. 肺癌的病理类型　分为7种基本类型：鳞状细胞癌、腺癌、小细胞癌、大细胞癌、腺鳞癌、肉瘤样癌和唾液腺癌。

45. 继发肺结核的分型　继发肺结核分局灶型、浸润型、慢性纤维空洞型、干酪性肺炎、结核球、结核性胸膜炎。

46. 子宫腺肌病的概念　是指子宫壁内出现子宫内膜腺体及间质，在异位的腺体及间质周围有增生肥大的平滑肌纤维。多发生于孕龄妇女，主要临床表现为子宫增大、痛经及月经量过多。

47. 宫颈癌的病理变化特点　早期局部黏膜粗糙，发红，触之易出血。中晚期分四型。

(1)糜烂型:黏膜红、粗糙、颗粒状、质脆、触之易出血。

(2)内生浸润型:较多见,宫颈增大变硬。

(3)外生菜花型:宫颈外口见乳头状或菜花状突起,可有坏死及溃疡形成。

(4)溃疡型:癌组织除向深部浸润外,表面同时有大块坏死脱落,形成溃疡,呈火山口状。

48. 绒毛膜癌的概念及病理特点　绒毛膜癌简称绒癌,是来自绒毛膜滋养层上皮细胞恶性程度很高的肿瘤。

病理特点:滋养层细胞不形成绒毛或水泡状结构,而成片高度增生,并广泛侵入子宫肌层或转移至其他脏器及组织。

49. 流行性脑脊髓膜炎的概念及病理变化　流行性脑脊髓膜炎是由脑膜炎双球菌引起的脑脊髓的化脓性炎症。病理变化分为三期。

(1)上呼吸道感染期:主要为黏膜充血、水肿、少量中性粒细胞浸润。

(2)败血症期:皮肤黏膜出现瘀点和瘀斑,为细菌栓塞小血管和内毒素对管壁损害所致的出血灶。因内毒素作用,出现高热、头痛、呕吐,中性粒细胞增高等。

(3)脑膜炎症期:特征性病变是脑脊髓膜的化脓性炎症。

50. 细菌性痢疾的类型及病理变化

(1)中毒型菌痢:全身症状严重,肠管病变轻,是细菌性痢疾最严重的类型,可引起中毒性休克。

(2)急性细菌性痢疾:病变主要发生于大肠,尤以乙状结肠和直肠为重。

(3)慢性菌痢:病程超过2个月以上,多从急性菌痢转变而来。

第4章 药理学

1. 首关消除　某些药物在通过肠黏膜及肝脏时，经灭活代谢，使其进入体循环的药量减少，该过程称首关消除（亦称首过效应或第一关卡效应）。

2. 药物半衰期　指血浆药物浓度下降一半所需的时间，用 $t_{1/2}$ 表示。

3. 生物利用度　药物的生物利用度是指药物经血管外途径给药后吸收进入全身血液循环的相对量和速度，可用 F 表示，即 F（生物利用度）=（进入体循环药量/给药量）×100％。

4. 药物不良反应表现形式　副作用；毒性反应；特异质反应；后遗效应；停药反应；变态反应。

5. 成瘾性　成瘾性是药物的依赖性，是由于长期、反复使用某些药物后，患者对应用这类药物产生一种舒适感（欣快症），因而有继续要求使用的欲望。一旦停药，可出现一系列的病理状态（戒断症状），患者可由于难以忍受这些戒断症状而不能自控，甚至不择手段地以图获取相应药物，乃至发生意志消沉、人格丧失及异常行为等。

6. 可引发成瘾性的主要药物　能够引起成瘾性的药物主要有麻醉性镇痛药类，如吗啡、哌替啶、可待因等；催眠药类，如巴比妥类、水合氯醛等；此外还有苯丙胺、可卡因及大麻等。成瘾性最强、对人体危害性最大的药物是麻醉性镇痛药，如阿片、吗啡和二醋吗啡等。

7. 新斯的明的药理作用及其主要临床应用　新斯的明可与胆碱酯酶（ACHE）结合形成二甲氨基甲酰化胆碱酯酶，使胆碱酯酶暂时失去活性，导致乙酰胆碱（ACH）堆积，胆碱能神经突触间隙 ACH 浓度增高，从而激活胆碱受体。

临床应用：①重症肌无力；②手术后腹胀气和尿潴留；③阵发性室上性心动过速；④非除极型肌松药（如筒箭毒碱）中毒解救。

8. 有机磷酸酯类急性中毒的表现　轻者以 M 样症状为主，中度者可同时出现 M 和 N 样症状，严重者除 M 和 N 样症状外，还可出现明显的中枢神经系统症状。

(1)M样症状。眼:瞳孔括约肌和睫状肌收缩,导致瞳孔缩小,视物不清;腺体:唾液腺、汗腺、支气管腺体分泌增多,出现流涎、大汗淋漓和通气障碍;呼吸系统:支气管平滑肌痉挛,出现呼吸困难;消化系统:胃肠平滑肌兴奋和毒物直接刺激胃黏膜,可引起恶心、呕吐、腹痛、腹泻、大便失禁;泌尿系统:膀胱逼尿肌收缩,引起小便失禁;心血管系统:心率减慢,血管扩张,血压下降。

(2)N样症状。交感和副交感神经节 N_1 受体激动,可出现心率加快、血压增高;骨骼肌运动终板 N_2 受体激动,表现为肌束颤动,继而转为肌无力,甚至出现肌麻痹。

(3)中枢症状。抑制中枢ACHE,使ACH聚集,激动脑内胆碱受体,引起失眠、躁动、不安、幻觉、谵妄,甚至抽搐、惊厥等中枢兴奋症状;还有头晕、乏力、嗜睡、甚至昏迷等抑制症状;严重者可出现心血管运动中枢和呼吸中枢抑制,甚至导致呼吸、循环衰竭。

9. *传出神经系统药物分类及代表药物* 作用于传出神经系统的药物,根据其对受体的影响及产生的相应药理作用,分类见表1-4-1。

表1-4-1 作用于传出神经系统药物分类

拟似药	拮抗药
拟胆碱药	抗胆碱药
①胆碱受体激动药	①M受体阻断药(阿托品)
M、N受体激动药(乙酰胆碱、卡巴胆碱)	②N_1 受体阻断药(美卡拉明)
M受体激动药(毛果芸香碱)	N_2 受体阻断药(筒箭毒碱)
N受体激动药(烟碱)	
②胆碱酯酶抑制药(新斯的明、有机磷酯类)	
拟肾上腺素药	抗肾上腺素药
①α、β受体激动药(肾上腺素、多巴胺)	①α、β受体阻断药(拉贝洛尔)
②α受体激动药(去甲肾上腺素)	②α受体阻断药(酚妥拉明)
③β受体激动药(异丙肾上腺素)	α_1 受体阻断药(哌唑嗪)
β_1 受体激动药(多巴酚丁胺)	③β受体阻断药(普萘洛尔)
β_2 受体激动药(沙丁胺醇)	β_1 受体阻断药(醋丁洛尔)

10. 有机磷酸酯类急性中毒的治疗原则

(1)清除毒物:可用温水或肥皂水清洗皮肤,2%碳酸氢钠或1%生理盐水洗胃后再用硫酸镁导泻,美曲磷酯中毒不能用碱性溶液洗胃。

(2)使用阿托品和胆碱酯酶复活药,并遵循联合用药,尽早用药,足量、重复用药原则。

(3)对症治疗:维持患者气道通畅使用支气管内吸引术、人工呼吸给氧,控制惊厥,抗休克。

11. 阿托品的临床应用及不良反应

(1)临床应用:①解除平滑肌痉挛,适用于各种内脏绞痛,对胃肠绞痛、膀胱刺激症状疗效较好,但对胆绞痛和肾绞痛疗效差,常需与阿片类镇痛药合用;②抑制腺体分泌,用于全身麻醉前给药,以减少呼吸道腺体及唾液腺分泌,也可用于严重的盗汗及流涎症;③眼科用途,虹膜睫状体炎、验光配镜、眼底检查、缓慢型心律失常、抗休克、解救有机磷酯类中毒;④治疗缓慢性心律失常,阿托品可恢复心率维持合适的血流动力学;⑤抗休克,解除血管痉挛,舒张外周血管,改善微循环;⑥解救有机磷酸酯类中毒。

(2)不良反应:常见的有口干、视物模糊、心率加快、瞳孔扩大及皮肤潮红等,但随剂量增大,不良反应可逐渐加重,甚至出现明显中枢中毒症状。青光眼及前列腺肥大者禁用阿托品。

12. 肾上腺素、去甲肾上腺素、异丙肾上腺素及多巴胺的主要临床应用

(1)肾上腺素:①心脏骤停,用于溺水、麻醉和手术意外、药物中毒、传染病和心脏传导阻滞等所致的心脏骤停;②过敏性疾病,包括过敏性休克、支气管哮喘、血管神经性水肿及血清病;③与局麻药配伍及局部止血,肾上腺素加入局麻药注射液中,可延缓局麻药的吸收,延长局麻药的麻醉时间。肾上腺素禁用于高血压、脑动脉硬化、器质性心脏病、糖尿病和甲状腺功能亢进症;④治疗青光眼,兴奋β受体介导促进房水,降低眼内压。

(2)去甲肾上腺素:①抗休克,主要用于神经性休克早期血压骤降时,还可以用于休克经补足血容量后血压仍不能回升者或外周阻力明显降低及心排血量减少者。中枢抑制药(镇静催眠药、吩噻嗪类

抗精神病药)中毒引起的低血压,可用去甲肾上腺素静脉滴注。特别是氯丙嗪中毒时应选用去甲肾上腺素,而不宜用肾上腺素。②上消化道出血。

(3)异丙肾上腺素:①支气管哮喘,舌下或喷雾给药用于控制支气管哮喘的急性发作,疗效快而强;②房室传导阻滞,舌下含药或静脉滴注,治疗二、三度房室传导阻滞;③心脏骤停,适用于心室自身节律缓慢,高度房室传导阻滞或窦房结功能衰竭而并发的心脏骤停,常与去甲肾上腺素或间羟胺合用做心室内注射;④感染性休克,适用于中心静脉压高、心排血量低的感染性休克。

(4)多巴胺:①用于各种休克,如感染中毒性休克、心源性休克及出血性休克等;②与利尿药合用于急性肾衰竭;③用于急性心功能不全。

13. 苯二氮䓬类主要药理作用及不良反应

(1)药理作用:抗焦虑作用;镇静催眠作用;中枢性肌肉松弛作用;抗惊厥、抗癫痫。

(2)不良反应:治疗量连续用药可出现头晕、嗜睡、乏力等反应。大剂量偶致共济失调。过量急性中毒可致昏迷和呼吸抑制。本类药物长期应用仍可产生一定耐受性。久服可发生依赖性和成瘾,停药时出现反跳和戒断症状(失眠、焦虑、激动、震颤等)。

14. 巴比妥类镇静催眠药特点

(1)其效应随剂量的增加而改变:小剂量镇静;中剂量催眠、抗惊厥;大剂量产生麻醉;中毒剂量可麻痹呼吸中枢而致死。

(2)巴比妥类根据其起效快慢和维持长短可分为四类。

长效类(慢效):巴比妥、苯巴比妥。

中效类(中效):戊巴比妥、异戊巴比妥。

短效类(速效):司可巴比妥。

超短效类(超速效):硫喷妥钠。

(3)巴比妥类药物是肝药酶诱导剂,当与糖皮质激素、雌激素、强心苷类及苯妥英钠等药物合用时,使这些药物肝代谢增加,作用减弱。

(4)长期用巴比妥类药物可产生耐受性和依赖性:耐受性是因为有“自身诱导”作用,使肝药酶活性增加,代谢自身加速,血药浓度降低所致;依赖性是因为巴比妥类药物久用可产生习惯性与成瘾性,突然停药可出现不适或戒断症状。

15. 抗癫痫药选药原则

(1)根据发作类型选药:①全身性发作常用苯妥英钠、丙戊酸钠、卡马西平、苯巴比妥;②失神性发作常用乙琥胺,次选氯硝西泮或丙戊酸钠;③单纯部分性发作首选卡马西平,次选苯巴比妥;④复杂部分性发作选用苯巴比妥、卡马西平或加用扑米酮;⑤肌阵挛发作首选丙戊酸钠,次选氯硝西泮;⑥婴儿痉挛症可用氯硝西泮;⑦对混合型癫痫联合或选用广谱抗癫痫药;⑧癫痫持续状态首选地西泮 5～10mg 静脉缓慢注射。

(2)治疗方案个体化:①在剂量方面,从小剂量开始逐渐增加,以控制发作且不引起严重不良反应为宜;②在用法上,治疗初期一般用一种药物,疗效不佳时可联合用药,换药时应采取过渡方式,即在原药基础上加用其他药,待后者生效后再逐步撤掉原药。

(3)坚持长期用药,定期检查,监测血药浓度。

16. 解热镇痛抗炎药的主要作用　解热镇痛抗炎药,又称非甾体抗炎药(NSAIDs),是一类具有解热、镇痛、抗炎、抗风湿等作用的药物,其主要作用有:①抗炎作用;②镇痛作用;③解热作用。

17. β受体阻断药的药理作用

(1)心血管系统:阻断心脏 β_1 受体,可使心率减慢,心肌收缩力减弱,心排血量减少,心肌耗氧量下降,冠状动脉血流量下降,对高血压患者可使其血压下降,还能延缓心房和房室结的传导,延长心电图的 P-R 间期(房室传导时间)。

(2)支气管平滑肌:支气管的 β_2 受体激动药使支气管平滑肌松弛,β受体阻断药则使之收缩而增加呼吸道阻力。

(3)代谢:β受体通过抑制交感神经可引起脂肪分解,当与α受体阻断药合用时则可拮抗肾上腺素的升高血糖作用。

(4)肾素:β受体阻断药通过阻断肾小球旁器细胞的 β_1 受体而抑制肾素的释放,这可能是其降压作用原因之一。

(5)其他:普萘洛尔有抗血小板聚集的作用。

18. β受体阻断药的主要临床应用

(1)心律失常:如窦性心动过速、阵发性室上性或室性心动过速、洋地黄中毒及麻醉药引起的心律失常等。

(2)心绞痛和心肌梗死：与硝酸甘油合用可互相取长补短，降低耗氧量，提高疗效。

(3)高血压。

(4)充血性心力衰竭。

(5)其他：甲状腺功能亢进症及甲状腺功能亢进症危象，偏头痛，肝硬化引起的上消化道出血等。

19. β受体阻断药的主要不良反应和禁忌证

(1)不良反应：①心血管反应，心脏功能抑制，甚至引起重度心功能不全、肺水肿、房室传导阻滞以致心脏骤停等严重后果；②诱发或加剧支气管哮喘；③反跳现象：突然停药，可引起原有病情加重，其机制与受体上调有关。

(2)禁忌证：严重左心室功能不全、窦性心动过缓、重度房室传导阻滞和支气管哮喘者禁用，心肌梗死和肝功能不良者慎用。

20. 钙拮抗药的分类及其药理作用

(1)分类：①选择性钙通道阻断药，苯烷胺类(维拉帕米等)、二氢吡啶类(硝苯地平、尼卡地平、尼莫地平、尼群地平、非洛地平、氨氯地平等)、地尔硫䓬类；②非选择性钙通道阻断药：二苯哌嗪类(氟桂利嗪、桂利嗪等)、尼拉明类(普尼拉明)，以及其他类(哌克昔林)。

(2)药理作用：①对心脏的作用，负性肌力作用，负性频率和负性传导作用，对缺血性心肌有保护作用；②对平滑肌作用，松弛血管平滑肌，舒张呼吸道平滑肌，大剂量时可舒张消化道、泌尿道和子宫平滑肌。

21. 强心苷的主要临床应用

(1)治疗心力衰竭。

(2)治疗某些心律失常：如心房纤颤、心房扑动、阵发性室上性心动过速。

22. 硝酸酯类抗心绞痛作用主要机制

(1)降低心肌耗氧量：对阻力血管和容量血管都有扩张作用，减轻心脏的前后负荷，心肌耗氧量明显降低，有利于消除心绞痛。

(2)扩张冠状动脉，增加缺血区血液灌注。

(3)降低左心室充盈压，增加心内膜供血，改善左心室顺应性。

(4)保护缺血的心肌细胞,减轻缺血性损伤。

23. 抗高血压药物主要分类及代表药物

(1)利尿药:噻嗪类利尿药是利尿降压药中最常用的一种。

(2)钙拮抗药:常用的有硝苯地平、尼群地平、尼卡地平、氨氯地平等。

(3)交感神经抑制药:中枢性降压药(可乐定、甲基多巴等);肾上腺素受体阻断药(β受体阻断药——普萘洛尔等,α受体阻断药——哌唑嗪等,α、β受体阻断药——拉贝洛尔等);影响交感神经递质药(利舍平、胍乙啶等);神经节阻断药(美卡拉明等)。

(4)肾素-血管紧张素系统抑制药:血管紧张素转化酶抑制药(卡托普利等);血管紧张素Ⅱ受体阻断药(氯沙坦等)。

(5)血管扩张药:血管平滑肌舒张药(肼屈嗪、硝普钠等);钾通道开放药(吡那地尔等)。

24. 血管紧张素转化酶抑制药的降压机制

(1)抑制整体循环血管紧张素转化酶,减少血管紧张素Ⅱ的形成,减弱其血管收缩作用。

(2)抑制局部血管紧张素转化酶,降低血管壁中血管紧张素Ⅱ或作用于中枢神经系统而降压。

(3)血管紧张素转化酶即激肽酶Ⅱ,其受抑制后,缓激肽分解减少,加强其血管舒张作用。

25. 糖皮质激素的临床应用

(1)替代疗法:用于急、慢性肾上腺皮质功能减退症(包括肾上腺危象);用于脑垂体前叶功能减退及肾上腺次全切除术后做替代疗法。

(2)严重急性感染:如中毒性细菌性痢疾、暴发型流脑、中毒性肺炎;急性粟粒性肺结核、猩红热及败血症等。

(3)防止某些炎症后遗症:如用于结核性脑膜炎、脑炎、心包炎、风湿性心瓣膜炎、关节炎、睾丸炎、非特异性眼炎及烧伤后瘢痕粘连、挛缩等。

(4)自身免疫性疾病和过敏性疾病:自身免疫性疾病,如风湿热、风湿性心肌炎、风湿性及类风湿关节炎、全身性红斑狼疮、皮肌炎、自身免疫性贫血及肾病综合征等。对过敏性疾病,如荨麻疹、花粉症、血清病、血管神经性水肿、过敏性鼻炎、支气管哮喘和过敏性休克等，激素有良好的辅助治疗作用。

(5)抗休克:对感染中毒性休克、过敏性休克、心源性休克、低血容量性休克有辅助治疗作用。

(6)血液病:用于急性淋巴细胞性白血病，再生障碍性贫血、粒细胞减少症、血小板减少症和过敏性紫癜等。

(7)异体脏器或皮肤移植术:激素可抑制排异反应。

(8)局部应用:糖皮质激素对接触性皮炎、湿疹、肛门瘙痒、银屑病等有一定疗效。

26. 糖皮质激素的不良反应

(1)长期大量应用引起的不良反应:①类肾上腺皮质功能亢进综合征(库欣综合征);②诱发或加重感染;③诱发或加重溃疡;④高血压或动脉粥样硬化等心血管并发症;⑤骨质疏松或骨坏死;⑥精神失常;⑦癫痫发作;⑧青光眼;⑨肌肉萎缩、伤口愈合延迟等。

(2)停药引起的不良反应:①药源性肾上腺皮质功能不全;②反跳现象或停药反应。

27. 口服降糖药物分类 常用的口服降糖药分为磺酰脲类、双胍类、α-葡萄糖苷酶抑制药、胰岛素增敏药、瑞格列奈等。

28. 青霉素G的临床应用

(1)革兰阳性球菌感染:溶血链球菌感染、肺炎链球菌、敏感葡萄球菌等革兰阳性球菌感染首选青霉素;草绿色链球菌和肠球菌引起的心内膜炎一般与庆大霉素合用。

(2)革兰阴性杆菌感染:可用于气性坏疽、破伤风、白喉等。

(3)革兰阴性球菌感染:脑膜炎奈瑟菌引起的流行性脑脊髓膜炎、淋病奈瑟菌引起的淋病。

(4)螺旋体感染:梅毒和钩端螺旋体病。

(5)放线菌感染。

29. 青霉素G的不良反应 大剂量(＞1000万U/d)可能引起青霉素脑病或高钾、高钠血症，肌内注射局部刺激引起疼痛。

(1)最常见的不良反应为变态反应(过敏反应)。变态反应主要表现为较轻的皮肤过敏反应和血清病样反应，严重者可发生过敏性休克。一旦发生过敏，须立即抢救，给患者肌内注射0.1%肾上腺素

0.5～1ml，严重者可稀释后静脉应用，可加用糖皮质激素、H_1 受体阻断药等药物。

(2)赫氏反应：表现为全身不适，寒战、发热、咽痛、肌痛、心率加快等。

(3)剂量过大或静脉给药过快可对大脑皮质产生直接刺激作用。

30. 半合成青霉素的概念 青霉素G具有高效、低毒的优点；但缺点为①抗菌谱窄；②不耐酶，易水解灭活；③不耐酸，不能口服。半合成青霉素克服了这些缺点，拓宽了青霉素类的适应范围。主要的半合成青霉素有5类：①耐酸青霉素；②耐酶青霉素；③广谱青霉素；④抗铜绿假单胞菌青霉素；⑤抗革兰阴性菌青霉素。

31. 氨基糖苷类药的不良反应

(1)变态反应：可致嗜酸粒细胞增多、皮疹、发热及过敏性休克等。

(2)耳毒性：耳毒性可分为二类：①前庭功能损害，表现为眩晕、恶心、呕吐、眼球震颤和平衡障碍。②耳蜗神经损害，表现为耳鸣、耳饱满感、听力减退，严重者致耳聋。

(3)肾毒性：氨基糖苷类主要经肾排泄并在肾脏蓄积，可导致肾小球上皮细胞水肿、空泡变性等。肾毒性常表现为蛋白尿、管型尿、血尿、肾小球滤过减少，严重者可致氮质血症及无尿。

(4)神经肌肉阻断作用：各种氨基糖苷类均可引起神经肌肉麻痹，若大剂量静脉注射或静脉给药速度过快，可致呼吸抑制或停止。

32. 喹诺酮类抗菌药的主要用药 喹诺酮类是人工合成的一类抗菌药，该类药物有：第一代喹诺酮类：萘啶酸。第二代喹诺酮类：吡哌酸。第三代喹诺酮类：诺氟沙星、氧氟沙星、环丙沙星、氟罗沙星、依诺沙星、洛美沙星、司氟沙星等。第四代氧喹诺酮类：莫西沙星、加替沙星、吉米沙星、加雷沙星。

33. 喹诺酮类抗菌药的不良反应

①胃肠反应：较常见，例如食欲缺乏、恶心、呕吐、腹痛、腹泻等；②神经系统反应：少数出现中枢兴奋症状，如焦虑、烦躁、失眠、头痛、头晕、惊厥等；③过敏反应(光毒性)：光照部位皮肤瘙痒性红斑、皮肤糜烂脱落；④心脏毒性，可出现室性心动过速、心室颤动等；⑤软骨损伤，可致软骨损伤，出现关节痛和关节水肿。

34. 抗结核药物的用药原则、抗结核的首选用药及优点

(1)用药原则:早期用药,联合用药,规律用药,全程督导治疗。

(2)抗结核的首选用药是异烟肼,其优点有:①性质稳定,价廉。②给药途径广泛,可口服、肌内注射、静脉注射、腔内注射等。③体内分布均匀,易于达到病变部位。脑膜炎时,脑脊液中的浓度与血中浓度相近;穿透力强.可渗透关节腔、胸腔积液、腹水、纤维化或干酪化的结核病灶中;易于透入细胞内,作用于已被吞噬的结核杆菌。对各部位结核均能奏效。④疗效高,毒性小。异烟肼低浓度抑菌,高浓度杀菌。长期应用治疗剂量不至于产生严重的毒性反应。

第5章 医学微生物学

1. 微生物的概念及分类 微生物是存在于自然界中的一群体形细小、结构简单、肉眼看不见,必须借助显微镜放大后才能观察到的微小生物。按其有无细胞基本结构、分化程度、化学组成等差异,可分成三大类:①非细胞型微生物;②原核细胞型微生物;③真核细胞型微生物。

2. 细菌的基本结构及特殊结构 基本结构是细胞壁、细胞膜、细胞质和核质。特殊结构是荚膜、鞭毛、菌毛、芽孢。

3. 革兰染色法的临床意义

(1)鉴别细菌:用革兰染色法可将所有细菌分成革兰阳性及阴性菌两大类,便于初步识别细菌。

(2)选择药物:临床上可根据病原菌的革兰染色性,选择有效的药物用于治疗。

(3)与致病性有关:有些革兰阳性菌能产生外毒素。而革兰阴性菌则主要具有内毒素,两者致病作用不同。

4. 革兰阳性菌及阴性菌细胞壁结构的比较 见表1-5-1。

表1-5-1 革兰阳性菌及阴性菌细胞壁结构比较

细胞壁	革兰阳性菌	革兰阴性菌
厚度和强度	厚、较坚韧	薄、较疏松
肽聚糖组成	聚糖骨架、四肽侧联、五肽交联桥	聚糖骨架、四肽侧联
肽聚糖结构类型	三维立体结构	二维平面结构
肽聚糖层数	可多达50层	1~2层
磷壁酸或磷壁醛酸	有	无
外膜(脂蛋白、脂多糖)	无	有

5. 消毒、灭菌、无菌技术及防腐的概念

(1)消毒是指杀灭病原微生物的繁殖体的方法。

(2)灭菌是指杀灭所有微生物的繁殖体及芽孢的方法。

(3)无菌是指不含活的微生物;防止微生物进入机体或物体的方法,称为无菌技术或无菌操作。

(4)防腐是指防止或抑制微生物生长繁殖的方法;用于防腐的药物称为防腐剂。

6. 正常菌群与条件致病菌　正常菌群:是指正常寄生在宿主体内,对宿主无害而有利的微生物群的总称。条件致病菌:当正常菌群与宿主间的生态平衡失调时,一些正常菌群会成为机会致病菌而引起宿主发病。

7. 内毒素与外毒素的主要区别　见表 1-5-2。

表 1-5-2　内毒素与外毒素的主要区别

区别要点	外毒素	内毒素
来源	革兰阳性菌与部分革兰阴性菌	革兰阴性菌
存在部位	由活菌分泌到菌外,少数是细菌崩解后释出	细胞壁组分,菌裂解后释出
化学成分	蛋白质	脂多糖
稳定性	60～80℃,30min 被破坏	160℃,2～4h 才被破坏
作用方式	与细胞的特异受体结合	刺激宿主细胞分泌细胞因子、血管活性物质
毒性作用	强,对组织器官有选择性毒害效应,引起特殊临床表现	较弱,各菌的毒性效应大致相同,引起发热、白细胞增多、微循环障碍、休克、DIC 等
抗原性	强,刺激机体产生抗毒素;经甲醛液处理脱毒后成为类毒素	弱,刺激机体产生的中和抗体作用弱;甲醛液处理后不能成为类毒素

8. 病毒的概念及主要特征　病毒是一类体积微小、结构简单的非细胞型微生物。其主要特征为:①具有一种类型的核酸,DNA或RNA;②结构简单,无细胞器,无完整的酶系统,无细胞结构;③只能在适宜的活细胞内,以复制的方式增殖;④对抗生素不敏感。

9. 病毒的培养方法

(1)动物接种:按病毒种类不同,选择易感动物并接种于适当的部位。

(2)鸡胚培养:一般采用孵化9～14d鸡胚,按病毒种类不同接种于鸡胚的不同部位。

(3)组织细胞培养:将病毒接种于离体的组织块或单个的培养细胞内。

10. 病毒传播途径　流行病学把病毒在人群中的传播方式分为:①水平传播;②垂直传播。

11. 病毒感染的概念　病毒侵入机体,并在体内细胞中增殖的过程称为病毒感染。

12. 病毒感染的类型　依据病毒感染后有无症状,可分为隐性感染和显性感染;其中,显性感染依据病毒在机体内感染过程、滞留的时间及出现临床症状的长短,可分为急性感染和持续性感染。

持续性感染按不同病程可分为:①慢性感染;②潜伏性感染;③慢发病毒感染。

13. 中和抗体　作用于病毒表面(衣壳或包膜)抗原的抗体,同种不同型病毒间一般无交叉,特异性高。且抗体在体内维持时间长,即为中和抗体。

14. 真菌的概念、主要的病原性真菌及引起的疾病　真菌是一类有细胞壁,无叶绿素,以寄生或腐生方式生存,少数为单细胞,多数为多细胞,能进行无性或有性繁殖的一类真核细胞型微生物。

主要病原性真菌有:①皮肤癣菌:引起体癣、股癣、甲癣及毛发癣等;②新型隐球菌:可致新型隐球菌性脑膜炎;③白念珠菌:可致皮肤黏膜感染(如鹅口疮、阴道炎等),亦可致内脏感染(如肺炎、肠炎、肾盂肾炎),还可致中枢神经感染(如脑膜炎、脑脓肿等)。

15. 主要的病原性球菌

(1)革兰阳性球菌:葡萄球菌、肺炎球菌、链球菌。

(2)革兰阴性球菌:脑膜炎球菌及淋球菌。

16. 肠道杆菌的概念　肠道杆菌是一大群寄居于人和动物肠道中,生物学形状近似的革兰阴性无芽孢短小杆菌,其中大多数是肠道的正常菌群,少数为致病菌,如伤寒沙门菌、志贺菌、致病性大肠埃希菌等。

17. 厌氧菌的概念、分类和特点　厌氧菌是指一大群生长和代谢不需要氧气,利用发酵获取能量的细菌。主要特点如下。

(1)分布:厌氧菌广泛分布于自然界和人体中。例如肠道菌群中99.9%是厌氧菌,而大肠埃希菌等仅占0.1%;皮肤、口腔、上呼吸道、女性生殖道的正常菌群中80%~90%是厌氧菌。

(2)感染特征:梭状芽孢杆菌属引起的感染是外源性感染,大多有特定的临床特征,如破伤风杆菌引起破伤风。无芽孢厌氧菌的感染多为内源性感染,常致局部炎症、脓肿和组织坏死。

(3)治疗特点:多数无芽孢厌氧菌对青霉素、氯霉素、头孢菌素敏感。但脆弱类杆菌能产生β-内酰胺酶,能破坏青霉素和头孢菌素,在治疗时须注意选用氯霉素或克林霉素。此外,甲硝唑对厌氧菌也有很好的疗效。

18. 结核菌素及类型　结核菌素是结核杆菌的菌体成分。它有两种:①旧结核菌素(OT),是结核菌蛋白的粗制品;②纯蛋白衍化物(PPD),是结核菌蛋白的纯化物。

19. 结核菌素试验及意义

(1)结核菌素试验是应用结核菌素进行皮肤试验,测定机体对结核杆菌是否有变态反应的一种体内试验方法。常将OT或PPD用无菌生理盐水稀释成不同浓度,取0.1ml注射于前臂掌侧皮内,48~72h后检查反应情况,注射部位如出现>5mm的红肿硬结为阳性,硬结直径<5mm为阴性。

(2)意义:阳性反应表明已感染过结核菌,但不一定有结核病。接种过卡介苗的人也呈阳性。阴性反应表明未感染过结核菌,但以下情况也可能出现阴性反应:①感染初期;②患严重的结核病,细胞免疫功能低下;③使用免疫抑制药,免疫功能受抑;④老年体弱者;⑤某些严重性疾病,如糖尿病、癌症等。

20. 卡介苗的概念和用途　卡介苗是人工培养的牛型结核杆菌

的变异菌株，用于预防结核病。卡介苗接种对象是儿童。1岁以内无结核接触史者可直接接种，1岁以上先做结核菌素试验，阴性者接种。

21. 肝炎病毒类型 甲型肝炎病毒；乙型肝炎病毒；丙型肝炎病毒；丁型肝炎病毒；戊型肝炎病毒。

22. 乙型肝炎病毒主要的抗原抗体系统 乙型肝炎病毒的主要抗原抗体有：①表面抗原及抗体，HBsAg、抗-HBs；②前s1-抗原及抗体，pre-s1、抗pre-s1；③前s2抗原及抗体，pre-s2、抗pre-s2；④核心抗原及抗体，HBcAg、抗-HBc；⑤e抗原及抗体，HBeAg、抗-HBe。

23. 反转录病毒的概念 具有RNA核酸类型及反转录酶的病毒统称反转录病毒，其中绝大多数是肿瘤病毒。反转录酶即为依赖RNA的DNA多聚酶。

24. 支原体概念 支原体是一类缺乏细胞壁，呈高度多形性，能通过滤菌器，在无生命培养基中能成长繁殖的最小原核细胞型微生物。肺炎支原体能引起人的原发性非典型肺炎；解脲脲原体引起非细菌尿道炎、宫颈炎、阴道炎及盆腔炎，还可引起不孕。

25. 立克次体的概念及所致疾病 立克次体是一类严格的活细胞内寄生的原核细胞型微生物，有与细菌相似的细胞壁结构，二分裂繁殖，有较复杂的酶系统，对多种抗生素敏感。它常寄生于节肢动物体内，由这些节肢动物为媒介传播疾病，能引起斑疹伤寒、恙虫病、Q热等。

26. 衣原体的概念及所致疾病 衣原体是一类能通过细菌滤器，有独特发育周期，严格细胞内寄生的原核细胞型微生物。衣原体所致疾病有沙眼、包涵体结膜炎、生殖道感染、性病淋巴肉芽肿、非典型性肺炎等。

27. 螺旋体的概念及所致疾病 螺旋体是一类细长、柔软弯曲呈螺旋状的原核微生物。使人致病的螺旋体有：①疏螺旋体属，如回归热螺旋体，可致回归热；②密螺旋体属，如梅毒螺旋体，可引起梅毒；雅司螺旋体，可引起雅司病；③钩端螺旋体，可引起钩端螺旋体病。

第6章 免疫学

1. 免疫的概念及基本功能　免疫是指机体免疫系统识别“自己”和“非己”，对自身成分产生天然免疫耐受，对非己异物产生排除作用的一种生理反应。免疫的基本功能：免疫防御、免疫自稳、免疫监视。

2. 抗原、完全抗原及半抗原的概念，医学上重要的抗原物质

(1)抗原：是一类能与相应克隆的淋巴细胞上独特的抗原受体特异性结合，诱导淋巴细胞产生免疫应答，产生抗体或致敏淋巴细胞，并能与相应抗体或致敏淋巴细胞在体内或体外发生特异性结合的物质。抗原具有两种性能：①免疫原性：即刺激机体产生免疫应答的能力；②抗原性或免疫反应性：即与相应抗体或淋巴细胞发生特异性结合，产生免疫效应的能力。

(2)完全抗原：即同时具有以上两种性能的物质。

(3)半抗原：又称不完全抗原，即只具有免疫反应性而无免疫原性的物质。

(4)医学上重要的抗原物质包括：①微生物及其代谢产物；②动物抗血清；③异嗜性抗原；④同种异型抗原；⑤自身抗原；⑥肿瘤抗原。

3. 自身抗原的概念　自身抗原指自身组织细胞在正常情况下对机体无抗原性，但在外伤、感染、电离辐射、药物等影响下，可以使其成分暴露或改变而成为自身抗原，从而产生免疫应答，而导致自身免疫性疾病。

4. 抗体和免疫球蛋白　抗体是免疫系统在抗原刺激下，由B细胞或记忆B细胞增殖分化成的浆细胞所产生的可与相应抗原发生特异性结合的免疫球蛋白。

5. 免疫球蛋白分类、生物学功能及特点　根据其重链上抗原性不同，将免疫球蛋白分为5类：IgG、IgM、IgA、IgD、IgE。

IgG：主要由脾、淋巴结中的浆细胞合成和分泌，以单体形式存

在。IgG是血清中主要的抗体成分,约占血清总Ig的75%～80%。

IgA:主要由黏膜相关淋巴结组织产生,其中大部分是由胃肠淋巴样组织所合成,少部分由呼吸道、唾液腺和生殖道黏膜组织合成,分为血清型IgA和分泌型IgA(sIgA)两种。血清型IgA在血清中无明显的免疫功能;分泌型IgA(sIgA)存在于唾液、泪液、初乳、鼻及支气管分泌液、胃肠液、尿液、汗液等分泌液中,具有抑制黏附、调理吞噬、溶菌及中和病毒等作用,是机体黏膜局部抗感染免疫的重要因素。

IgM:是分子量最大的Ig,又称为巨球蛋白,具有溶菌、溶血、固定补体等作用。另外,IgM在B细胞上起受体作用,能识别抗原并与之结合,调控浆细胞分泌抗体。

IgD:血清中含量极低,其功能尚不清楚.可能与变态反应及自身免疫性疾病有关。在防止免疫耐受方面可能起了一定的作用。

IgE:主要由鼻咽部、扁桃体、支气管、胃肠等黏膜固有层的浆细胞产生,这些部位常是变应原入侵和Ⅰ型变态反应发生的场所。IgE在正常人血清中含量极微。

6. 补体的概念　补体是一组具有酶活性的蛋白质,其量不受免疫的影响,对热不稳定,经56℃30min处理灭活,由30余种可溶性蛋白质与膜结合蛋白组成,故称为补体系统。补体系统与抗体协同或单独对机体防御起重要作用;在某种情况下也介导炎症反应,引起免疫损伤。

7. 补体的生物学作用

(1)补体介导的细胞溶解:补体系统激活后,可在靶细胞表面形成膜攻击复合物,从而导致靶细胞溶解。

(2)补体活性片段的生物学活性:①细胞毒作用;②调理作用;③炎症介质作用;④清除免疫复合物。

8. 细胞因子的概念　细胞因子是主要由活化的免疫细胞(单核-巨噬细胞、T细胞、B细胞、NK细胞)或间质细胞(血管内皮细胞、表皮细胞、咸纤维细胞)所合成、分泌,具有调节细胞生长、分化成熟、调节免疫应答、参与炎症反应、促进创伤愈合和参与肿瘤消长等功能的多肽类活性分子。

9. 细胞因子的生物学特性

(1)与受体高亲和力结合而发挥作用。

(2)具有微量高效性。

(3)作用局限性。

(4)多效性和重叠性。

(5)多样性与网络性。

(6)非特异性。

10. 免疫应答的概念、分阶段及特征 免疫淋巴细胞对抗原分子的识别、自身的活化、增殖和分化,以及产生效应的过程称之为免疫应答。免疫应答分三个阶段:识别阶段、活化增殖及分化阶段。免疫应答的特征:①识别异己;②特异性;③记忆性。

11. 初次应答和再次应答的区别 见表1-6-1。

表1-6-1 初次应答和再次应答的区别

特性	初次	再次
潜伏期	长(5～10d)	短(2～5d)
平台期浓度	较低	较高
平台期持续时间	短	长
Ig类别	主要为IgM	IgG、IgA等
Ig亲和力	低	高

12. 超敏反应的概念及分型 超敏反应是指机体对某些抗原初次应答后,再次接受相同抗原刺激时,发生的一种以机体生理功能紊乱或组织损伤为主的特异性免疫应答。超敏反应俗称变态反应或过敏反应。1963年,Coombs和Gell根据反应发生的速度、发病机制和临床特征将其分为四型,即Ⅰ型、Ⅱ型、Ⅲ型和Ⅳ型。

13. 各型超敏反应的特点及常见疾病

(1)Ⅰ型超敏反应

特点:①反应迅速,消退快,主要表现为生理功能紊乱,一般无组织损伤;②由IgE介导,肥大细胞和嗜碱粒细胞参与;③有明显的个体差异和遗传因素;④不需补体及吞噬细胞参与。

常见疾病:①过敏性休克,药物过敏性(以青霉素最常见)和血清过敏性休克；②呼吸道过敏反应，过敏性鼻炎和过敏性哮喘；③消化道过敏反应和皮肤过敏反应，过敏性肠炎、荨麻疹、湿疹、皮炎、神经血管性水肿。

（2）Ⅱ型超敏反应

特点：①抗原在细胞膜上，可有两种情况：一种是细胞本身即为抗原（例如血型抗原），另一种是外来抗原或半抗原吸附在细胞膜上；②以体液免疫为基础，IgG或IgM与细胞膜上抗原发生特异性结合；③整个反应过程可有补体参与或有巨噬细胞、NK细胞等协同作用；④后果是靶细胞溶解破坏，组织损伤。

常见疾病：①输血反应；②新生儿溶血病；③自身免疫溶血性贫血；④药物过敏性血细胞减少症；⑤甲状腺功能亢进症；⑥肺出血——肾炎综合征。

（3）Ⅲ型超敏反应

特点：①抗原抗体形成复合物游离于血液循环中；②在特定的条件下复合物沉积于某一部位；③一定有补体参与；④造成严重的组织损伤。

常见疾病：①局部免疫复合物病：a. Arthus反应；b. 类Arthus反应。②全身免疫复合物病：a. 血清病；b. 链球菌感染后肾小球肾炎；c. 类风湿关节炎。③Ⅳ型超敏反应

特点：①在细胞免疫的基础上发生，由致敏T淋巴细胞而引起；②不需补体及抗体参加；③由T细胞介导的组织损伤，表现为以单核-巨噬细胞浸润为特征的组织变性、坏死、变态反应性炎症；④个体差异不大。

常见疾病：①感染性迟发型超敏反应；②接触性迟发型超敏反应，如接触性皮炎；③非控制性哮喘。

14. 体液免疫及细胞免疫的概念

（1）由B淋巴细胞介导的免疫应答称体液免疫，发挥免疫效应的物质主要是抗体。

（2）由T淋巴细胞介导的免疫应答称为细胞免疫，发挥免疫效应物质是杀伤性T细胞及由致敏的T细胞所释放的细胞因子。

15. 人工自动免疫和人工被动免疫的概念及特点

（1）人工自动免疫：是将菌苗、疫苗或类毒素等物质接种于人体

内，刺激机体产生特异性免疫反应，从而获得免疫力的方法。人工自动免疫的特点是：接种的物质是抗原，发挥作用时间慢，但在体内维持时间长，常用于预防。

（2）人工被动免疫：是用人工方法将含有特异性抗体的免疫血清或淋巴因子等免疫物质接种于人体内，使之获得免疫力的方法。人工被动免疫的特点是：接种的物质为抗体或淋巴因子等，由于输入的是现成的免疫物质，故免疫作用出现快，但维持时间短，多用于治疗或紧急预防。

16. 我国目前计划免疫的项目　我国目前计划免疫的项目有脊髓灰质炎疫苗、麻疹减毒活疫苗、百日咳-白喉-破伤风三联菌苗、卡介苗（BCG）、流行性乙型脑炎疫苗、流脑多糖菌苗、乙肝疫苗、狂犬病疫苗、伤寒三联菌苗、霍乱菌苗、炭疽菌苗等。

17. 免疫耐受性和免疫抑制的概念

免疫耐受性，又称为特异性免疫无反应性，它是指机体只对某些抗原的特异无反应性，而对其他抗原的反应性仍正常，这种现象称为免疫耐受性。

免疫抑制是指机体对任何抗原的刺激均不起反应，这种现象称为免疫抑制。

18. 克隆的概念、单克隆抗体及其优越性

概念：由一个细胞分裂增殖而形成的一个细胞群落称为克隆。

单克隆抗体：由单一杂交瘤细胞产生，针对单一抗原表位的特异性抗体。

单克隆抗体的优点是：①纯度高，特异性强；②高效价；③可以获得不同特异性（组、型、株）的单克隆抗体。

第7章　医院感染学

1. 医院感染　是指住院患者在医院内获得的感染，包括在住院期间发生的感染和在医院内获得出院后发生的感染；但不包括入院前已开始或入院时已存在的感染。

2. 属于医院感染的情况

(1)有明显潜伏期的疾病，自入院时起超平均潜伏期后发生的感染。

(2)无明显潜伏期的疾病，发生在入院48h后的感染。

(3)患者发生的感染直接与上次住院有关。

(4)在原有医院感染的基础上，出现新的不同部位的感染，或在原感染部位病原体的基础上，又培养出新的病原体。

(5)新生儿经产道时发生的感染。

(6)医务人员在医院工作期间获得的感染。

(7)由于治疗操作激活的潜在性感染。

3. 不属于医院感染的情况

(1)在皮肤黏膜开放性伤口或分泌物中只有细菌的定植，而没有临床症状和体征。

(2)由损伤产生的炎症反应或由非生物性如化学性或物理性刺激而产生的炎症等。

(3)婴儿经胎盘而导致的感染，如单纯疱疹病毒、弓形虫、水痘病毒等的感染，在出生后48h内出现感染指征，不应列为医院感染。

(4)患者原有慢性感染在医院内急性发作。

4. 院内感染分类　按病原体的来源分为内源性感染和外源性感染两类。

(1)内源性感染：称自身感染，是指引起感染的病原体来自本人体内或体表的正常菌群或条件致病菌，如肠道、口腔、呼吸道、阴道、皮肤等部位的微生物。

(2)外源性感染：也称交叉感染，是指引起感染的病原体来自患者体外,如患者与患者、患者与医务人员、患者与环境。

5. 医院感染流行病学三大要素和医院感染的形式

(1)三大要素是传染源、传播途径和易感人群。

(2)感染的形式有 5 种:即交叉感染、环境感染、自身感染、医源性感染和垂直感染。

6. 医院感染病原体特点　大多数为患者自身正常菌群或条件致病菌;这些菌群往往是耐药性的细菌;对外界的抗力较强。

7. 医院感染流行方式　有两种:散发和暴发。

8. 医院感染暴发流行　指在医院某一科室病区或患者群体中短时间内出现 3 例或以上的同类感染,患者之间有相互联系,有共同的传染源和传播途径。

9. 医院感染的传播过程

(1)感染来源:①病原从他人获得;②病原从患者自身获得;③病原从外环境中获得。

(2)传播途径:包括直接接触传播和间接接触传播(空气传播、经水传播、经食物传播、经血液传播、经药品传播、经医疗器械和设备传播、生物媒介传播)。

(3)易感人群:对某种传染缺乏免疫力,易受该病感染的人群。

10. 医院感染发生的危险因素

(1)宿主方面因素:包括患者年龄(老年人和婴幼儿)、基础疾病(造成机体抵抗力下降的原发病和基础疾病)、意识状态(昏迷或半昏迷患者)等。

(2)滥用抗生素破坏正常菌群的生态平衡。

(3)多次使用侵袭性操作。

(4)直接损害免疫系统功能的因素:如放疗、化疗、激素应用。

(5)环境污染严重,包括医院中一切医疗用具、空气、医务人员的手,一切医疗器械的表面。

11. 医院感染的高危区　各种特护病房、新生儿室、重危病室、手术室、烧伤科、导管室、透析室、血液病、器官移植室、骨外科等。

12. 抗菌的概念　采用化学或物理方法杀灭细菌或防止细菌生长繁殖及其活性的过程。

13. 物理消毒灭菌法分类

(1)热力消毒灭菌法:包括干热法、湿热法(有压力蒸汽灭菌法、煮沸消毒法)。

(2)辐射消毒法:包括日光暴晒法,紫外线消毒法、臭氧消毒法。

(3)电离辐射灭菌法。

(4)微波消毒法。

(5)机械除菌法。

14. 环氧乙烷杀菌的影响因素　影响环氧乙烷灭菌效果的因素有:时间、温度、浓度、相对湿度、杀灭细菌对象的条件、不同物质的表面性质厚度、有机物质及不同消毒物品吸附环氧乙烷的情况等。

15. 含氯消毒剂的适用范围　含氯消毒剂可用于物品的浸泡消毒、污染物具的表面擦拭消毒、室内空气的熏蒸消毒、饮用水和污水污物的消毒,餐具、环境和疫源地的消毒。

16. 含氯消毒剂杀菌效果影响因素

(1)浓度与时间。

(2)酸碱度。

(3)温度。

(4)有机物。

(5)还原性物质。

17. 化学消毒剂种类　见表1-7-1。

表1-7-1　化学消毒剂种类

分类	定义	种类	举例
高效消毒剂	指可杀灭一切细菌繁殖体、病毒、真菌及其孢子等,对细菌芽孢也有一定杀灭作用,达到高水平要求的制剂	醛类	甲醛、戊二醛
		烷基化气体	环氧乙烷、环氧丙烷
		过氧化物	过氧乙酸、过氧化氢、臭氧
		含氯化合物	漂白粉、次氯酸钙、三氯乙氰尿酸钠

续表

分类	定义	种类	举例
中效消毒剂	指仅可杀灭分枝杆菌、真菌、病毒及细菌繁殖体等微生物，达到消毒要求的制剂	含碘化合物	聚维酮碘、游离碘
		酚类	苯酚、加酚来苏水
		醇类	乙醇、甲醇、异丙醇
低效消毒剂	指仅可杀灭细菌繁殖体和亲脂病毒，达到消毒要求的制剂	季铵盐类	苯扎溴铵、度米芬
		酸类	乳酸、醋酸、水杨酸
		二胍类	氯己定
		金属制剂	硝酸银、蛋白银
		其他	高锰酸钾、强氧化高电位酸化水

18. 医院空气、物体表面、医务人员手细菌菌落总数　见表 1-7-2。

表 1-7-2　医院空气、物体表面、医务人员手细菌菌落总数

环境类别	范围	标准		
		空气 cfu/m³	空气物体 cfu/m³	医护人员手 cfu/m³
Ⅰ类	层流洁净手术室、层流洁净病房	≤10	≤5	≤5
Ⅱ类	普通手术室、产房、婴儿室、早产儿室、普通保护性隔离、供应室无菌区、烧伤病房、重症监护病房	≤200	≤5	≤5

续表

环境类别	范　围	标准		
		空气 cfu/m³	空气物体 cfu/m³	医护人员手 cfu/m³
Ⅲ类	儿科病房、妇产科检查室、注射室、换药室、供应室清洁区、急诊室、化验室、各类普通病房和房间	≤500	≤10	≤10
Ⅳ类	传染病科及病房	—	≤15	≤15

注:以上环境消毒后不得检出乙型溶血性链球菌、金黄色葡萄球菌及其他致病性微生物;母婴同室、早产儿室、婴儿室、新生儿室及儿科的物体表面和医务人员的手,不得检出沙门菌

19. 空气微生物采样的布点　当室内面积≤30m² 时,可在一条对角线上取 3 点,一般是中心和两端距墙壁 1m 处各取 1 点。当室内面积≥30m² 时,应取中央及四角距墙壁 1m 处共 5 点。布放高度为垂直地面 80～150cm。

20. 传染毒性废弃物、药物性废弃物和化学性废弃物处理

(1)返还给供应商。

(2)高温焚化,应采用双室热解焚化炉、最高温度应达到 1200℃以上。

(3)封存使之自动失效。

21. 隔离的概念和目的

(1)概念:将处于传染期内的患者、可疑传染患者和病原携带者同其他患者分开,或将感染者置于不能传给他人的条件下,称为隔离。

(2)目的:是防止微生物在患者、医务工作人员和媒介物中扩散,切断医院感染链。

22. 按《医疗废物管理条例》规定医疗废物的种类

(1)感染性废物。

(2)病理性废物。

(3)损伤性废物。

(4)药物性废物。

(5)化学性废物。

并依次注明每一种医疗废物的包装物,容器标记及颜色:①“感染性废物”黄色;②“病理性废物”黄色;③“锐器”黄色;④“药物性废物”褐色;⑤“化学性废物”黄色。

23. 预防性使用抗菌药的目的

(1)保护健康人免受细菌的侵扰。

(2)帮助某些患者免受继发性细菌感染。

24. 医疗废物的概念 是指医疗卫生机构在医疗、预防、保健,以及其他相关活动中产生的具有直接或者间接感染性、毒性及其他危害性的废物。

25. 最简单、最直接有效地预防医院感染的措施 清洁、消毒、灭菌和隔离技术。

26. 合理选用抗生素应注意的问题

(1)分析可能致病菌并根据其药敏试验选药。

(2)分析感染疾病的发展规律及其与基础疾病的关系选药。

(3)熟悉抗生素的抗菌作用与药理作用特点。

27. 条件致病性微生物的概念 指由于一些原因使原本不致病的正常菌群成为致病菌导致人体感染的微生物。原因:人体免疫功能的低下、细菌寄居部位的改变、菌群失调等。

28. 一次性使用医疗用品 是指临床用于患者检查、诊断、治疗、护理的指套、手套、吸痰管、阴道窥镜、肛镜、印模托盘、治疗巾、皮肤清洁巾、擦手巾、压舌顶、臀垫等接触完整黏膜、皮肤的各类一次性使用医疗、护理用品。

29. 菌群失调的概念 是指某一环境内正常菌群中各菌种间的比例发生较大幅度变化而超出正常范围的状态。可以引起二重感染或重叠感染。

30. 厌氧菌的分布部位 厌氧菌是人体内主要的正常菌群,广泛分布于人体皮肤、口腔、上呼吸道、胃肠道、泌尿生殖道。通常是内源性感染。

31. 厌氧菌致病条件

(1)机体全身免疫功能低下或慢性病患者。

(2)局部组织的损伤坏死。

(3)定居移位。

(4)从细菌角度上来说,某些厌氧菌及其产生的毒素、代谢产物和酶本身就具有致病性。

32. 呼吸机相关肺炎的概念 是指建立人工气道(气管内插管/切开)同时接受机械通气24h后、或停用机械通气和拔除人工气道48h内发生的肺炎。

33. 医院内肺炎的预防

(1)降低口咽部和上消化道定植。

(2)防止口咽部分泌物吸入。

(3)维护胃黏膜特性。

(4)减少外源性污染。

(5)其他,如合理使用抗菌药物、加强机体免疫功能和对医务人员的教育培训等。

34. 尿路感染的概念 指病原体在尿中生长、繁殖,并侵犯尿道黏膜或组织而引起的炎症。

35. 尿路感染的流行病学特点

(1)感染源:主要是尿路感染的患者。主要病原体:大肠埃希菌。

(2)感染途径:包括上行性感染、血行感染、淋巴性感染。

(3)危险因素:包括①留置导尿管(为主要因素);②导尿操作(为直接危险因素);③不合理长期使用抗生素;④尿路梗阻;⑤膀胱输尿管反流及其尿路畸形和结构异常;⑥尿路机械使用;⑦代谢因素。

36. 预防留置导尿管导致尿路感染的措施

(1)掌握导尿指征,缩短留置导尿时间。

(2)预防导尿管腔外途径感染:选择合适的尿管,插入动作要轻柔;保持尿道口的相对无菌。

(3)预防导尿管腔内感染。

(4)严格掌握无菌导尿的正确操作和护理。

(5)抗生素的预防使用。

(6)采用其他尿液引流的方法:如阴茎套导尿管、耻骨上插管等。

37. 手术伤口感染微生物的来源　患者、医务人员、空气、仪器、药液、手术器材、敷料、术前术后。

38. 浅表切口感染　仅限于切口涉及的皮肤和皮下组织，感染发生于术后 30d 内。

39. 深部切口感染　指无植入物手术后 30d 内，有植入物术后 1 年内发生的与手术有关并涉及切口深部软组织（深筋膜和肌肉）的感染。

40. 输血和血制品感染的预防

(1)加强血源管理，严把血源质量。

(2)严格血液采集工作，防止微生物污染。

(3)血液储存及发放。保证血液冷藏条件、储存环境清洁；发放血液时认真检查血液质量，血袋是否破损，如有异常不能使用。

(4)严格控制输血，保证输血过程的安全。

(5)血液制品生产加工过程防止污染，对血液、血制品应用物理、化学方法进行消毒处理。

(6)提倡成分输血和自身输血。

41. 烧伤感染的危险因素

(1)皮肤屏障作用破坏，组织坏死、渗出、血供受阻。

(2)机体抵抗力下降。

(3)抗生素大量使用。

(4)侵袭性操作。

42. 烧伤感染的预防控制

(1)烧伤创面清创、用药。

(2)合理应用抗生素。

(3)实行屏障保护。

(4)严格执行消毒灭菌、隔离措施。

(5)其他支持疗法及肠源性感染预防：及时输液，补充电解质和血容量，补充营养成分，防止休克。实行早期肠道喂养，增加肠道蠕动，选择性肠道去污染。

43. 水平消毒方法　根据消毒因子的作用，水平消毒方法分为灭菌、高水平消毒法、中水平消毒法、低水平消毒法四类。

44. 影响含氯消毒剂杀菌效果的因素　浓度与作用时间、酸碱度、温度、有机物、还原性物质。

45. 医院感染发病率 是指在一定时间内,在一定人群中(住院患者)新发病例的频率。是医院感染检测的重要内容。

46. 医院感染发病率的计算公式

$$医院感染发病率=\frac{一定时间内医院感染新发病例数}{同期住院患者数}\times 100\%$$

47. 防止消毒剂污染的方法

(1) 配制正确。

(2)达到足够的浓度。

(3)盛放容器要清洁,并要加盖。

(4)放入物品要干燥,不带水分。

(5)应按时更换,不过时使用。

48. 在工作中对有可能感染艾滋病毒意外的处理

(1)艾滋病毒污染物刺伤皮肤应立即挤出伤口血液,然后用肥皂水和清水冲洗。

(2)血液、体液溅入眼、口内,应立即反复冲洗、漱口。

(3)即刻抽血检测艾滋病毒,3 个月、6 个月后复查。

49. 一级预防 适用于发热门(急)诊医务人员。具体做法:穿工作服、隔离衣、戴工作帽和戴 12 层以上口罩,每次接触患者后手消毒和洗手。

50. 二级预防 适用于进入隔离留观室和专门病区的医务人员,接触从患者身上采集标本、处理其分泌物、排泄物、使用过的物品和死亡患者尸体的工作人员,转运患者的医务人员和司机。具体做法:进入隔离留观室和专门病区必须戴 12 层以上棉纱口罩(4h 更换),穿工作服、隔离衣、鞋套,戴工作帽、戴手套、防护眼罩(近距离操作时),每次接触患者后手消毒和洗手,并注意呼吸道及黏膜防护。

51. 三级预防 适用于对患者实施吸痰、气管切开和气管内插管的医护人员,采集传染性非典型肺炎病例与疑似病例咽拭子等标本的工作人员。具体做法:除按二级预防要求外,将口罩、防护眼镜换为全面型呼吸防护器。

52. 标准预防 标准预防认定患者的血液、体液、分泌物、排泄物均具有传染性,须进行隔离,不论是否有明显的血迹污染或是否接触非完整的皮肤与黏膜，接触上述物质者，必须采取防护措施。其基本特点为：①既要防止血源性疾病的传播，也要防止非血源性疾病的传播；②强调双向防护，既防止疾病从患者传至医务人员，又防止疾病从医务人员传至患者；③根据疾病的主要传播途径，采取相应的隔离措施，包括接触隔离、空气隔离和微粒隔离。

53. 医院感染的主要原因

(1)医务人员对医院内感染的严重性认识不足。

(2)医院内感染管理制度不健全。

(3)感染链的存在。

(4)医院布局不妥和隔离措施不健全。

(5)消毒灭菌不严和无菌技术操作不当。

54. 煮沸消毒法适用的物品及操作中的注意事项

(1)煮沸消毒法适用于耐湿、耐高温物品的消毒，如金属、搪瓷、玻璃、橡胶类等。

(2)注意事项：①煮沸消毒前，物品刷洗干净，空腔导管须先在腔内灌水；②玻璃类物品用纱布包裹，应从冷水或温水时放入；③橡胶类物品用纱布包好，待水沸后放入，3～5min取出；④器械的轴节及容器的盖要打开，大小相同的碗、盆不能重叠。水面应高于消毒物品3cm，煮锅应加盖。

55. 医院感染的特点

(1)大多数由患者自身正常菌群引起。

(2)这些菌群往往是耐药性的细菌。

(3)可发生流行。

56. 制定医疗废物管理条例的根据　《中华人民共和国传染防治法》和《中华人民共和国固体废物污染环境防治法》。

第8章　基础护理学

第一节　护理理论

1. 护理理论涉及的基本概念　人、健康、环境和护理，其中人是护理实践的核心。

2. 佩普劳的人际关系模式对护理4个基本概念的论述　①人：是一个生理、心理、社会都处于动态平衡的有机体；②环境：是与人相互作用的重要因素，如文化、家庭、道德等；③健康：是生理和心理的需求得到满足；④护理：是帮助人们满足现有的需要。

3. 奥瑞姆对护理4个基本概念的论述　①人：是一个有别于动物的，具有生理、心理、社会的，并有不同自我照顾能力的整体；②环境：是存在人周围的，能够影响自理能力的因素；③健康：支持WHO的健康定义，健康包括身体、心理、人际关系和社会等方面的健康，健康有不同的状态，是一个连续的过程；④护理：是克服或预防自理缺陷发展，或为不能满足自理需求的个体提供帮助的活动。

4. 奥瑞姆自理模式的3个理论结构

(1)自理理论：自理即自我照顾，是个体为维持生命、健康和完整而需要自己采取的有目的的行动，这些活动是按一定形式、连续进行的。

(2)自理缺陷理论：明确护理工作的范围。出现自理缺陷，才是需要护理提供帮助的时候。护士应采取措施弥补患者的自理不足，满足其治疗性自理需求。

(3)护理系统理论：①完全补偿系统：当患者没有能力满足其治疗性自理需求时，护理应采用完全补偿系统，给予全面的帮助；②部分补偿系统：当患者的自理能力仅能完成部分治疗性自理需求，而需要护理提供帮助完成另一部分的自理需求时，应采用部分补偿系统；③支持-教育系统：当患者有能力自己满足治疗性自理需求，但需要一些指导和支持时，应采用支持-教育系统。

5. 罗伊适应模式护理程序的6个步骤

(1)一级评估：是对患者的行为进行评估。通过观察、交谈、检查等方法收集患者包括生理功能、自我概念、角色功能、相互依赖4个方面的行为资料。

(2)二级评估：是对引起反应的刺激进行评估。收集有关刺激的资料，识别主要刺激，相关刺激和固有刺激。

(3)提出护理诊断。

(4)制订护理目标。

(5)护理措施：护理措施的选择和实施应遵循适应模式的基本观点，主要通过控制各种刺激和扩大护理对象的适应区域来达到护理目标。

(6)评价：检验护理措施的有效性。

6. 纽曼的保健系统模式对4个基本概念的阐述

(1)人：是一个整体，通过生理、心理、社会文化、生长发育和精神信仰5个方面的变化维持人的完整性。人有抵御环境中压力源侵袭的能力，其防御机制为三种防御线：应变防御线；正常防御线；抵抗防御线。

(2)环境：是所有影响人的内外因素的总和，除了机体内环境和外环境以外，她还提出了人的自身环境概念。

(3)健康：是系统的最佳稳定状态。当系统的需要得到满足时，系统生理、心理、社会文化、生长发育和精神信仰5个方面的变化与系统整体间关系平衡而协调，机体处于最佳稳定状态。

(4)护理：护理的任务是减轻压力源造成的危害，控制影响护理对象的各种变量，保持护理对象系统的健康稳定。她主张早期采取预防措施，并将预防措施分为一级预防、二级预防和三级预防。

7. 纽曼系统模式的内容　主要包括3个部分：压力源、机体防御机制和护理预防措施。当压力源作用于机体时，机体发生防御反应。护理的目的是通过护理干预来维持和恢复机体系统的平衡。她主张早期采取预防措施，并将预防措施分为一级预防、二级预防和三级预防。

第二节 护理相关理论

1. 系统理论的基本概念

(1)概念:系统是指由一些相互联系、相互作用的事物和过程(要素)组成的,具有整体功能和综合行为的统一体。

(2)分类:按组成系统的要素性质分为自然系统和人造系统;按组成系统的内容分为物质系统和概念系统;按系统与环境的关系分为开放系统和封闭系统;按系统的运动状态分为动态系统和静态系统。

(3)系统的基本属性:整体性、相关性、层次性、动态性、主体性和预决性的共同属性。

2. 系统理论在护理中的应用

(1)用系统理论的观点看人:①人是一自然系统;②人是开放的、动态的系统:③人是具有主观能动性的系统。

(2)用系统的观点看护理:护理系统是一个具有复杂结构的、开放的、动态的、具有决策和反馈功能的系统。

(3)系统理论培育了整体护理思想的产生。

(4)系统理论是护理程序的理论基础。

(5)系统理论为护理管理提供理论支持。

3. 马斯洛的人类基本需要层次 马斯洛将人类基本需要分为5个层次,由低到高依次为:生理需要、安全需要、爱和归属的需要、自尊的需要、自我实现的需要。

4. 应激与适应理论的基本概念

(1)应激:是个体对作用于自身的内外环境刺激做出认知评价后,引起的一系列生理及心理紧张性状态的过程。

(2)应激源:是指任何能使人体产生应激反应的内外环境的刺激。

(3)应对:是指处理问题和情景,或成功的与问题和情景抗争。

(4)适应:是生物体以各种方式调整自己,以维持内环境及外环境平衡的一种正在进行的过程。

5. 应激反应的过程

(1)警告期:是人体对应激的初步反应,主要目的是动用机体的防卫机制以克服应激。

(2)抵抗期:是机体内部防御力量处于高水平的状态,机体与应激源形成对峙。

(3)衰竭期:应激源过强或持续存在时,机体的防卫性资源耗尽,已没有能力抵抗应激源的损害,导致机体疾病,甚至死亡。

6. 成长与发展的定义

(1)成长:指个体在生理方面的量性增长。常用的人体可测量指标有:体重、身高、骨密度和牙齿结构的变化。

(2)发展:指生命中有顺序的可预期的功能改变,是个体随年龄增长及与环境间的互动而产生的身心变化过程。发展是学习的结果和成熟的象征。

7. 成长与发展的规律

(1)规律性和顺序性。

(2)连续性和阶段性。

(3)不平衡性。

(4)个体差异性。

(5)敏感时期性。

8. 弗洛伊德的人格结构

(1)本我:是人格最主要的部分,属于潜意识,出生时就存在。受快乐原则支配,追求最大快乐和最小的痛苦。

(2)自我:介于本我和超我之间。遵循唯实原则,在本我冲动受到控制后,按社会所接受的方式指导自己的行为。

(3)超我:属于良心和道德范畴。按理想原则行事,监督自我的表现。

第三节　护理程序

1. 护理程序的定义　是护理人员在为护理对象提供服务时所应用的工作程序,是一种系统地、科学地解决问题的方法。

2. 护理程序的步骤　由评估、诊断、计划、实施和评价5个步骤组成。

3. 护理程序的特点

(1)目标性:护理程序以识别及解决服务对象的健康问题,以及对健康问题的反应为特定目标。

(2)个体性:根据服务对象的具体情况和需求设计护理活动。

(3)系统性:以系统论为理论基础。

(4)科学性:不仅体现了现代护理学的理论观点,也运用了其他学科的相关理论。

(5)动态性:不限于某特定时间,并随服务对象反应的变化随时进行。

(6)互动性:运用护理程序过程中,需要护士与服务对象、同事、医生等人员密切合作。

(7)普遍性:医院、社区及家庭等提供护理服务的机构都可利用护理程序。

4. 护理评估的概念　是指有组织、系统地收集有关患者健康状况的资料,并对资料的价值进行判断的过程。

5. 收集资料的方法

(1)观察。

(2)交谈。

(3)健康评估。

(4)阅读。

6. 护理诊断和合作性问题的概念

(1)护理诊断:是关于个人、家庭、社区对现存的或潜在的健康问题或生命过程反应的临床判断,是护士为达到预期目标选择护理措施的基础,这些目标是由护士负责的。

(2)合作性问题:是需要护士进行监测及时发现其发生和发展的一些生理并发症,是需要护士通过医嘱和护理措施共同处理以减少其发生的问题。

7. 护理诊断的组成　护理诊断=名称+定义+诊断依据+相关因素。

8. 护理诊断的三种陈述方式

三部分陈述:即 PES 公式,P(problem)问题,即护理诊断的名称;

E(etiology)病因，即相关因素；S(symptoms or signs)症状和体征，包括实验室检查结果。

两部分陈述：即 PE 公式。如皮肤完整性受损：与长期卧床有关。PS 用于现存和高危的护理诊断。

一部分陈述：只有 P，用于健康的护理诊断。

9. 排列护理诊断的优先顺序　排列顺序就是将所列出的多个护理诊断按其重要性和紧迫性排出主次，一般把对患者威胁最大的问题放在首位，其他的依次排序。分为：首优问题、中优问题、次优问题。

10. 护理目标的概念及种类　护理目标是指通过护理干预及患者的合作，护士期望患者在健康状态或行为上发生改变并达到的预期效果。分为长期目标和短期目标。

11. 书写目标的注意事项

(1)一个目标只能针对一个护理诊断。

(2)目标切实可行。

(3)目标应在护理工作的范畴。

(4)目标的主语一定是护理对象而不是护士。

(5)目标应是具体的、可测量的、可评价的，避免使用含糊不清、不明确的词句。

(6)目标的制订应有患者的参与，并与患者合作完成。

(7)目标应与其他医务人员的治疗方向保持一致。

(8)关于并发症的目标叙述应为“护士能及时发现并发症的发生并积极配合处理”，而不能写为“住院期间不发生并发症”。

12. 制订护理措施的原则和注意事项

(1)护理措施要针对目标而制定，一般一个护理目标须采取几项护理措施，有时护理措施需按顺序列出。

(2)不与其他医务人员的措施相矛盾。

(3)切实可行，符合患者的年龄、体力、病情等；考虑护理人员的配备、其知识水平和技术熟练程度。

(4)具体、有指导性。使其他护士也能很容易地执行措施。

(5)护理措施要保证患者的安全，并被患者接受。

(6)每项护理措施以护理知识及相关学科的知识为理论依据。

13. 护理措施实施过程

(1) 重新评估患者:患者的病情是不断变化的,每次实施护理措施时都要随时收集资料。

(2) 检查和修改护理计划:如果发现现存的护理诊断和护理措施不符合患者当前的状况,需要更改护理诊断、护理目标及护理措施。

(3) 决定工作中是否需要帮助:当人手不够、知识、技能有限时就需要其他护士或医生帮助。

(4) 实施计划:实施计划的方法有:直接为患者提供护理;与其他医务人员合作;教育患者与其家属,鼓励其共同参与。

(5) 记录:实施活动结束后,要记录护理实施进行情况和患者的反应。

14. 护理评价的步骤

(1)建立评价标准。

(2)收集资料。

(3)评价预期目标是否现实。

(4)重申护理计划。

第四节 护理伦理

1. 护理伦理学概念 护理伦理学是研究护理职业道德的科学,是运用一般伦理学原理研究护理科学发展中,特别是护理实践中护理人员之间,以及护理人员与患者、与其他医务人员、与社会之间关系的道德意识、规范和行为的科学。

2. 护理执业中的伦理具体原则 包括自主原则、不伤害原则、公正原则、行善原则等。

3. 自主原则的含义 是指尊重患者自己做决定的原则,是指医护人员在为患者提供医疗照护活动之前,事先向患者说明医护活动的目的、益处及可能的结果,然后征求患者的意见,由患者自己决定。

4. 自主原则中最能代表尊重患者自主的方式 是"知情同意"。

5. 自主原则对护理人员的要求 尊重患者的自主权,承认患者有权根据自己的考虑就其自己的事情作出合乎理性的决定。切实履行责任,协助患者行使自主权。护理人员有责任向患者提供选择的信息,并帮助患者进行诊疗护理活动方案的选择。正确行使护理自主权。对于缺乏或丧失自主能力的患者,护理人员应当尊重家属、监护人的选择权利。

6. 不伤害原则的含义　是指不给患者带来本来可以避免的肉体和精神上的痛苦、损伤、疾病甚至死亡。实质上不伤害原则就是“权衡利害”原则的运用。它要求医护人员对诊疗照顾措施进行危险与利益分析,以及伤害与利益分析。

7. 不伤害原则对护理人员的要求　护理人员要培养为患者健康和维护患者利益的工作动机;积极了解评估各项护理活动可能对患者造成的影响;重视患者的愿望和利益,提供应有的最佳照顾。

8. 公正原则的含义　公正是指调节个人之间的利益关系。医疗上的公正是指每一个社会成员都应具有平等享受卫生资源合理或公平分配的权利,而且对卫生资源的使用和分配,也具有参与决定的权利。公正包括两方面的内容:一是平等对待患者,二是合理分配医疗资源。

9. 公正原则对护理人员的要求　平等的对待患者,要做到尊重每一位患者,以同样的热忱对待每一位患者,以认真负责的作风和态度对待每位患者,任何患者的正当愿望和合理要求应予以尊重和满足,要尊重和维护患者平等的基本医疗照护权。

10. 行善原则对护理人员的要求　积极做对患者有益的事,包括采取措施,防止可能发生的危害;排除既存的损伤、伤害、损害或丧失能力等情况。其次要权衡利害的大小,尽力减轻患者受伤害的程度。

11. 护士在医疗实践过程中依法应当享有的权利

(1)享有获得物质报酬的权利。

(2)享有安全执业的权利。

(3)享有学习、培训的权利。

(4)享有获得履行职责相关的权利。

(5)享有获得表彰、奖励的权利。

(6)享有人格尊严和人身安全不受侵犯的权利。

12. 护士的义务　《护士条例》明确规定护士应当承担以下义

务:①依法进行临床护理义务;②紧急救治患者的义务;③正确查对、执行医嘱的义务;④保护患者隐私的义务;⑤积极参加公共卫生应急事件救护的义务。

13. 隐私的概念　所谓隐私是患者在就诊过程中向医师公开的、不愿让他人知道的个人信息、私人活动或私有领域,如可造成患者精神伤害的疾病、病理生理上的缺陷、有损个人名誉的疾病、患者不愿他人知道的隐情等。

14. 保护患者隐私的实质　根据《护士条例》,护士对保护患者隐私负有义务和责任。这实质上是对患者人格和权利的尊重,有利于与患者建立相互信任,以诚相待的护患关系。这既是一种职业道德层面的要求,也是法定义务的要求。

15. 护士在执业活动中,发现患者病情危急的做法　立即通知医师;在紧急情况下为抢救垂危患者生命,应当先行实施必要的紧急救护。

16. 护士违反法定义务的表现及应当承担的法律责任

(1)表现:①发现患者病情危急未立即通知医师的;②发现医嘱违反法律、法规、规章或者诊疗技术规范的规定,未及时向开具医嘱的医师提出,也未向该医师所在科室的负责人或者医疗卫生机构负责医疗服务管理人员报告的;③泄露患者隐私的;④发生自然灾害、公共卫生事件等严重威胁公众生命健康的突发事件,不服从安排参加医疗救护的。

(2)法律责任:《护士条例》规定,护士在执业活动中有上述情形之一的,由县级以上地方人民政府卫生主管部门依据职责分工责令改正,给予警告;情节严重的,暂停其6个月以上1年以下执业活动;直至由原发证部门吊销其护士执业证书。

17. 患者的权利

(1)有个人隐私和个人尊严被保护的权利。

(2)有获得全部实情的知情权。

(3)有平等享受医疗的权利。

(4)有参与决定有关个人健康的权利。

(5)有权获得住院时及出院后完整的医疗。

(6)有服务的选择权、监督权。

(7)有免除一定社会责任和义务的权利。

(8)有获得赔偿的权利。

(9)请求回避权。

18. 患者的义务

(1)积极配合医疗护理的义务。

(2)自觉遵守医院规章制度。

(3)自觉维护医院秩序。

(4)保持和恢复健康。

第五节　人际沟通

1. 沟通的概念　是指人与人之间的信息传递、交流、理解,以期获得反应效果的过程。

2. 人际沟通的概念　人际沟通是指人与人之间运用语言或非语言的方式,相互传递信息和情感的过程。

3. 人际沟通的类型

(1)语言沟通:是以语言文字为媒介的一种准确、有效、广泛的沟通形式。分为口头语言沟通和书面语言沟通。

(2)非语言沟通:是通过非语言媒介,如表情、眼神、姿势、动作等类语言实现的沟通。

4. 人际沟通在护理工作中的作用　①连接作用;②精神作用;③调节作用。

5. 人际沟通的影响因素

(1)环境因素:①噪声;②距离;③隐秘性。

(2)个人因素:①生理因素;②心理因素;③文化因素;④语言因素。

6. 人际关系的定义　人际关系是指人们在社会生活中,通过相互认知、情感互动和交往行为所形成和发展起来的人与人之间的相互关系。

7. 人际关系的特点　主要特点包括互动性、心理性、明确性、渐进性、多面性、动态性、复杂性。

8. 人际关系与人际沟通的关系　人际关系与人际沟通既有密

切联系,又有一定区别。

(1)建立和发展人际关系是人际沟通的目的和结果。

(2)良好的人际关系也是人际沟通的基础和条件。

(3)人际沟通和人际关系在研究侧重点上有所不同:人际沟通重点研究人与人之间联系的形式和程序;人际关系则重点研究在人与人沟通基础上形成的心理和情感关系。

9. 影响人际关系的因素

(1)仪表。

(2)空间距离与交往频率。

(3)相似性与互补性。

(4)个性品质。

10. 护理人际关系的内容　在护理工作中,主要人际关系包括护士与患者关系、护士与患者家属关系、护士与医生关系和护际关系。

11. 护患关系的概念　在护理工作中,护理人员必须对护理服务对象的躯体、心理和社会的需要做出反应,进行全方位的关怀和照顾,因而建立起一种相互影响的关系,即护患关系。

12. 护患关系的性质和特点　护患关系的实质是帮助与被帮助的关系,是医疗服务领域里的一项重要人际关系。与其他人际关系相比较,护患关系具有以下5个特点:①是帮助系统与被帮助系统的关系;②是一种专业性的互动关系;③是一种治疗性的工作关系;④护士是护患关系后果的主要责任者;⑤护患关系的实质是满足患者的需要。

13. 护患关系的基本模式

(1)主动-被动型:护士处于专业知识的优势地位和治疗护理的主动地位,而患者则处于服从护士处置和安排的被动地位,因而不能取得患者的主动配合,严重影响护理质量。主要适用于不能表达主观意愿、不能与护士进行沟通交流的患者,如神志不清、休克、痴呆及某些精神病患者。

(2)指导-合作型:是目前护患关系的主要模式。护患双方在护理活动中都应当是主动的,其中以执行护士的意志为基础,但患者可以向护士提供有关自己疾病的信息,同时也可提出要求和意见。主要适用于急性病患者和外科手术后恢复期的患者。

(3)共同参与型:是一种双向、平等、新型的护患关系模式。护患双方共同探讨护理疾病的途径和方法,在护理人员的指导下充分发挥患者的积极性,并主动配合,亲自参与护理活动。主要适用于具有一定文化知识的慢性疾病患者。

14. 护患关系的发展过程　护患关系的发展是一个动态的过程,一般分为初始期、工作期和结束期3个阶段。3个阶段相互重叠,各有重点。

15. 影响护患关系的主要因素

(1)信任危机。

(2)角色模糊。

(3)责任不明。

(4)权益影响。

(5)理解差异。

16. 护士在促进护患关系中的作用

(1)明确护士的角色功能。

(2)帮助患者认识角色特征。

(3)主动维护患者的合法权益。

(4)减轻或消除护患之间的理解分歧。

17. 影响护士与患者家属关系的主要因素

(1)角色期望冲突。

(2)角色责任模糊。

(3)经济压力过重。

18. 护士在促进护士与患者家属关系中的作用

(1)尊重患者家属。

(2)指导患者家属参与患者治疗、护理的过程。

(3)给予患者家属心理支持。

19. 影响医护关系的主要因素

(1)角色心理差位。

(2)角色压力过重。

(3)角色理解欠缺。

(4)角色权利争议。

20. 护士在促进医护关系中的作用

(1)主动介绍专业。

(2)相互学习理解。

(3)加强双方沟通。

21. 护际关系的概念　护际关系是指护士之间的关系。

22. 影响护理管理者与护士之间关系的主要因素

(1)护理管理者对护士的要求:①希望护士有较强的工作能力,能按要求完成各项护理工作;②希望护士能够服从管理,支持科室工作;③希望护士能够处理好家庭与工作的关系,全身心地投入工作;④希望护士有较好的身体素质,能够胜任繁忙的护理工作。

(2)护士对护理管理者的期望:①希望护理管理者具有较强的业务能力和组织管理能力,能够在各方面给予自己帮助和指导;②希望护理管理者能严格要求自己,以身作则;③希望护理管理者能够公平公正地对待每一位护士,关心每一位护士。

由于护理管理者和护士出发点、需求不同,双方的期望和关注点不同,而产生矛盾。

23. 建立良好护际关系的策略

(1)营造民主和谐的人际氛围。

(2)创造团结协作的工作环境。

24. 护患语言沟通的原则

(1)目标性。

(2)规范性。

(3)尊重性。

(4)治疗性。

(5)情感性。

(6)艺术性。

25. 交谈的含义　交谈是语言沟通的一种形式,是以口头语言为载体进行的信息传递。交谈是护理工作中最主要的语言沟通形式。

26. 交谈的基本类型　①个别交谈与小组交谈;②面对面交谈与非面对面交谈;③一般性交谈与治疗性交谈。

27. 护患交谈的技巧

(1)倾听:需注意以下几个问题:①目的明确;②控制干扰;③目

光接触；④姿势投入；⑤及时反馈；⑥耐心倾听；⑦综合信息。

（2）核实：护士可通过重述、澄清两种方式进行核实。

（3）提问：为了保证提问的有效性，护士可根据具体情况采用开放式提问或封闭式提问。

（4）阐释：基本原则 ①尽可能全面地了解患者的基本情况；②将需要解释的内容以通俗易懂的语言向患者阐述；③用委婉的语气向患者阐释自己的观点和看法，使患者可以选择接受、部分接受或拒绝。

（5）移情：在护患交谈过程中，为了深入了解患者、准确地掌握患者的信息，护士应从患者的角度理解、体验其真情实感。

（6）沉默：沉默的作用①表达自己对患者的同情和支持；②给患者提供思考和回忆的时间、诉说和宣泄的机会；③缓解患者过激的情绪和行为；④给自己提供思考、冷静和观察的时间。

（7）鼓励：在与患者的交谈过程中，护士适时对患者进行鼓励，可增强患者战胜疾病的信心。

28. 非语言沟通的含义　是借助非语词符号，如人的仪表、服饰、动作、表情等，以非自然语言为载体所进行的信息传递。非语言沟通是语言沟通的自然流露和重要补充，能够使沟通信息的含义更加明确、圆满。

29. 非语言沟通的特点　主要特点包括真实性、广泛性、持续性、情景性。

30. 护士非语言沟通的主要形式　在护患沟通过程中，护士主要使用的非语言沟通形式包括表情和触摸。表情包括目光和微笑等；触摸包括抚摸、握手、拥抱等。

31. 目光的作用

（1）表达情感。

（2）调控互动。

（3）显示关系。

32. 护士目光交流技巧

（1）注视角度：护士注视患者时，最好是平视，以显示护士对患者的尊重和护患之间的平等关系。

（2）注视部位：护患沟通时，护士注视患者的部位宜采用社交凝视区域，即以双眼为上线、唇心为下顶角所形成的倒三角区内，使患者产生一种恰当、有礼貌的感觉。

(3)注视时间：护患沟通过程中，护士与患者目光接触的时间应不少于全部谈话时间的30%，也不超过谈话全部时间的60%；如果是异性患者，每次目光对视时间应不超过10s。长时间目不转睛地注视对方是一种失礼的表现。

33. 微笑在护理工作中的作用

(1)传情达意。

(2)改善关系。

(3)优化形象。

(4)促进沟通。

34. 护士微笑的艺术 微笑是最有吸引力、最有价值的面部表情，但只有真诚、自然、适度、适宜的微笑才能真正发挥其作用。

35. 触摸的作用

(1)有利于儿童生长发育。

(2)有利于改善人际关系。

(3)有利于传递各种信息。

36. 触摸在护理工作中的应用

(1)健康评估：如护士触摸腹痛患者的腹部，了解是否有压痛、反跳痛、肌紧张等。

(2)给予心理支持：触摸是一种无声的安慰和重要的心理支持方式，可以传递关心、理解、体贴、安慰等。

(3)辅助疗法：触摸可以激发人体免疫系统，使人的精神兴奋，减轻因焦虑、紧张而加重的疼痛，有时还能缓解心动过速、心律失常等症状，具有一定的保健和辅助治疗作用。

37. 触摸的注意事项

(1)根据情境、场合等不同的实际情况，采取不同的触摸方式。

(2)根据患者性别、年龄、病情等特点，采取患者易于接受的触摸方式。

(3)根据沟通双方关系的程度，选择恰当的触摸方式。

38. 护士非语言沟通的基本要求

(1)尊重患者。

(2)适度得体。

(3)因人而异。

39. 礼仪的概念　礼仪是在人际交往过程中得到共同认可的行为规范和准则，是对礼貌、礼节、仪表、仪式等具体形式的统称。

40. 礼仪的原则　①遵守原则；②自律原则；③敬人原则；④宽容原则；⑤平等原则；⑥从俗原则；⑦真诚原则；⑧适度原则。

41. 护理礼仪的含义　护理礼仪是护理工作者在进行医疗护理和健康服务过程中，形成的被大家公认和自觉遵守的行为规范和准则。

42. 护理礼仪的特征　①规范性；②强制性；③综合性；④适应性；⑤可行性。

43. 护士服着装原则　①端庄大方；②干净整洁；③搭配协调。

44. 护士基本行为礼仪　工作期间，护士站姿、坐姿、走姿的基本要求如下。

(1)站姿：抬头、颈直，下颌微收、嘴唇自然闭合；双眼平视前方，面带微笑；两肩外展，双臂自然下垂；挺胸，收腹；双腿直立，两膝和足跟并拢，足尖分开。

(2)坐姿：抬头，上身挺直，下颌微收，目视前方；挺胸立腰，双肩平正放松；上身与大腿、大腿与小腿均呈 90°；双膝自然并拢，双足并拢，平落于地或一前一后；坐在椅子的前部 1/2 或 1/3 处即可；双手交叉相握于腹前。

(3)走姿：上身正直、抬头，下颌微收，双眼目视前方，面带微笑；挺胸收腹，立腰；足尖向前，双臂自然摆动；步态轻盈、稳健，步幅适中、匀速前进。

练 习 题

一、A_1 型题

1. 成人骨共有

A. 196 块　B. 200 块　C. 204 块
D. 206 块　E. 216 块

2. 肱骨中部骨折可能伤及

A. 腋神经　B. 尺神经　C. 桡神经
D. 肌皮神经　E. 正中神经

3. 有关红骨髓的叙述,正确的是

A. 成人存在于髓腔内
B. 胎儿期造血,成年期不造血
C. 不存在于板障内
D. 髂骨、胸骨、椎骨内终身保存红骨髓
E. 上述均不正确

4. 不属于长骨的是

A. 股骨　B. 肱骨　C. 跖骨　D. 指骨　E. 肋骨

5. 不参与脊柱构成的是

A. 椎间盘　B. 前纵韧带　C. 后纵韧带
D. 黄韧带　E. 齿状韧带

6. 颈椎特有的结构是

A. 横突肋凹　B. 关节突　C. 棘突
D. 横突孔　E. 椎孔

7. 肱骨骨折最易发生的部位是

A. 解剖颈　B. 外髁颈　C. 肱骨干
D. 肱骨下端　E. 尺神经沟

8. 关于锁骨的描述，正确的是

A. 是自由上肢骨　B. 内侧 1/3 凸向前
C. 支撑上肢骨　D. 位于喙突下方
E. 常见骨折在中、外 2/3 交点处

9. 关于肩胛骨的描述，正确的是

A. 位于胸廓背面内上方　B. 肩胛冈内侧端称肩峰
C. 内侧角粗大有关节盂　D. 分二面三缘和三角
E. 下角平第 5 肋

10. 关于颅底结构的描述，错误的是

A. 颅中窝借眶上裂通眶腔　B. 垂体窝下面有蝶窦
C. 颈动脉管内口位于颅中窝　D. 圆孔向下通颞下窝
E. 鼓室盖位于颞骨岩部的颅中窝面

11. 股骨易骨折的部位是

A. 股骨颈　B. 粗线　C. 股骨体
D. 转子间线　E. 外侧髁

12. 关于椎间盘的描述，正确的是

A. 属间接连接　B. 髓核最易向后方脱出
C. 由纤维环和髓核构成　D. 位于脊柱所有椎体之间
E. 在中胸部最厚

13. 关于股骨的描述，正确的是

A. 股骨头与闭孔相接
B. 两髁前面的深窝叫作髁间窝
C. 股骨体下方有股骨头凹
D. 股骨体前面有粗线
E. 是人体最长的骨

14. 胸椎的特点是

A. 上、下关节突不明显　B. 椎体侧面后部有肋凹
C. 横突上有横突孔　D. 棘突分叉
E. 棘突水平伸向后方

15. 属于面颅骨的是

A. 额骨　B. 下鼻甲　C. 蝶骨　D. 颞骨　E. 枕骨

16. 关于人字缝描述，正确的是
   A. 由枕骨与蝶骨构成　B. 由顶骨与枕骨构成
   C. 由顶骨与额骨构成　D. 由两侧顶骨构成
   E. 由额、顶、枕、颞骨构成
17. 开口于中鼻道的鼻旁窦是
   A. 上颌窦和蝶窦　B. 筛窦前群、中群、额窦、上颌窦
   C. 额窦和蝶窦　D. 筛窦后群、中群、额窦、上颌窦
   E. 筛窦和蝶窦
18. 关于肘关节的叙述，正确的是
   A. 由桡骨上端和尺骨上端构成
   B. 由肱骨下端和尺骨上端构成
   C. 由肱尺关节、肱桡关节和桡尺近侧关节构成
   D. 由肱骨下端和桡骨上端构成
   E. 其下界为十二指肠壶腹部
19. 全身最大最复杂的关节是
   A. 肩关节　B. 髋关节　C. 肘关节
   D. 膝关节　E. 下颌关节
20. 具有关节唇的关节是
   A. 肘关节　B. 踝关节　C. 下颌关节
   D. 肩关节　E. 腕关节
21. 脊柱的正常生理弯曲是
   A. 胸曲凸向前　B. 腰曲凸向后
   C. 胸曲是胎儿时期形成的　D. 颈曲凸向后
   E. 骶曲凸向前
22. 连接相邻椎弓板的结构是
   A. 前纵韧带　B. 后纵韧带　C. 棘间韧带
   D. 黄韧带　E. 项韧带
23. 滑膜关节的基本结构是
   A. 关节腔、关节囊、囊内韧带
   B. 关节面、关节囊、关节腔
   C. 关节面、关节囊、关节盘
   D. 关节面、关节腔、囊外韧带

E. 关节面、关节囊、关节唇

24. 关于髋关节的描述，正确的是

A. 脱位时股骨头易向下方脱出
B. 是人体最大最复杂的关节
C. 关节腔内有耻骨韧带
D. 属双轴关节
E. 股骨颈全部位于关节囊外面

25. 使肩关节外展的肌是

A. 肱二头肌　B. 肱三头肌　C. 背阔肌
D. 三角肌　E. 梨状肌

26. 肱二头肌的主要作用是

A. 使肘关节屈曲　B. 使肘关节伸直
C. 主要运动肩胛骨　D. 使肩关节外展
E. 使肩关节旋内

27. 臀大肌的作用是

A. 位于臀部中层　B. 使髋关节伸和外旋
C. 使髋关节前屈　D. 使髋关节内收
E. 使髋关节旋内

28. 全身最大的肌是

A. 臀大肌　B. 肱二头肌　C. 缝匠肌
D. 股四头肌　E. 腓肠肌

29. 上消化道是指

A. 口腔和咽　B. 从口腔到食管
C. 从口腔到胃　D. 从口腔到十二指肠
E. 从口腔到空肠

30. 下消化道不包括

A. 十二指肠　B. 空肠　C. 回肠
D. 直肠　E. 盲肠

31. 食管的第三个狭窄约平

A. 第 8 胸椎　B. 第 9 胸椎　C. 第 10 胸椎
D. 第 11 胸椎　E. 第 12 胸椎

32. 关于咽峡的描述，正确的是
A. 是咽腔最窄处 B. 其上界为硬腭
C. 是消化道和呼吸道的交叉处
D. 下界为舌根 E. 两侧有咽扁桃体

33. 腭扁桃体位于
A. 扁桃体上窝内 B. 扁桃体小窝内
C. 咽隐窝内 D. 腭咽弓后方的窝内
E. 腭舌弓与腭咽弓之间的窝内

34. 属于实质性的内脏器官是
A. 甲状腺 B. 脾 C. 肾上腺
D. 肝 E. 子宫

35. 属于中空性的内脏器官是
A. 胸导管 B. 输乳管 C. 输尿管
D. 腹股沟管 E. 中脑水管

36. 梨状隐窝位于
A. 鼻咽部 B. 口咽部 C. 喉咽部
D. 固有口腔 E. 咽隐窝的两侧

37. 属于大唾液腺的是
A. 舌下腺 B. 舌腺 C. 唇腺
D. 颊腺 E. 腭腺

38. 关于小肠的叙述，正确的是
A. 分为空肠和回肠 B. 又称系膜小肠
C. 空肠管径较细 D. 回肠管径较粗
E. 在回肠的肠壁内有集合淋巴滤泡

39. 阑尾根部的体表投影在
A. 脐与左髂前上棘连线的中、内 1/3 交点处
B. 脐与左髂前上棘连线的中、外 1/3 点处
C. 脐与右髂前上棘连线的中、内 1/3 交点处
D. 脐与右髂前上棘连线的中、外 1/3 交点处
E. 左、右髂前上棘连线的中点

40. 肝外胆道不包括
A. 肝左管 B. 肝右管 C. 胆囊管

D. 胰管　E. 肝总管

41. 上呼吸道最狭窄处是

A. 鼻后孔　B. 喉口　C. 前庭裂

D. 声门裂　E. 喉与气管交界处

42. 左支气管的特点是

A. 细而短　B. 粗而长　C. 粗而短

D. 细而长　E. 较水平

43. 呼吸道中最狭窄的部位为

A. 声门裂　B. 前庭裂　C. 喉前庭

D. 喉中间腔　E. 声门下腔

44. 关于喉的描述，正确的是

A. 环甲肌收缩时声带松弛

B. 除环甲肌以外各喉肌均由喉返神经支配

C. 喉室位于前庭襞上方

D. 甲状软骨、环状软骨之间只借韧带连结

E. 会厌位于喉的后方

45. 喉软骨支架中，唯一完整的软骨环是

A. 会厌软骨　B. 甲状软骨　C. 环状软骨

D. 杓状软骨　E. 小角状软骨

46. 关于胸膜腔的叙述，正确的是

A. 由脏、壁胸膜共同围成的密闭窄隙

B. 由壁胸膜相互返折而成

C. 可通过呼吸与外界相通

D. 左、右胸膜腔经气管相通连

E. 其内有左、右肺和少量液体

47. 肺根的结构不包括

A. 肺动、静脉　B. 肺叶支气管

C. 肺支气管动、静脉　D. 淋巴结

E. 神经

48. 关于肺静脉的叙述，正确的是

A. 属于后纵隔内容　B. 每侧通常有一条

C. 位于肺动脉后方　D. 是肺的营养性血管

E. 是肺的功能性血管

49. 不属于输精管道的是

A. 附睾　B. 射精管　C. 尿道

D. 精囊腺排泄管　E. 输精管

50. 输精管壶腹位于

A. 精索部　B. 睾丸部　C. 盆部

D. 腹股沟部　E. 射精管起始部

51. 卵子受精的部位在

A. 输卵管子宫部　B. 输卵管壶腹部

C. 输卵管峡部　D. 腹膜腔内

E. 输卵管漏斗

52. 输卵管结扎术常用的部位是

A. 输卵管峡部　B. 输卵管漏斗　C. 子宫部

D. 输卵管伞　E. 输卵管壶腹

53. 射精管开口于

A. 尿道前列腺部　B. 膀胱　C. 精囊腺

D. 尿道球部　E. 尿道膜部

54. 女性生殖腺指的是

A. 前庭球　B. 前庭大腺　C. 卵巢

D. 阴蒂　E. 乳腺

55. 男性生殖腺指的是

A. 前列腺　B. 精囊腺　C. 睾丸

D. 附睾　E. 尿道球腺

56. 维持子宫颈位置的重要韧带是

A. 阔韧带　B. 圆韧带　C. 主韧带

D. 宫底韧带　E. 宫骶韧带

57. 坐骨棘间径正常值是

A. 10cm　B. 11cm　C. 12cm

D. 13cm　E. 14cm

58. 属于腹膜外位器官的是

A. 子宫　B. 直肠　C. 胰

D. 降结肠　E. 充盈的膀胱

59. 属于腹膜间位器官的是
A. 直肠上段　B. 胃　C. 胰
D. 阑尾　E. 十二指肠下部

60. 肝蒂内结构不包括
A. 左肝管　B. 右肝管　C. 肝静脉
D. 肝固有动脉分支　E. 门静脉及其分支

61. 关于房室瓣的描述，正确的是
A. 瓣膜突入心房腔内　B. 腱索连于瓣膜的心房面
C. 瓣膜中心为平滑肌　D. 防止血液反流入心房
E. 房室瓣基部附于心肌上

62. 关于窦房结的描述，正确的是
A. 内脏神经作用决定其兴奋
B. 借房室束连于房室结
C. 属于特殊神经组织
D. 是心脏正常的起搏点
E. 位于房间隔右侧心内膜下

63. 关于二尖瓣的描述，正确的是
A. 可分为前、后两瓣
B. 前瓣位于前外侧，后瓣位于后内侧
C. 后瓣分隔流入道和流出道
D. 前瓣较小，介于左房室口与主动脉口之间
E. 前瓣的腱索连于前乳头肌

64. 关于肘正中静脉的描述，正确的是
A. 属于深静脉　B. 属于浅静脉
C. 起于手背静脉网正中　D. 连接桡静脉和尺静脉
E. 大多注入肱静脉

65. 大隐静脉行于
A. 内踝后方　B. 外踝后方　C. 内踝前方
D. 外踝前方　E. 腘窝内

66. 颞部出血压迫止血的动脉是
A. 面动脉　B. 颞浅动脉　C. 上颌动脉
D. 内眦动脉　E. 颈外动脉

67. 关于肝门静脉的描述，正确的是

A. 为肝脏的营养血管

B. 肝门静脉系的两端均为毛细血管

C. 直接注入下腔静脉

D. 收集腹腔所有不成对脏器的静脉血

E. 血管内静脉瓣丰富

68. 关于右淋巴导管的描述，正确的是

A. 主要收集右上半身的淋巴液

B. 为最大的淋巴管

C. 由右颈干和右锁骨下干合成

D. 与胸导管间无交通

E. 注入右颈内静脉

69. 无折光作用的是

A. 房水　B. 玻璃体　C. 虹膜

D. 角膜　E. 晶状体

70. 属于膜迷路结构的是

A. 蜗管　B. 蜗顶　C. 蜗底

D. 蜗孔　E. 蜗螺旋管

71. 不含血管结构的是

A. 角膜　B. 房水　C. 晶状体

D. 玻璃体　E. 虹膜

72. 玻璃体的主要作用是

A. 支撑视网膜　B. 营养视网膜　C. 成像

D. 折光　E. 屈光

73. 产生脑脊液的结构是

A. 脉络丛　B. 蛛网膜　C. 蛛网膜粒

D. 脉络膜　E. 软脑膜

74. 桡神经损伤可导致

A. 翼状肩　B. 爪形手　C. 垂腕

D. 猿手　E. 方形肩

75. 机体的内环境是指

A. 体液　B. 细胞内液　C. 细胞外液

D. 血浆　　　　E. 组织间液

76. 有关钠泵的叙述错误的是

A. 具有 ATP 酶的活性

B. 钠离子与钾离子逆浓度差转运

C. 是一种主动转运

D. 膜内外离子浓度不均匀分布，是神经和肌肉细胞兴奋性的基础

E. 生理情况下，分解一分子 ATP，移出 2 个钠离子，移入 3 个钾离子

77. 下列叙述正确的是

A. 细胞内高钠环境是许多代谢反应的必需

B. 细胞内高钠低钾，可防止水分大量进入

C. 阈上刺激是刚能引起组织发生兴奋的平均刺激

D. 阈刺激是刚能引起组织发生兴奋的最小刺激

E. 阈下刺激是刚能引起组织发生兴奋的最大刺激强度

78. 有关静息电位的叙述，错误的是

A. 是受到刺激而兴奋时，细胞膜两侧的电位差

B. 超极化为膜内负值增大

C. 除极化为膜内负值减小

D. 复极化是受刺激后，先除极，再恢复为安静时膜内负值

E. 极化为膜两侧内负外正

79. 下列叙述错误的是

A. 动作电位是细胞兴奋的标志

B. 静息电位受到阈刺激，发生超极化

C. 静息电位受到阈刺激，发生除极

D. 除极化后再发生复极化

E. 锋电位在神经纤维上是一次短促尖锐的脉冲样变化

80. 关于神经-骨骼肌接头处的兴奋传递的叙述，错误的是

A. 由钙离子引发

B. 释放递质是乙酰胆碱

C. 引起钠离子和钾离子通道开放

D. 不易受环境因素变化的影响

E. 兴奋通过接头处有时间延搁

81. 组织兴奋后处于绝对不应期时，其兴奋性为
A. 无限大 B. 大于正常 C. 等于正常
D. 小于正常 E. 零

82. 关于正常成人血量的叙述，错误的是
A. 占体重 7%～8%
B. 安静状态，大部分为循环血量
C. 小部分在肝、肺、静脉丛中，为储存血量
D. 剧烈运动时，储存血量释放，补充循环血量
E. 大量失血时，循环血量释放，补充储存血量

83. 属于等渗溶液的是
A. 0.9% NaCl 溶液 B. 0.8% NaCl 溶液
C. 8%葡萄糖溶液 D. 0.5%NaCl 溶液
E. 15%葡萄糖溶液

84. 关于红细胞的叙述，错误的是
A. 是血液中数量最多的血细胞
B. 正常成年男性的红细胞数高于女性
C. 主要功能是吞噬、杀菌、参与免疫反应
D. 红细胞破裂，血红蛋白可逸出
E. 血液中红细胞数或血红蛋白含量低于正常，称为贫血

85. 关于血浆的描述，错误的是
A. 血液自然凝固后，析出淡黄色液体是血浆
B. 血液凝固后上层淡黄色透明液体是血浆
C. 下层深红色不透明的是血细胞
D. 是血细胞的细胞外液，是机体内环境的重要组成部分
E. 血清与血浆的主要区别在于前者不含纤维蛋白原和某些凝血因子

86. 血小板的生理功能不包括
A. 释放血管活性物质 B. 维持血管内皮的完整性
C. 参与止血 D. 促进凝血
E. 吞噬病原微生物，识别和杀伤肿瘤细胞

87. 心排血量是指

A. 一次心搏由两侧心室射出的血液量

B. 每分钟由两侧心室输出的血量

C. 每分输出量＝心率×每搏量

D. 女性比同体重男性的心排血量大

E. 麻醉情况下心排血量增加

88. 影响心排血量的因素不包括

A. 心肌的前负荷相当于心室舒张末期的充盈血量

B. 一定范围内，心率加快，心排血量减少

C. 临床输液要控制输液量和速度，防止发生心肌前负荷过大而出现急性心力衰竭

D. 心肌的后负荷是心肌收缩时碰到的阻力，即动脉血压

E. 同等条件下，心肌收缩性增强，搏出量增多

89. 不属于心肌细胞生理特性的是

A. 自律性　B. 传导性　C. 兴奋性

D. 双向性　E. 收缩性

90. 调节器官血流量的主要血管是

A. 毛细血管　B. 微动脉　C. 静脉

D. 动-静脉吻合支　E. 毛细血管后静脉

91. 有关肺通气的叙述，错误的是

A. 机体与环境之间的氧和二氧化碳的气体交换过程

B. 呼吸由外呼吸、气体在血液中的运输、内呼吸组成

C. 生理条件下，胸膜腔均高于大气压

D. 胸膜腔负压可以维持肺扩张、有利于静脉血和淋巴液的回流

E. 机体在新陈代谢中需要不断的吸入氧气、排出二氧化碳

92. 决定肺部气体交换方向的主要因素是

A. 气体的溶解度　B. 气体的分压差

C. 肺泡膜的通透性　D. 气体分子量的大小

E. 肺泡膜的面积

93. 体内 CO_2 分压最高的部位是

A. 静脉血液　B. 毛细血管血液　C. 动脉血液

D. 组织液 E. 细胞外液

94. 二氧化碳在血液中运输的形式不包括

A. 碳酸氢盐 B. 氨基甲酸蛋白 C. 化学结合

D. 物理溶解 E. 氧合血红蛋白

95. 关于神经对消化活动调节的叙述,正确的是

A. 副交感神经分布在胃、肠、胆囊、唾液腺、胰腺和肝

B. 交感神经兴奋,抑制胃肠道活动,抑制腺体分泌

C. 副交感神经兴奋,使回盲括约肌、肛门内括约肌紧张性加强

D. 交感神经通过迷走神经和盆神经支配胃肠平滑肌、腺细胞

E. 交感神经兴奋时,消化管活动加强、胆囊收缩、括约肌舒张、消化腺分泌增多

96. 胃酸的作用不包括

A. 杀菌 B. 激活胃蛋白酶原

C. 引起促胰液素释放 D. 有助于小肠对钙、铁的吸收

E. 构成黏液-碳酸氢盐屏障,具有保护胃黏膜的作用

97. 胃的独特运动形式是

A. 紧张性收缩 B. 容受性舒张 C. 蠕动

D. 分节运动 E. 集团蠕动

98. 小肠特有的运动形式是

A. 紧张性收缩 B. 容受性舒张 C. 分节运动

D. 蠕动 E. 集团蠕动

99. 吸收的主要部位在小肠,其原因不包括

A. 食物在小肠内停留时间长

B. 小肠长度长,肠壁厚

C. 小肠黏膜中有丰富的毛细血管和毛细淋巴管

D. 食物在小肠内已被分解为易吸收的小分子物质

E. 有丰富的消化酶

100. 关于基础代谢率的叙述,错误的是

A. 实际数值同正常平均值相比较,一般相差±10%~±15%

B. 可作为诊断甲状腺疾病的辅助方法

C. 基础代谢率的高低与体重不呈比例关系

D. 不随性别、年龄等不同发生变化

E. 基础代谢率的高低与体表面积基本上成正比

101. 有关体温的叙述,错误的是

A. 清晨 2:00～6:00 最低

B. 指机体深部的平均温度

C. 午后 1:00～6:00 最高

D. 女性基础体温随月经周期而发生波动

E. 儿童体温较低,随着年龄增长,体温逐渐变高

102. 机体主要散热方式不包括

A. 辐射散热　B. 传导散热　C. 对流散热

D. 蒸发散热　E. 接触散热

103. 肾的功能不包括

A. 排泄代谢产物　B. 调节水、电解质平衡

C. 分泌肾素　D. 分泌抗利尿激素

E. 调节酸碱平衡

104. 甘露醇利尿的原理是

A. 渗透性利尿　B. 水利尿　C. 小管液中溶质降低

D. 近曲小管对水重吸收增多

E. 远曲小管对水重吸收增多

105. 当睫状肌收缩时,表现为

A. 角膜曲度增大　B. 角膜曲度减小

C. 瞳孔缩小　D. 晶状体曲度增大

E. 晶状体曲度减小

106. 听觉感受器位于

A. 耳蜗　B. 鼓膜　C. 半规管

D. 椭圆囊　E. 球囊

107. 引发突触传递的离子是

A. Ca^{2+}　B. Na^{+}　C. K^{+}

D. Cl^{-}　E. H^{+}

108. 反射弧不包括
A. 感受器　B. 传入神经　C. 中枢神经
D. 外周神经　E. 效应器

109. 不同受体对应的阻断药,正确的是
A. α受体-阿托品　B. 普萘洛尔
C. M受体-六烃季胺　D. N_2 受体-酚妥拉明
E. N_1 受体-箭毒

110. 交感神经兴奋可引起
A. 瞳孔缩小　B. 胃肠运动增强
C. 消化腺分泌增多　D. 膀胱逼尿肌收缩
E. 支气管平滑肌舒张

111. 下丘脑调节肽不包括
A. 促甲状腺激素释放激素
B. 生长激素释放激素
C. 促性腺激素释放激素
D. 促肾上腺皮质激素释放激素
E. 催乳素

112. 关于生长素的描述,正确的是
A. 幼年缺乏引起巨人症
B. 幼年分泌过多引起肢端肥大症
C. 对下丘脑和腺垂体负反馈调节
D. 成年后分泌过多,将导致侏儒症
E. 生长素具有降低血糖的作用

113. 关于肾上腺糖皮质激素的描述,正确的是
A. 肾上腺皮质功能亢进:低血糖
B. 使红细胞、血小板和中性粒细胞数量增加
C. 抑制脂肪分解
D. 降低血管平滑肌对儿茶酚胺的敏感性
E. 促进蛋白质合成

114. 关于胰岛素的叙述,错误的是
A. 主要两种细胞:A细胞、B细胞
B. 促进对葡萄糖的摄取和利用,血糖下降

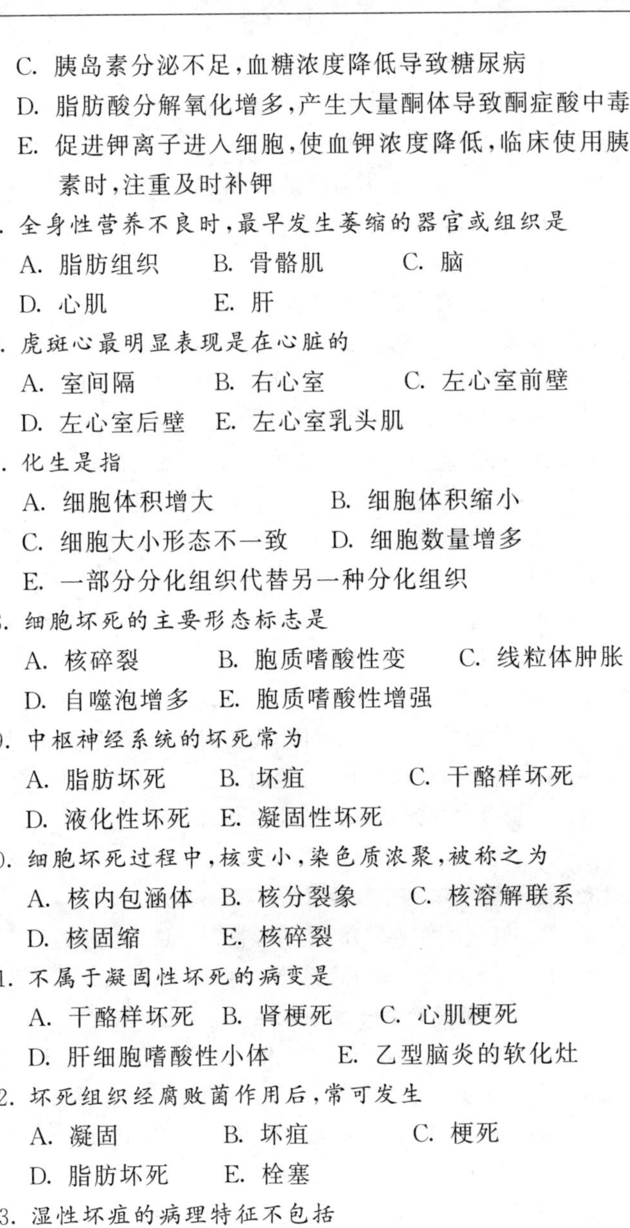

C. 胰岛素分泌不足,血糖浓度降低导致糖尿病

D. 脂肪酸分解氧化增多,产生大量酮体导致酮症酸中毒

E. 促进钾离子进入细胞,使血钾浓度降低,临床使用胰岛素时,注重及时补钾

115. 全身性营养不良时,最早发生萎缩的器官或组织是

A. 脂肪组织 B. 骨骼肌 C. 脑

D. 心肌 E. 肝

116. 虎斑心最明显表现是在心脏的

A. 室间隔 B. 右心室 C. 左心室前壁

D. 左心室后壁 E. 左心室乳头肌

117. 化生是指

A. 细胞体积增大 B. 细胞体积缩小

C. 细胞大小形态不一致 D. 细胞数量增多

E. 一部分分化组织代替另一种分化组织

118. 细胞坏死的主要形态标志是

A. 核碎裂 B. 胞质嗜酸性变 C. 线粒体肿胀

D. 自噬泡增多 E. 胞质嗜酸性增强

119. 中枢神经系统的坏死常为

A. 脂肪坏死 B. 坏疽 C. 干酪样坏死

D. 液化性坏死 E. 凝固性坏死

120. 细胞坏死过程中,核变小,染色质浓聚,被称之为

A. 核内包涵体 B. 核分裂象 C. 核溶解联系

D. 核固缩 E. 核碎裂

121. 不属于凝固性坏死的病变是

A. 干酪样坏死 B. 肾梗死 C. 心肌梗死

D. 肝细胞嗜酸性小体 E. 乙型脑炎的软化灶

122. 坏死组织经腐败菌作用后,常可发生

A. 凝固 B. 坏疽 C. 梗死

D. 脂肪坏死 E. 栓塞

123. 湿性坏疽的病理特征不包括

A. 与正常组织分界清楚 B. 伴全身中毒症状

C. 高度水肿 D. 恶臭味

E. 呈污黑色

124. 动脉性充血的主要病理变化是

A. 局部温度升高

B. 小动脉和毛细血管扩张，充满红细胞

C. 局部呈鲜红色

D. 组织器官重量增加

E. 组织器官的体积增大

125. 左侧心力衰竭时发生淤血的脏器是

A. 脾 B. 脑 C. 肝 D. 肺 E. 肾

126. 槟榔肝形成的原因是

A. 肝细胞肿胀 B. 肝细胞脂肪变性

C. 慢性肝淤血 D. 肝硬化

E. 肝细胞萎缩

127. 构成血栓头部的主要成分是

A. 血小板 B. 红细胞 C. 中性粒细胞

D. 纤维蛋白 E. 单核细胞

128. 脂肪栓塞易发生于

A. 输血时 B. 外伤骨折时 C. 静脉注射时

D. 潜水作业时 E. 分娩时

129. 血栓由肉芽组织取代的过程称为

A. 机化 B. 溶解 C. 吸收 D. 钙化 E. 再通

130. 潜水员从深水中快速升到水面易发生

A. 氮气栓塞 B. 脂肪栓塞 C. 异物栓塞

D. 空气栓塞 E. 血栓栓塞

131. 来自门静脉的栓子随血流运行，首先栓塞于

A. 肾 B. 肠 C. 肝 D. 脑 E. 肺

132. 贫血性梗死常发生于

A. 脑、肝、肾 B. 心、脾、肾 C. 肺、肠、肾

D. 脾、肺、肠 E. 心、脑、肺

133. 属于化脓性炎症特征的是

A. 血清渗出 B. 血浆蛋白渗出

C. 纤维蛋白渗出 D. 中性粒细胞渗出

E. 血清、血浆蛋白及纤维蛋白渗出

134. 蜂窝织炎发生在

A. 肺 B. 心 C. 皮下组织

D. 肝 E. 脑

135. 炎症的基本病变是

A. 细胞的变性、坏死 B. 炎性充血、水肿

C. 变质、渗出、增生 D. 红肿热痛,功能障碍

E. 周围血液中白细胞增多和体温升高

136. 炎症的局部临床表现

A. 头晕、呕吐 B. 腹胀 C. 肿块

D. 咳嗽、咳痰 E. 红、肿、热、痛、功能障碍

137. 绒毛心是指

A. 卡他性炎症 B. 化脓性炎症 C. 浆液性炎症

D. 纤维素性炎症 E. 假膜性炎症

138. 深部脓肿向体表或体腔穿破,形成一个一端为盲端的排脓管道称为

A. 溃疡 B. 空洞 C. 瘘管 D. 窦道 E. 脓腔

139. 寄生虫病灶中最常见的炎症细胞是

A. 中性粒细胞 B. 嗜酸粒细胞 C. 浆细胞

D. 淋巴细胞 E. 单核细胞

140. 慢性炎症时局部组织肿胀的主要原因是

A. 动脉性充血 B. 炎症细胞浸润 C. 组织增生

D. 炎性水肿 E. 机化

141. 骨肉瘤的好发部位是

A. 股骨上端、胫骨上端 B. 股骨下端、胫骨上端

C. 肱骨上端、肩胛骨 D. 骨盆骨、股骨上端

E. 脊椎骨、肋骨

142. 肿瘤良、恶性的判定主要依据是

A. 患者预后 B. 生长方式 C. 生长速度

D. 细胞分化程度 E. 核分裂象

143. 诊断癌最直接的依据是

A. 中老年人 B. 肿瘤呈浸润性生长

C. 细胞异性,多见核分裂象 D. 肿瘤间质丰富
E. 增生的异型性细胞呈巢状排列

144. 诊断肉瘤最直接的病理学依据是
A. 青年人 B. 血窦丰富 C. 肿瘤间质少
D. 细胞异型性,核分裂象多
E. 间叶起源细胞发生异型性明显

145. 原位癌是指
A. 早期癌 B. 未突破基膜的癌
C. 癌前期病变 D. 原发病灶的癌
E. 未发生转移的癌

146. 原位癌与早期浸润癌的主要区别在于
A. 肿瘤大小 B. 边界清晰程度
C. 基膜是否受侵犯 D. 淋巴管有无瘤栓
E. 有无浸润血管

147. 不发生癌的组织是
A. 皮肤附属器 B. 软骨 C. 子宫内膜
D. 甲状旁腺 E. 肾上腺

148. 血管壁玻璃样变性主要发生在
A. 细动脉 B. 小动脉 C. 大、中动脉
D. 小静脉 E. 大、中静脉

149. 高血压病主要累及
A. 细小动脉 B. 细小静脉 C. 大中动脉
D. 大中静脉 E. 毛细血管

150. 良性高血压病晚期会引起
A. 继发性固缩肾 B. 肾水变性
C. 原发性颗粒性固缩肾 D. 肾凹陷性瘢痕
E. 肾盂积水

151. 高血压脑出血常见部位是
A. 小脑 B. 内囊及基底节 C. 蛛网膜下隙
D. 大脑皮质 E. 脑室

152. 动脉粥样硬化主要发生在
A. 大、中动脉 B. 细、小动脉 C. 细、小静脉

D. 大、中静脉　E. 毛细血管

153. 冠状动脉粥样硬化最常受累的动脉分支是

A. 右冠状动脉主干　B. 左冠状动脉主干

C. 右冠状动脉内旋支　D. 左冠状动脉内旋支

E. 左冠状动脉前降支

154. 属于纤维素性炎的肺部疾病是

A. 支气管扩张　B. 大叶性肺炎　C. 支原体肺炎

D. 小叶性肺炎　E. 病毒性肺炎

155. 大叶性肺炎肉质变的原因是

A. 中性白细胞渗出过多　B. 中性白细胞渗出过少

C. 红细胞渗出过少　D. 红细胞渗出过多

E. 纤维蛋白原渗出过多

156. 肺癌中最常见的组织学类型是

A. 鳞状细胞癌　B. 小细胞癌　C. 大细胞癌

D. 细支气管肺泡癌　E. 腺癌

157. 慢性粒细胞性白血病时，肝内白血病细胞浸润的部位是

A. 集中在被膜下　B. 集中在中央静脉周围

C. 集中在汇管区内　D. 弥散在肝窦内

E. 集中在小叶下静脉周围

158. 不符合慢性粒细胞白血病的描述是

A. 约90%出现Ph1染色体

B. 周围血白细胞数量明显增高

C. 骨髓内大量原始粒细胞

D. 脾明显增大

E. 肝大

159. 肾小球肾炎属于

A. 变质性炎症　B. 渗出性炎症　C. 化脓性炎症

D. 出血性炎症　E. 变态反应性炎症

160. 肾病综合征不伴有

A. 蛋白尿　B. 水肿　C. 血尿

D. 低蛋白血症　E. 高脂血症

161. 结核病的主要传染途径是
A. 呼吸道 B. 消化道 C. 输血
D. 皮肤 E. 接触

162. 浸润型肺结核好发部位在
A. 上叶下部或下叶上部 B. 肺尖部
C. 右肺下叶 D. 肺门部 E. 锁骨下区

163. 伤寒杆菌感染的特征性反应细胞是
A. 中性粒细胞 B. 嗜酸粒细胞 C. 单核细胞
D. 多核巨细胞 E. 淋巴细胞

164. 急性细菌性痢疾的典型肠道病变为
A. 化脓性炎 B. 卡他性炎 C. 假膜性炎
D. 出血性炎 E. 蜂窝织炎

165. 最常见的乳腺癌病理学类型是
A. 导管内癌 B. 浸润型导管癌 C. 小叶原位癌
D. 髓样癌 E. 浸润性小叶癌

166. 甲状腺癌分化最差的是
A. 乳头状腺癌 B. 滤泡腺癌 C. 巨细胞癌
D. 嗜酸性细胞癌 E. 髓样癌

167. 淋病的临床表现是
A. 尿痛 B. 少尿无尿 C. 尿道口溢脓
D. 氮质血症 E. 尿频尿急

168. 引起艾滋病的病毒是
A. 艾柯病毒 B. 巨细胞病毒 C. 腺病毒
D. 人类免疫缺陷病毒 E. 柯萨奇病毒

169. 有关暴发性流脑的描述,不正确的是
A. 起病急,进展快,死亡率高
B. 脑膜病变重
C. 常伴中毒性休克
D. 由脑膜双球菌释放的大量内毒素所致
E. 常伴肾上腺皮质出血和肝衰竭

170. 流行性乙型脑炎的传播途径是
A. 呼吸道 B. 含病毒的蚊虫叮咬

C. 消化道　　D. 接触鼠类排泄物
E. 密切接触

171. 避免首关消除的给药方法不包括
A. 口服给药　B. 直肠给药　C. 皮下注射
D. 静脉注射　E. 舌下含服

172. 表示药物安全性的是
A. 治疗指数　B. 常用量　C. 极量
D. 半数有效量　E. 半数致死量

173. 吸收最快的给药方法是
A. 口服　B. 吸入　C. 皮下注射
D. 肌内注射　E. 舌下含服

174. 可用于急性心肌梗死合并心力衰竭患者的药物是
A. 毛花苷 C　B. 地高辛　C. 多巴酚丁胺
D. 多巴胺　E. 尼可刹米

175. 首选青霉素治疗的肺炎是
A. 革兰阴性杆菌肺炎　B. 肺炎链球菌肺炎
C. 军团菌肺炎　D. 病毒性肺炎
E. 肺真菌病

176. 患者误服硫酸，保护胃黏膜禁用
A. 蛋清　B. 牛奶　C. 豆浆
D. 米汤　E. 碳酸氢钠

177. 低分子右旋糖酐的主要作用是
A. 扩充血容量，改善微循环　B. 提高血浆胶体渗透压
C. 补充营养和水分　D. 保持酸碱平衡
E. 补充蛋白质

178. 过敏性休克首选药物是
A. 去甲肾上腺素　B. 肾上腺素
C. 异丙肾上腺素　D. 阿托品
E. 多巴胺

179. 用新斯的明后，作用最明显的部位是
A. 支气管　B. 心脏　C. 血管
D. 骨骼肌　E. 眼睛

180. 毛果芸香碱对眼的作用是
   A. 缩瞳,降低眼压,调节痉挛
   B. 缩瞳,升高眼压,调节痉挛
   C. 缩瞳,降低眼压,调节麻痹
   D. 扩瞳,降低眼压,调节麻痹
   E. 扩瞳,升高眼压,调节麻痹
181. 禁忌静脉注射的药液是
   A. 50%葡萄糖 B. 10%氯化钾
   C. 10%葡萄糖酸钙 D. 30%泛影葡胺
   E. 氨茶碱
182. 无抗炎抗风湿作用的药物是
   A. 阿司匹林 B. 对乙酰氨基酚 C. 保泰松
   D. 双氯芬酸 E. 舒林酸
183. 哌替啶的临床用途不包括
   A. 各种锐痛 B. 麻醉前给药 C. 人工冬眠
   D. 心源性哮喘 E. 止泻
184. 阿托品解痉作用最好的是
   A. 支气管平滑肌 B. 子宫平滑肌 C. 胃肠道平滑肌
   D. 胆道平滑肌 E. 输尿管平滑肌
185. 药物引起毒性反应的最小剂量是
   A. 最小中毒量 B. LD_{50} C. 中毒量
   D. 极量 E. 治疗量
186. 药液漏出血管外,可致局部组织坏死的药物是
   A. 麻黄碱 B. 异丙肾上腺素 C. 去甲肾上腺素
   D. 肾上腺素 E. 普萘洛尔
187. 治疗阿托品中毒的药物是
   A. 山莨菪碱 B. 东莨菪碱 C. 毛果芸香碱
   D. 去甲肾上腺素 E. 氯解磷定
188. 阿司匹林解热镇痛的作用机制主要是
   A. 抑制前列腺素的生物合成
   B. 抑制环磷腺苷的生物合成
   C. 抑制体内内生致热原的产生

D. 抑制体内缓激肽的生成

E. 抑制体内 5-羟色胺的生物合成

189. 抗肿瘤药最常见的、最严重的不良反应是

A. 大量脱发 B. 肝细胞受损 C. 神经毒性作用

D. 胃肠道反应 E. 抑制骨髓造血

190. 阿司匹林发挥解热作用，其作用部位是

A. 大脑皮质 B. 丘脑下部 C. 丘脑中部

D. 丘脑上部 E. 延髓腹侧

191. 药物的血浆半衰期是指

A. 药物作用强度减弱一半所需的时间

B. 血浆药物浓度下降一半所需的时间

C. 药物从血浆中消失所需时间的一半

D. 50%药物生物转化所需的时间

E. 50%药物从体内排出所需的时间

192. 有关碘解磷定的叙述正确的是

A. 可以多种途径给药

B. 不良反应比氯解磷定少

C. 可以与胆碱受体结合

D. 可以直接对抗体内聚集的乙酰胆碱的作用

E. 与磷酰化胆碱酯酶结合后，才能使酶活性恢复

193. β肾上腺素受体阻断药的药理作用，正确的是

A. 抑制胃肠道平滑肌收缩 B. 促进糖原分解

C. 加快心脏传导 D. 升高血压

E. 使支气管平滑肌收缩

194. 吗啡的镇痛机制是

A. 抑制中枢神经系统的阿片受体

B. 激动中枢神经系统的阿片受体

C. 阻断大脑边缘系统上的 DA 受体

D. 抑制中枢阿片受体

E. 抑制周围感觉神经末梢

195. 吗啡中毒致呼吸抑制，选用最佳的药物是

A. 山梗菜碱 B. 尼可刹米 C. 贝美格

D. 咖啡因 E. 二甲弗林

196. 哌替啶作为吗啡代用品用于各种剧痛的原因是
A. 镇痛作用比吗啡强 B. 成瘾性较吗啡弱
C. 不引起直立性低血压 D. 作用时间较吗啡长
E. 便秘的不良反应轻

197. 阿司匹林不适用于
A. 防止心肌梗死 B. 预防脑血栓形成
C. 缓解风湿性关节痛 D. 缓解胃肠绞痛
E. 治疗胆道蛔虫病

198. 支气管哮喘伴尿路梗阻的患者禁用
A. 东莨菪碱 B. 阿托品 C. 后马托品
D. 山莨菪碱 E. 新斯的明

199. 易引起低血钾的利尿药是
A. 山梨醇 B. 阿米洛利 C. 氢氯噻嗪
D. 氨苯蝶啶 E. 螺内酯

200. 属于抗胆碱药的是
A. 阿托品 B. 麻黄碱 C. 沙丁胺醇
D. 异丙肾上腺素 E. 阿司匹林

201. 治疗黏液性水肿的药物是
A. 甲巯咪唑 B. 丙硫氧嘧啶 C. 碘化钾
D. 甲状腺片 E. 卡比马唑

202. 禁用于妊娠妇女和小儿的药物是
A. 头孢菌素类 B. 氟喹诺酮类 C. 大环内酯类
D. 维生素类 E. 青霉素类

203. 有关地西泮的叙述,错误的是
A. 抗焦虑作用时间长,是临床上常用的抗焦虑药
B. 是一种长效催眠药物
C. 在临床上可用于治疗大脑麻痹
D. 抗癫痫作用强,可用于治疗癫痫小发作
E. 抗惊厥作用强,可用于治疗破伤风

204. 消化性溃疡和精神抑郁症患者禁用的降压药为
A. 卡托普利 B. 哌唑嗪 C. 利舍平

D. 可乐定　　E. 普萘洛尔

205. 交感神经功能亢进引起的窦性心动过速，最好选用

A. 利多卡因　　B. 毛花苷C　　C. 普萘洛尔

D. 维拉帕米　　E. 地高辛

206. 对于嗜酒的高血压病患者，已经出现左心室肥厚，最好应服用的药物是

A. 钙拮抗药　　B. 利尿药　　C. 神经节阻断药

D. 中枢性降压药　E. 血管紧张素转化酶抑制药

207. 有关糖皮质激素药理作用的叙述，错误的是

A. 抗感染、抗休克作用　　B. 免疫增强作用

C. 抗毒作用和中枢兴奋作用　D. 能使中性白细胞增多

E. 能够提高食欲

208. 有关血管紧张素转化酶抑制药(ACEI)的叙述，错误的是

A. 可减少血管紧张素Ⅱ的生成

B. 可抑制缓激肽降解

C. 可减轻心室扩张

D. 可增强醛固酮的生成

E. 可降低心脏前、后负荷

209. 普萘洛尔与硝酸甘油均可引起

A. 心率加快　　B. 心率减慢　　C. 冠脉扩张

D. 抑制心肌收缩性　　E. 降低血压

210. 宜选用维拉帕米的心律失常是

A. 室上性心动过速　　B. 室性心动过速

C. 室性期前收缩　　D. 房性期前收缩

E. 房室传导阻滞

211. 对利多卡因无效的心律失常是

A. 心肌梗死引起的室性期前收缩

B. 强心苷中毒引起的室性期前收缩

C. 室性心动过速

D. 室上性心动过速

E. 心室纤颤

212. 大环内酯类抗生素不包括
A. 阿奇霉素 B. 螺旋霉素 C. 克拉霉素
D. 林可霉素 E. 罗红霉素

213. 氨基糖苷类最常见的不良反应是
A. 肾毒性 B. 肝脏毒性 C. 变态反应
D. 头痛头晕 E. 耳毒性

214. 用于脑水肿最安全有效的药是
A. 山梨醇 B. 甘露醇 C. 乙醇
D. 乙胺丁醇 E. 甘油

215. 强心苷的适应证不包括
A. 阵发性室上性心动过速 B. 充血性心力衰竭
C. 心房纤颤 D. 心房扑动
E. 室性期前收缩

216. 氢氯噻嗪的主要作用部位在
A. 近曲小管 B. 集合管 C. 髓袢升支
D. 髓袢升支粗段 E. 远曲小管的近端

217. 阿片受体的特异性拮抗药是
A. 美沙酮 B. 纳洛酮 C. 芬太尼
D. 曲马朵 E. 烯丙吗啡

218. 对强心苷中毒引起的重症快速型心律失常，首选药物是
A. 阿托品 B. 利多卡因 C. 戊巴比妥
D. 地西泮 E. 苯妥英钠

219. 硝普钠主要用于
A. 高血压危象 B. 中度高血压伴肾功能不全
C. 重度高血压 D. 轻、中度高血压
E. 中、重度高血压

220. 茶碱类主要用于
A. 支气管哮喘 B. 支气管扩张 C. 肺不张
D. 气管炎 E. 慢性阻塞性肺病

221. 关于甲状腺激素的叙述，正确的是
A. 使机体对儿茶酚胺类的反应降低
B. 能调控生长发育

C. 血浆蛋白结合率低

D. 可使呆小病患者痊愈

E. 以上说法均正确

222. 治疗巨幼红细胞贫血首选药物是

A. 叶酸　B. 维生素 B_{12}　C. 硫酸亚铁

D. 叶酸+维生素 B_{12}　E. 亚叶酸钙

223. 治疗纤溶亢进所致的出血宜选用

A. 肝素　B. 猪红细胞生成素

C. 鱼精蛋白　D. 维生素 K

E. 氨甲苯酸

224. 肝肠循环是指

A. 药物经十二指肠吸收后，经肝脏转化再入血被吸收的过程

B. 药物从胆汁排泄入十二指肠后可被重新吸收，再经肝脏转化的过程

C. 药物在肝脏和小肠间往复循环的过程

D. 药物在肝脏和大肠间往复循环的过程

E. 以上说法全不对

225. 可拮抗醛固酮作用的药物是

A. 呋塞米　B. 氨苯蝶啶　C. 螺内酯

D. 氯噻酮　E. 阿米洛利

226. 可引起低钾血症的药物不包括

A. 依他尼酸　B. 螺内酯　C. 呋塞米

D. 氢氯噻嗪　E. 氯噻酮

227. 不属于抗组胺的药物是

A. 异丙嗪　B. 苯海拉明

C. 阿司咪唑(息斯敏)　D. 氯苯那敏(扑尔敏)

E. 雷尼替丁

228. 阻断胃壁细胞 H^+ 泵的抗消化性溃疡的药物是

A. 米索前列醇　B. 奥美拉唑　C. 丙谷胺

D. 丙胺太林　E. 西咪替丁

229. 能抑制幽门螺杆菌的胃黏膜保护药是

A. 枸橼酸铋钾 B. 奥美拉唑 C. 阿托品

D. 法莫替丁 E. 哌仑西平

230. 具有成瘾性的中枢镇咳药是

A. 苯佐那酯 B. 苯丙哌林 C. 喷托维林

D. 可待因 E. 右美沙芬

231. 糖皮质激素的禁忌证不包括

A. 带状疱疹 B. 活动性溃疡 C. 真菌感染

D. 充血性心力衰竭 E. 肾病综合征

232. 糖皮质激素和抗生素合用治疗严重感染的目的是

A. 拮抗抗生素的副作用

B. 抗毒、抗休克、缓解毒血症状

C. 增强机体应激性

D. 增强机体免疫力

E. 增强抗生素的抗菌活性

233. 硫脲类药物主要的不良反应是

A. 肝损害 B. 肾损害 C. 白细胞减少

D. 红细胞减少 E. 血小板减少

234. 磺脲类降糖药的作用机制是

A. 加速胰岛素合成

B. 抑制胰岛素降解

C. 提高胰岛 A 细胞功能

D. 刺激胰岛 B 细胞释放胰岛素

E. 以上都不是

235. 对抗肝素过量引起的自发性出血可选用

A. 维生素 K_1 B. 胰岛素 C. 鱼精蛋白

D. 氨甲苯酸 E. 氨甲环酸

236. 支原体肺炎和军团菌肺炎，首选药物是

A. 青霉素 B. 红霉素 C. 异烟肼

D. 吡哌酸 E. 呋喃唑酮

237. 磺胺药抗菌作用机制是

A. 抑制蛋白质合成 B. 抑制细胞壁合成

C. 影响胞质膜通透性　　D. 抑制二氢叶酸还原酶
E. 竞争二氢叶酸合成酶

238. 具有很强的抗结核作用又有广谱抗菌作用的是
A. 利福平　B. 异烟肼　C. 链霉素
D. 乙胺丁醇　E. 吡嗪酰胺

239. 有关异烟肼抗结核作用的叙述,错误的是
A. 抗结核作用强大　B. 穿透力强,易进入细胞内
C. 有杀菌作用　D. 结核菌不宜产生耐药性
E. 对结核菌有较大的选择性

240. 抑制叶酸合成代谢的药物是
A. 环磷酰胺　B. 阿糖胞苷　C. 巯嘌呤
D. 顺铂　E. 甲氨蝶呤

241. T细胞决定簇又称为
A. 集团决定簇　B. 构象决定簇　C. 线性决定簇
D. B细胞决定簇　E. 不连续决定簇

242. 异嗜性抗原是指
A. 相同物种间的不同抗原　B. 不同人共有的抗原
C. 同种异型抗原　D. 隔绝的自身组织抗原
E. 不同物种间共有的抗原

243. 抗体主要存在于
A. α球蛋白　B. γ球蛋白　C. 白蛋白
D. 巨球蛋白　E. β球蛋白

244. 一个抗体分子单体能与哪几个抗原决定簇结合
A. 1　B. 2　C. 3　D. 4　E. 5

245. 感染期间患者体内产生的急性期蛋白是
A. 乳铁蛋白　B. 热休克蛋白　C. 阳离子蛋白
D. C反应蛋白　E. C4结合蛋白

246. 能够通过胎盘的免疫球蛋白是
A. IgG　B. IgA　C. IgD　D. IgE　E. IgM

247. 与肥大细胞及嗜碱性粒细胞有亲和力的免疫球蛋白是
A. IgG　B. IgA　C. IgD　D. IgE　E. IgM

248. 既具有吞噬杀菌作用又具有抗原加工提呈作用的细胞是
A. 中性粒细胞　B. 巨噬细胞　C. 树突状细胞
D. B细胞　E. M细胞

249. 免疫活性细胞是指
A. T细胞、K细胞　B. T细胞、B细胞
C. B细胞、K细胞　D. T细胞、单核细胞
E. B细胞、巨噬细胞

250. 青霉素引起的过敏性休克属于
A. 混合型超敏反应　B. Ⅰ型超敏反应
C. Ⅱ型超敏反应　D. Ⅲ型超敏反应
E. Ⅳ型超敏反应

251. 分子质量最大的免疫球蛋白是
A. IgA　B. IgD　C. IgE　D. IgM　E. IgG

252. 结核菌素试验的原理是
A. 混合型超敏反应在局部的表现
B. Ⅰ型超敏反应在局部的表现
C. Ⅱ型超敏反应在局部的表现
D. Ⅲ型超敏反应在局部的表现
E. Ⅳ型超敏反应在局部的表现

253. 人类B细胞分化成熟的场所是
A. 骨髓　B. 淋巴结　C. 脾
D. 胸腺　E. 腔上囊

254. 红细胞ABO血型鉴定应用的方法是
A. 玻片凝集法　B. 试管凝集法　C. 间接凝集法
D. 间接凝集抑制法　E. 血凝法

255. 自身耐受因某些原因遭到破坏或终止时，可能发生
A. 超敏反应　B. 自身免疫反应或自身免疫病
C. 肿瘤　D. 免疫缺陷病
E. 持续性病毒感染

256. 免疫细胞的概念主要指
A. 执行机体免疫功能的各种细胞
B. T、B淋巴细胞

C. 巨噬细胞
D. NK 细胞
E. 可以提呈抗原的细胞

257. 具有抗原提呈作用的 T 细胞是
A. TC 细胞
B. 仅表达 MHC-Ⅰ类抗原的 T 细胞
C. 胸腺内的 T 细胞
D. 脾内的 T 细胞
E. 活化的 T 细胞

258. Ⅰ型超敏反应主要是哪一类抗体介导产生的
A. IgA B. IgD C. IgE D. IgM E. IgG

259. 新生儿溶血症常见于母子间哪种血型不符引起
A. Rh 血型 B. ABO 血型 C. IgE
D. IgM E. IgG

260. Ⅱ型超敏反应是由哪一种抗体介导所致的
A. IgA B. IgE C. IgD D. IgG E. sIgA

261. Ⅳ型超敏反应的效应细胞是
A. B 细胞 B. 嗜酸粒细胞 C. 中性粒细胞
D. NK 细胞 E. T 细胞

262. 属于人工主动免疫防治法的是
A. 给机体注射类毒素 B. 给机体注射抗毒素
C. 给机体注射 IL-2 D. 给机体注射 TIL 细胞
E. 新生儿肌注乙肝免疫球蛋白

263. 属于人工被动免疫的是
A. 给机体注射人丙种球蛋白
B. 给机体注射百白破三联疫苗
C. 给机体注射肿瘤疫苗
D. 给机体注射 LAK 细胞
E. 给机体注射类毒素

264. 抗毒素通常用于治疗
A. 过敏反应
B. 自身免疫性疾病

C. 能分泌相应外毒素的细菌感染
D. 移植排异反应
E. 预防接种

265. 不属于细胞免疫现象的是
A. 传染性变态反应　B. 迟发型变态反应
C. 抗肿瘤　D. 免疫复合物
E. GVHR

266. 免疫应答过程不包括
A. T 细胞在胸腺内的分化
B. 抗原呈递细胞处理、呈递抗原
C. T 细胞活化、增殖、分化
D. TCR 识别 Ag 肽-MHC-Ⅱ类分子
E. 效应细胞的作用

267. 与细胞免疫无关的免疫应答是
A. 接触性皮炎　B. 中和作用　C. 抗肿瘤免疫
D. 移植排异反应　E. 结核结节的形成

268. 诱导免疫耐受可采用的方法是
A. 切除成年动物的胸腺　B. 切除成年动物的脾
C. 注射大量可溶性抗原　D. 注射大量丝裂原
E. 注射适量的佐剂

269. 器官移植前静脉注射供者同种异型血细胞可致
A. 一定程度免疫耐受　B. 延长移植器官的存活
C. 形成红细胞嵌合体　D. 上述 AB 两项
E. 上述 ABC 三项

270. 口服免疫抗原最不可能建立的是
A. 局部胃肠黏膜免疫耐受　B. 全身免疫耐受
C. 免疫分离　D. 外周 T 细胞免疫耐受
E. 外周 T 细胞免疫耐受

271. 发生肿瘤的机制主要是
A. 免疫监视功能的障碍　B. 免疫功能亢进
C. 免疫调节功能的障碍　D. 免疫防御功能的障碍
E. 免疫自稳功能的障碍

272. T细胞分化成熟的场所是
A. 骨髓　B. 胸腺　C. 淋巴结
D. 腔上囊　E. 脾

273. A族链球菌感染引起肾小球肾炎的机制是
A. 免疫调节功能异常
B. 促进隐蔽抗原的释放
C. 自身抗原的改变
D. 链球菌与肾小球基底膜有共同抗原
E. 免疫耐受

274. 原发免疫缺陷最常见的疾病是
A. 细胞免疫缺陷　B. 补体缺陷
C. 吞噬细胞缺陷　D. 联合免疫缺陷
E. 体液免疫缺陷

275. 不需要免疫增强治疗的是
A. 免疫缺陷病　B. 抗移植排异　C. 病毒感染
D. 真菌感染　E. 细菌感染

276. 检测B细胞功能的试验是
A. 溶血空斑试验　B. 细胞毒性试验
C. 结核菌素试验　D. E玫瑰花环试验
E. 肥达反应

277. 正常人外周血T细胞占淋巴细胞总数的
A. 5%～15%　B. 15%～30%　C. 35%～60%
D. 60%～80%　E. 80%～90%

278. 正常人外周血B细胞占淋巴细胞总数的
A. 5%～15%　B. 15%～30%　C. 35%～60%
D. 60%～80%　E. 80%～90%

279. 热原质是
A. 由革兰阴性细菌产生的一种脂多糖
B. 由革兰阳性细菌产生的一种脂多糖
C. 由革兰阴性细菌产生的一种脂蛋白
D. 由革兰阳性细菌产生的一种脂蛋白
E. 由革兰阴性细菌产生的一种糖蛋白

280. 杀灭物体上病原微生物(不包括细菌的芽孢)的方法称为

A. 无菌操作　B. 消毒　C. 灭菌

D. 无菌　E. 防腐

281. 细菌大小的测量单位是

A. 厘米　B. 毫米　C. 微米

D. 毫微米　E. 微微米

282. 有关病毒的叙述,错误的是

A. 体积微小,绝大多数病毒必须在电镜下才能观察

B. 结构简单,由蛋白质外壳和核酸组成,其核酸只含 RNA 或 DNA

C. 缺乏酶系统,只能在相应的活细胞内增殖

D. 病毒以分裂的方式增殖

E. 病毒对抗生素类药物不敏感

283. 质粒是

A. 染色体外的遗传物质存在于核质中

B. 染色体外的遗传物质,存在于细胞质中

C. 细菌的特殊结构

D. 细菌的基本结构

E. 细菌生命活动所必需的物质

284. 关于外毒素的描述,错误的是

A. 是活菌释放至菌体外的一种蛋白质

B. 革兰阳性菌产生,少数革兰阴性菌也能产生

C. 性质稳定,耐热

D. 毒性强,可引起特殊病变

E. 抗原性强

285. 下述细菌编组中,哪一组细菌可引起食物中毒

A. 蜡样杆菌、变形杆菌、金黄色葡萄球菌

B. 肉毒杆菌、结核杆菌、伤寒杆菌

C. 鼠伤寒杆菌、破伤风杆菌

D. 产气荚膜杆菌、肺炎球菌

E. 副溶血弧菌、布氏杆苗

286. 下列哪种结构是病毒体

A. 壳粒　B. 衣壳　C. 核衣壳

D. 包膜　E. 核酸

287. 不属于原核细胞型的微生物是

A. 螺旋体　B. 放线菌　C. 病毒

D. 细菌　E. 立克次体

288. 属于真核细胞型的微生物是

A. 螺旋体　B. 放线菌　C. 真菌

D. 细菌　E. 立克次体

289. 细菌的繁殖方式是

A. 接合　B. 二分裂　C. 复制

D. 芽生　E. 裂殖

290. 脑膜炎球菌的叙述正确的是

A. G^+肾形双球菌

B. 专性需氧,普通培养基中不能生长

C. 对理化因素抵抗力强

D. 可分解甘露醇

E. 标本直接涂片,细菌不可能位于中性粒细胞内

291. 关于伤寒杆菌的叙述,正确的是

A. 有O、H、Vi抗原　B. 可用免疫血清鉴定菌型

C. 有鞭毛　D. 主要引起细胞免疫

E. 以上均正确

292. 破伤风特异性治疗,可用

A. 抗生素　B. 抗毒素　C. 类毒素

D. 细菌素　E. 破伤风菌苗

293. 经垂直感染导致畸胎的病毒是

A. 麻疹病毒　B. 风疹病毒　C. 流感病毒

D. 乙脑病毒　E. 甲肝病毒

294. 肠道病毒共同特点是

A. 为裸露的小核糖核酸病毒　B. 耐碱不耐酸

C. 只侵犯肠道　D. 核酸无感染性

E. 以上均对

295. 关于抗毒素的描述，正确的是

A. 为外毒素经甲醛处理后获得

B. 可中和游离外毒素的毒性作用

C. 可中和与易感细胞结合的外毒素的毒性作用

D. 由细菌内毒素刺激机体产生

E. B＋C

296. 链球菌感染后引起的变态反应性疾病是

A. 产褥热　B. 风疹　C. 风湿热

D. 波状热　E. 以上均不是

297. 最常引起婴幼儿病毒性肺炎的是

A. 腺病毒　B. 腮腺炎病毒　C. 呼吸道合胞病毒

D. 流感病毒　E. 副流感病毒

298. 属于缺陷病毒的是

A. HAV　B. HBV　C. HCV

D. HDV　E. HEV

299. 细菌缺少哪一种结构成分仍可以生存

A. 细胞壁　B. 细胞膜　C. 细胞质

D. 核质　E. 以上均可

300. 不属于细菌基本结构的是

A. 中介体　B. 细胞膜　C. 鞭毛

D. 核质　E. 核糖体

301. 关于金黄色葡萄球菌的描述，错误的是

A. 革兰阳性菌

B. 耐盐性强

C. 在血平板上形成完全透明的溶血环

D. 引起局部化脓性感染

E. 不易产生耐药性，抵抗力强

302. 肺炎链球菌的致病因素主要是

A. 外毒素　B. 菌毛　C. 内毒素

D. 侵袭性酶　E. 荚膜

303. 引起气性坏疽的细菌是

A. 产气荚膜杆菌　B. 乙型溶血性链球菌

C. 肉毒梭菌　D. 炭疽杆菌
E. 分枝杆菌

304. 结核杆菌侵入机体的途径不包括
A. 消化道　B. 破损的皮肤　C. 泌尿道
D. 节肢动物的叮咬　E. 呼吸道

305. 不属于人畜共患病的病原体是
A. 布氏杆菌　B. 鼠疫杆菌　C. 炭疽杆菌
D. 百日咳杆菌　E. 莫式立克次体

306. 引起沙眼的病原体是
A. 支原体　B. 衣原体　C. 立克次体
D. 螺旋体　E. 大型病毒

307. 目前认为与鼻咽癌发病有关的病毒是
A. HSV　B. EB病毒　C. CMV
D. 鼻病毒　E. 脊髓灰质炎病毒

308. 脊髓灰质炎病毒的感染方式是
A. 经口食入　B. 经血液输入　C. 经媒介昆虫叮咬
D. 经皮肤接触　E. 经呼吸道吸入

309. 乙肝病毒最重要的传播途径是
A. 消化道　B. 性接触　C. 血液和血制品
D. 直接接触　E. 节肢动物叮咬

310. 不符合隔离原则的是
A. 使用过的物品冲洗后立即消毒
B. 穿隔离衣后不得进入值班室
C. 足垫用消毒液浸湿
D. 隔离单位标记明显
E. 门口设消毒盆、手刷、毛巾

311. 接触传染病患者后刷洗双手，顺序正确的是
A. 前臂，腕部，指甲，指缝，手背，手掌
B. 手指，指缝，手背，手掌，腕部，前臂
C. 前臂，腕部，手背，手掌，手指，指缝，指甲
D. 腕部，前臂，手掌，手背，手指，指甲
E. 手掌，腕部，手指，前臂，指甲，指缝

312. 正确使用避污纸的方法是

A. 掀页撕取　B. 从页面抓取　C. 用镊子夹取

D. 经他人传递　E. 戴手套后拿取

313. 接触皮肤黏膜的器具和用品必须达到的消毒水平应为

A. 灭菌　B. 清洗　C. 清洁

D. 消毒　E. 干净

314. 灭菌效果最佳的物理灭菌法是

A. 高压蒸汽灭菌法　B. 紫外线照射法

C. 燃烧法　D. 日光暴晒法

E. 煮沸消毒法

315. 非传染患者用过的医疗器材和物品消毒处理措施为

A. 彻底清洗干净，再消毒或灭菌

B. 先去污染，彻底清洗干净，再消毒或灭菌

C. 消毒或灭菌

D. 灭菌

E. 先消毒，再清洗，再灭菌

316. 在传染病区使用口罩，符合要求的做法是

A. 脱下口罩后挂在胸前考试

B. 污染的手只能触摸口罩的外面

C. 取下口罩后外面向外折叠

D. 口罩潮湿应晾干再用

E. 口罩应遮住口部

317.《医院感染管理办法》施行时间是

A. 2006 年 9 月 1 日　B. 2006 年 10 月 1 日

C. 2006 年 12 月 1 日　D. 2007 年 1 月 1 日

E. 2007 年 9 月 1 日

318. 医院感染按其病原体的来源可分为

A. 外源性医院感染和交叉感染

B. 内源性医院感染和交叉感染

C. 外源性医院感染和内源性医院感染

D. 外源性医院感染和自身感染

E. 内源性医院感染和自身感染

319. 属于甲类传染病的是

A. 鼠疫、霍乱　　B. 麻疹、天花

C. 非典型肺炎、艾滋病　　D. 肝炎、肺结核

E. 人高致病性禽流感

320. 开启的静脉输注用无菌液体有效期为

A. 4h　B. 8h　C. 12h　D. 24h　E. 36h

321.《医院感染管理规范》中规定，内镜室的分区正确的是

A. 诊查区、洗涤消毒区、无菌区

B. 清洁区、半清洁区、污染区

C. 污染区、半清洁区、清洁区

D. 污染区、清洁区、无菌区

E. 诊查区、洗涤消毒区、清洁区

322. 不宜用燃烧灭菌的物品是

A. 特殊感染伤口的敷料　　B. 手术刀

C. 换药碗　　D. 坐浴盆

E. 避污纸

323. 环境为Ⅱ类区域的空气及工作人员手微生物监测合格的标准分别是

A. 细菌总数≤10cfu/m^3、≤5cfu/cm^2

B. 细菌总数≤200cfu/m^3、≤5cfu/cm^2

C. 细菌总数≤500cfu/m^3、≤10cfu/cm^2

D. 细菌总数≤200cfu/m^3、≤10cfu/cm^2

E. 细菌总数≤500cfu/m^3、≤5cfu/cm^2

324. 医院感染的流行方式主要是

A. 散发　B. 流行　C. 散发和暴发

D. 流行和暴发　E. 暴发

325. 外源性医院感染有效的控制措施不包括

A. 消毒　B. 灭菌　C. 隔离

D. 屏障护理　E. 医学观察

326. 消毒与灭菌的区别主要在于能否杀灭

A. 病原微生物　B. 非致病微生物　C. 繁殖体

D. 芽孢　E. 鞭毛

327. 患者出院、转科或死亡后对床单元进行的处理是
A. 擦拭清洁 B. 初步消毒 C. 随时消毒
D. 终末消毒 E. 灭菌

328. 环境为Ⅲ类区域的空气、工作人员手微生物监测合格的标准分别是
A. 细菌总数≤100cfu/m^3、≤5cfu/cm^2
B. 细菌总数≤200cfu/m^3、≤10cfu/cm^2
C. 细菌总数≤500cfu/m^3、≤10cfu/cm^2
D. 细菌总数≤10cfu/m^3、≤5cfu/cm^2
E. 细菌总数≤100cfu/m^3、≤10cfu/cm^2

329. 油、粉、膏等的首选灭菌方法是
A. 含氯消毒液 B. 高压灭菌 C. 甲醛熏蒸
D. 环氧乙烷 E. 干热

330. 物体表面微生物学检测要求的采样时间是
A. 消毒处理后 0.5h 内 B. 消毒处理后 1h 内
C. 消毒处理后 2h 内 D. 消毒处理后 3h 内
E. 消毒处理后 4h 内

331. 不属于高危物品的是
A. 手术刀 B. 导尿管 C. 体温表
D. 套管针 E. 胃镜

332. 女性发生医院内尿路感染最常见的诱因是
A. 膀胱冲洗 B. 留置导尿管 C. 长期卧床
D. 会阴冲洗 E. 膀胱镜检查

333. 属于高水平消毒剂的是
A. 戊二醛 B. 络合碘 C. 苯扎溴铵
D. 乙醇 E. 碘酊-聚维酮碘

334. 预防医院感染的措施不包括
A. 洗手 B. 合理使用抗生素
C. 严格执行无菌操作 D. 消毒隔离
E. 禁止院内吸烟

335. 医院感染的易感人群不包括
A. 16 岁感冒患者

B. 婴幼儿及老年人

C. 营养不良者

D. 接受各种免疫抑制药治疗者

E. 长期使用广谱抗菌药物者

336. 护理操作及其他诊疗活动中产生的废物，如一次性弯盘、镊子、棉球、棉签、纱布、绷带等治疗废物，应投入垃圾袋的颜色是

A. 红色垃圾袋 B. 黑色垃圾袋 C. 白色垃圾袋

D. 绿色垃圾袋 E. 黄色垃圾袋

337. 医院污物的处理原则，错误的是

A. 防止污染扩散

B. 分类收集

C. 分别处理

D. 医疗垃圾与生活垃圾一同处理

E. 尽可能采用焚烧处理

338. 感染患者用过的医疗器材和物品的消毒处理措施为

A. 消毒、彻底清洗干净、消毒或灭菌

B. 彻底清洗干净、消毒或灭菌

C. 消毒或灭菌

D. 消毒、彻底清洗干净

E. 彻底清洗干净

339. 经调查证实出现医院感染流行时，医院应报告当地卫生行政部门的时间是

A. 36h 内 B. 24h 内 C. 12h 内

D. 48h 内 E. 2h 内

340. 呼吸道治疗或雾化用液体开瓶后有效期为

A. 12h B. 24h C. 48h

D. 36h E. 72h

341. 防止医院感染措施中最常用和先用的方法是

A. 消毒 B. 灭菌 C. 清洁

D. 隔离 E. 以上都是

342. 感染性疾病和传染病的主要区别是

A. 是否有病原体 B. 是否有传染性

C. 是否有感染后免疫 D. 是否有发热
E. 是否有毒血症症状

343. 护理理论的四个基本概念不包括
A. 护理 B. 疾病 C. 环境
D. 健康 E. 人

344. 符合奥瑞姆对自理概念的叙述是
A. 自理能力是天生具备的
B. 自理能力具有稳定性,不易受其他因素影响
C. 自理是有目的、有意识的行动
D. 能够自理是值得尊敬的,而无法自理则难以被社会接受
E. 自理就是指进食、沐浴卫生、如厕、更衣、修饰等日常生活活动

345. 奥瑞姆认为采用何种护理系统取决于
A. 护士的编制 B. 患者的病情 C. 患者的自理需求
D. 患者的自理能力 E. 医嘱

346. 护士协助患者进行康复锻炼,属于纽曼的保健系统模式的
A. 四级预防 B. 三级预防 C. 二级预防
D. 一级预防 E. 初级预防

347. 纽曼的系统模式中初级预防的主要内容是
A. 健康促进和健康维护
B. 帮助护理对象维持现状
C. 保护护理对象系统的基础结构
D. 早期发现病例、早期治疗症状
E. 协助护理对象重返健康

348. 提出适应模式的是
A. 奥伦 B. 佩普劳 C. 纽曼
D. 马斯洛 E. 罗伊

349. 关于“系统”的理解错误的是
A. 系统可分为开放系统和闭合系统
B. 开放系统具有自我调控能力
C. 系统整体的功能等于各部分功能的总和
D. 每一个系统都是上一个系统的次系统

E. 系统可分为自然系统和人造系统

350. 对患者进行心理社会评估采用的最主要方法是

A. 体格检查 B. 交谈和观察 C. 阅读相关资料

D. 问卷调查 E. 心理社会测试

351. 护理诊断的三部分陈述法中的P代表

A. 检查结果 B. 相关因素 C. 护理问题

D. 症状和体征 E. 健康问题的原因

352. "有……危险"的护理诊断的陈述方式是

A. PSE公式 B. PE公式 C. ES公式

D. SPS公式 E. P公式

353. 书写护理诊断时,下列描述不正确的是

A. 诊断要明确

B. 所收集的资料作为诊断依据

C. 护理诊断的名称要规范

D. 必须是护理措施可以解决的

E. 一个诊断可针对多个健康问题

354. 护理诊断的内容是针对患者的

A. 疾病的种类 B. 疾病病理过程

C. 疾病的病理变化 D. 对健康问题的反应

E. 疾病应采取的措施

355. 不属于护理诊断的是

A. 完全性尿失禁 B. 营养失调

C. 体液不足 D. 体温过高

E. 急性胃肠炎

356. 护理计划制定的主要依据是

A. 护理诊断 B. 医疗诊断 C. 检查报告

D. 护理查体 E. 既往病史

357. 护理评价的方式,不正确的是

A. 护理查房 B. 护士长与护理教师检查评价

C. 护士的自我评价 D. 患者的评价

E. 护理部质控小组的检查

358. 护理伦理中的基本原则是
A. 公正原则、不伤害原则、行善原则、自主原则
B. 公正原则、平等原则、行善原则、尊重原则
C. 自主原则、主动原则、利益原则、公平原则
D. 行善原则、自主原则、公正原则、服务原则
E. 尊重原则、平等原则、自主原则、行善原则

359. 自主原则中最能代表尊重患者自主的方式是
A. 为患者提供信息　　B. 及时解决健康问题
C. 知情同意　　D. 做好健康教育
E. 协助患者行使自主权

360. 护理伦理基本原则中自主原则对护理人员的要求正确的是
A. 建立信任,帮助患者确认健康问题,护士自主决定
B. 对于缺乏或丧失自主能力的患者,护士必须尊重家属、监护人的选择权利
C. 重视患者愿望,不给患者带来精神上的任何伤害
D. 尊重和满足患者的正当愿望和合理要求
E. 坚决维护患者的愿望和决定

361. 对护士在知情同意中的职责比较全面的描述是
A. 监测者、代言人　　B. 协调者、促进者
C. 监测者、协调者　　D. 监测者、代言人、协调者
E. 监测者、代言人、协调者、促进者

362. 治疗要获得患者的知情同意,其实质是
A. 尊重患者自主性　　B. 尊重患者社会地位
C. 尊重患者人格尊严　　D. 患者的决定总是正确的
E. 患者提出的要求总是合理的

363. 不属于护理伦理基本原则的是
A. 自主原则　　B. 行善原则　　C. 不伤害原则
D. 公正原则　　E. 照顾原则

364. 不违背护理伦理学不伤害原则的做法是
A. 发生故意伤害
B. 因急于手术抢救患者,未由家属或患者签手术同意书
C. 造成本可避免的残疾

D. 造成本可避免的患者自杀

E. 造成本可避免的人格伤害

365. 不会对患者造成伤害的是

A. 医务人员的知识和技能低下

B. 医务人员的行为疏忽

C. 医务人员强迫患者接受检查和治疗

D. 医务人员对患者的呼叫或提问置之不理

E. 医务人员为治疗疾病适当地限制或约束患者的自由

366. 在下述医务人员的行为,不符合行善原则的是

A. 与解除患者的疾苦有关

B. 可能解除患者的痛苦

C. 使患者受益且产生的副作用很小

D. 使患者受益,但却给他人造成了较大的伤害

E. 在人体实验中,可能使受试者暂不得益,但却使社会、后代受益很大

367. 患职业病的护士应享受的权利,不正确的是

A. 依法享受国家规定的职业病待遇

B. 诊疗、康复费用按照国家有关工伤社会保险的规定执行

C. 用人单位没有依法参加工伤社会保险的,其医疗的生活保障由用人单位承担

D. 用人单位只负责生活保障,护士不得向用人单位提出赔偿要求

E. 明确职业病诊断,可由工伤社会保险给付

368. 属于护士权利的是

A. 保护患者隐私

B. 依法进行临床护理

C. 对医疗卫生机构和卫生主管部门的工作提出意见和建议

D. 发现患者病情危急,立即通知医生

E. 积极参加公共卫生应急事件救护

369. 不属于护士权利的是

A. 护士执业,按规定获取工资报酬

B. 保护患者隐私
C. 享受专业知识的教育和培训
D. 做出杰出贡献的护士可以获得表彰、奖励
E. 对医疗卫生机构和卫生主管部门的工作提出意见和建议

370. 护士在执业活动中的表现，错误的是
A. 发现患者病情危急，立即通知医师
B. 抢救垂危患者时，不能实施紧急救护，必须遵医嘱
C. 医师不能马上赶到时，护士应当先行实施必要的紧急救护
D. 发现医嘱违反诊疗技术规范规定，如有必要，向该医师所在科室负责人报告
E. 发现医嘱违反法律、法规、规章或者诊疗技术规范规定，向开具医嘱的医师提出

371. 关于患者权利的叙述，正确的是
A. 患者都享有稀有卫生资源分配的权利
B. 患者都有要求开假休息的权利
C. 护士在任何情况下都不能剥夺患者要求保密的权利
D. 患者被免除社会责任的权利是随意的
E. 知情同意是患者自主权的具体形式

372. 患者的义务不包括
A. 积极配合医疗护理
B. 自觉遵守医院规章制度
C. 自觉维护医院秩序
D. 不可以拒绝医学科研试验
E. 养成良好的生活习惯，保持和促进健康

373. 影响人际沟通效果的环境因素是
A. 沟通者情绪烦躁　　B. 沟通者听力障碍
C. 沟通双方信仰不同　　D. 沟通双方价值观不同
E. 沟通双方距离较远

374. 影响人际沟通的隐秘性因素是指
A. 沟通双方情绪激动　　B. 沟通者双方距离较远

C. 沟通者一方情绪悲哀 D. 沟通者一方性格内向
E. 沟通过程中有其他人员在场

375. 护患关系有狭义和广义之分,狭义的护患关系是指
A. 护士和护士之间的关系 B. 护士和医生之间的关系
C. 护士和患者之间的关系 D. 护士和社会之间的关系
E. 护士与护理管理者之间的关系

376. 护患关系建立初始期的主要任务是
A. 为患者制订护理计划 B. 与患者建立信任关系
C. 确定患者的护理诊断 D. 为患者解决健康问题
E. 了解患者对护理的意见

377. 关于护患关系的理解,不正确的是
A. 患者处于主导地位
B. 在护理活动中形成的
C. 与一般人际关系不同
D. 一种帮助与被帮助的关系
E. 多方面、多层面的专业性互动关系

378. 护患关系的实质是
A. 满足患者需求 B. 促进患者的配合
C. 规范患者的遵医行为 D. 强化患者自我护理能力
E. 帮助患者熟悉医院规章制度

379. 属于人际关系主要特点的是
A. 单纯性 B. 灵活性 C. 稳定性
D. 多面性 E. 随意性

380. 在护患交谈中,护士移情是指护士
A. 鼓励患者 B. 同情患者 C. 怜悯患者
D. 理解患者感情 E. 表达自我感情

381. 主动-被动型的护患关系适用于
A. 孕妇 B. 能自理等待手术患者
C. 低血糖休克患者 D. 骨折恢复期
E. 7 岁的上呼吸道感染患儿

382. 非语言沟通中的体语不包括
A. 仪表姿态 B. 眼神手势 C. 触摸

D. 空间距离 E. 面部表情

383. 下列哪种沟通方式传递信息具有更真实,而且难以掩饰的特点

A. 书信传递 B. 身体姿势 C. 面部表情
D. 口头表述 E. 手势

384. 非语言沟通的特点是

A. 持续性 B. 局限性 C. 专业性
D. 生动性 E. 多变性

385. 护理礼仪的特点为

A. 强制性 B. 专业性 C. 服从性
D. 灵活性 E. 操作性

386. 需要纠正的站姿是

A. 两眼平视 B. 下颌内收 C. 两肩外展放松
D. 挺胸腹 E. 两腿并拢

387. 护士双手托握治疗盘时,肘关节应与躯干呈

A. 60° B. 45° C. 90° D. 30° E. 70°

388. 护士走路时,应步履轻盈,自然前后摆臂,摆臂时前后不应超过

A. 45° B. 30° C. 20° D. 10° E. 25°

389. 有关护士仪表的描述,不正确的是

A. 衣服易清洁,颜色以素雅清淡为主
B. 工作时间不可化妆
C. 站时两足跟并拢,足尖分开
D. 坐时双足并拢或一前一后
E. 走时步幅小为均匀,步速稍快

二、A_2 型题

390. 37 岁男性,被汽车撞击后出现右侧偏身深浅感觉消失,伴自发性疼痛,损伤的定位在

A. 右侧顶叶皮质 B. 左侧丘脑
C. 左侧内囊膝部 D. 左侧内囊前肢
E. 左侧脊髓丘脑束

391. 男性，45 岁，左足怕冷，有麻木感，步行路程稍长即感左下肢肌肉抽搐，休息后自行缓解，触足背动脉搏动减弱。考虑为

A. 低血钙　　B. 低血钾　　C. 大隐静脉曲张

D. 血栓闭塞性脉管炎　　E. 血栓性静脉炎

392. 男性，50 岁，急性腹膜炎行腹腔引流术后 5d，患者出现下腹部坠胀感，大便次数增多，黏液便，伴尿频、尿急、排尿困难等症状。考虑并发

A. 急性肠炎　　B. 膀胱炎　　C. 膈下脓肿

D. 盆腔脓肿　　E. 肠袢间脓肿

393. 18 岁女学生，骑自行车与三轮车相撞，自觉外阴疼痛难忍并肿胀就诊。根据女性外阴解剖学的特点可能发生的是

A. 大阴唇血肿　B. 小阴唇裂伤　C. 前庭大腺肿大

D. 前庭大腺出血　　E. 阴道前庭损伤

394. 女性，38 岁，转移性右下腹痛 4h，伴恶心、呕吐、发热。护理评估时，最能提示患者患有阑尾炎的体征是

A. 移动性浊音　　B. 右下腹固定压痛

C. 肠鸣音亢进　　D. 肠型、蠕动波

E. 肝浊音界缩小

395. 一位 B 型血的男子有一男一女两个孩子，其中女孩的血清与其父的红细胞不发生凝集，而男孩的血清与其父的红细胞发生凝集，男孩的血型可能是

A. A 型或 B 型　B. A 型或 O 型　C. A 型或 AB 型

D. B 型或 O 型　E. B 型或 AB 型

396. 对某一家兔进行实验，夹闭双侧颈总动脉后，引起血压升高，其原因是

A. 主动脉血压升高，主动脉弓压力感受器兴奋

B. 颈动脉窦血压升高，颈动脉窦压力感受器兴奋

C. 主动脉血压降低，主动脉弓压力感受器抑制

D. 颈动脉窦血压降低，颈动脉窦压力感受器抑制

E. 颈动脉窦和主动脉弓压力感受器均兴奋

397. 某患者，潮气量为 500ml，呼吸频率为 12 次/分，则肺泡通气量约为

A. 3000ml B. 4000ml C. 5000ml
D. 6000ml E. 7000ml

398. 某患者静脉输入50%的葡萄糖100ml后，尿量增加，其原因是

A. 肾小管液溶质浓度增高 B. 肾小球滤过率增加
C. 肾小球有效滤过压增高 D. ADH分泌减少
E. 醛固酮分泌减少

399. 女性，70岁，医院诊断为帕金森病，其产生原因是下列哪个递质系统受损所致

A. 黑质-纹状体多巴胺能系统
B. 脑干网状结构胆碱能系统
C. 纹状体-黑质γ-氨基丁酸能系统
D. 中缝核5-羟色胺能系统
E. 蓝斑上部去甲肾上腺素能系统

400. 女性，48岁，长期胸闷、气短，未及时就医，不幸死亡，尸解发现心包狭窄，包内有绒毛状物。考虑患者长期患有的疾病为

A. 心肌梗死
B. 心律失常、期前收缩、心动过速
C. 风湿性心内膜炎
D. 心瓣膜病
E. 心内膜炎

401. 25岁男性，酗酒后突然起病，寒战，体温39.5℃，3d后感到胸痛、咳嗽，咳铁锈色痰。X线检查，左肺下叶有大片密实阴影。可能的诊断是

A. 急性支气管炎 B. 小叶性肺炎 C. 病毒性肺炎
D. 肺脓肿 E. 大叶性肺炎

402. 某患者，进行腹腔穿刺，抽出腹水，具有如下特征：高比重，静置时凝固，浑浊且呈黄色，含纤维蛋白原。其原因是

A. 门脉高压 B. 右侧心力衰竭 C. 腹膜炎
D. 饥饿或蛋白丧失 E. 以上都不是

403. 男性，18岁，患肺结核咯血而住院，护士为其做链霉素皮试时，出现变态反应，表现有抽搐。处理正确的是

A. 静脉滴注氯化钾
B. 静脉滴注氯化钠
C. 静脉缓慢推注10%葡萄糖酸钙
D. 皮下注射新斯的明
E. 静脉滴注硫酸镁

404. 对破伤风患者行破伤风抗毒素(TAT)脱敏注射,若有轻微反应,处理正确的是

A. 立即减量增次注射
B. 立即停止脱敏注射
C. 待反应消退后减量增次注射
D. 待反应消退后1次注射
E. 待反应消退后按原量注射

405. 女性,30岁,因抢救国家公共财物而被大火烧伤,大量失血导致休克,为迅速扩充血容量最好使用

A. 右旋糖酐　B. 右旋糖酐-10　C. 全血
D. 葡萄糖盐水　E. 707代血浆

406. 某女性患者自叙外阴瘙痒、白带增多;怀疑有滴虫病,取阴道分泌物镜检可见滴虫活动。一般可用的药物是

A. 甲硝唑　B. 二氯尼特　C. 青霉素
D. 依米丁　E. 氯喹

407. 某患者视物模糊、头痛、颅内压升高并出现癫痫症状,经询问得知曾食用过米猪肉,现初步确诊为脑囊虫病。首选药物是

A. 吡喹酮　B. 喹诺酮　C. 左旋咪唑
D. 阿苯哒唑　E. 噻嘧啶

408. 某患者因长期工作紧张,而且饮食不规律,造成胃溃疡。请问他应服何种药最好

A. 氢氧化镁　B. 法莫替丁　C. 异丙嗪
D. 特非那定　E. 阿司咪唑

409. 男性,60岁,呈典型的"面具脸""慌张步态"及"小字症"表现,确诊为帕金森症,但患者同时又患有青光眼。不宜选用的药物是

A. 溴隐亭　B. 左旋多巴　C. 卡比多巴
D. 培高利特　E. 金刚烷胺

410. 女孩，6岁，间断发热5d。查体：咽部充血，颈抵抗阳性，脑膜刺激征阳性。腰椎穿刺抽出脓性脑脊液，细菌培养无脑膜炎球菌。诊断为脑膜炎，以下哪种微生物还可引起本病

A. 新型隐球菌 B. 金黄色葡萄球菌
C. 肺炎双球菌 D. 流感嗜血杆菌
E. A族链球菌

411. 男性，35岁，服务员，嗜烟酒，恶心、呕吐2d，上腹痛、尿色深1d。查体：巩膜黄染，肝于右肋下4cm可触及。血清学检查：抗HAV-IgM（－），HBs-Ag（＋），抗HBc-IgM（＋），抗HBs（－）。目前考虑是

A. 急性期传染性强
B. 急性期体内有病毒复制
C. 急性期已开始恢复
D. 感染过HBV，已产生免疫力
E. 感染过HBV，已开始恢复

412. 男性，25岁，淋雨后出现发热、咳嗽，咳铁锈色痰。患者最可能感染的病原菌是

A. 金黄色葡萄球菌 B. 流感嗜血杆菌
C. 呼吸道合胞病毒 D. 肺炎双球菌
E. 支原体

413. 男性，25岁，因足底外伤，继而发热、惊厥、牙关紧闭呈苦笑面容入院，诊断为破伤风。换药换下的敷料处理正确的是

A. 先清洗后暴晒 B. 焚烧
C. 先清洗后消毒 D. 先暴晒后清洗
E. 先灭菌后清洗

414. 王护士，19岁，进行戴无菌手套的练习，老师应给予纠正的操作是

A. 戴上手套的双手置腰部水平以上
B. 脱手套时，将手套翻转脱下
C. 戴上手套的右手持另一手套的内面戴上左手
D. 戴手套前先洗手、戴口罩和工作帽
E. 核对标签上的手套号码和灭菌日期

415. 新生儿室李护士今天是中午班，16:00下班，医疗活动中用过的一次性帽子、口罩、鞋套等应投入垃圾袋的颜色是

A. 黑色垃圾袋　B. 黄色垃圾袋　C. 红色垃圾袋

D. 以上都可投　E. 以上都不可投

416. 伤寒患者，经过治疗后体温渐降，但未降至正常，体温再次升高，血培养阳性，属于

A. 复发　B. 再燃　C. 重复感染

D. 混合感染　E. 再感染

417. 男性，24岁，感染甲型H1N1流感病毒后，传染期为

A. 发病前1d至发病后7d

B. 发病前2d至发病后5d

C. 发病前2d至发病后7d

D. 发病前3d至发病后7d

E. 发病前3d至发病后10d

418. 3岁儿童，高热、昏迷、抽搐2d急诊入院，疑为乙脑和中毒性痢疾，为及时诊断，应立即进行的检查是

A. 血培养　B. 头颅CT

C. 脑脊液常规　D. 肛拭子或盐水灌肠镜检

E. 大便培养

419. 男性，62岁，脑血管意外后，长期卧床，无自理能力。根据奥伦的自理模式理论，护士提供的护理应属于

A. 全补偿系统　B. 支持教育系统　C. 部分补偿系统

D. 辅助补偿系统　E. 教育补偿系统

420. 女性，44岁，子宫肌瘤，住院4d后欲行子宫肌瘤切除手术，今日接到电话，得知女儿突然高热，于是该患者坚决要求立即出院照顾女儿。患者的行为属于

A. 角色行为冲突　B. 角色行为缺如

C. 角色行为适应　D. 角色行为消退

E. 角色行为强化

421. 男性，50岁，高血压脑出血，生活不能自理。患者首要需要满足的是

A. 生理需要　B. 安全需要

C. 爱和归属的需要　　D. 尊重的需要
E. 自我实现的需要

422. 男性，33 岁，因大叶性肺炎收住院，在下列资料中，属于客观资料的是

A. 头痛 3d　　B. 感到恶心　　C. 体温 39℃
D. 不易入睡　　E. 感到胸闷

423. 女性，77 岁，肺源性心脏病，当时患者口唇发绀，呼吸困难，血氧饱和度 80%，有口腔溃疡，近日来绝对卧床，食欲缺乏，体重下降，情绪焦虑。首先处理的护理问题是

A. 焦虑　　B. 营养失调　　C. 气体交换受损
D. 自理缺陷　　E. 口腔黏膜改变

424. 男性，30 岁，因在高温环境下持续工作 12h，出现意识不清入院。患者皮肤湿冷，血压 90/50mmHg，脉搏细速，体温 37.5℃，心率 170 次/分，肺(一)。首先考虑的护理诊断是

A. 有体温过高的危险　　B. 有体液不足的危险
C. 有体液失衡的危险　　D. 体液不足
E. 急性意识障碍

425. 女性，17 岁，因体育运动不慎骨折，入院后恐惧、焦虑、哭泣，应采取的护理措施是

A. 通知家属　　B. 通知医生
C. 让其倾诉，给予安慰　　D. 允许陪伴
E. 给予镇静药

426. 男性，62 岁，肝癌晚期，处于极度痛苦之中，自认为是肝硬化，寄希望于治疗，病情进展和疼痛发作时，多次要求医生给予明确说法和治疗措施。医生最佳的伦理选择应该是

A. 正确对待保密与讲真话的关系，经家属同意后告知实情，重点减轻病痛
B. 恪守保密原则，继续隐瞒病情，直至患者病死
C. 遵循患者自主原则，全面满足患者要求
D. 依据知情同意原则，应该告知患者所有信息
E. 依据有利原则，劝导患者试用一些民间土方

427. 女性，59 岁，糖尿病并发足部严重溃疡，经治疗病情未见好

转，且有发生败血症的危险，为保证患者的生命而需要对患者截肢。这里包含的冲突是

A. 行善原则与公正原则的冲突
B. 行善原则与尊重原则的冲突
C. 不伤害原则与行善原则的冲突
D. 不伤害原则与公正原则的冲突
E. 不伤害原则与尊重原则的冲突

428. 3 岁患儿因急性菌痢住院，经治疗好转，即将出院。但其父母觉得小儿虚弱，要求输血。碍于情面，医生同意了。当时患儿哭闹，为了尽快完成输血治疗，护士提议给予静脉推注输血，医护齐动手给患儿输血过程中，患儿突发心搏骤停死亡。案例中医护人员的伦理过错是

A. 医护人员不坚持原则，违背了人道主义原则
B. 无知，无原则，违背了有利患者的原则
C. 曲解家属自主权，违反操作规程，违背了有利患者的原则
D. 曲解家属自主权，违反操作规程，违背了不伤害患者的原则
E. 曲解家属自主权，违反操作规程，违背了人道主义原则

429. 护士小张遵医嘱给某患者服药，待患者服药后小张才想起给患者服错了药，在病室门口就对另一名护士大声讲，“某床患者吃错药了！”患者听到此话后，急忙自己寻来肥皂水喝下打算把“错药”呕吐出来，结果引发了严重呕吐加上心力衰竭当场死亡。事后经查，吃错的药是维生素 C。对此案，下列说法正确的是

A. 维生素 C 有益于身体健康，吃错了无妨
B. 患者喝肥皂水致死，是他自己的责任，护士没有责任
C. 医护人员的语言和行为都要从有利于患者和不伤害患者的角度出发
D. 患者缺乏相应的医学知识而造成了这样的恶果
E. 护士不应该把真相说出来

430. 女性，48 岁，发热、头痛 1d 住院。医生要为她做腰椎穿刺检查，患者有恐惧感。从伦理要求考虑，临床医生应向患者做的主要

工作是

A. 要得到患者知情同意
B. 告知做腰椎穿刺的必要性,嘱患者配合
C. 告知做腰椎穿刺时应注意的事项
D. 因诊断需要,先动员,后检查
E. 动员家属做患者的思想工作

431. 男性,38 岁,因心脏病发作被送到急诊室,症状及检查结果均明确提示心肌梗死。患者很清醒,但拒绝住院,坚持要回家。医生正确的做法是

A. 尊重患者自主权,自己无任何责任,同意他回家
B. 尊重患者自主权,但应尽力劝导患者住院,无效时顺其自然
C. 行使医生自主权,为治救患者,强行把患者留在医院
D. 行使专家权,为治病救人,强行把患者留在医院
E. 尊重患者自主权,但应尽力劝导患者住院,无效时行使干涉权

432. 男性,35 岁,因车祸受重伤被送去医院急救,因没带押金,医生拒绝为患者办理住院手续,当患者家属拿来钱时,已错过了抢救最佳时机,患者死亡。本案例违背了

A. 患者享有自主权 B. 患者享有知情同意权
C. 患者享有保密和隐私权 D. 患者享有基本的医疗权
E. 患者享有参与治疗权

433. 患者张某,胆道结石术后第 1 天,体温 38.2℃,呼吸 19 次/分,心率 86 次/分,术后静脉输液治疗,给予抗感染,支持治疗。此时属于护患关系建立的哪期

A. 初始期 B. 工作期 C. 结束期
D. 反馈期 E. 评价期

434. 男性,38 岁,因不明原因腹痛收住院,护士查体时询问患者情况。最合适的话语是

A. 您腹痛时腹部有压痛吗
B. 您腹痛时是阵发性发作吗
C. 您腹痛时还有哪些不适

D. 您的腹痛是夜间发作吗

E. 您的腹痛是否集中在右下腹

435. 男性，58岁，大学教授，因高血压住院治疗。适用于患者的最佳护患关系模式为

A. 指导型　B. 被动型　C. 共同参与型

D. 指导-合作型　E. 主动-被动型

436. 护士正在为一位即将出院的糖尿病患者进行出院前的健康指导。此时护患关系处于

A. 准备期　B. 初始期　C. 工作期

D. 结束期　E. 熟悉期

437. 护士在与患者的交谈中，希望了解更多患者对其疾病的真实感受和治疗的看法。最适合的交谈技巧为

A. 认真倾听　B. 仔细核实　C. 及时鼓励

D. 封闭式提问　E. 开放式提问

三、A_3 型题

（438－439 题共用题干）

女性48岁，风湿性心脏病10年，洋地黄类药物和利尿药维持治疗，昨晚突然出现呼吸困难、心悸。查体：端坐呼吸，呼吸浅快，咳大量泡沫样痰，心率120次/分，双肺满布湿性啰音。

438. 根据患者症状，可诊断为

A. 急性右侧心力衰竭　B. 急性左侧心力衰竭

C. 急性全心力衰竭　D. 哮喘发作

E. 心房纤颤

439. 可选用的药物是

A. 阿托品　B. 异丙肾上腺素　C. 麻黄碱

D. 氯丙嗪　E. 吗啡

（440－442 题共用题干）

女性，58岁，患有甲状腺功能减低8年，2年前开始出现黏液性水肿，患者本次发病前有乏力、声音嘶哑、食欲缺乏、怕冷、皮肤干燥无汗、便秘、嗜睡，进而出现呼吸频率减慢，心率50次/分，血压90/60mmHg，昏迷，腱反射消失。

440. 根据患者表现可诊断为

A. 甲状腺危象　　B. 甲状腺功能亢进

C. 黏液性水肿　　D. 弥漫性甲状腺肿

E. 结节性甲状腺肿

441. 处理措施正确的是

A. 静脉注射肾上腺素

B. 静脉注射多巴胺

C. 静脉注射胰岛素

D. 静脉注射三碘甲状腺原氨酸

E. 静脉注射布美安尼

442. 医嘱给患者加服碳酸氢钠,其目的是

A. 加快药物吸收速度　　B. 增强药物疗效

C. 防止过敏反应　　D. 防止药物排泄过快

E. 碱化尿液,增加药物溶解度

(443－445 题共用题干)

2 岁患儿,急性起病,以呕吐、发热、腹泻为主要临床表现,呈水样便,无黏液或脓血,排便急,量多,伴食欲缺乏、进食少,便常规未见红、白细胞。

443. 患儿最可能患有的疾病是

A. 秋季腹泻　　B. 细菌性痢疾　　C. 急性胃肠炎

D. 病毒性脑炎　　E. 霍乱

444. 患儿最可能感染的病原体是

A. 霍乱弧菌　　B. 杯状病毒　　C. 轮状病毒

D. 沙门菌　　E. 大肠埃希菌

445. 患儿感染的途径是

A. 蚊虫叮咬　　B. 母-婴途径

C. 呼吸道飞沫传播　　D. 皮肤接触

E. 粪-口途径

(446－448 题共用题干)

男性,40 岁。因发热、右上腹疼痛、巩膜黄染、食欲减退伴恶心呕吐 3d 就诊,初步诊断为病毒性肝炎,收入传染病区。

446. 对患者使用过的物品,消毒方法不正确的是

A. 体温表用1%过氧乙酸浸泡
B. 血压计、听诊器含氯消毒液浸泡消毒
C. 排泄物用含氯石灰消毒
D. 餐具、痰杯煮沸消毒
E. 信件、书报用熏蒸消毒

447. 护士小王为张先生进行注射，她使用过的隔离衣，清洁处应是

A. 背部　B. 两侧腰部　C. 衣的内面
D. 腰以下部分　E. 衣的肩部

448. 张先生病愈出院，护士为其做终末消毒处理，不正确的操作是

A. 被服类消毒后送洗衣房清洗
B. 床及桌椅用0.2%过氧乙酸溶液擦拭
C. 病室地面用3%含氯石灰液喷洒
D. 嘱患者沐浴后将换下的衣服带回清洗
E. 病室用2%过氧乙酸溶液熏蒸

(449－451题共用题干)

男性，45岁，在车祸中导致多发骨折、肝脾破裂、失血性休克而收住院。

449. 经积极抢救，进行肝脾破裂修补术，患者转危为安，护士将消息告知家属，这是为了满足家属的

A. 生理需要　B. 安全需要　C. 爱与归属的需要
D. 尊重的需要　E. 自我实现的需要

450. 1周后，患者行多发骨折内固定术，护士为其讲解手术的目的及术中注意事项，护士的角色是

A. 策划者　B. 教育者　C. 帮助者
D. 执行者　E. 咨询者

451. 护理体检时发现两侧肩胛骨处麻木无知觉、轻度红肿。出现局部症状最重要的原因是

A. 药物反应所致　B. 精神紧张所致
C. 局部受压过久所致　D. 缺少活动所致
E. 营养不良所致

(452－454 题共用题干)

男性,65 岁,农民,文化水平较低,胃癌术后。护士在探视时间与其进行交谈。交谈过程中,护士手机来电,护士立刻将手机关闭;患者感到伤口疼痛,并很烦躁,患者的女儿轻轻地安慰,最终交谈因无法再进行而终止。

452. 影响护患沟通隐秘性的因素是
A. 患者情绪烦躁　B. 患者伤口疼痛
C. 患者文化水平低　D. 护士未关闭手机
E. 患者女儿在场

453. 导致交谈失败的患者个人生理因素是
A. 年龄较大　B. 文化水平低　C. 情绪烦躁
D. 伤口疼痛　E. 女儿在场

454. 根据患者的特点,最佳的护患关系模式为
A. 指导型　B. 被动型　C. 共同参与型
D. 主动-被动型　E. 指导-合作型

(455－457 题共用题干)

女性,68 岁,退休干部。冠心病住院治疗,住院的前 2d 护患关系融洽。第 3 天,年轻的王护士在为其静脉输液时,静脉穿刺 3 次均失败,更换李护士后方成功。患者非常不满,其女儿向护士长抱怨。从此,患者拒绝王护士为其护理。

455. 根据患者的特点,最佳的护患关系模式为
A. 指导型　B. 被动型　C. 共同参与型
D. 指导-合作型　E. 主动-被动型

456. 护患关系发生冲突的主要因素是
A. 责任不明　B. 角色压力　C. 角色模糊
D. 信任危机　E. 理解差异

457. 护患关系冲突的主要责任人是
A. 患者　B. 王护士　C. 李护士
D. 护士长　E. 患者女儿

四、B_1 型题

(458－461 题共用备选答案)

A. 女型骨盆　B. 男型骨盆　C. 扁平型骨盆
D. 类人猿型骨盆　E. 均小骨盆

458. 骨盆入口呈横椭圆形，骨盆侧壁直，坐骨棘不突出，耻骨弓较宽

459. 骨盆入口略呈三角形，骨盆侧壁内聚，坐骨棘突出，耻骨弓较窄

460. 骨盆入口前后径大于横径，骨盆侧壁稍内聚，坐骨棘较突出，耻骨弓较窄

461. 骨盆入口呈扁椭圆形，骶骨变直向后翘或深弧形，耻骨弓宽

(462－464 题共用备选答案)

A. 病理性骨折　B. 疲劳骨折　C. 压缩性骨折
D. 撕脱骨折　E. 粉碎性骨折

462. 肌肉拉力作用可引起

463. 直接暴力可引起

464. 骨组织疾病可引起

(465－467 题共用备选答案)

A. 子宫　B. 卵巢　C. 输卵管
D. 阴道　E. 阴蒂

465. 位于两侧小阴唇顶端，有勃起性的器官是

466. 胎儿生长发育的场所；可以发生周期性变化，产生月经的部位是

467. 精子与卵子相遇发生受精的部位是

(468－469 题共用备选答案)

A. 颅底骨折　B. 帽状腱膜下血肿
C. 脑震荡　D. 脑挫裂伤
E. 硬脑膜外血肿

468. 伤后意识丧失不超过 30min

469. 伤后昏迷超过 30min，重者可长期持续昏迷

(470－471 题共用备选答案)

A. 胃小弯或十二指肠后壁
B. 胃大弯
C. 胃小弯
D. 幽门附近、胃和十二指肠前壁
E. 胃窦部

470. 溃疡病穿孔的好发部位是
471. 溃疡病大出血的好发部位是

(472－476 题共用备选答案)

A. 骑跨伤　B. 枪弹、锐器伤　C. 骨盆骨折
D. 腰部撞击伤　E. 盆腔手术或腹膜后手术

472. 尿道球部损伤多见于
473. 后尿道损伤多见于
474. 肾损伤多见于
475. 输尿管损伤多见于
476. 泌尿系开放性损伤多见于

(477－479 题共用备选答案)

A. 单纯扩散　B. 易化扩散　C. 主动转运
D. 出胞　E. 入胞

477. CO_2 跨膜转运形式属于
478. 葡萄糖从细胞外液进入红细胞内属于
479. 钠离子通过离子通道的跨膜转运过程属于

(480－481 题共用备选答案)

A. 葡萄糖　B. Na^+　C. K^+
D. 球蛋白　E. 白蛋白

480. 血浆胶体渗透压主要来自
481. 血浆晶体渗透压主要来自

(482－483 题共用备选答案)

A. 等容收缩期末　B. 等容舒张期末　C. 快速射血期末
D. 快速充盈期末　E. 心房收缩期末

482. 左心室内压最高的是
483. 左心室内容积最大的是

(484－485 题共用备选答案)

A. 心率加快、血压升高　B. 心率加快、血压降低

C. 心率减慢、血压降低　D. 心率减慢、血压升高

E. 心率和血压不变

484. 在低氧环境中表现为

485. 静脉注射去甲肾上腺素后表现为

(486－487 题共用备选答案)

A. 刺激颈动脉体感受器

B. 刺激主动脉体感受器

C. 刺激中枢化学感受器

D. 直接刺激脑桥呼吸调整中枢

E. 直接刺激延髓呼吸中枢

486. 动脉血氧分压降低时引起呼吸加强的主要机制是

487. 动脉血氢离子浓度增加时引起呼吸加强的主要机制是

(488－489 题共用备选答案)

A. 潮气量　B. 肺活量　C. 时间肺活量

D. 通气/血流比值　E. 肺扩散容量

488. 测定肺换气效率的较好指标是

489. 测定肺通气功能的较好指标是

(490－491 题共用备选答案)

A. 蒸发　B. 辐射　C. 传导

D. 对流　E. 辐射、传导和对流

490. 气温低于皮肤温度时的散热方式是

491. 气温高于皮肤温度时的散热方式是

(492－493 题共用备选答案)

A. 参与睡眠形成机制

B. 参与学习与记忆机制

C. 维持和改变大脑皮质的兴奋状态

D. 协调各种感觉在皮质与皮质下结构间的活动

E. 引起特定感觉并激发大脑皮质的传出活动

492. 特异性感觉投射系统的主要功能是

493. 非特异性感觉投射系统的主要功能是

(494－495 题共用备选答案)

A. 凝固性坏死 B. 液化性坏死 C. 固缩坏死

D. 干酪性坏死 E. 坏疽

494. 体内细胞的生理性死亡表现为

495. 脾梗死表现为

(496－497 题共用备选答案)

A. CEA 升高 B. AFP 升高

C. 碱性磷酸酶升高 D. 酸性磷酸酶升高

E. 胎儿硫糖蛋白升高

496. 大肠癌表现为

497. 骨肉瘤表现为

(498－499 题共用备选答案)

A. 血液转移 B. 淋巴道转移 C. 浸润性生长

D. 膨胀性生长 E. 外生性生长

498. 肝血管瘤的特征是

499. 胫骨骨软骨瘤的特征是

(500－501 题共用备选答案)

A. 由致病力强的化脓性菌引起

B. 由致病力弱的草绿色链球菌引起

C. 与 A 组乙型溶血性链球菌感染有关

D. 与系统性红斑狼疮有关

E. 与慢性消耗性疾病有关

500. 风湿性心内膜炎的发生

501. 亚急性细菌性心内膜炎的发生

(502－503 题共用备选答案)

A. 中央型多见 B. 周围型多见 C. 弥漫型

D. 常具有内分泌功能 E. 肿瘤成胶胨状

502. 肺腺癌

503. 肺鳞癌

(504－505 题共用备选答案)

A. 肝细胞广泛水样变性、点灶状坏死

B. 肝细胞广泛脂肪变性、点灶状坏死

C. 肝细胞碎片坏死
D. 肝细胞亚大片坏死
E. 肝细胞亚大片坏死
504. 急性普通型肝炎的病变特点是
505. 慢性肝炎的病变特点是
(506－507 题共用备选答案)
A. 内皮细胞增生　B. 脏层上皮细胞增生
C. 壁层上皮细胞增生　D. 成纤维细胞增生
E. 淋巴细胞增生
506. 急性弥漫增生性肾小球肾炎的主要病理变化是
507. 快速进行性肾小球肾炎的主要病理变化是
(508－510 题共用备选答案)
A. α受体激动药　B. β受体激动药
C. α、β受体激动药　D. M 受体激动药
E. N 受体激动药
508. 毛果芸香碱是
509. 肾上腺素是
510. 异丙肾上腺素是
(511－513 题共用备选答案)
A. 巴比妥　B. 硫喷妥　C. 苯巴比妥
D. 戊巴比妥　E. 司可巴比妥
511. 脂溶性最高,作用快而短的药物是
512. 脂溶性最低,作用慢而长的药物是
513. 脂溶性中等,作用持续 3～6h 的药物是
(514－516 题共用备选答案)
A. 左旋多巴　B. 苯海索　C. 卡比多巴
D. 金刚烷胺　E. 司来吉兰
514. 进入中枢后转变为多巴胺的药物是
515. 进入中枢后阻断纹状体的胆碱受体的药物是
516. 进入中枢后可促进黑质纹状体内多巴胺能神经末梢释放多巴胺的药物是

(517－518 题共用备选答案)

A. 阿司匹林 B. 布洛芬 C. 尼美舒利
D. 吡罗昔康 E. 保泰松

517. 在小剂量时有抑制血栓形成作用的药物是

518. 对 COX-2 的抑制作用选择性较高的药物是

(519－520 题共用备选答案)

A. 卡托普利 B. 普萘洛尔 C. 哌唑嗪
D. 氯沙坦 E. 硝苯地平

519. 口服有效的 AT1 受体拮抗药是

520. 血管紧张素转化酶抑制药是

(521－523 题共用备选答案)

A. 第一代头孢菌素 B. 第二代头孢菌素
C. 第三代头孢菌素 D. 第四代头孢菌素
E. 碳青霉烯类抗生素

521. 抗菌谱最广，抗菌作用最强的药物是

522. 对革兰阳性菌作用强，对革兰阴性菌作用弱的药物是

523. 对革兰阳性菌作用弱，对革兰阴性菌包括铜绿假单胞菌作用强的药物是

(524－525 题共用备选答案)

A. 万古霉素 B. 克林霉素 C. 克拉霉素
D. 红霉素 E. 阿奇霉素

524. 与奥美拉唑-替硝唑合用的三联疗法治疗胃溃疡的药物是

525. 用于耐青霉素的金葡菌引起的严重感染的药物是

(526－528 题共用备选答案)

A. 卡那霉素 B. 对氨基水杨酸 C. 利福平
D. 异烟肼 E. 乙胺丁醇

526. 长期大量用药可致视神经炎，出现盲点、红绿色盲的药物是

527. 抗结核治疗首选用药

528. 毒性较大，尤其对第 8 对脑神经和肾损害严重的药物是

(529－530 题共用备选答案)

A. 甘露醇 B. 氢氯噻嗪 C. 呋塞米
D. 阿米洛利 E. 螺内酯

529. 可以单独用于轻度、早期高血压的药物是
530. 竞争性结合醛固酮受体的药物是
(531－533 题共用备选答案)
A. 链霉素　B. 氯霉素　C. 克林霉素
D. 红霉素　E. 四环素
531. 可首选用于治疗急慢性金葡菌性骨髓炎的是
532. 可首选用于军团菌病的是
533. 最先用于临床的氨基糖苷类药物是
(534－536 题共用备选答案)
A. 地西泮　B. 卡马西平　C. 硫酸镁
D. 氯丙嗪　E. 扑米酮
534. 可用于控制癫痫的是
535. 可用于治疗精神分裂症的是
536. 治疗癫痫持续状态可首选
(537－538 题共用备选答案)
A. 青霉素　B. 氯霉素　C. 红霉素
D. 灰黄霉素　E. 土霉素
537. 可产生“灰婴综合征”的是
538. 可用于治疗梅毒的是
(539－541 题共用备选答案)
A. 磺胺嘧啶　B. 甲硝唑　C. 甲氧苄啶
D. 诺氟沙星　E. 碘胺米隆
539. 抗滴虫的特效药是
540. 被称为磺胺增效剂的是
541. 治疗流脑应首选
(542－546 题共用备选答案)
A. γδT 细胞　B. αβT 细胞　C. NK 细胞
D. 树突状细胞　E. 朗格汉斯细胞
542. 具有非特异性杀伤作用的细胞是
543. 吞噬处理抗原能力强，但抗原提呈能力弱的细胞是
544. 吞噬处理抗原能力弱，但抗原提呈能力强的细胞是
545. 可直接识别某些抗原分子，执行固有免疫功能的淋巴细

胞是

546. 能识别 APC 表面抗原肽-MHC 分子复合物，执行适应性免疫应答的细胞是

(547－551 题共用备选答案)

A. 扁桃体 B. 骨髓 C. 胸腺
D. 脾脏 E. 淋巴结

547. 与 T 细胞发育成熟密切相关的中枢淋巴器官是
548. 与 B 细胞发育成熟密切相关的中枢淋巴器官是
549. 体内最大的外周淋巴器官是
550. 体内分布最广的外周淋巴器官是
551. 属于黏膜伴随的淋巴组织是

(552－554 题共用备选答案)

A. IgG B. IgA C. IgM
D. IgD E. IgE

552. 分子量最大的是
553. 血清含量最高的是
554. 激活补体能力最强的是

(555－557 题共用备选答案)

A. IgG B. IgA C. IgM
D. IgE E. sIgA

555. 血清含量最低的是
556. 黏膜局部免疫的主要抗体是
557. 天然血型抗体是

(558－560 题共用备选答案)

A. 异种抗原 B. 同种异型抗原 C. 自身抗原
D. 异嗜性抗原 E. 肿瘤抗原

558. 免疫球蛋白的独特型抗原是
559. 存在于人、动物、植物和微生物之间的共同抗原是
560. 血型抗原和组织相容性抗原是

(561－563 题共用备选答案)

A. 半抗原 B. 胸腺非依赖性抗原
C. 自身抗原 D. 同种异型抗原

E. 超抗原

561. 细菌荚膜多糖属于

562. 眼晶状体蛋白属于

563. HLA抗原属于

(564－566题共用备选答案)

A. Tc细胞　B. NK细胞　C. 嗜酸性粒细胞

D. Th1细胞　E. 活化的巨噬细胞

564. 无需抗原致敏,可直接杀伤靶细胞的是

565. 特异性杀伤病毒感染的细胞是

566. 迟发型超敏反应中的非特异效应细胞是

(567－571题共用备选答案)

A. Graves病　B. 接触性皮炎　C. 新生儿溶血病

D. 类Arthus反应　E. 血清过敏性休克

567. 属于速发型超敏反应的是

568. 属于迟发型超敏反应的是

569. 属于抗体刺激型超敏反应的是

570. 属于细胞毒型超敏反应的是

571. 属于血管炎型超敏反应的是

(572－574题共用备选答案)

A. 菌血症　B. 毒血症　C. 败血症

D. 脓毒血症　E. 病毒血症

572. 病原菌进入血液循环,并在其中大量生长繁殖,引起明显的全身中毒症状,称为

573. 化脓性细菌引起的败血症称为

574. 细菌进入血流,但未在血液中生长繁殖,也不出现中毒症状,称为

(575－576题共用备选答案)

A. 内毒素　B. 外毒素　C. 两者均有

D. 两者均无　E. 芽孢

575. 白喉杆菌致病的因素是

576. 破伤风杆菌致病的因素是

(577－580 题共用备选答案)

A. 蚊 B. 蜱 C. 蚤 D. 虱 E. 螨

577. 斑疹伤寒立克次体的传播媒介是

578. 恙虫病立克次体的传播媒介是

579. 登革热病毒的传播媒介是

580. 普氏立克次体的传播媒介是

(581－585 题共用备选答案)

A. 霍乱 B. 狂犬病 C. 脊髓灰质炎

D. 百日咳 E. 乙型性肝炎

581. 应用血液隔离的是

582. 应用严密隔离的是

583. 应用接触隔离的是

584. 应用呼吸道隔离的是

585. 应用肠道隔离的是

(586－589 题共用备选答案)

A. 血液与体液隔离 B. 接触隔离

C. 昆虫隔离 D. 消化道隔离

E. 保护性隔离

586. 破伤风患者应用

587. 艾滋病患者应用

588. 疟疾患者应用

589. 严重烧伤患者应用

(590－593 题共用备选答案)

A. 2h B. 4h C. 24h D. 1 周 E. 2 周

590. 未打开的无菌包有效期为

591. 无菌容器有效期为

592. 抽出的药液有效期为

593. 无菌包内物品一次未用完,包内其他物品的有效期为

(594－596 题共用备选答案)

A. 显性感染 B. 隐性感染 C. 潜伏性感染

D. 病原携带状态 E. 病原体被清除

594. 对于多数感染来说,最常见的感染过程的表现是

595. 对多数感染来说，最少见的感染过程的表现是

596. 上述五种表现中，最易识别的是

（597－599 题共用备选答案）

A. 部分补偿系统　　B. 全补偿系统

C. 支持教育系统　　D. 咨询系统

E. 帮助系统

597. 根据奥伦的自理模式理论，对非胰岛素依赖型糖尿病的患者进行护理时应使用

598. 对昏迷患者进行护理时，应使用奥伦自理模式理论的

599. 对剖宫产术后第 2 天患者的护理时，应使用奥伦自理模式理论的

（600－601 题共用备选答案）

A. 生理的需要　　B. 安全的需要

C. 爱与归属的需要　　D. 尊重的需要

E. 自我实现的需要

600. 思念亲人属于

601. 担心住院会影响学习属于

（602－603 题共用备选答案）

A. 管理者　　B. 教导者　　C. 治疗者

D. 照顾者　　E. 协调者

602. 护士与糖尿病患者及其家属共同讨论患者出院后的饮食安排，其最主要的角色是

603. 护士对日常的护理活动进行合理的组织、协调和控制，其角色与功能是

参考答案

1. D	2. C	3. D	4. E	5. E	6. D	7. B
8. B	9. D	10. D	11. A	12. C	13. E	14. B
15. B	16. B	17. B	18. C	19. D	20. D	21. C
22. D	23. B	24. A	25. D	26. A	27. B	28. D
29. D	30. A	31. C	32. D	33. E	34. D	35. C
36. C	37. A	38. E	39. D	40. D	41. D	42. D

43. A 44. B 45. C 46. A 47. D 48. E 49. D
50. C 51. B 52. B 53. A 54. C 55. C 56. C
57. A 58. C 59. A 60. C 61. D 62. D 63. A
64. B 65. C 66. B 67. B 68. A 69. C 70. A
71. E 72. B 73. D 74. C 75. C 76. E 77. D
78. A 79. B 80. D 81. E 82. E 83. A 84. C
85. B 86. E 87. C 88. B 89. D 90. B 91. C
92. B 93. D 94. E 95. B 96. E 97. B 98. C
99. B 100. D 101. E 102. E 103. D 104. A 105. D
106. A 107. A 108. D 109. B 110. E 111. E 112. C
113. B 114. C 115. A 116. E 117. E 118. A 119. D
120. D 121. E 122. B 123. A 124. B 125. D 126. C
127. A 128. B 129. A 130. A 131. C 132. B 133. D
134. C 135. C 136. E 137. D 138. D 139. B 140. C
141. B 142. D 143. E 144. E 145. B 146. C 147. B
148. A 149. A 150. C 151. B 152. A 153. E 154. B
155. B 156. A 157. D 158. C 159. E 160. C 161. A
162. B 163. C 164. C 165. B 166. C 167. C 168. D
169. B 170. B 171. A 172. A 173. B 174. C 175. B
176. E 177. B 178. B 179. D 180. A 181. B 182. B
183. E 184. C 185. A 186. C 187. C 188. A 189. E
190. B 191. B 192. E 193. E 194. B 195. B 196. B
197. D 198. E 199. C 200. A 201. B 202. B 203. D
204. C 205. C 206. E 207. B 208. D 209. E 210. A
211. D 212. D 213. E 214. B 215. E 216. E 217. B
218. E 219. A 220. A 221. B 222. D 223. E 224. B
225. C 226. B 227. E 228. B 229. A 230. D 231. E
232. B 233. C 234. D 235. C 236. B 237. E 238. A
239. D 240. E 241. C 242. E 243. B 244. B 245. D
246. A 247. D 248. B 249. B 250. B 251. D 252. E
253. A 254. A 255. B 256. A 257. E 258. C 259. B
260. D 261. E 262. A 263. A 264. C 265. D 266. A

267. C 268. C 269. D 270. A 271. A 272. B 273. D
274. E 275. B 276. A 277. D 278. A 279. A 280. B
281. C 282. D 283. B 284. C 285. A 286. C 287. C
288. C 289. B 290. B 291. E 292. B 293. B 294. A
295. B 296. C 297. C 298. D 299. A 300. C 301. E
302. E 303. A 304. D 305. D 306. B 307. B 308. A
309. C 310. A 311. C 312. B 313. D 314. A 315. B
316. D 317. A 318. C 319. A 320. D 321. E 322. B
323. B 324. C 325. E 326. D 327. D 328. C 329. E
330. E 331. C 332. B 333. A 334. E 335. A 336. E
337. D 338. A 339. B 340. B 341. C 342. B 343. B
344. C 345. D 346. B 347. A 348. E 349. C 350. B
351. C 352. B 353. E 354. D 355. E 356. A 357. D
358. A 359. C 360. B 361. E 362. A 363. E 364. B
365. E 366. D 367. D 368. C 369. B 370. B 371. E
372. D 373. E 374. E 375. C 376. B 377. A 378. A
379. D 380. D 381. C 382. D 383. C 384. A 385. A
386. D 387. C 388. B 389. B 390. B 391. D 392. D
393. A 394. B 395. B 396. D 397. B 398. A 399. A
400. C 401. E 402. C 403. C 404. C 405. C 406. A
407. D 408. B 409. A 410. A 411. B 412. D 413. B
414. C 415. B 416. B 417. A 418. D 419. A 420. D
421. A 422. C 423. C 424. D 425. C 426. A 427. C
428. D 429. C 430. A 431. E 432. D 433. B 434. C
435. C 436. D 437. E 438. B 439. E 440. C 441. D
442. E 443. A 444. C 445. E 446. B 447. C 448. D
449. C 450. B 451. C 452. E 453. D 454. E 455. C
456. D 457. B 458. A 459. B 460. D 461. C 462. D
463. E 464. A 465. E 466. A 467. C 468. C 469. D
470. D 471. A 472. A 473. C 474. D 475. E 476. B
477. A 478. B 479. B 480. E 481. B 482. C 483. E
484. A 485. D 486. A 487. A 488. D 489. C 490. E

491. A	492. E	493. C	494. C	495. A	496. A	497. C
498. C	499. E	500. C	501. B	502. B	503. A	504. A
505. C	506. A	507. C	508. D	509. C	510. B	511. B
512. A	513. D	514. A	515. B	516. D	517. A	518. C
519. D	520. A	521. E	522. A	523. C	524. C	525. A
526. E	527. D	528. A	529. B	530. E	531. C	532. D
533. A	534. C	535. D	536. A	537. B	538. A	539. B
540. C	541. A	542. C	543. E	544. D	545. A	546. B
547. C	548. B	549. D	550. E	551. A	552. C	553. A
554. C	555. D	556. E	557. C	558. C	559. D	560. B
561. B	562. C	563. D	564. B	565. A	566. E	567. E
568. B	569. A	570. C	571. D	572. C	573. D	574. A
575. B	576. B	577. C	578. E	579. A	580. D	581. E
582. A	583. B	584. D	585. C	586. B	587. A	588. C
589. E	590. D	591. B	592. A	593. C	594. B	595. A
596. A	597. C	598. B	599. A	600. C	601. E	602. D
603. A						

第二篇　基本知识

第9章　内科护理知识

第一节　呼吸内科

1. 呼吸系统疾病常见的症状　咳嗽、咳痰、呼吸困难、胸痛、咯血。

2. 胸部叩击　是促进有效排痰常用的胸部物理疗法。适用于久病体弱、长期卧床、排痰无力者。禁用于未经引流的气胸、肋骨骨折、有病理性骨折史、咯血、低血压和肺水肿者。

3. 急性气管-支气管炎概念　是由生物、物理、化学刺激或过敏等因素引起的气管-支气管黏膜的急性炎症。

4. 肺炎概念　是指终末气道、肺泡和肺间质的炎症，可由病原微生物、理化因素、免疫损伤、过敏及药物所致。

5. 肺炎分类

(1)解剖分类：大叶性肺炎、小叶性肺炎、间质性肺炎。

(2)病因分类：细菌性肺炎、非典型病原体所致肺炎、病毒性肺炎、真菌性肺炎、其他病原体所致肺炎和理化因素所致的肺炎。

(3)患病环境分类：社区获得性肺炎、医院获得性肺炎。

6. 肺炎临床表现　一般急性起病，典型表现为突然畏寒、发热，或先有短暂“上呼吸道感染”史，咳嗽、咳痰或伴胸闷、胸痛。病变范围大者可有呼吸困难、呼吸窘迫。胸部病变区叩诊呈浊音或实音，听诊有肺泡呼吸音减弱，或管样呼吸音，可闻及湿啰音。

7. 重症肺炎标准

(1)主要标准：①需要气管内插管，行机械通气治疗；②脓毒血症休克经积极体液复苏后仍需血管活性药物治疗。

(2)次要标准：①意识障碍或(或)定向障碍；②呼吸频率≥30次/分；③氧合指数≤250mmHg；④多叶肺浸润；⑤BUN≥7.14mmol/L；⑥收缩压＜900mmHg，需要积极体液复苏。

符合1项主要标准,或至少3项次要标准可诊断重症肺炎。

8. *支气管扩张的概念* 是指支气管由于管壁的肌肉和弹性组织破坏引起的异常扩张。主要症状为慢性咳嗽,咳大量脓性痰和(或)反复咯血。

9. *支气管扩张临床表现*

(1)慢性咳嗽、大量脓痰。急性感染发作时,黄绿色脓痰每日可达数百毫升。痰液静置后出现分层特征:上层为泡沫,下悬脓性成分,中层为浑浊黏液,下层为坏死组织沉淀物。

(2)呼吸困难和喘息。

(3)反复咯血。

(4)慢性感染中毒症状。发热、乏力、消瘦、食欲缺乏、贫血等。

10. *支气管扩张治疗原则* 保持呼吸道引流通畅,控制感染,积极处理咯血,必要时手术治疗。

11. *支气管扩张的护理要点*

(1)休息和环境。病情严重或急性感染者卧床休息,室内空气流通,温湿度适宜,保暖。

(2)咳嗽及进食前后指导患者漱口液或清水漱口,保持口腔清洁,促进食欲。鼓励患者饮水>1500ml/d,稀释痰液,利于排痰。大咯血者禁食,少量咯血者宜进少量温、凉流质饮食。

(3)观察咯血及痰液的量、颜色、气味、性质,记录24h痰液、血的排出量。

(4)观察生命体征及意识变化。对大咯血及意识不清的患者,备好负压吸引器,以防气道阻塞窒息。

(5)体位引流的护理。

(6)用药护理。静脉滴注垂体后叶素速度勿过快,以免引起心悸、恶心、便意、面色苍白等不良反应。冠心病、高血压患者及孕妇禁用。

12. *体位引流方法* 体位引流是根据病变的部位采取不同体位,原则上使患肺处于高位,引流支气管开口向下,以利于潴留分泌物的排出。每日1～3次,每次15～20min,引流时,间歇做深呼吸后用力咳嗽,同时用手轻拍背部,提高引流效果。引流时密切观察病情变化,如出现心率>120次/分、心律失常、高血压、低血压、头晕、气促、发绀、明显出汗不适时立即停止引流。引流宜在饭前进行。

13. 肺结核的分型

(1)原发型肺结核。

(2)血行播散型肺结核。

(3)继发性肺结核。

(4)结核性胸膜炎。

(5)其他肺外结核。

(6)菌阴肺结核。

14. 肺结核的临床表现

(1)发热:多为午后长期低热,下午或傍晚开始升高,翌晨降至正常。部分患者有盗汗、倦怠、乏力、食欲缺乏、体重减轻等。育龄女性可有月经不调或闭经。

(2)咳嗽、咳痰:咳嗽较轻,干咳或少量黏液痰。有空洞形成时痰量增多,合并细菌感染时,痰可呈脓性,合并支气管结核表现为刺激性咳嗽。

(3)咯血:1/3～1/2 患者有不同程度的咯血。咯血量不定,多数患者为少量咯血,少数为大咯血。

(4)胸痛:病变累及胸膜时可表现胸痛,为胸膜性胸痛,随呼吸和咳嗽而加重。

(5)呼吸困难:多见于干酪样肺炎和大量胸腔积液患者。

15. 肺结核的化疗原则　早期、规律、全程、适量、联合用药。整个化疗方案分强化和巩固两个阶段。

(1)早期:指一旦发现和确诊结核后均应立即给予化学治疗。早期化疗有利于迅速发挥早期杀菌作用,使病变吸收和减少传染性。

(2)规律:即严格按照方案要求规律用药,按时服药,不停药,以免产生耐药性。

(3)全程:必须按治疗方案坚持完成规定疗程,是提高治愈率和减少复发率的重要措施。

(4)适量:指严格遵照适当的药物剂量用药。剂量过大易发生药物不良反应,药物剂量过低不能达到有效的血药浓度,影响疗效并易产生耐药性。

(5)联合:指根据病情及抗结核药的作用特点,联合使用两种以上药物，提高药物疗效，同时通过交叉杀菌作用减少或防止耐药性的产生。

16. 肺结核的预防措施

(1)控制传染源：早期发现患者应及时给予化学治疗和良好的护理，并进行登记管理，是预防结核病疫情的关键。肺结核具有传染性、病程长、易复发的特点，必须长期随访，掌握患者从发病、治疗到治愈的全过程。

(2)切断传播途径：①有条件者应单居一室，痰涂片抗酸染色阳性者住院治疗时，需进行呼吸道隔离，保持室内良好通风。②严禁随地吐痰：不可面对他人打喷嚏或咳嗽，防止飞沫传播。在打喷嚏或咳嗽时，用双层纸巾遮住口鼻，纸巾焚烧处理。留置容器中的痰液必须经灭菌处理后再弃去。接触痰液的双手用流动水清洗。③餐具煮沸消毒或用消毒液浸泡消毒，同桌共餐应使用公筷，防止传染。④被褥、书籍在烈日下暴晒 6h 以上。⑤患者外出戴口罩。

(3)保护易感人群：①密切接触者应定期到医院进行有关检查，必要时给予预防性治疗。②给未受过结核分枝杆菌感染的新生儿、儿童及青少年接种卡介苗。③对受结核分枝杆菌感染易发病的高危人群。如糖尿病、HIV 感染者，可应用预防性化学治疗。

17. 慢性支气管炎的诊断标准　慢性支气管炎(简称慢支)是指气管支气管黏膜及其周围组织的慢性、非特异性炎症。患者每年咳嗽、咳痰达 3 个月以上，连续 2 年或以上，并排除其他已知原因的慢性咳嗽，即可诊为慢性支气管炎。

18. 慢性支气管炎的临床表现

(1)慢性咳嗽：晨间起床咳嗽明显，睡眠时有阵咳或排痰，随病程发展可终身不愈。

(2)咳痰：一般为白色黏痰或浆液性泡沫痰，偶可带血丝，清晨排痰多。急性发作期可有脓性痰且痰量多。

(3)喘息和胸闷：重度患者或急性加重时出现。

(4)气短或呼吸困难：早期仅在体力劳动或上楼等活动时出现，随病情的发展逐渐加重，日常活动甚至休息时也感到气短。

(5)晚期有体重下降、食欲缺乏等全身症状。

19. 慢性支气管炎的主要护理措施

(1)休息与活动:依据病情安排适当活动量,以活动后不感到疲劳、不加重症状为宜。

(2)病情观察:观察咳嗽、咳痰、呼吸困难程度,监测血气和水、电解质、酸碱平衡情况。

(3)氧疗:呼吸困难伴有低氧血症者,遵医嘱给予氧疗。采用鼻导管持续低流量吸氧,提倡坚持每天持续吸氧 10～15h 或以上的家庭氧疗。氧疗有效指标:患者呼吸困难减轻,呼吸频率减慢,心率减慢、发绀减轻、活动耐力增加。

(4)呼吸功能锻炼:指导患者进行腹式呼吸、缩唇呼吸,加强胸肌、膈肌、呼吸肌肌力和耐力,改善呼吸功能。

(5)用药护理:遵医嘱应用抗生素、祛痰药、支气管扩张药,注意观察药物不良反应和疗效。

(6)心理护理:护理人员应关心体贴患者,了解其心理、性格、生活方式等方面因患病而发生的变化,与家属、患者共同制订和实施康复计划,定期进行呼吸肌功能锻炼、合理用药等,增加战胜疾病的信心。对表现焦虑的患者,教会其缓解焦虑的方法,如下棋、听音乐等娱乐活动,分散注意力,减轻焦虑。

20. 缩唇呼吸　通过缩唇形成的微弱阻力来延长呼气时间,增加气道压力,延缓气道塌陷。患者闭口经鼻吸气,然后通过缩唇缓慢呼气,同时腹部收缩,吸气与呼气时间比 1∶2或 1∶3。缩唇大小程度与呼气流量以能使距口唇 15～20cm 处、与口唇等高的蜡烛火焰随气流倾斜又不至于熄灭为宜。

21. 腹式呼吸　患者可取平卧位、半卧位或立位,两手分别放于前胸和上腹部,用鼻缓慢吸气时,膈肌最大程度下降,腹肌松弛,腹部凸出,手感到腹部向上抬起。呼气时用口呼出,膈肌松弛,腹肌收缩,膈肌随腹腔内压的增加而上抬,推动肺部气体排出,手感到腹部下降。另外腹部也可放置书、小枕头锻炼腹式呼吸。如果吸气时物体上升,证明是腹式呼吸。缩唇呼吸、腹式呼吸训练每天 3～4 次,每次重复 8～10 次。

22. 慢性肺源性心脏病的概念　简称慢性肺心病,是由于肺组织、肺血管或胸廓的慢性病变引起肺组织结构和(或)功能异常,产生肺血管阻力增加，肺动脉压力增高，使右心室扩张和(或)肥厚，伴或不伴右侧心力衰竭的心脏病，并排除先天性心脏病和左心病变引起者。

23. 慢性肺源性心脏病的临床表现 按其功能分为代偿期与失代偿期。

(1)肺、心功能代偿期：症状有咳嗽、咳痰、气促，活动后心悸、呼吸困难、乏力和活动耐力下降。急性感染可加重上述症状。体征可有不同程度发绀和肺气肿体征。部分患者有颈静脉充盈。

(2)肺、心功能失代偿期：①呼吸衰竭症状，呼吸困难加重，夜间为甚，头痛、失眠、食欲下降，但白天嗜睡，甚至出现神志恍惚、表情淡漠、谵妄等肺性脑病表现。体征有球结膜水肿、明显发绀、水肿，因高碳酸血症可出现周围血管扩张的表现，如多汗、皮肤潮红。②右侧心力衰竭症状，心悸、明显气促、食欲缺乏、恶心、腹胀等。体征有发绀更明显，心率加快，颈静脉怒张，可出现心律失常，肝大并有压痛，肝颈静脉回流征阳性，下肢水肿，重者有腹水。少数患者出现肺水肿及全心衰竭的体征。

24. 慢性肺源性心脏病的治疗要点

(1)控制感染：参考痰菌培养、药敏试验选择抗生素。

(2)氧疗：鼻导管或面罩给氧，改善呼吸功能。

(3)控制心力衰竭。

(4)控制心律失常。

(5)加强护理工作：密切观察病情变化，加强心肺功能的监护。翻身、拍背排出呼吸道分泌物是改善通气功能的有效措施。

第二节 心血管内科

1. 循环系统疾病常见症状 心源性呼吸困难、心悸、心源性水肿、胸痛、心源性晕厥。

2. 心力衰竭的概念 是由于心脏器质性或功能性疾病损害心室充盈和射血能力而引起的一组临床综合征。心力衰竭(简称心衰)是一种渐进性疾病，主要临床表现是呼吸困难、疲乏和液体潴留，但不一定同时出现。

3. 心力衰竭的诱因

(1)感染。

(2)心律失常。

(3)过度体力劳累或情绪激动。

(4)血容量增加。

(5)治疗不当。

(6)原有心脏病变加重或并发其他疾病,如风湿性心脏瓣膜病出现风湿活动,合并甲状腺功能亢进或贫血等。

4. 左侧心力衰竭的临床表现　以肺淤血和心排血量降低表现为主。

(1)症状:①左侧心力衰竭最主要的症状是程度不同的呼吸困难。表现为劳力性呼吸困难、夜间阵发性呼吸困难或端坐呼吸。②咳嗽、咳痰、咯血。③头晕、心悸、疲倦、乏力。④少尿及肾功能损害症状。

(2)体征:①肺部湿性啰音。②心脏体征:除基础心脏病固有体征外,一般均有心脏扩大、肺动脉瓣区第二心音亢进及舒张期奔马律。

5. 右侧心力衰竭的临床表现　以体静脉淤血的表现为主。

(1)症状:①消化道症状,胃肠道及肝淤血引起腹胀、食欲缺乏、恶心、呕吐等,是右侧心力衰竭最常见的症状。②劳力性呼吸困难。

(2)体征:①水肿。②颈静脉征:颈静脉搏动增强、充盈、怒张是右侧心力衰竭的主要体征,肝颈静脉回流征阳性则更具特征性。③心脏体征:除基础心脏病相应体征外,右侧心力衰竭时可因右心室显著扩大而出现三尖瓣关闭不全的反流性杂音。④肝体征:增大,伴压痛。

6. 心功能分级　根据患者的自觉活动能力分为四级。

Ⅰ级:患者患有心脏病,但平时一般活动不引起疲乏、心悸、呼吸困难、心绞痛等症状。

Ⅱ级:体力活动轻度受限。休息时无自觉症状,但平时一般活动可出现上述症状,休息后很快缓解。

Ⅲ级:体力活动明显受限。休息时无症状,小于平时一般活动即引起上述症状,休息较长时间后症状方可缓解。

Ⅳ级：不能从事任何体力活动。休息时亦有心力衰竭的症状，体力活动后加重。

7. 洋地黄中毒的表现

(1)最重要的反应是心律失常，最常见者为室性期前收缩，多表现为二联律或三联律，房性期前收缩、心房颤动、房室传导阻滞等。

(2)胃肠道症状最常见，表现为厌食、恶心、呕吐。

(3)神经精神症状，常见有头痛、疲乏、烦躁、易激动；视觉异常，表现为视物模糊、黄视、绿视。

8. 洋地黄中毒的处理

(1)立即停药。

(2)低血钾者可口服或静脉补钾，停用排钾利尿药。

(3)纠正心律失常：快速性心律失常可用利多卡因或苯妥英钠，电复律一般禁用，因易致心室颤动；有传导阻滞及缓慢性心律失常者可用阿托品静脉注射或安置临时心脏起搏器。

9. 急性心力衰竭概念　急性心力衰竭是指由于急性心脏病变引起心排血量显著、急骤降低，导致组织器官灌注不足和急性淤血综合征。

10. 急性心力衰竭临床表现　突发严重呼吸困难，呼吸频率常达 30～50 次/分，端坐呼吸，频繁咳嗽，咳粉红色泡沫样痰，面色灰白或发绀，大汗，皮肤湿冷。发病开始血压可一过性升高，如不能及时纠正，血压可持续下降直至休克。听诊两肺满布湿啰音和哮鸣音，频率快，心尖区可闻及舒张期奔马律，肺动脉瓣第二心音亢进。

11. 急性心力衰竭护理措施

(1)体位：坐位，双腿下垂。

(2)氧疗：给予 6～8L/min 的高流量鼻导管吸氧，保持血氧饱和度≥95%，病情特别严重者可给予面罩吸氧或无创呼吸机辅助呼吸，氧气湿化瓶加入 50%乙醇，有助于消除肺泡内的泡沫。

(3)建立静脉输液通路，遵医嘱正确给药，观察疗效和不良反应。①吗啡：镇静，降低心率，同时扩张小血管而减轻心脏负荷，早期即给予 3～5mg 静脉注射。②利尿药：呋塞米(20～40mg)静脉注射，4h 后可重复 1 次。③血管扩张药：可选用硝普钠、硝酸甘油或酚妥拉明(利其丁)静脉滴注。④洋地黄制剂：适用于快速心房颤动或已知有心脏增大伴左心室收缩功能不全的患者。可用毛花苷 C 静脉注射。⑤氨茶碱：解除支气管痉挛，并有一定的正性肌力及扩血管、利尿作用，缓慢静脉注射。

（4）病情监测。

（5）做好基础护理与生活护理。

12. 心律失常的概念　是指心脏冲动的频率、节律、起源部位、传导速度与激动次序的异常。

13. 冠状动脉粥样硬化性心脏病的概念　指冠状动脉粥样硬化使血管腔狭窄或阻塞，和（或）因冠状动脉功能性改变（痉挛）导致心肌缺血缺氧或坏死而引起的心脏病，统称冠状动脉性心脏病，简称冠心病。

14. 冠心病的病因

（1）主要危险因素：①年龄、性别，40 岁以上人群，男性多于女性。②血脂异常，脂质代谢异常是动脉粥样硬化最重要的危险因素。三酰甘油、总胆固醇、低密度脂蛋白或极低密度脂蛋白增高；高密度脂蛋白减低，载脂蛋白 B 增高和载脂蛋白 A 降低也都被认为是危险的因素。③高血压。④吸烟。⑤糖尿病和糖耐量异常。

（2）次要危险因素：①肥胖。②遗传因素。③进食过多动物脂肪、胆固醇、糖和钠盐。④缺少体育活动。

15. 冠心病临床分型　分为 5 型：①无症状性心肌缺血。②心绞痛。③心肌梗死。④缺血性心肌病。⑤猝死。

16. 心绞痛的临床表现

（1）症状：以发作性胸痛为主要临床表现，疼痛的特点为：①部位，主要在胸骨体中段或上段之后可波及心前区，有手掌大小范围，界限不很清楚。常放射至左肩、左臂内侧达环指和小指，或至颈部、咽或下颌部。②性质，常为压迫、发闷或紧缩性、烧灼感，但不尖锐，不像针刺或刀割样痛，偶伴濒死恐惧感，发作时患者常不自觉地停止原来的活动。③诱因，情绪激动、体力劳动、寒冷、饱餐、吸烟、心动过速、休克等。④持续时间，疼痛出现后常逐步加重，3～5min 渐消失，可数天或数周发作 1 次，亦可 1d 内多次发作。⑤缓解方式，休息或舌下含服硝酸甘油可缓解。

（2）体征：心绞痛发作时常见心率增快、血压升高、皮肤冷或出汗，有时出现第四心音奔马律，可有暂时性心尖区收缩期杂音。

17. 心绞痛的健康指导

(1)改变生活方式：①合理膳食，摄入低脂、低盐、低热量、低胆固醇饮食，多食水果、蔬菜和粗纤维食物，避免暴饮暴食，要少量多餐。②适当运动，以有氧运动为主。③控制体重。④戒烟。⑤减轻精神压力。

(2)避免诱发因素：如情绪激动、过劳、饱餐、寒冷刺激等。

(3)病情自我监测指导：教会患者和家属心绞痛发作时的缓解方法。

(4)用药指导：严格遵医嘱服药，勿擅自增减药量，注意监测药物的不良反应。外出时要随身携带硝酸甘油以备急需。

(5)定期复查：告知患者应定期复查心电图、血脂、血糖等。

18. 心肌梗死的概念　是心肌缺血性坏死，在冠状动脉病变的基础上，发生冠状动脉血液供应急剧减少或中断，使相应的心肌严重而持久地急性缺血，导致心肌坏死。

19. 心肌梗死的临床表现

(1)先兆：50%～81.2%的患者在发病前数日有乏力，胸部不适，活动时心悸、烦躁、气急、心绞痛等前驱症状，其中以新发生心绞痛或原有心绞痛加重为最突出。心绞痛发作较以往频繁、持续较久、性质较剧，硝酸甘油疗效差，诱发因素不明显。同时心电图示 ST 段一时性明显抬高或压低，T 波倒置或增高。

(2)症状：①疼痛为最先出现、最突出的症状。疼痛的部位和性质与心绞痛相同，但程度较重，患者常烦躁不安、大汗、恐惧及濒死感，持续时间长可达数小时或数天，休息和含用硝酸甘油不能缓解。②全身症状在疼痛发生后 24～48h 出现，有发热、心动过速、白细胞增高和红细胞沉降率增快等，体温一般在 38℃左右，很少超过 39℃，持续约 1 周。③胃肠道症状：疼痛剧烈时伴有恶心、呕吐、上腹胀痛，与迷走神经受坏死心肌刺激和心排血量降低、组织灌注不足等有关。④心律失常：多发生在起病 1～2d，而以 24h 内最多见。⑤心力衰竭：主要是急性左侧心力衰竭，出现呼吸困难、发绀、咳嗽、烦躁等症状，严重者可发生肺水肿，随后可发生颈静脉怒张、肝大、水肿等右侧心力衰竭表现。⑥低血压和休克：疼痛期间血压下降常见，但未必是休克。如疼痛缓解而收缩压仍低于80mmHg，有面色苍白、烦躁不安、皮肤湿冷、大汗淋漓、脉细而快、尿量减少，甚至晕厥者，则为休克表现。

20. 心肌梗死的并发症

(1)乳头肌功能失调或断裂。

(2)栓塞。

(3)心脏破裂。

(4)心肌梗死后综合征。

(5)心室壁瘤。

21. 心肌梗死心电图表现

(1)特征性改变

ST段抬高性心肌梗死：①ST段明显抬高呈弓背向上型，在面向坏死区周围心肌损伤区的导联上出现。②宽而深的Q波，在面向透壁心肌坏死区的导联上出现。③T波倒置，在面向损伤区周围心肌缺血区的导联上出现。在背向心肌坏死区的导联则出现相反的改变，即R波增高，ST段压低和T波直立并增高。

非ST段抬高的心肌梗死：①无病理性Q波，有普遍性ST段压低≥0.1mV，但aVR导联ST段抬高，或有对称性T波倒置。②无病理性Q波，也无ST段变化，仅有T波倒置改变。

(2)动态性改变

ST段抬高性心肌梗死：①在起病数小时内可无异常，或出现异常高大两肢不对称的T波。②数小时后，ST段明显抬高，弓背向上，与直立的T波连接，形成单相曲线。数小时至2d出现病理性Q波，同时R波减低，为急性期改变。Q波在3～4d稳定不变，此后70%～80%永久存在。③早期不进行治疗干预，ST段抬高可在数天至2周内逐渐回到基线水平，T波则变为平坦或倒置，为亚急性期改变。④数周至数月后，T波呈"V"形倒置，两支对称，为慢性期改变。

非ST段抬高心肌梗死则表现为ST段普遍压低和对称倒置加深的T波逐渐恢复，但始终不出现Q波。

22. 心肌梗死的实验室检查

(1)血液检查：起病24～48h白细胞计数增高，中性粒细胞增多，嗜酸性粒细胞减少或消失，红细胞沉降率增快，C反应蛋白增高可持续1～3周。

(2)血心肌坏死标记物增高:①肌红蛋白起病后2h内升高,12h内达高峰;24～48h恢复正常。②肌钙蛋白I(cTnI)或T(cTnT)起病2～4h后升高,cTnI于10～24h达高峰,7～10d降至正常,cTnT于24～48h达高峰,10～14d降至正常。③肌酸激酶的同工酶(CK-MB)在起病后4h内增高,16～24h达高峰,3～4d恢复正常。

23. 心肌梗死溶栓治疗的护理

(1)询问是否有脑血管病病史、严重而未控制的高血压、活动性出血和出血倾向、近期大手术或外伤史等禁忌证。

(2)溶栓前先检查血常规、出凝血时间和血型。

(3)迅速建立静脉通路,遵医嘱应用溶栓药物,注意观察有无不良反应:①过敏反应;②低血压;③出血,包括皮肤黏膜出血、咯血、血尿、便血、颅内出血等,一旦出血,应给予紧急处置。

(4)溶栓疗效观察。下列指标间接判断溶栓是否成功:①心电图ST段2h内回降>50%。②胸痛2h基本消失。③2h内出现再灌注性心律失常。④血清CK-MB酶峰值提前出现。

24. 高血压诊断标准 收缩压≥140mmHg和(或)舒张压≥90mmHg即诊断为高血压。

25. 高血压急症的护理要点

(1)绝对卧床休息,抬高床头,避免不必要的活动和不良刺激,协助生活护理。

(2)保持呼吸道通畅,吸氧。

(3)保持患者情绪稳定,必要时用镇静药。

(4)监测生命体征,尤其是注意血压变化。

(5)遵医嘱尽早应用降压药物,用药过程中密切监测血压变化,避免出现血压骤降。

26. 病毒性心肌炎的临床表现 病变的广泛程度和严重性决定其临床表现,轻者无明显症状,重者可致猝死。

(1)病毒感染症状:半数患者发病前1～3周有病毒感染的前驱症状,如全身倦怠、发热等“感冒”样症状,或恶心、呕吐、腹泻等消化道症状。

(2)心脏受累症状:出现心悸、胸闷、胸痛、呼吸困难、乏力等症状,甚至出现阿-斯综合征。

(3)主要体征:与发热程度不平行的心动过速,各种心律失常,心尖区第一心音减弱,可听见第三心音或杂音。有肺部啰音、颈静脉怒张、肝大等心力衰竭体征。

27. 心肌病的分类　包括获得性心肌病、混合型心肌病、遗传性心肌病。

28. 经皮冠状动脉腔内成形术(PTCA)的护理

(1)术前护理:①术前指导,向患者说明治疗的必要性、简单过程及术后的获益等,同时进行呼吸、闭气、咳嗽训练以便于术中顺利配合手术,进行床上排尿、排便训练,避免术后因卧位而引起排便困难。②术前口服抗血小板聚集药物:术前晚饭后开始口服肠溶阿司匹林和硫酸氢氯吡格雷(波立维)。③拟行桡动脉穿刺者,术前行 Allen 试验。留置静脉套管针,应避免在术侧上肢。

(2)术后护理:①心电、血压监护 24h。观察有无心律失常、心肌缺血、心肌梗死等急性期并发症。②即刻做 12 导联心电图,与术前对比。③术后停用肝素 4～6h 后,测定活化凝血时间(ACT)<150s,即可拔除动脉鞘管。注意拔管局部加压包扎,沙袋压迫<6h,术侧肢体制动 24h,防止出血。④术后 24h 后,可逐渐增加活动量,动作应缓慢,不要突然用力。⑤术后应多饮水,以加速造影剂的排泄,合理饮食,少食多餐,避免过饱。⑥术后常规给予低分子肝素皮下注射,注意观察有无出血倾向。⑦注意术后负性效应,如腰酸、腹胀,穿刺血管损伤的并发症(腹膜后出血或血肿、假性动脉瘤和动-静脉瘘、穿刺动脉血栓形成或栓塞、局部血肿及淤血),尿潴留,低血压,造影剂反应,心肌梗死等的观察和护理。⑧遵医嘱口服抑制血小板聚集的药物,定期监测出凝血时间、血小板的变化。⑨指导患者出院后根据医嘱继续服用药物,以巩固疗效,预防再狭窄发生。

第三节　消化内科

1. 消化系统疾病常见临床症状　恶心与呕吐、腹痛、腹泻、反酸、嗳气、吞咽困难、灼热感和胃灼热(烧心感)、畏食或食欲缺乏、腹胀、便秘、黄疸、呕血与黑粪。

2. 胃炎的概念 是指不同病因所致的胃黏膜炎症，常伴有上皮损伤和细胞再生，是最常见的消化道疾病之一。一般将胃炎分为急性和慢性两大类型。

3. 急性胃炎的分类 主要分为幽门螺杆菌(HP)感染引起的急性胃炎、除幽门螺杆菌之外的病原体感染引起的急性胃炎和急性糜烂出血性胃炎。

4. 慢性胃炎治疗要点

(1)病因治疗：根除HP治疗以胶体铋剂和(或)质子泵抑制药为基础，联合两种抗生素治疗为主。

(2)对症治疗：胃酸增高者可应用抗酸药，胃酸缺乏者可服用稀盐酸、胃蛋白酶合剂；有胃动力障碍者多用多潘立酮等。

5. 消化性溃疡的临床表现

(1)症状：上腹部疼痛是本病的主要症状，可为钝痛、灼痛、胀痛甚至剧痛，或呈饥饿样不适感。部位多位于上腹中部、偏右或偏左。胃溃疡(GU)的疼痛多在餐后0.5～1h出现，至下次餐前自行消失，即进餐—疼痛—缓解。十二指肠溃疡(DU)的疼痛常在餐后2～4h或午夜开始出现，如不服药或进食则持续至下次进餐后才缓解，即疼痛—进餐—缓解。除上腹疼痛外，尚可有恶心、呕吐、反酸、嗳气、食欲减退等消化不良症状。

(2)体征：溃疡活动期可有固定而局限的上腹部轻压痛，DU压痛点常偏右，缓解期则无明显体征。

6. 消化性溃疡的护理要点

(1)指导患者有规律地定时进食，避免餐间零食和睡前进食，避免暴饮暴食和进食刺激性饮食，对嗜烟酒者，劝其戒除。

(2)指导缓解疼痛：根据疼痛规律和特点指导缓解疼痛的方法。DU表现为空腹痛或午夜痛，指导患者在疼痛前或疼痛时进食碱性食物，或服用抗酸药。

(3)休息与活动：溃疡活动期应卧床休息，病情较轻者则应鼓励适当活动，以分散注意力。

(4)用药护理：①弱碱性抗酸药，应在饭后1h和睡前服用。乳剂给药前应充分摇匀，服用片剂时应嚼服。避免与奶制品同时服用，氢氧化铝凝胶能阻碍磷的吸收，可引起磷缺乏症，表现为食欲缺乏、软弱无力等症状。②H_2受体拮抗药：应在餐中或餐后即刻服用，1d的剂量也可在睡前服用。若同时服用抗酸药，则两药应间隔1h以上。用药期间注意监测肾功能。③质子泵抑制药：奥美拉唑可引起头晕，用药期间避免开车或做其他注意力高度集中的工作。④其他药物：硫糖铝片不能与多酶片同服，宜在餐前1h服用，以免降低两者的效价。

(5)选择营养丰富，易消化的食物。

(6)营养监测：定期测量体重、监测血清蛋白和血红蛋白等营养指标。

7. 肠结核的感染途径　经口感染、血行播散及直接蔓延。

8. 结核性腹膜炎的并发症　肠梗阻，肠瘘、腹腔脓肿等。

9. 溃疡性结肠炎的概念　是一种病因不十分清楚的直肠和结肠慢性非特异性炎症性疾病。病变主要位于大肠黏膜与黏膜下层。主要症状有腹痛、腹泻、黏液脓血便，病程漫长，轻重不一，常反复发作。

10. 溃疡性结肠炎的临床表现

(1)腹泻：是最主要的症状，黏液脓血便是本病活动期的重要表现。大便次数和便血程度可反映病情轻重。

(2)腹痛：活动期有轻或中度腹痛，为左下腹或下腹的阵痛，亦可涉及全腹。有疼痛－便意－便后缓解的规律，常有里急后重。

(3)其他症状：恶心、呕吐、腹胀、食欲缺乏等。

(4)全身表现：中、重型患者活动期常有低热或中等度发热，高热多提示有并发症或见于急性暴发型。重症患者可出现衰弱、消瘦、贫血、水和电解质紊乱等表现。

(5)肠外表现：外周关节炎、口腔复发性溃疡、结节性红斑、坏疽性脓皮病等。

11. 溃疡性结肠炎的并发症　中毒性巨结肠、直肠结肠癌变、大出血、急性肠穿孔、肠梗阻等。

12. 溃疡性结肠炎治疗要点

(1)氨基水杨酸制剂：治疗本病常用药物是柳氮磺胺吡啶，适用于轻型、中型或重型经糖皮质激素治疗已有缓解者。

(2)糖皮质激素：对急性发作期有较好疗效。

(3)免疫抑制药:硫唑嘌呤或巯嘌呤可试用于对激素治疗效果不佳或对激素依赖的慢性活动性病例。

13. 肝硬化的常见病因 主要有:①病毒性肝炎。②酒精中毒。③药物或化学毒物。④胆汁淤积。⑤循环障碍。⑥遗传和代谢性疾病。⑦营养失调。⑧免疫紊乱。⑨血吸虫病等。

14. 肝硬化的临床表现 临床上分为肝功能代偿期和失代偿期。代偿期症状不明显。失代偿期主要为肝功能减退和门静脉高压症两大类临床表现,同时可有全身多系统症状。

(1)肝功能减退的临床表现:①全身症状和体征,一般状况较差,消瘦乏力、精神萎靡,面色灰暗黝黑(肝病面容)、皮肤干枯、夜盲、水肿等。②消化系统症状,食欲减退为最常见症状,厌食,进食后上腹饱胀,稍进油腻肉食易引起腹泻。③出血倾向和贫血,常有鼻出血、牙龈出血、胃肠道出血等倾向。④内分泌失调,雌激素增多、雄激素和糖皮质激素减少,男性常有性欲减退、毛发脱落及乳房发育;女性月经失调、闭经、不孕等。部分患者出现蜘蛛痣,肝掌。

(2)门静脉高压症的临床表现:①脾大,上消化道大量出血时脾可暂时缩小,出血停止并补足血容量后,脾再度增大。②侧支循环的建立和开放,重要的侧支循环有:食管和胃底静脉曲张,腹壁静脉曲张,痔静脉扩张。③腹水,是肝硬化肝功能失代偿期最为显著的表现。

(3)肝的体征:早期肝增大,质中等硬,晚期肝缩小,质地坚硬。

15. 肝硬化主要并发症 上消化道出血、感染、肝性脑病、原发性肝癌、功能性肾衰竭、电解质和酸碱平衡紊乱。

16. 肝硬化的治疗要点

(1)腹水治疗:①限制水、钠的摄入。②利尿药。③放腹水、输注清蛋白:对于经限钠、利尿药治疗腹水难以消退或很快复发的难治性腹水者,每次排放腹水4～6L,或1次排放10L,同时输注清蛋白40～60g。④提高血浆胶体渗透压,定期输注血浆、新鲜血或清蛋白。⑤腹水浓缩回输,是治疗难治性腹水的好办法,放出腹水5～10L,经超滤或透析浓缩成0.5L后回输。回输后应注意发热、感染、电解质紊乱等不良反应,不可回输有感染的腹水。⑥减少腹水生成和增加其去路。

(2)手术治疗:各种分流、断流术和脾切除术等。

17. 肝硬化的护理措施

(1)饮食护理:给予高热量、高蛋白质、高维生素、易消化饮食,并根据病情变化及时调整。血氨升高时应限制或禁食蛋白质,食管胃底静脉曲张者应食菜泥、肉末、软食,以防损伤曲张的静脉导致出血。

(2)平卧位:可抬高下肢,以减轻水肿,大量腹水者可取半卧位,避免使腹内压突然剧增的因素,如剧烈咳嗽、打喷嚏等。

(3)用药护理:使用利尿药时应记录尿量,注意观察有无低钠、低钾血症的表现。

(4)腹腔穿刺放腹水的护理:术前说明注意事项,测量体重、腹围、生命体征,术中及术后监测生命体征,观察有无不适反应,术毕记录抽出腹水的量、性质和颜色,标本及时送检。

(5)病情观察:观察腹水和下肢水肿的消长,准确记录出入量,测量体重、腹围,并教会患者正确的测量和记录方法。

18. 原发性肝癌的转移途径　原发性肝癌可经血行转移、淋巴转移、种植转移,造成癌细胞扩散。

19. 原发性肝癌的并发症　肝性脑病、上消化道出血、肝癌结节破裂出血、继发感染。

20. 原发性肝癌的护理措施

(1)观察疼痛特点:如疼痛的强度、性质、部位及伴随症状,及时发现和处理异常情况。

(2)教会患者一些放松和转移注意力的技巧,以减轻疼痛。

(3)遵医嘱给予镇痛药。

(4)肝动脉栓塞化疗患者的护理。术后可出现栓塞后综合征,即腹痛、恶心、呕吐、发热、血清清蛋白降低、肝功能异常等改变,应做好相应护理:术后初期进食清淡流食,逐渐过渡到流质饮食;穿刺部位压迫止血,加压包扎,沙袋压迫 6～8h,保持穿刺侧肢体伸直 24h;多数患者于术后 4～8h 体温升高,高热者采取降温措施;根据医嘱静脉输注清蛋白,适量补充葡萄糖液。

21. 肝性脑病的概念　是严重肝病引起的、以代谢紊乱为基础的中枢神经系统功能失调综合征,其主要临床表现是意识障碍、行为失常和昏迷。

22. 肝性脑病治疗要点

(1)减少肠内毒物的生成和吸收:①饮食,开始数天内禁食蛋白质。②灌肠或导泻,用生理盐水或弱酸性溶液灌肠,或口服33%硫酸镁导泻,清除肠内积食或其他含氮物。③抑制肠道细菌、减少氨的生成:口服新霉素或甲硝唑。

(2)促进有毒物质的代谢清除:应用降氨药物、GABA/BZ复合受体拮抗药或应用人工肝。

(3)对症治疗:保护脑细胞功能,纠正水、电解质及酸碱失衡,注意保持呼吸道通畅。

(4)其他治疗:减少门-体分流,肝移植,肝细胞移植。

23. 肝性脑病的护理措施

(1)严密观察病情变化:密切注意肝性脑病的早期征象,观察患者思维及认知的改变,监测并记录患者生命体征,定期复查血氨、肝、肾功能、电解质。

(2)加强临床护理,训练患者的定向力,提供情感支持。

(3)去除和避免诱发因素:①避免应用麻醉药、催眠镇静药等。②避免大量放腹水和快速利尿,积极处理严重的腹泻和呕吐。③防止大量输液。④防止感染。⑤禁食或限食者应避免发生低血糖。⑥积极预防、控制上消化道出血。⑦保持粪便通畅。

(4)减少饮食中蛋白质的供给量:在发病初始数天内禁食蛋白质,每天供给足够的热量和维生素,短期内蛋白质摄入量不能超过40~50g/d,且以植物蛋白为宜。

(5)用药护理。

(6)昏迷患者的护理:取仰卧位,头略偏向一侧以防舌后坠阻塞呼吸道;保持呼吸道通畅;做好口腔、眼的护理;保持床单位干燥、平整,定时翻身,防止压疮;尿潴留者给予留置导尿;做好肢体的被动运动,防止静脉血栓形成及肌肉萎缩。

24. 急性胰腺炎的概念　是多种病因导致胰酶在胰腺内被激活后引起胰腺组织自身消化、水肿、出血甚至坏死的炎症反应。临床以急性上腹痛、发热、恶心、呕吐和血胰酶增高等为特点。

25. 急性胰腺炎的病因

(1)胆道系统疾病,50%以上的急性胰腺炎并发于胆石症、胆道感染或胆道蛔虫等胆道系统疾病，其中胆石症最为常见。

(2)酗酒和暴饮暴食：大量饮酒和暴饮暴食均可致胰液分泌增加，并刺激 Oddi 括约肌痉挛。

(3)胰管阻塞：胰管结石或蛔虫、胰管狭窄、肿瘤等均可引起胰管阻塞。

(4)其他：手术与创伤，内分泌与代谢障碍，感染，药物。

26. 急性胰腺炎的临床表现

(1)腹痛为本病的主要表现和首发症状，突然起病，轻重不一，可为钝痛、钻痛、绞痛或刀割样痛，可有阵发性加剧，进食加重。腹痛常位于中上腹，向腰背部呈带状放射，弯腰抱膝位可减轻疼痛，一般胃肠解痉药无效。

(2)恶心、呕吐及腹胀：恶心、呕吐频繁而持久，吐出食物和胆汁，呕吐后腹痛并不减轻，同时有腹胀，甚至出现麻痹性肠梗阻。

(3)发热：多数有中度以上发热，持续 3～5d，若持续发热 1 周以上并伴有白细胞升高，应怀疑有胰腺脓肿或胆道炎症等继发感染。

(4)水、电解质代谢及酸碱平衡紊乱：多有轻重不等的脱水，低钾血症，呕吐频繁者可有代谢性碱中毒。

(5)低血压和休克：重症胰腺炎常发生，极少数患者可突然出现休克，甚至发生猝死。

体征：轻症急性胰腺炎腹部体征较轻，与主诉腹痛程度不相符，可有上腹压痛，无肌紧张和反跳痛。重症急性胰腺炎呈急性重病面容，全腹显著压痛和反跳痛，两侧肋腹部皮肤呈暗灰蓝色，称 Grey-Turner 征，可致脐周围皮肤青紫，称 Cullen 征。

27. 急性胰腺炎的并发症　胰腺脓肿和假性囊肿，急性肾衰竭，急性呼吸窘迫综合征，心力衰竭，消化道出血，胰性脑病，弥散性血管内凝血，肺炎，败血症，高血糖等。

第四节　神经内科

1. 嗜睡的概念　患者处于持续睡眠状态，可被唤醒，醒后能正确回答和做出各种反应，刺激停止后很快又入睡。

2. 昏睡的概念　处于熟睡状态，不易被唤醒，强刺激下可被唤醒，但很快又入睡。醒时答话含糊或答非所问。

3. 昏迷的概念　指意识持续的中断或完全丧失，昏迷按其程度可分为3个阶段：浅昏迷、中度昏迷、深昏迷。

4. 昏迷程度的鉴别

(1)浅昏迷：对疼痛刺激有反应，可有无意识自发动作，腱反射存在，瞳孔对光反应存在。

(2)中度昏迷：对重疼痛刺激可有反应，很少有无意识自发动作，腱反射减弱或消失，瞳孔对光反应迟钝。

(3)深昏迷：对疼痛刺激无反应，无意识自发动作和腱反射消失，瞳孔对光反应消失。

5. 眩晕的概念　是患者感到自身或周围环境物体旋转或摇动的一种主观感觉障碍，常伴有客观的平衡障碍，一般无意识障碍。

6. 周围性眩晕的临床表现

(1)眩晕：突发的剧烈地旋转，或上下左右摆动，持续时间短，与头部运动有关。

(2)眼震：与眩晕程度一致。

(3)平衡障碍：站立不稳或左右摇摆。

(4)自主神经症状：剧烈呕吐、出汗、面色苍白。

(5)其他：耳鸣、听力减退或耳聋。

7. 中枢性眩晕的临床表现

(1)眩晕：程度轻，旋转性或向一侧运动感，持续时间长，与改变体位无关。

(2)眼震：与眩晕程度不一致。

(3)平衡障碍：站立不稳或向一侧运动感。

(4)自主神经症状：不明显。

(5)其他：无明显的耳鸣和听力减退。

8. 运动性失语　患者不能讲话，或只能讲一两个简单的字且不流利，常用错词自己却不知道，能够理解别人的言语。

9. 感觉性失语　患者发音流利，但内容不正确，不能理解别人的语言，亦不能理解自己的语言，用词错误，严重时别人完全听不懂。

10. 命名性失语　又称遗忘性失语，患者不能说出物件的名称和人名，但可以说出物件的用途及如何使用，当别人提示物件的名称时，他能辨别是否正确。

11. 感觉障碍的分类　可分为 2 类，即刺激性症状和抑制性症状。

12. 脑膜刺激征　为脑膜受激惹的体征，表现为颈项强直、Kernig 征阳性、Brudzinski 征阳性等，常见于脑膜炎、蛛网膜下腔出血、脑炎、脑水肿及颅内压增高等疾病。

13. 瘫痪　肢体因肌力下降而出现运动障碍称为瘫痪。

14. 瘫痪的分类　可分为痉挛性瘫痪和迟缓性瘫痪。患者肌张力增高者称痉挛性瘫痪，又称为上运动神经元瘫、中枢性瘫痪、硬瘫；患者肌张力降低者称迟缓性瘫痪，又称为下运动神经元瘫、周围性瘫痪、软瘫。

15. 肌力分级

0 级：肌肉无任何收缩现象(完全瘫痪)。

1 级：肌肉可轻微收缩，但关节不能活动，仅触摸肌肉时感觉到。

2 级：肢体收缩可引起关节活动，但不能对抗地心引力，肢体不能抬离床面。

3 级：肢体能抬离床面，但不能对抗阻力。

4 级：能做抗阻力活动，但较正常差。

5 级：正常肌力。

16. 脑脊液压力的正常值及异常时的意义

(1)正常值：侧卧位时 80～180mmH_2O，>200 mmH_2O 为颅内压增高，<70 mmH_2O 为颅内压降低。

(2)临床意义：颅内压增高常见于颅内占位性病变、脑水肿、脑膜炎脑炎、蛛网膜下腔出血、静脉窦血栓形成及心力衰竭、肺功能不全、肝性脑病等。颅内压降低见于椎管梗阻，如脊髓压迫症、脑脊液漏和脱水等。

17. 腰椎穿刺术常见的并发症和术后护理要点

(1)最常见的并发症为低颅压头痛，可持续 2～8d，头痛以额、枕部为著。可伴有颈部和后背痛，咳嗽、打喷嚏、站立时症状加重，严重者可伴恶心、呕吐和耳鸣。

(2)术后护理要点：①去枕平卧 6h，告知患者卧床期间不可抬高头部，可适当转动身体。②观察患者有无头痛、腰背痛、脑疝及感染等穿刺后并发症。③保持穿刺部位敷料干燥，观察有无渗液、渗血，24h内不宜淋浴。

18. 脑卒中的病因　脑动脉硬化、脑动脉炎、胶原系统疾病、先天性脑血管畸形、巨细胞动脉炎、肿瘤、真性红细胞增多症、血液高凝状态。脑动脉粥样硬化的斑块脱落引起的栓塞。

19. 脑卒中的危险因素　危险因素有高血压、心脏病、糖尿病、短暂性脑出血和脑卒中病史、吸烟和饮酒、高脂血症、高同型半胱氨酸血症，以及超体重、药物滥用、口服避孕药、感染、外源性雌激素摄入等，但这些因素均为可干预因素。高龄、性别、种族、气候、卒中家庭史等危险因素均无法干预。

20. 脑血栓形成的临床表现

(1)以中老年患者多见，安静状态或睡眠中发病，1～2d达高峰。

(2)形成部位不同，相应出现的症状和体征不同。

(3)轻症者神志清楚，基底动脉血栓或大面积脑梗死时，病情严重出现意识障碍，甚至脑疝形成导致死亡。

(4)颈内动脉系统血栓形成表现为急性发生的一侧肢体乏力、麻木、言语困难等。

(5)椎-基底动脉系统脑血栓形成表现为眩晕、恶心、呕吐、耳鸣、言语不清、吞咽困难和肢体无力等。

21. 脑出血的概念及病因

(1)脑出血指原发性非外伤性脑实质内出血，占急性脑血管病的20%～30%。在脑出血中，大脑半球出血占80%，脑干和小脑出血占20%。

(2)病因：①高血压，高血压合并动脉硬化是脑出血最常见病因；②非高血压性，颅内动脉瘤、脑动静脉畸形、血液病、淀粉样血管病、脑底异常血管网(moyamoya病)、脑动脉炎、抗凝及溶栓治疗并发症以及脑肿瘤细胞侵袭血管破裂出血等。

22. 脑出血的临床表现　以50～60岁的高血压患者最多见，尤其多发生在未系统治疗或血压控制不理想的高血压患者。男性多于女性。

(1)起病形式：多在情绪紧张、活动、兴奋、用力排便时发病，天气骤变及寒冷季节多发。起病常突然而无预感，往往在数分钟至数小时病情发展到高峰。

（2）颅内高压表现：血压常明显升高，并出现头痛、呕吐、意识障碍，呼吸深沉带有鼾声，重者呈潮式呼吸或不规则呼吸。

（3）神经功能受损：偏瘫、偏身感觉障碍及偏盲；失语、大小便失禁、轻度脑膜刺激症状等。

23. 蛛网膜下腔出血的概念　蛛网膜下腔出血（SAH）是指脑底部动脉瘤或脑血管畸形破裂出血，血液直接流入蛛网膜下腔，又称为自发性蛛网膜下腔出血。

24. 蛛网膜下腔出血的病因　最常见于先天性粟粒样颅内动脉瘤（50％～85％），脑血管畸形次之（前两者多见于年轻人）；再者是高血压脑动脉硬化（老年人多见）；还可见于颅底异常血管网症（烟雾病）、各种感染引起的动脉炎、肿瘤破坏血管、血液疾病、结缔组织疾病等，部分病例原因未明。

25. 蛛网膜下腔出血的临床表现　诱因：绝大多数病例为突然起病，往往有用力、情绪激动等诱因。少数可有较轻头痛、脑神经麻痹等前驱症状，是由于微量血液外渗所致。起病时最常见的症状。

（1）头痛、呕吐：患者突然剧烈头痛、多以剧烈难以忍受的头痛开始，可放射至枕后或颈部，持续不易缓解或进行性加重。常伴有恶心、呕吐，呕吐为喷射性，少数患者呕吐咖啡样液体，提示应激性溃疡出血。老年人头痛发生率低（老年人对头痛反应迟钝，痛域值高所致）。

（2）意识障碍：半数患者可有不同程度意识障碍，以一过性意识不清多见。重者昏迷，有些患者清醒数日后再度发生意识障碍，可能由于再出血或继发脑血管痉挛所致。

（3）脑膜刺激征：颈项强直，起病数小时后出现（血液直接刺激脑膜和脊髓蛛网膜所致），Kernig 征、Brudzinski 征阳性是其特征性表现。60 岁以上老年人脑膜刺激征可不明显，但意识障碍较重。

（4）抽搐：可发生在出血时或出血后的短时间内，可为局限性抽搐或全身性抽搐，出血部位多在天幕上，发生率为 6％～26％。

（5）其他神经体征：最常见的是一侧动眼神经麻痹，常提示颅底动脉环处、大脑后动脉附近有动脉瘤的可能（一侧动眼神经于大脑脚脚间窝穿出后，在大脑后动脉与小脑上动脉之间穿过，与后交通动脉平行)，少数有偏瘫、失语或偏身感觉障碍(早期出现偏瘫及偏身感觉障碍者提示外侧裂中大脑中动脉破裂，血液流入脑实质内)；眼底可见玻璃体下片状出血或视盘水肿；还可出现烦躁、谵妄等。

(6)其他：出血后血压急骤上升、脑膜刺激引起体温高达39℃。

26. 蛛网膜下腔出血的并发症

(1)蛛网膜下腔出血后再出血：再出血的主要表现为经治疗病情较稳定时，突然出现剧烈头痛、呕吐、烦躁不安等颅内压增高表现，或突然出现意识障碍或意识障碍加重，同时，又出现明显的颈硬及脑膜刺激征阳性。应高度注意，病后10～14d易发生再出血，使病死率增高。

(2)蛛网膜下腔出血后脑血管痉挛：①在临床症状稳定或好转后，又出现头痛进行性加重。②意识状态，意识呈波动性、进行性障碍，如患者由意识清醒转为嗜睡或昏迷，或由昏迷转清醒后再次昏迷。③局灶性神经功能缺损。可出现不同程度的神经系统定位体征，如偏瘫、偏身感觉障碍、失语等。

(3)脑积水：可导致颅内压急剧升高，是蛛网膜下腔出血急性期死亡的原因之一。

(4)蛛网膜下腔出血后5%～10%的患者可出现癫痫发作，5%～30%的患者出现低钠血症。

27. 蛛网膜下腔出血护理要点

(1)避免活动。绝对卧床休息4周，头部抬高15°～30°。

(2)减少探视，防止情绪波动，避免声光刺激，治疗和护理活动应集中进行。

(3)严密观察患者血压、呼吸、脉搏、瞳孔的变化。

(4)保持大便通畅，避免排便用力。

28. 短暂性脑缺血发作(TIA)的概念　指颅内血管病变引起的一过性或短暂性、局灶性脑或视网膜功能障碍，症状一般持续10～15min，多在1h内恢复，最长不超过24h，可反复发作，不遗留神经功能缺损的症状和体征。

29. 短暂性脑缺血发作的临床表现

(1)年龄多在50岁以上，常有高血压、糖尿病、心脏病和高脂血症病史。

（2）症状和体征：①发作突然。②持续时间短暂，持续几分钟到 1h 之内，最长不超过 24h。③有局灶性脑或视网膜功能障碍的症状，通常表现为症状仅持续数秒即消失的闪电样发作。

（3）常反复发作，可完全恢复，不留神经功能缺损体征，间歇期无神经系统阳性体征，按照缺血范围，将 TIA 分为颈内动脉系统 TIA 和椎-基底动脉系统 TIA。

30. 脑梗死的概念　各种原因导致脑动脉血流中断，局部脑组织缺血、缺氧而产生的局限性脑组织的缺血性坏死或软化，占全部脑卒中的 60%～80%。临床常见类型：脑血栓形成、脑栓塞、脑分水岭梗死、腔隙性梗死。

31. 晕厥的概念　晕厥是广泛性脑血液供应减少，导致发作性短暂意识丧失，伴姿势性张力丧失的综合征。

32. 晕厥的临床特点　突然起病，持续时间短，临床可分为 3 期。

（1）发作前期：患者可有倦怠、头晕、目眩、恶心、呕吐、出汗、视物模糊、心动过速等，持续 10s 至 1min。

（2）发作期：患者感觉眼前发黑，随即意识丧失而跌倒，同时伴有面色苍白、大汗、血压下降、缓脉细弱和瞳孔放大，心动过速变为过缓，甚至尿失禁，症状数秒至数十秒恢复。

（3）恢复期：平卧后意识恢复。可遗留紧张、头痛、头晕、面色苍白、出汗、无力等感觉，休息数分钟或数十分钟，症状缓解，不留有任何后遗症。

33. 脑出血的常见病因

（1）高血压并发细小动脉硬化：为脑出血最常见的病因。

（2）颅内动脉瘤：主要为先天性动脉瘤，少数是动脉硬化性动脉瘤和外伤性动脉瘤。

（3）脑动静脉畸形：因血管壁发育异常，容易出血。

（4）其他：脑动脉炎、脑底异常血管网症、血液病、抗凝及溶栓治疗等。

34. 癫痫的概念　癫痫是由于大脑神经元异常放电引起的以短暂中枢神经系统功能失常为特征的慢性脑部疾病。

35. 癫痫持续状态　指一次癫痫发作持续 30min 以上或连续多次发作，发作间期意识和神经功能未恢复至正常水平。即意识尚未完全恢复又频繁再发，或癫痫发作持续 30min 以上不自行停止。

36. 癫痫持续状态的护理要点

(1)保持呼吸道通畅，头偏向一侧，特别是发作时伴有呕吐的患者，应防止误吸。

(2)防止舌咬伤，牙关紧闭者用压舌板或开口器。

(3)观察意识状态，注意癫痫发作后有无兴奋、躁动情况及癫痫再次发作。

(4)立即给予吸氧，必要时可气管切开。

(5)高热患者采取物理降温。

(6)在发作期间，切忌强行固定抽搐的四肢及身体；在发作后的间歇期，应让患者卧床休息，不要刺激患者将患者唤醒。

(7)从速控制发作。

(8)癫痫持续发作应禁食、补液，注意水、电解质代谢及酸碱平衡。

37. 癫痫持续状态的治疗原则　迅速控制发作，保持呼吸道通畅，保护心、肾、肺功能，防治并发症等。

38. 周期性瘫痪的概念　周期性瘫痪是以反复发作的骨骼肌松弛性瘫痪为特征的一组疾病，其发作多与血钾代谢有关。

39. 帕金森病的临床表现

(1)多在 60 岁以后发病，男性居多。

(2)静止性震颤：多从一侧上肢开始，呈现有规律的拇指对掌和手指屈曲的不自主震颤，类似“搓丸”样动作。

(3)肌强直：多从一侧的上肢或下肢近端开始，逐渐蔓延至远端、对侧和全身的肌肉。

(4)运动迟缓：随意动作减少、减慢。

(5)姿势步态异常晚期可出现“慌张步态”。

40. 帕金森病的治疗原则

(1)药物治疗：早期无须药物治疗，当疾病影响生活和工作能力时，适当的药物治疗可不同程度地减轻症状，从小剂量开始，需要终身服药。

(2)外科手术治疗。

(3)康复治疗：如进行肢体运动、语言、进食等训练和指导，可改善患者生活质量，减少并发症。

41. 头痛的分类

(1)偏头痛。

(2)高颅压性头痛。

(3)颅外因素所致的头痛(眼源性头痛、耳源性头痛、鼻源性头痛)。

(4)紧张性头痛。

42. 偏头痛的临床表现　该病多于青年或成年早期首次发病。女性多于男性，大多数患者有阳性家族史；偏头痛是反复发作的一侧或两侧搏动性头痛，发作前数小时至数日常伴有恶心、呕吐、畏光、畏声、抑郁和倦怠等前驱症状，发作频率从每周至每年 1 次至数次不等，偶见持续性发作。

43. 低颅压性头痛的概念　低颅压性头痛是脑脊液压力降低导致的头痛，多为体位性。患者常在直立后 15min 内出现头痛或头痛明显加剧，卧位后头痛缓解或消失。

44. 低颅压性头痛的临床表现

(1)头痛以枕后或额部多见，呈轻、中度钝痛或搏动样疼痛，症状缓慢加重。

(2)头痛与体位变化有明显的关系，立位时出现或加重，卧位是减轻或消失，多在体位变化后 15min 内出现。

(3)常伴有恶心、呕吐、耳鸣、眩晕和视物模糊等。

45. 失眠的概念　失眠是指入睡困难或维持睡眠障碍，导致睡眠时间减少或质量下降不能满足个体生理需要，明显影响日间社会功能或生活质量。

46. 腰椎穿刺术的目的

(1)诊断性穿刺：检查脑脊液的成分，了解脑脊液常规、生化、细胞学、免疫学变化及病原学证据，测定脑脊液的压力，了解椎管有无梗阻。

(2)治疗性穿刺：主要为注入药物或放出炎性、血性脑脊液。

第五节　肾病内科

1. 肾疾病的常见症状　肾源性水肿、尿路刺激征、肾性高血压、尿异常、肾区痛。

2. 急性肾小球肾炎的概念 简称急性肾炎，是一组起病急，以血尿、蛋白尿、水肿和高血压为特征的肾疾病，可伴有一过性肾损害。多数为链球菌感染。

3. 慢性肾小球肾炎的概念 简称慢性肾炎，是一组以血尿、蛋白尿、高血压和水肿为临床表现的肾小球疾病。临床特点为病程长，起病初期无明显症状，以后缓慢持续进行性进展，最终发展成慢性肾衰竭。

4. 急进性肾小球肾炎 简称急进性肾炎，是以少尿、血尿、蛋白尿、水肿和高血压等急性肾炎综合征为临床表现，肾功能急剧恶化，短期内出现急性肾衰竭的临床综合征。

5. 急进性肾小球肾炎与慢性肾小球肾炎的区别 急进性肾小球肾炎多发生在链球菌感染之后，常为上呼吸道感染或皮肤感染，其他细菌、病毒感染也可引起急进性肾小球肾炎，肾小球链球菌感染后7～20d，出现临床症状。潜伏期4～7d，多约3周，本病有自愈倾向，多数在数月内临床自愈。多数慢性肾炎病因不清，起病即属慢性肾炎，与急进性肾小球肾炎无关，发病起始因素是免疫反应，多数患者肾小球内有免疫复合物沉积，此病预后较差，持续肾功能减退是本病特点。

6. 肾病综合征的概念 是各种肾疾病，主要是肾小球疾病所致的以大量蛋白尿(≥3.5g/d)、低蛋白血症、水肿、高血脂为临床表现的一组综合征。

7. 肾病综合征的诊断标准 ①尿蛋白＞3.5g/d；②血浆白蛋白＜30g/L；③水肿；④血脂升高。其中①②两项为诊断所必需。

8. 肾病综合征常见并发症

(1)感染。

(2)血栓、栓塞并发症。

(3)急性肾衰竭。

(4)蛋白质及脂肪代谢紊乱。

9. 肾病综合征的治疗原则

(1)一般治疗：注意休息。

(2)主要治疗：抑制免疫与炎症反应。

(3)对症治疗:利尿消肿,减少尿蛋白,降脂治疗。

(4)防治并发症。

(5)预防感染和中医药治疗。

10. 肾病综合征的健康教育

(1)休息与运动:注意休息,避免劳累,同时适当活动,以免发生肢体血栓等并发症。

(2)饮食指导:以优质蛋白、高热量、低脂、高膳食纤维和低盐饮食。指导患者合理选择食物,合理安排饮食。

(3)预防感染:避免感冒、着凉,注意个人卫生。

(4)用药指导:不可擅自停药或减量,介绍各类药的使用方法、注意事项及可能发生的不良反应。

(5)自我病情监测和随访指导:监测水肿、尿蛋白和肾功能的变化,注意随访。

11. 尿路感染的病因　主要为细菌所致,以革兰阴性杆菌为主,其中以大肠埃希菌最常见,占85%以上。

12. 尿路感染的概念　是指由细菌直接侵袭尿路引起的非特异性感染,包括上尿路感染(主要是肾盂肾炎)和下尿路感染(主要是膀胱炎、尿道炎)。

13. 尿路感染的临床表现

(1)膀胱炎:占60%。主要表现为尿频、尿急、尿痛、耻骨弓上不适等,白细胞尿,血尿(30%患者可出现),偶有肉眼血尿。

(2)急性肾盂肾炎:①全身症状,起病急,畏寒、发热、头痛等。②泌尿系统症状,膀胱刺激征,腰痛,肾区叩击痛,脊肋角区压痛,输尿管、膀胱区压痛。③尿液变化,浑浊,脓尿、血尿。④少数表现为发热中毒症状,胃肠紊乱,血尿隐匿。⑤肾浓缩功能可下降。

(3)无症状细菌尿:隐匿尿路感染,60岁以上老年妇女发病率可达10%,孕妇约占7%。

14. 尿路感染的治疗原则

(1)一般治疗:多饮水,使尿量增加,促进细菌和炎性渗出物的排除。

(2)抗感染治疗。

15. 尿路感染的预防要点

(1)多饮水、勤排尿。

(2)注意阴部清洁。

(3)尽量避免使用尿路器械。

(4)去除易感原因,与性生活有关的反复发作尿路感染,性生活后排尿,服药。

(5)膀胱-输尿管反流患者,要养成“二次排尿”的习惯。

16. 尿路感染的健康教育

(1)疾病知识指导:①保持规律生活,避免劳累,坚持体育运动,增加机体免疫力。②多饮水、勤排尿是预防尿路感染最简便而有效的措施,每天应摄入足够水分,保证每天尿量不少于 1 500ml。③注意个人卫生,尤其是会阴部及肛周皮肤的清洁,特别是月经初期、妊娠期、产褥期。教会患者正确清洁外阴部的方法。④与性生活有关的尿路感染反复发作者,应注意性生活后立即排尿,并服抗菌药物预防。

(2)治疗配合:嘱患者按时、按量、按疗程服药,勿随意停药,并按医嘱定期随访。教会患者识别尿路感染的临床表现,一旦发生,尽快诊治。

17. 急性肾衰竭　急性肾衰竭指各种原因引起的肾功能在短时间内(数小时至数天)突然下降而出现的临床综合征。主要表现为血肌酐和血尿素升高,水、电解质代谢和酸碱平衡失调及全身各系统症状。

18. 急性肾衰竭的病因

(1)肾前性急性肾衰竭病因:血容量不足,心排血量减少(充血性心力衰竭),肝肾综合征,血管床容量的扩张(过敏性休克)。

(2)肾后性急性肾衰竭病因:输尿管结石、肾乳头坏死组织阻塞、腹膜后肿瘤压迫、前列腺肥大和肿瘤等,多为可逆性,如及时解除梗阻,肾功能可恢复。

(3)肾性急性肾衰竭病因:急性肾小管坏死,急性肾间质病变,肾小球和肾小血管病变。

19. 急性肾衰竭的临床分期及表现

(1)起始期:低血压、缺血、脓毒血症和肾毒素等,但尚未发生明显的肾实质损伤，此阶段 ARF 是可以预防的。

(2) 维持期：典型者为 7～14d，也可短至几天，长至 6 周出现少尿，尿量在<400ml/d。急性肾衰竭的全身症状：消化系统可出现恶心，呕吐；呼吸系统出现呼吸困难，憋气；循环系统出现高血压，心力衰竭；神经系统出现意识障碍，抽搐；血液系统出现出血倾向；感染；多器官衰竭病死率高达 70%；水、电解质代谢和酸碱平衡失调。

(3)恢复期：及时正确的治疗，肾小管上皮细胞再生、修复，出现多尿，昼夜排尿 3～5L。

20. 慢性肾衰竭的治疗原则

(1)治疗基础疾病和去除肾功能恶化的诱因。

(2)延缓慢性肾衰竭的发展。

(3)并发症的治疗。

(4)替代治疗。

21. 慢性肾衰竭的概念　是常见的临床综合征，其发生在各种慢性肾疾病的基础上，缓慢出现肾功能减退而至衰竭。

22. 慢性肾衰竭的分期　肾储备能力下降期，氮质血症期，肾衰竭期，尿毒症期。

23. 慢性肾衰竭的健康教育

(1)疾病知识指导：向患者及其家属讲解慢性肾衰竭的基本知识，消除或避免加重病情的各种因素，可延缓病情发展。给患者以情感支持，使其保持稳定的情绪状态。

(2)合理饮食，维持营养：强调饮食治疗本病的重要性，指导患者严格执行慢性肾衰竭的饮食原则，尤其是蛋白质和水钠的限制。教会其选择适合自己病情的饮食与量。

(3)维持出入液量平衡：若血压升高、水肿和少尿，则应严格限制水、钠的摄入。

(4)预防感染：根据病情和活动耐力进行适当的活动，以增强机体抵抗力。注意个人卫生，尽量避免去公共场所。

(5)治疗指导与定期随访：遵医嘱用药，避免使用肾毒性药物，不要自行停药。定期复查肾功能、血清电解质等。

第六节 血液内科

1. 血液系统疾病患者常见症状 出血或出血倾向，骨、关节疼痛，发热，贫血。

2. 贫血的概念 是指单位容积周围血液中血红蛋白浓度(Hb)、红细胞计数(RBC)和(或)血细胞比容(HCT)低于相同年龄、性别和地区正常值低限的一种常见的临床症状。

3. 贫血的分类

(1)按贫血的病因与发病机制分类：分为红细胞生成减少性贫血、红细胞破坏过多性贫血和失血性贫血三类。

(2)按血红蛋白的浓度分类：分为轻度、中度、重度、极重度贫血。

(3)按红细胞形态特点分类：分为大细胞性贫血、正常细胞性贫血、小细胞低色素性贫血。

(4)按骨髓红系增生情况分类：分为骨髓增生不良性贫血、骨髓增生性贫血。

4. 缺铁性贫血的概念 当机体对铁的需求与供给失衡，导致体内储存铁耗尽，继之红细胞内铁缺乏，最终引起缺铁性贫血。

5. 缺铁性贫血的病因

(1)需铁量增加而摄入量不足：多见于婴幼儿、青少年、妊娠和哺乳期妇女。妊娠后期妇女需铁量高达3～7mg/d，哺乳期每天需额外增加0.5～1mg，青少年偏食易缺铁。

(2)铁吸收障碍：多种原因造成胃肠功能紊乱或某些药物作用，导致胃酸缺乏或胃肠黏膜吸收功能障碍而影响铁的吸收。如胃大部切除、慢性萎缩性胃炎、长期原因不明的腹泻、慢性肠炎、服用制酸药等。

(3)铁丢失过多：长期慢性铁丢失而得不到纠正则造成缺铁性贫血。如消化性溃疡、月经过多、痔疮等。

6. 缺铁性贫血的临床表现

(1)缺铁原发病的表现：如消化性溃疡、慢性胃炎、子宫肌瘤等疾病相应的临床表现。

(2)贫血表现：常见症状为面色苍白、头晕、头痛、乏力、气促、耳鸣等。

（3）缺铁性贫血的特殊表现：①组织缺铁表现，皮肤干燥、角化、无光泽，毛发干枯易脱落等；②神经、精神系统异常，儿童明显，如过度兴奋、好动、少数患者可有异食癖。

7. 铁剂治疗的护理

（1）饭后或餐中服用药物可预防或减轻胃肠道反应，反应过于强烈者可减少剂量，或从小剂量开始。

（2）避免与牛奶、茶、咖啡同服，避免同时服用抗酸药及 H_2 受体拮抗药，可服用维生素 C、乳酸或稀盐酸等酸性药物或食物。

（3）口服液体铁剂时须使用吸管，以避免染黑牙。

（4）服铁剂期间，粪为黑色，此为铁与肠内硫化氢作用而生成黑色的硫化铁所致，应做好解释，解除患者的顾虑。

（5）为保证疗效要按剂量、按疗程服药，定期复查相关实验室检查。

（6）注射铁剂应采用深部肌内注射法，同时经常更换注射部位。

（7）首次用药须先用 0.5ml 进行深部肌内注射，做好急救的准备。若 1h 后无过敏反应，则可遵医嘱给予常规剂量。

（8）不选择暴露部位注射，抽取药液后，更换注射针头，采用“Z”形注射法或留空气注射法。

8. 巨幼细胞性贫血的概念　叶酸或维生素 B_{12} 缺乏或某些影响核苷酸代谢的药物导致细胞核脱氧核糖核酸合成障碍所引起的贫血。

9. 巨幼细胞性贫血的临床表现

（1）血液系统表现：除贫血的表现外，少数有肝、脾大，轻度黄疸。

（2）消化系统表现：早期出现食欲缺乏、腹胀、腹泻或便秘。部分患者发生口腔黏膜、舌乳头萎缩，舌面呈“牛肉样”，伴舌痛。

（3）神经系统表现和精神症状：可有末梢神经炎、深感觉障碍、共济失调。维生素 B_{12} 缺乏者有抑郁、失眠、谵妄、妄想，甚至精神错乱。

10. 巨幼细胞性贫血的护理措施

（1）改变不良的饮食习惯：进食富含叶酸和维生素 B_{12} 的食品，如叶酸缺乏应多吃水果、绿叶蔬菜、谷类和动物肉类等；维生素 B_{12} 缺乏多吃动物肉类、肝、禽蛋及海产品。

(2)烹调时温度勿过高或时间过长,烹煮后不宜久置。

(3)胃肠道症状明显或吸收不良的患者,宜少量多餐、细嚼慢咽,进食温凉、清淡的软食。

(4)正确用药的同时注意观察药物疗效及不良反应。治疗过程中,由于大量血细胞生成,可使细胞外钾离子内移,从而导致血钾含量突然降低,须遵医嘱预防性补钾和加强观察。

(5)出现共济失调者,行走要有人陪伴,防止发生意外。

11. 再生障碍性贫血的概念 是由多种原因导致造血干细胞数量减少和(或)功能障碍所引起的一类贫血,又称骨髓造血功能衰竭症。临床主要表现为骨髓造血功能低下,进行性贫血、感染、出血和全血细胞减少。

12. 再生障碍性贫血的病因

(1)药物及化学物质:为最常见的致病因素。已知具有高度危险性的药物有抗癌药、氯霉素、磺胺药、阿司匹林、抗癫痫药、异烟肼等,其中以氯霉素最多见。化学物质以苯及其衍生物最为常见,如油漆、塑料、染料及杀虫剂等,除杀虫剂外,化学物质的致病作用与剂量有关,任何人只要接受了足够的剂量,都有发病的危险。

(2)物理因素:长期接触各种电离辐射如X线、γ线及其他放射性物质。

(3)病毒感染:EB病毒、风疹病毒、流感病毒及肝炎病毒均可引起再障。

(4)遗传因素:再障的发病可能与遗传因素有关。

(5)其他因素:少数阵发性睡眠性血红蛋白尿、慢性肾衰竭、系统性红斑狼疮等疾病均可演变成再生障碍性贫血。

13. 再生障碍性贫血的临床表现

(1)重型再生障碍性贫血:①贫血,呈进行性加重,乏力、头晕、心悸症状明显。②感染,多数有发热,体温在39℃以上,且难以控制。以呼吸道感染常见,另有消化道,泌尿道、皮肤、黏膜感染等。③出血,有程度不同的皮肤、黏膜及内脏出血。

(2)非重型再生障碍性贫血:①贫血,慢性过程,常见乏力、头晕、心悸、活动后气短。输血后症状改善,但不持久。②感染,高热比重型少见,感染相对易控制,发热在1周以内。上呼吸道感染常见,其次为牙龈炎、扁桃体炎。③出血，出血倾向较轻，内脏出血少见，以皮肤、黏膜出血为主。

14. 再生障碍性贫血的治疗要点

(1)支持疗法：①加强保护措施，预防感染，避免出血，杜绝接触各类危险因素。②对症治疗：纠正贫血，重度贫血给予输注浓缩红细胞；控制感染，根据细菌培养、药敏试验结果选择敏感的抗生素，早期、足量、联合用药；控制出血，除应用一般止血药外，可根据患者具体的情况选用不同的止血方法或药物。

(2)针对发病机制的治疗：①免疫抑制药，用于重型再生障碍性贫血的治疗。②促造血治疗，雄激素为目前治疗非重型再生障碍性贫血的常用药，作用机制是刺激肾产生更多的促红细胞生成素，直接作用于骨髓，促进红细胞生成；造血细胞因子：主要用于重型再生障碍性贫血。

(3)造血干细胞移植：对 40 岁以下、未接受输血、未发生感染者可考虑。

15. 溶血性贫血的概念　是指红细胞寿命缩短、破坏加速而骨髓造血代偿功能不足时所发生的一组贫血。临床主要表现为贫血、黄疸、脾大、网织红细胞增高及骨髓中红系造血细胞代偿性增生。

16. 溶血性贫血的临床表现

(1)急性溶血：起病急骤，突发寒战，随后高热、腰背与四肢酸痛、头痛、呕吐、酱油样尿(血红蛋白尿)和黄疸等。严重者出现周围循环衰竭、急性肾衰竭。

(2)慢性溶血：起病缓慢，症状轻，以贫血、脾大、黄疸为特征。

17. 溶血性贫血的治疗要点　尽快去除病因，积极治疗原发病；糖皮质激素及免疫抑制药的应用；输血；脾切除；适当增加各种造血物质的补充，满足机体造血功能代偿性增强的需求。

18. 特发性血小板减少性紫癜的概念　是因血小板免疫性破坏，导致外周血中血小板减少的出血性疾病，以广泛皮肤、黏膜及内脏出血，血小板减少、骨髓巨核细胞发育成熟障碍，血小板生存时间缩短及抗血小板自身抗体出现等为特征。

19. 特发性血小板减少性紫癜的临床表现

(1)急性型：50%以上发生于儿童，起病急，常有畏寒、发热，皮肤、牙龈、鼻及口腔黏膜出血较重，全身皮肤瘀点、瘀斑，四肢常先出现，尤以下肢为多。当血小板$<20\times10^9/L$时可出现内脏出血，颅内出血是本病致死的主要原因。

(2)慢性型：主要见于40岁以下的青年女性，起病隐袭，出血症状多数较轻，易反复出现。表现为皮肤、黏膜出血，如瘀点、瘀斑等，牙龈出血或鼻出血亦常见，月经量过多常见，甚至是唯一的症状。

20. 特发性血小板减少性紫癜的治疗要点

(1)出血严重者应卧床休息，避免外伤。

(2)糖皮质激素：为首选药物。

(3)脾切除：主要适应证为①正规糖皮质激素治疗3～6个月无效。②糖皮质激素维持量需>30mg/d。③有糖皮质激素使用禁忌证。禁忌证为①妊娠期。②因其他原因不能耐受手术。③年龄小于2岁。

(4)免疫抑制药：用于以上疗法无效或疗效差者。

(5)输血及血小板悬液：仅用于危重出血患者或脾切除术患者。

(6)其他：达那唑也可用于难治性ITP，与糖皮质激素有协同作用。

(7)急症的处理：适用于①血小板$<20\times10^9/L$者。②出血严重而广泛者。③疑有或已发生颅内出血者。④近期将实施手术或分娩者。

处理方法有：血小板输注，大剂量甲泼尼龙，静注注射丙种球蛋白，血浆置换。

21. 过敏性紫癜的概念　为一种常见的血管变态反应性疾病。因机体对某些致敏物质发生变态反应，导致毛细血管脆性及通透性增加，血液外渗，发生皮肤、黏膜及某些器官出血。可同时伴发血管神经性水肿、荨麻疹等其他过敏表现。

22. 过敏性紫癜的治疗要点

(1)寻找并去除致病因素，避免可能致敏的药物、食物等。

(2)一般治疗：抗组胺药及改善血管通透性药物的应用。

(3)糖皮质激素：根据病情口服或静脉滴注，疗程一般不超过30d。

(4)对症治疗：腹型患者可皮下注射解痉药，如阿托品。关节痛者酌情用镇痛药。

(5)其他:上述治疗效果不佳可酌情使用免疫抑制药,中医中药及抗凝疗法。

23. 弥散性血管内凝血的概念 是由多种致病因素激活机体的凝血系统,导致机体弥漫性微血栓形成、凝血因子大量消耗并继发纤溶亢进,从而引起全身性出血、微循环障碍乃至多器官衰竭的一种临床综合征。

24. 弥散性血管内凝血的临床表现

(1)出血:发生率84%~95%,特点为自发性、多发性出血,可遍及全身,多见于皮肤、黏膜、注射部位和伤口。其次是内脏出血,严重者颅内出血。

(2)休克或微循环障碍:轻症常表现为低血压,重症则出现休克或微循环障碍,且早期即可出现单个或多个重要器官功能不全。休克的严重程度与出血量不成比例,可与DIC形成恶性循环。

(3)微血管栓塞:发生率40%~70%。可为浅层栓塞,表现皮肤发绀,进而出现坏死、脱落。栓塞也常发生于深部器官,表现为急性肾衰竭、呼吸衰竭、颅内高压等,从而出现相应的症状与体征。

(4)微血管病性溶血:表现为进行性贫血,与出血量不成比例。

25. 白血病的分类 根据白血病细胞的成熟程度和自然病程,将白血病分为急性和慢性两大类。急性白血病(AL)的细胞分化停滞在较早阶段,多为原始粒细胞及早期幼稚细胞,病情发展迅速,自然病程仅几个月。慢性白血病(CL)的细胞分化停滞在较晚的阶段,多为较成熟幼稚细胞和成熟细胞,病情发展缓慢,自然病程为数年。其次根据受累的细胞系列可将AL分为急性淋巴细胞白血病(简称急淋,ALL)和急性髓细胞白血病(简称急粒,AML)。CL则分为慢性髓细胞白血病(简称慢粒,CML)、慢性淋巴细胞白血病(简称慢淋,CLL)及少见类型的白血病,如毛细胞白血病(HCL)、幼淋巴细胞白血病(PLL)。

26. 白血病的病因 ①病毒因素。②化学因素。③放射因素。④遗传因素。⑤其他血液病:某些血液病,如淋巴瘤、骨髓增生异常综合征、多发性骨髓瘤等最终可能发展为白血病。

27. 急性白血病的临床表现

(1)贫血:为首发症状,呈进行性加重。

(2)发热:是最常见的症状,由继发感染所致,但白血病本身也能引起发热,即肿瘤性发热。

(3)出血:几乎所有患者在病程中都有不同程度的出血,出血可发生于全身任何部位,以皮肤瘀点、瘀斑、牙龈出血、鼻出血、女性患者月经量过多或持续阴道出血较为常见。

(4)器官和组织浸润的表现:可有轻、中度肝脾大,50%的患者有淋巴结肿大;骨骼、关节疼痛是常见的症状,胸骨下段局部压痛对诊断有价值;有牙龈增生、肿胀;皮肤出现蓝灰色斑丘疹、皮下结节、多形红斑等,多见于急性非淋巴细胞白血病 M_4 或 M_5 型;中枢神经系统白血病是常见髓外复发的主要根源;睾丸出现无痛性肿大,多为一侧性,另一侧虽无肿大,是仅次于中枢神经系统白血病的髓外复发的根源;白血病还可浸润其他组织器官,如心、肺、消化道、泌尿生殖系统等。

28. 急性白血病的治疗要点

(1)对症支持治疗:①高白细胞血症的紧急处理,使用白细胞分离机,清除过高的白细胞,同时给予化疗和水化治疗。②防治感染,是保证争取有效化疗或进行骨髓移植、降低死亡率的措施之一。③改善贫血,给予吸氧,输浓缩红细胞,但白细胞淤滞症者不宜立即输红细胞。④防治出血,保持血小板$>20\times10^9/L$,血小板低者可输浓缩血小板悬液。⑤防治尿酸性肾病,由于白血病细胞大量破坏,血清和尿中尿酸浓度增高,积聚于肾小管,引起阻塞而发生尿酸性肾病。嘱患者多饮水或给予静脉补液,以保证足够尿量。⑥纠正水、电解质代谢及酸碱平衡失调,保证机体内环境的相对稳定和药物疗效的正常发挥。

(2)化学药物治疗:化疗分为两个阶段,即诱导缓解和缓解后治疗。①诱导缓解是治疗的起始阶段,是通过联合化疗,迅速、大量地杀灭白血病细胞,恢复机体正常造血,使患者尽可能在较短的时间内获得完全缓解。②缓解后治疗:通过进一步巩固与强化治疗,彻底消灭残存的白血病细胞,防止复发。

(3)中枢神经系统白血病的治疗:进行药物鞘内注射治疗或脑-

脊髓放射治疗。常选用的化疗药物为甲氨蝶呤、阿糖胞苷等。

(4)细胞因子治疗,具有促进造血细胞增殖的作用。

(5)造血干细胞移植。

(6)老年急性白血病的治疗:强调个体化治疗,需减量用药,以降低治疗相关死亡率,少数体质好的患者可采用中年患者的治疗方案。

29. 慢性白血病的临床表现

(1)慢性期:起病缓,早期无自觉症状,后期可出现低热、乏力、多汗或盗汗、体重减轻等症状。巨脾为最突出的体征,大多数患者可有胸骨中段压痛。慢性期可持续1～4年。

(2)加速期:有原因不明的高热、虚弱、体重减轻,骨骼疼痛,逐渐出现贫血、出血,脾持续或进行性增大。

(3)急变期:其表现与急性白血病类似。

30. 慢性白血病的治疗要点

(1)化学治疗:①羟基脲,是目前治疗慢性粒细胞白血病的首选药物。用药后2～3d白细胞数下降,停药后很快回升。②白消安,起效慢,但持续时间长。③其他药物:高三尖杉酯碱、阿糖胞苷、环磷酰胺、砷剂及其他联合化疗亦有效。

(2)伊马替尼:临床应用较多,疗效可达95%～98%。

(3)α-干扰素与羟基脲或小剂量阿糖胞苷联合应用,可提高疗效。

(4)异基因造血干细胞移植:是根治性治疗方法。宜在慢性期待血象和体征控制后尽早进行。

(5)慢性粒细胞白血病急变的治疗:同急性白血病的治疗方法。

31. 慢性白血病的护理措施

(1)休息与活动:治疗期间注意休息,尤其贫血较重的患者,以休息为主,不可过于劳累。

(2)饮食:进食高蛋白质、高维生素食品,每日饮水量2000～3000ml,预防尿酸性肾病。

(3)症状护理:定期洗澡,注意口腔卫生,少去人群聚集的场所,以防感染。脾大显著者,易引起左上腹不适,可采取左侧卧位。

(4)药物护理:遵医嘱给患者服用白消安(或羟基脲),定期复查血常规,以不断调整剂量。向患者说明不良反应,使之能与医护人员配合，坚持治疗。

(5)病情观察：注意观察患者有无原因不明的发热、骨痛、贫血加重及脾迅速增大，有变化及时就诊，以便及早得到治疗。

32. 淋巴瘤的概念 起源于淋巴结和淋巴组织，其发生大多与免疫应答过程中淋巴细胞增殖分化产生的某种免疫细胞恶变有关，是免疫系统的恶性肿瘤。

33. 淋巴瘤的概念及临床表现

(1)概念：淋巴瘤是原发于淋巴结或其他淋巴组织的恶性肿瘤。可分为霍奇金病(HD)和非霍奇金淋巴瘤(NHL)两大类。

(2)临床表现：①淋巴结肿大，首发症状是无痛性颈部或锁骨上淋巴结进行性肿大，其次是腋下淋巴结肿大。肿大的淋巴结可活动，也可相互粘连，融合成团块，触诊有软骨样感觉。深部淋巴结肿大可引起压迫症状，如纵隔淋巴结肿大可致咳嗽、胸闷、气促等。②发热，可呈持续高热，也可间歇低热，少数有周期热，热退时大汗淋漓可为本病的特征之一。③皮肤瘙痒，可为HD的唯一全身症状。局部瘙痒发生于病变部淋巴引流的区域，全身瘙痒发生于纵隔或腹部有病变的患者。④酒精疼痛，饮酒后20min病变局部发生疼痛，即称为“酒精疼痛”，是HD特有的症状。早于其他症状及X线表现，具有一定的诊断意义，病变缓解后，酒精疼痛即消失，复发时又重现。⑤组织器官受累，NHL有远处扩散及结外侵犯倾向。胃肠道损害可出现腹痛、肠梗阻和出血。肝受累可引起肝大和肝区疼痛。肾损害表现为肾肿大、高血压、肾功能不全及肾病综合征。

34. 淋巴瘤的治疗要点

(1)化学治疗：采用联合化疗，争取首次治疗获得缓解，利于患者长期存活。

(2)放射治疗：有扩大及全身淋巴结照射两种。

(3)生物治疗：单克隆抗体、干扰素等。

(4)造血干细胞移植：重要脏器正常，55岁以下，能耐受大剂量放、化疗的患者行自体干细胞移植。

35. 淋巴瘤的护理措施

(1)加强营养，口腔有溃疡者，进食流食。

(2)病情观察：注意放疗后的局部皮肤反应，有无发红、瘙痒、渗液、水疱形成等。

(3)局部皮肤护理：应避免局部皮肤受到强热或冷的刺激，不用热水袋、冰袋，沐浴水温以 37～40℃为宜；外出时避免阳光直接照射；勿用刺激性的化学物品，如肥皂、乙醇、胶布等。放疗期间应着宽大、质软的内衣，毛巾要柔软，保持局部皮肤的清洁干燥，防止皮肤破损。

(4)局部皮肤灼痛，给予 0.2%薄荷淀粉或氢化可的松软膏外涂；局部皮肤刺痒、渗液、可用 2%甲紫、冰片蛋清、氢化可的松软膏外涂。

(5)注意休息，进行适量活动，保证睡眠。

36. 多发性骨髓瘤的概念　是骨髓内浆细胞克隆性增生的恶性肿瘤。骨髓中有大量的异常浆细胞克隆性增殖，引起溶骨性骨骼破坏，血清中出现单克隆免疫球蛋白(M 蛋白)，正常的多克隆免疫球蛋白合成受抑制，尿中出现本-周蛋白，引起肾功能的损害，贫血、免疫功能异常。

37. 多发性骨髓瘤的治疗要点

(1)化学治疗：抗骨髓瘤化学治疗的疗效标准为 M 蛋白减少 75%以上，或尿中本-周蛋白排出量减少 90%以上，即可认为治疗显著有效。

(2)沙利度胺：有抑制新生血管生长的作用，妊娠妇女禁用。

(3)激素治疗：肾上腺糖皮质激素可减轻骨痛，改善贫血、出血，纠正高钙血症。

(4)干扰素：能抑制骨髓瘤细胞的增殖。

(5)骨质破坏的治疗：磷酸盐有抑制破骨细胞的作用，可减少疼痛，且出现骨质修复。

(6)放射治疗：解除局部疼痛，使肿块消失。

(7)对症治疗：控制感染，镇痛，增加补液量，多饮水，促进钙与尿酸的排泄。

(8)异基因造血干细胞移植：化疗诱导缓解后移植，效果较好。

38. 造血干细胞移植概念　是指对患者进行全身照射、化疗和免疫抑制预处理后，将正常供体或自体的造血干细胞经血管输注给患者，使之重建正常的造血和免疫功能。

39. 造血干细胞移植术前入无菌层流室前的护理

(1)心理准备：①了解患者、家属对造血干细胞移植的目的、过程及不良反应的了解程度。②在消毒灭菌前带患者进室观看，以解除其恐惧、陌生和神秘感。③详细介绍骨髓或外周血干细胞采集的方法、过程、对身体的影响等方面的知识，消除患者的疑虑。

(2)身体准备：①心、肝、肾功能及人类巨细胞病毒检查，组织配型、ABO血型配型等。②清除潜在感染灶。③无菌饮食。④肠道及皮肤准备：入室前3d服用肠道不易吸收的抗生素；入室前1d剪指(趾)甲、剃毛发、洁脐；入室当天沐浴后用0.05%氯己定药浴30～40min，再清洁眼、外耳道、口腔和脐部后，换无菌衣裤后进入层流室，针对患者皮肤进行多个部位的细菌培养。

40. 造血干细胞移植患者入无菌层流室后的护理

(1)无菌环境的保持及物品的消毒：①医护人员入室前应沐浴，穿无菌衣裤，戴帽子、口罩，用快速皮肤消毒剂消毒双手，穿无菌袜套、拖鞋，穿无菌隔离衣，戴无菌手套后方可进入层流室，每进入1间室更换1次拖鞋、无菌手套、隔离衣、袜套。入室不超过2人，以免引起交叉感染。②病室内桌面、墙壁、物品表面及地面每天用消毒液擦拭2次；隔日高压消毒患者被套、大单、枕套、衣裤；生活用品每日高压消毒。凡需递入的所有物品、器材、药品等要根据物品的耐受性及性状，采用不同的方法进行消毒灭菌。

(2)患者的护理：①生活护理，水果需0.5%氯己定浸泡15min后削皮方可进食，各种食物需经微波炉消毒后食用；进食前后漱口，口腔护理3～4/d；0.05%聚维酮碘擦拭鼻前庭和外耳道，眼药水交替滴眼；便后用1%氯己定擦洗肛周或坐浴；每晚用0.05%氯己定全身擦浴1次。②观察与记录，严密观察患者的症状和生命体征，注意皮肤黏膜及脏器有无出血倾向，口腔黏膜有无变化，有无并发症表现，准确记录24h出入量。③成分输血的护理，全血及血制品在输注前必须先经辐射处理，以灭活具有免疫活性的T淋巴细胞。④用药护理，入室后继续口服肠道不吸收抗生素，药物需经紫外线消毒后服用。在应用细胞刺激因子过程中要注意观察有无发热、皮疹、胸痛、关节酸痛、头痛等表现。⑤锁骨下静脉导管的应用与护理，严格无菌操作，防止导管滑脱与堵塞，血小板降低者禁用肝素封管。

41. 造血干细胞输注的护理

(1)骨髓输注的护理　①异体骨髓输注：ABO血型相合时，即可输入;如果 ABO 血型不合,要待处理后方可输注。输注前应用抗过敏药物,输注时用无滤网的输液器由中心静脉导管输入,速度宜慢,15～20min 无反应再调整滴速,要求 30min 内将 300ml 骨髓输完,余少量(约 5ml)骨髓弃去,以防发生脂肪栓塞。另一静脉通道同步输入适量鱼精蛋白,以中和骨髓液内的肝素。②自体骨髓的回输,自体骨髓液采集后加入保护液,放入 4℃冰箱内液态保存,经 72h 预处理,取出于室温下放置 0.5～1h,再回输给患者。

(2)外周血造血干细胞输注的护理:①自体外周血造血干细胞的回输,输前 15～20min 应用抗过敏药;冷冻保存的造血干细胞需在床旁以 38.5～40℃恒温水迅速复温融化。融化后立即用无滤网输液器从静脉导管输入,同时另一液路输等量鱼精蛋白以中和肝素。同时静脉滴注 5%碳酸氢钠和生理盐水、呋塞米和甘露醇,以维持足够的尿量,直至血红蛋白尿消失。②异体外周血造血干细胞输注:输注前先将造血干细胞 50～100ml 加生理盐水稀释到 200ml。

(3)脐带血造血干细胞输注:脐带血回输量较少,一般为 100ml 左右,采用微量泵推注。

42. 造血干细胞移植后并发症的观察与护理

(1)感染的预防与护理:是最常见的并发症之一,也是移植成败的关键,可发生于任何部位,移植早期(移植后第 1 个月),多以单纯疱疹病毒、细菌和真菌感染为常见;移植中期(移植后 2～3 个月),以巨细胞病毒和卡氏肺囊虫为多;移植后期(移植 3 个月后),注意水痘、带状疱疹等病毒感染及移植后肝炎等。

(2)出血的预防与护理:每天监测血小板计数,观察有无出血倾向。

(3)移植物抗宿主病(GVHD)预防与护理:急性 GVHD 发生于移植后 100d 内,尤其是移植后第 1～2 周,又称超急性 GVHD。表现为突发广泛性斑丘疹(最早出现在手掌、足掌、耳后、面部与颈部)、腹泻、持续性厌食、黄疸与肝功能异常等。单独或联合应用免疫抑制药和清除 T 淋巴细胞是目前预防 GVHD 最常用的两种方法。

(4)化疗药不良反应的预防与护理:造血干细胞移植术后 50%的受者出现肝损害,主要并发症有:①肝静脉闭塞病,发生在移植后 7～12d,出现腹胀、体重增加,因此移植后 1 周内应注意观察有无上述改变。②输血后肝炎和一过性肝损害。

第七节 内分泌科

1. 糖尿病的临床表现 多饮、多食、多尿、消瘦、疲乏无力，即典型的“三多一少”症状，常伴发心血管、肾、眼及神经等病变。

2. 2型(非胰岛素依赖)糖尿病的诱发因素 肥胖、体力活动减少、饮食改变、感染、创伤、手术、精神刺激、多次妊娠和分娩。

3. 糖尿病的诊断标准 糖尿病症状加任意时间血浆葡萄糖水平≥11.1mmol/L，或空腹血浆葡萄糖水平≥7.0mmol/L，或口服葡萄糖耐量试验（OGTT）中2h血浆葡萄糖水平≥11.1mmol/L。

4. 糖尿病的分型 糖尿病可分为四型：1型糖尿病、2型糖尿病、其他特殊类型和妊娠糖尿病。

5. 何为OGTT 成年人口服75g葡萄糖，儿童为1.75g/kg，总量不超过75g。应在清晨进行，禁食至少8～10h。试验前3d每天进食糖类量不可＜150g。试验日晨空腹取血后将葡萄糖溶于250～300ml水中，于5min内服下，服后30min、60min、120min和180min取静脉血测葡萄糖。

6. 糖尿病的急性并发症 糖尿病酮症酸中毒、高渗高血糖综合征、糖尿病乳酸酸中毒。

7. 糖尿病的慢性并发症 糖尿病大血管病变、糖尿病微血管病变、糖尿病神经病变、糖尿病足。

8. 糖尿病酮症酸中毒的诱因 感染、胰岛素治疗不适当减量或治疗中断。饮食不当、妊娠、分娩、创伤、麻醉、手术、严重刺激引起应激状态等。有时可无明显诱因。

9. 糖尿病酮症酸中毒的预防 增强对糖尿病酮症酸中毒症状的早期识别，及时纠正各种诱因，必要时调整治疗方案，血糖增高时及时查尿酮体。

10. 低血糖反应 患者出现中枢神经系统症状及交感神经症状。利用葡萄糖治疗症状缓解，血糖化验常＜2.8mmol/L，有时血糖从较高水平迅速下降时，血糖可在正常范围。

11. 低血糖的临床表现 肌肉颤抖、心悸、出汗、饥饿感、软弱无力、紧张焦虑、性格改变、神志改变、认知障碍，严重时发生抽搐、昏迷。

12. 如何预防低血糖

(1)按时进食，生活规律化。糖尿病患者应按时进餐，不能延迟进餐。若不得已延迟进餐，应预先吃些饼干、水果或巧克力等食物。

(2)应在专科医师指导下调整用药。药物用量不能随意增加，须在医师指导下，根据血糖做适当调整。胰岛素应在饭前 0.5h 左右注射，并按时进食，每次注射胰岛素时仔细核对剂量。在从动物胰岛素换用人胰岛素时，根据患者的情况，可将剂量适当减少。

(3)运动量保持恒定。每天的运动时间及运动量基本保持不变。做大量运动前宜适当进食，或适当减少胰岛素的用量。

(4)经常测试血糖。注射胰岛素的患者，应自备血糖仪，保证每天自测血糖，若有低血糖感觉应自测血糖，每次血糖结果应记录下来。

(5)携带患者卡及甜食，以备急需。

13. 低血糖的急救措施　一旦发生低血糖反应，应尽快给予糖分补充，轻症神志清楚者可给予含 15～20g 糖的糖水、含糖饮料或饼干、面包等。15min 后复测血糖，如仍＜3.9mmol/L，继续补充以上食物一份。如病重，神志不清者，应立即给予静脉推注 50%葡萄糖注射液 30～40ml，或静脉滴注 10%葡萄糖注射液。清醒后改为进食米、面等食物。

14. 糖尿病的治疗原则　糖尿病强调早期、长期综合治疗及治疗方法个体化的原则。

15. 糖尿病饮食治疗的目的　维持理想体重，保证未成年人的正常生长发育，纠正已发生的代谢紊乱，使血糖、血脂达到或接近正常水平。饮食治疗是年长者、肥胖型、少症状的轻型患者的主要治疗措施，对重症和 1 型糖尿病患者更应严格执行饮食计划并长期坚持。

16. 糖尿病患者运动治疗的作用及原则

(1)作用：适当的运动有利于减轻体重，提高胰岛素的敏感性，改善血糖和脂质代谢紊乱，还可减轻患者的压力和紧张情绪，使其心情舒畅。

(2)原则：适量、经常性和个体化。

17. 糖尿病的治疗手段 糖尿病教育、饮食治疗、运动治疗、药物治疗包括胰岛素治疗、自我监测。

18. 糖尿病患者运动锻炼方式的选择 以有氧运动为主，如散步、慢跑、骑自行车、做广播操、太极拳、球类活动等，其中，步行活动安全，容易坚持，可作为首选的锻炼方式。

19. 糖尿病患者运动锻炼的注意事项

（1）运动前评估：评估糖尿病控制情况，根据患者具体情况决定运动方式、时间及运动量。

（2）预防意外发生：运动不易在空腹时进行，防止发生低血糖。身体出现不适时应暂停运动，避免诱发心绞痛等意外。

（3）其他注意事项：运动时随身携带糖尿病卡，运动后做好日记，以便观察疗效和不良反应。

20. 使用胰岛素的注意事项

（1）准确用药：熟悉各种胰岛素的名称、剂量及作用特点；准确执行医嘱，做到制剂、种类正确，剂量准确，按时注射。

（2）吸药顺序：长、短效或中、短效胰岛素混合使用时，应先抽吸短效胰岛素，再抽吸中效或长效胰岛素，然后混匀，切不可逆行操作。

（3）药物保存：胰岛素放于冰箱内冷藏（5～15℃）保存，避免受热、光照和冻结。如超过有效期或药液出现颗粒时不能使用。

（4）注射部位的选择与更换：采用皮下注射，注射部位经常更换，长期注射同一部位可能导致局部皮下脂肪萎缩或增生，局部硬结。

（5）严格无菌操作，预防感染。

（6）注意检查血糖，如发现血糖波动过大或持续增高，应及时通知医师。

21. 甲状腺功能亢进症（hyperthyroidism） 简称甲亢。广义上是指多种原因引起甲状腺合成和（或）释放过多的甲状腺激素（thyroid hormone，TH），而导致的以高代谢为主要表现的一组临床综合征，其中以自身免疫紊乱所导致的弥漫性甲状腺肿伴甲状腺功能亢进[即 Graves 病（GD）]最为常见 。狭义上指甲状腺本身合成并分泌过多的甲状腺激素，释放到血液，产生甲状腺毒症。

22. 甲亢的临床表现

（1）甲状腺毒症表现：患者出现高代谢综合征、精神神经系统症状、心血管系统症状(心动过速,房性心律失常,心房颤动,脉压增大,心脏病)、消化系统症状(胃肠蠕动增快、肝功能异常)、肌肉骨骼与生殖系统症状(周期性瘫痪)、造血系统症状等。

(2)甲状腺肿:甲状腺上、下极可触及震颤,闻及血管杂音。

(3)眼征:突眼、Stellwag 征(瞬目减少)、上眼睑痉挛,睑裂增宽、von Graefe 征(上睑迟滞)、Joffroy 征(双眼向上看时,前额皮肤不能皱起)、Mobius 征(辐辏不良)。

23. 抗甲状腺药物治疗的适应证及常用药物

(1)适应证:①轻、中度病情患者。②甲状腺轻中度肿大。③年龄在20岁以下,孕妇、年迈体弱或合并严重心、肝、肾等病而不宜手术者。④术前准备,或手术后复发不宜用^{131}I 治疗。⑤作为放射性^{131}I 治疗前后的辅助治疗。

(2)常用药物:硫脲类和咪唑类。

24. 抗甲状腺药物的不良反应　药物性皮疹、粒细胞缺乏症、关节痛、肌肉痛、头痛、药物热、肝损害等。其中以药物性皮疹最为常见,粒细胞缺乏症最为严重。

25. 甲状腺功能减退的临床表现

(1)低代谢症候群:怕冷、疲乏、无力、体温低,皮肤无汗、颜面、眼睑、手部皮肤水肿,舌大、毛发稀疏,表情淡漠、反应迟钝。

(2)神经系统:智力减退、记忆力、注意力、理解力、计算力均减退。

(3)循环系统:心肌收缩力减弱、心动过缓、心排血量下降。

(4)消化系统:畏食、腹胀、便秘等。

26. 库欣综合征的概念　又称皮质醇增多症,是各种原因引起的肾上腺分泌糖皮质激素(以皮质醇为主)过多导致的临床综合征。

27. 库欣综合征的临床表现

(1)脂质代谢障碍:满月脸、向心性肥胖。

(2)蛋白质代谢障碍:皮肤菲薄、皮肤紫纹。

(3)糖代谢障碍:葡萄糖耐量降低,部分患者出现类醛固酮性糖尿病。

(4)电解质紊乱:钠潴留导致水肿。

(5)高血压、感染。

(6)造血系统及血液改变:面容呈多血质。

(7)性功能障碍:女患者月经稀少、不规则或停经,男患者性欲减退,阴茎缩小。

(8)神经、精神障碍及皮肤色素沉着。

第八节 风湿免疫科

1. 风湿性疾病常见的症状 关节疼痛与肿胀,关节僵硬与活动受限,皮肤损害。

2. 系统性红斑狼疮(SLE) 是一种多因素参与的、特异性自身免疫性结缔组织病。患者体内可产生多种自身抗体,通过免疫复合物等途径,损害各个系统、脏器和组织。

3. 系统性红斑狼疮(SLE)的临床表现 SLE 的表现多种多样,变化多端。

(1)全身症状:发热、疲倦、体重下降等。

(2)皮肤黏膜:80%患者在病程中出现皮疹;颊部蝶形红斑,最具特征性。

(3)肌肉骨骼:关节痛、红肿,股骨头坏死,肌痛,肌炎。

(4)狼疮肾炎(lupus nephritis, LN):约 50%患者有 LN 的临床表现,尿异常、氮质血症、肾性高血压、尿毒症;表现为慢性肾炎型、肾病综合征型,偶可为急进性肾炎型。

(5)浆膜炎:胸腔积液、心包积液。

(6)心血管:约有 10%患者有心血管表现,其中以心包炎最常见。可有气促、心前区不适、心律失常,心力衰竭等。

(7)肺与胸膜:有 35%患者有双侧中小量胸腔积液;10%的患者发生狼疮性肺炎。

(8)神经系统:20%的患者有神经系统损伤,以脑损伤最为多见。病变累及脑表现头痛、呕吐、偏瘫、癫痫、意识障碍;幻觉、妄想、猜疑等精神障碍症状;脊髓、周围神经均可受累。

(9)消化系统:约 30%患者有食欲缺乏、腹痛、呕吐、腹泻、腹水等;约 40%患者血清转氨酶升高,少数并发急腹症,如胰腺炎、肠坏死、肠梗阻。

(10)血液系统:60%活动期SLE患者可有贫血;白细胞减少,40%患者抗中性粒细胞胞质抗体可能阳性;血小板减少,20%患者抗血小板抗体阳性;轻至中度淋巴结肿大,20%患者病理示淋巴组织反应性增生,少数为坏死性淋巴结炎;脾大,15%患者可出现。

(11)眼:约15%患者有视网膜血管炎;血管炎可累及视神经。

4. 系统性红斑狼疮(SLE)的治疗原则

(1)早期诊断、早期治疗,个体化治疗。

(2)治疗原则:疾病活动且病情重的患者,给予强有力的药物控制,病情缓解后,则接受维持性治疗。

(3)治疗难控制的病例,抢救SLE危重症。

(4)防治药物不良反应。

5. 系统性红斑狼疮(SLE)的护理要点

(1)饮食护理:进食高蛋白质、高维生素软食,少食多餐,忌食芹菜、无花果、蘑菇、烟熏食物及辛辣等刺激性食物。

(2)口腔护理:有口腔黏膜破损时,晨起、睡前和餐后用漱口液漱口,对口腔有感染病灶者,遵医嘱局部使用抗生素。

(3)急性期卧床休息,减少消耗。

(4)肾功能不全者,给予低盐、优质蛋白饮食,限制水的摄入。

(5)定时测量生命体征、体重、观察水肿的程度、尿量及尿色、监测肾功能。

(6)避免诱发本病的因素,如阳光照射、妊娠、某些药物及手术等。

(7)注意皮肤卫生,切忌挤压皮肤斑丘疹,预防皮损处感染。

(8)用药护理:指导患者正确服用药物,注意观察用药后的反应。

6. 类风湿关节炎(RA)的概念　RA是一个累及周围关节为主的系统性炎症性自身免疫病。主要表现为慢性、对称性、进行性多关节炎。

7. 类风湿关节炎的临床表现

(1)起病缓慢、隐匿,少数急剧;呈慢性病程、反复发作;一般症状有低热、乏力、全身不适、体重下降等。

(2)关节表现:主要累及小关节,尤其是手的对称性多关节炎。表现为晨僵,疼痛与压痛,关节肿胀,关节畸形,功能障碍。

(3)关节外表现:类风湿结节、类风湿血管炎、肺损害、心脏损害、胃肠道表现(上腹痛、恶心、黑粪等,应注意抗风湿药物的损伤)、肾损害、干燥综合征等。

8. 类风湿关节炎的治疗要点

(1)一般性治疗:休息、急性期关节制动、恢复期关节功能锻炼、心理康复治疗。

(2)药物治疗:非甾体抗炎药,改变病情的抗风湿药、糖皮质激素、植物药,其他治疗。

9. 类风湿关节炎的护理要点

(1)急性期卧床休息,限制受累关节活动,保持关节功能位。

(2)了解关节疼痛的部位、程度,有无畸形,以判断病情及疗效。

(3)注意观察关节外症状,如胸闷、心前区疼痛、消化道出血等,及时给予适当的处理。

(4)鼓励患者早晨起床后行温水浴,或用热水浸泡僵硬的关节,而后活动关节。夜间戴弹力手套保暖,以减轻晨僵。

(5) 保持关节功能,防止关节畸形和肌肉萎缩。

(6)用药指导,指导患者正确的用药方法,密切观察药物疗效和不良反应,嘱患者坚持治疗,不要随便停药、换药、增减药量。

10. 强直性脊柱炎的概念 强直性脊柱炎多见于青少年,以中轴关节慢性炎症为主,亦可累及内脏及其他组织的慢性进展性风湿性疾病。典型的X线片示骶髂和脊柱关节明显破坏,后期脊柱呈“竹节样”变化。

11. 强直性脊柱炎的临床表现 早期表现为腰骶疼痛不适、晨僵。亦可出现臀部、腹股沟酸痛或不适,症状可向下肢放射,类似坐骨神经痛,休息时加重,活动后缓解。

第10章 外科护理知识

第一节 普 通 外 科

1. 等渗性缺水的概念　水和钠成比例丧失，血清钠和细胞外液渗透压维持在正常范围，可造成细胞外液量迅速减少，又称急性缺水或混合性缺水。是外科患者最易发生的缺水类型。

2. 高渗性缺水的概念　水和钠同时丢失，但失水多于失钠，血清钠高于正常范围，细胞外液呈高渗状态，又称原发性缺水。

3. 等渗性缺水的病因

(1)消化液的急性丧失，如肠外瘘、大量呕吐等。

(2)体液丧失，在感染区或软组织内，如腹腔内或腹膜后感染，肠梗阻、烧伤等。其丧失的体液成分与细胞外液基本相同。

4. 等渗性缺水的临床表现　患者出现恶心、厌食、乏力、少尿等，但不口渴；体征包括：舌干燥、眼窝凹陷、皮肤弹性降低等。严重者可致休克，常伴代谢性酸中毒；如因大量胃液丧失所致的等渗性缺水，因有 H^+ 的大量丧失可并发代谢性碱中毒。

5. 高钾血症的概念　血清钾＞5.5mmol/L，称为高钾血症。

6. 高钾血症的治疗

(1)禁钾：立即停用一切含钾的药物或溶液，避免进食含钾量高的食物。

(2)抗钾：静脉推注10％葡萄糖酸钙溶液20ml，能缓解 K^+ 对心肌的毒性作用。

(3)转钾：促使 K^+ 转入细胞内。①输注5％碳酸氢钠溶液。②用25％葡萄糖溶液100～200ml，每5g糖加入胰岛素1U，静脉滴注。③肾功能不全、不能输液过多者，可用10％葡萄糖酸钙100ml＋11.2％乳酸钠溶液50ml＋25％葡萄糖溶液400ml，加入胰岛素20U，做24h缓慢静脉滴注。

(4)排钾:口服阳离子交换树脂、腹膜透析或血液透析。

7. 低钾血症的病因

(1)摄入不足:如长期进食不足、长期补液患者静脉补充钾盐不足。

(2)丧失增加:如呕吐、持续胃肠减压、肠瘘、应用排钾性利尿药、肾小管性酸中毒、醛固酮增多症、急性肾衰竭多尿期等。

(3)钾向细胞内转移:如大量输注葡萄糖和胰岛素,或代谢性、呼吸性碱中毒时。

8. 低钾血症临床表现

(1)肌无力:为最早出现的临床表现,先是四肢肌软弱无力,软瘫、腱反射减退或消失,以后可延及躯干和呼吸肌,一旦呼吸肌受累,可致呼吸困难或窒息。

(2)消化道功能障碍:厌食、恶心、呕吐和腹胀、肠蠕动消失等肠麻痹表现。

(3)心功能异常:心脏出现传导阻滞和节律异常。心电图早期出现T波降低、变平或倒置,继之ST段降低、Q-T间期延长和出现U波。

(4)代谢性碱中毒:出现低钾性碱中毒,但尿液呈酸性,即反常性酸性尿。

9. 静脉补钾的原则

(1)禁止静脉推注:补钾常用针剂为10%氯化钾溶液,应稀释后静脉滴注。严禁静脉推注钾,以免血钾突然升高,导致心搏骤停。

(2)见尿补钾:尿量>40ml/h或>500ml/d方可补钾。

(3)控制溶液钾浓度:浓度一般掌握在≤40mmol/L(氯化钾3g/L)。

(4)控制补钾速度:补钾速度<20mmol/h。

(5)限制补钾总量,依血清钾水平,每日补钾为40~80mmol/L(3~6g/d)。

10. 代谢性酸中毒的概念 体内酸性物质积聚或产生过多,或HCO_3^-丢失过多即可引起代谢性酸中毒,是临床最常见的酸碱平衡失调。

11. 代谢性酸中毒的临床表现 最突出的症状是呼吸深而快,

呼吸频率有时可达 40～50 次/分，呼气带有酮味；患者面部潮红，心率加快，心律失常，血压偏低，重症患者有疲乏、眩晕、嗜睡或烦躁不安，甚至昏迷。

12. 代谢性碱中毒的病因

(1)胃液丧失过多：酸性胃液大量丢失，H^+ 减少，血浆 HCO_3^- 增高，是外科患者发生代谢性碱中毒的最常见的原因。

(2)碱性物质摄入过多：长期服用碱性药物；大量输注库存血，其中所含抗凝剂入血后可转化成 HCO_3^-，致碱中毒。

(3)缺钾：低钾血症时，K^+ 从细胞内移至细胞外，H^+ 进入细胞内，引起细胞外的碱中毒。

(4)利尿药的作用：呋塞米、依他尼酸等抑制近曲小管对 Na^+ 和 Cl^- 的再吸收，发生低氯性碱中毒。

13. 呼吸性酸中毒的临床表现　患者有呼吸困难、换气不足，有时气促、发绀、头痛、胸闷、全身乏力。随着酸中毒的加重，患者可有血压下降、谵妄、昏迷。

14. 休克的概念　休克是机体受到致病因素侵袭后，导致有效循环血量减少、组织灌注不足所引起的以微循环障碍、细胞受损和代谢障碍为特征的病理性症候群。

15. 休克患者观察要点

(1)意识和精神状态：休克早期呈兴奋状态，烦躁不安，休克加重时表情淡漠、意识模糊或昏迷。

(2)皮肤色泽及温度：休克时面色苍白、四肢冰凉、皮肤湿冷。皮肤有出血点或瘀斑，提示可能出现弥散性血管内凝血。

(3)血压：收缩压＜90mmHg，脉压＜20mmHg 提示休克存在。

(4)脉率：休克时脉率加快，休克加重时脉细弱，甚至摸不到。

(5)尿量：是反映肾血流灌注情况的重要指标之一。如尿量＜25ml/h，表明血容量不足；尿量＞30ml/h 时，表明休克有改善。

16. 手术前呼吸系统的准备

(1)对有吸烟习惯者，术前 2 周戒烟，以防呼吸道分泌物过多，影响呼吸通畅。

(2)深呼吸训练：先从鼻慢慢深吸气使腹部隆起，呼气时腹肌收缩，由口慢慢呼出。

(3)有效排痰训练:轻咳数次,使痰液松动,再深吸气后用力咳嗽。

(4)胸部手术者进行腹式呼吸训练,腹部手术者进行胸式呼吸训练。

(5)有呼吸道感染者积极治疗,择期手术应推迟至治愈后1～2周;如系急症手术,需加抗生素,应尽可能避免吸入麻醉。

17. 手术前心血管系统的准备

(1)血压控制在160/100mmHg以下。

(2)心力衰竭患者应在病情控制3～4周后再考虑手术。

(3)急性心肌梗死患者发病后6个月内不宜实行择期手术,6个月以上无心绞痛发作者可在严格监护下手术。

18. 切口裂开临床表现　常发生于术后1周左右或拆除皮肤缝线后24h内。可分为全层裂开和部分裂开2种。常有淡红色液体自切口溢出,浸湿敷料。腹部切口全层裂开者可见有内脏脱出。

19. 肠外营养的适应证

(1)胃肠道功能障碍。

(2)营养不良。

(3)因疾病或治疗限制不能经胃肠道摄食或摄入不足。

(4)高分解状态,如烧伤、严重感染等。

(5)抗肿瘤治疗期间不能正常饮食者。

20. 外科化脓性感染的临床表现

(1)局部症状:红、肿、热、痛,功能障碍。

(2)全身症状:轻重不一,轻者可无全身症状,较重者可出现发热、头痛、全身不适,严重者可以发生感染性休克。

21. 甲沟炎的病因及临床表现

(1)病因:常发生在微小刺伤、挫伤、(逆剥)新皮倒刺或指甲剪得过深等损伤而引起,致病菌主要为金黄色葡萄球菌。

(2)临床表现:发病初期,指甲一侧皮肤组织红肿,并伴有轻微疼痛;有的感染还可由一侧甲沟蔓延至甲根部的皮下及对侧甲沟,形成半环形脓肿。如不及时切开减压引流,脓肿向下蔓延,则可形成指头炎或指甲下脓肿。

22. 破伤风的典型症状　在肌肉紧张性收缩(肌强直、发硬)的基础上，呈阵发性强烈痉挛。最初受影响的肌群是咀嚼肌，以后依次为面肌、颈项肌、背腹肌、四肢肌和膈肌。起始表现为咀嚼不便、张口困难，随后牙关紧闭；面肌痉挛可出现蹙眉、口角下缩、咧嘴“苦笑”；颈项肌痉挛时可出现颈部强直、头后仰、腰部前凸、足后屈，形成弓背，而四肢呈屈膝、弯肘、半握拳等痉挛姿态，共同形成“角弓反张”或“侧弓反张”状。膀胱括约肌痉挛可引起尿潴留。膈肌痉挛可导致面唇发绀，呼吸困难，呼吸暂停，甚至危及生命。

23. 甲状腺危象　是甲状腺功能亢进术后的严重并发症。多发生在甲状腺功能亢进手术后12～36h，与术前准备不充分、甲状腺功能亢进症状未能很好控制及手术应激有关。表现为高热(>39℃)、脉快而弱(>120次/分)，烦躁不安、谵妄、大汗，有呕吐、水泻，不及时抢救迅速发展至昏迷，虚脱休克甚至死亡，死亡率20%～30%。

24. 甲状腺切除术后患者突然出现呼吸困难的原因及预防和急救措施

(1)原因：常见切口内出血压迫气管、喉头水肿、气管塌陷、双侧喉返神经损伤。

(2)主要预防措施：包括生命体征平稳后取高坡卧位，保持颈部引流管通畅，进食温或凉流质，床旁放置气管切开包和手套，以备急用。

(3)急救措施：有呼吸困难发生，可辨明原因对因或对症处理。血肿压迫者，应配合进行床边抢救，即剪开缝线，敞开伤口，去除血肿，结扎出血的血管；喉头水肿者，即刻遵医嘱应用大剂量激素。若经处理后严重呼吸困难不能改善，则应当机立断施行气管切开。

25. 乳腺癌术后伤口护理要点

(1)保持皮瓣血供良好：①术后3d内患肩制动以防皮瓣移动。②观察记录皮瓣颜色及愈合情况。③皮瓣用胸带加压包扎，松紧适宜，一般维持7～10d。④观察患侧上肢远端血液循环情况，如手指发麻皮肤青紫、皮温降低、脉搏不清，提示腋血管受压，应调整。

(2)维持有效引流：①妥善固定引流管。②保证有效的负压吸引。③保持引流通畅。④观察记录引流液性状，术后1～2d每日引流血液50～200ml，以后渐少。⑤术后4～5d皮瓣下无积液者可拔管。拔管后皮瓣下仍有积液，可抽吸并加压包扎。

26. 乳腺癌术后患侧上肢肿胀的预防和护理

(1)禁忌患侧上肢测血压、抽血、静脉或皮下注射。

(2)指导患者自我保护患侧上肢:平卧时患肢下方垫枕抬高10°~15°,下床吊带托扶,他人只扶健侧。

(3)按摩患侧上肢或握拳、屈伸肘关节,以促进淋巴回流。

(4)患肢肿胀可用弹力绷带包扎,有感染者用抗生素。

27. 乳房自我检查方法　自我检查可每个月1次,选择在月经干净后2~3d进行。检查方法。

(1)视诊:站在镜前,采取双臂自然下垂放松、双臂交叉于颈后或前俯上半身,观察双侧乳房外形、大小是否对称,有无肿块、凹陷或"橘皮样"改变,有无乳头回缩或抬高。

(2)触诊:仰卧,肩胛下垫薄枕,被查侧的手臂枕于头下,使乳房平铺于胸壁,对侧手指并拢自乳房的外上象限开始检查,依次为外上、外下、内下、内上象限,然后检查乳头、乳晕,最后检查腋窝有无肿块、乳头有无溢液。

28. 乳腺癌术后指导患者进行功能锻炼的方法

(1)术后24h内:活动手指及腕关节,可做伸指、握拳、屈腕等锻炼。

(2)术后1~3d:进行上肢肌肉的等长收缩,可用健侧上肢或他人协助患侧上肢进行屈肘、伸臂等锻炼,逐渐过渡到肩关节的小范围前屈、后伸运动(前屈<30°,后伸<15°)。

(3)术后4~7d:患者可坐起,鼓励患者用患侧手洗脸、刷牙、进食等,并做以患侧手触摸对侧肩部及同侧耳朵的锻炼。

(4)术后1~2周:术后1周皮瓣基本愈合后,开始做肩关节活动,以肩部为中心,前后摆臂。术后10d左右循序渐进地做抬高患侧上肢、手指爬墙摸高、患侧手自行梳头等锻炼。指导患者注意锻炼的内容和活动量应根据自身的实际情况而定,一般每日3~4次,每次20~30次/分为宜,循序渐进,逐渐增加锻炼的内容;术后7~10d不外展肩关节,不要以患肢支撑身体,以防皮瓣移动而影响创面愈合。

29. 急性腹膜炎患者持续胃肠减压的目的　胃肠减压可抽出胃肠道内容和气体,特别是胃肠道穿孔时可减少消化道内容物流入腹腔,减轻对腹膜的疼痛刺激,减少毒素的吸收,降低肠壁张力,改善胃肠壁的供血，有利于炎症局限和吸收及胃肠功能的恢复。

30. 急性腹膜炎非手术疗法的护理

(1)禁食、胃肠减压。

(2)取半卧位，以利腹腔内渗出液积聚于盆腔，便于局限或引流。

(3)迅速建立静脉输液通道，遵医嘱补液或输血。注意补液顺序和速度。

(4)观察和记录生命体征、尿量。观察患者腹部症状及体征的变化。

(5)明确诊断者，可遵医嘱给予镇痛药。高热患者，给予物理或药物降温。

(6)合理应用抗生素控制感染。

(7)静脉补充营养物质，长时间禁食的患者，及早考虑肠外营养支持。

31. 腹外疝临床类型

(1)易复性疝：凡腹外疝在患者站立、行走或腹压增高时突出，平卧、休息或用手向腹腔推送时疝内容物很容易回纳腹腔的，称为易复性疝。

(2)难复性疝：疝内容物不能或不能完全回纳入腹腔内，但并不引起严重症状者，称难复性疝。

(3)嵌顿性疝：疝环较小而腹内压突然增大时，疝内容物可强行扩张囊颈而进入疝囊，随后因囊颈的弹性收缩，又将内容物卡住，使其不能回纳，称为嵌顿性疝。

(4)绞窄性疝：嵌顿如不能及时解除，肠管及系膜受压情况不断加重，可使动脉血流减少，最终导致完全阻断，即为绞窄性疝。

32. 腹股沟斜疝　腹股沟斜疝是指疝内容物经腹壁下动脉外侧的内环突出，通过腹股沟管或再斜行穿出外环，进入阴囊的疝。其发病率占腹外疝的90%，为临床常见病。

33. 疝修补手术后预防腹内压增高的护理措施

(1)体位与活动：术后当日平卧，膝下垫一软枕，使髋关节微屈曲。以松弛腹壁，减少张力。次日改为半卧位，一般于术后3～5d可考虑离床活动。

(2)预防剧烈咳嗽：注意保暖，防止受凉。指导并协助患者咳嗽时用手掌按压伤口、下肢屈曲。

(3)积极处理尿潴留:如因麻醉或手术刺激引起尿潴留,遵医嘱肌内注射卡巴胆碱,以促进膀胱平滑肌的收缩,必要时导尿。

(4)保持大便通畅:嘱患者勿用力排便,若有便秘应给予通便药物。

(5)出院指导:注意休息,逐渐增加活动量,3 个月内不宜参加体力劳动或过量运动。告知患者,虽然已手术修补,仍应注意及时治疗增加腹压的疾病,如慢性咳嗽和便秘,以防复发。

34. 腹部损伤临床表现

(1)实质性脏器(肝、脾、胰、肾)或大血管损伤:因腹腔内或腹膜后出血,患者表现为面色苍白,脉搏加快,血压不稳定,甚至休克;腹痛多呈持续性,不很剧烈;腹膜刺激征较轻。但肝破裂伴有胆管断裂,或胰腺损伤伴有胰管断裂时,可因胆汁或胰液溢入腹腔而出现明显的腹痛和腹膜刺激征。肾损伤时可出现血尿。

(2)空腔脏器破裂(胃肠道、胆道、膀胱):主要临床表现是弥漫性腹膜炎。除消化道症状(恶心、呕吐、呕血或便血等)及之后出现的全身性感染症状外,腹膜刺激征最为突出。上消化道破裂时,因胃液、胆汁或胰液的强烈化学刺激,立即引起剧烈腹痛和典型的腹膜炎体征。下消化道破裂时,腹膜炎体征出现较晚,程度较轻,但造成的细菌污染远较上消化道破裂时严重。

35. 腹部损伤非手术治疗的护理

(1)体位:绝对卧床休息,不随意搬动伤员,病情稳定给予半卧位。

(2)禁食和胃肠减压:疑有空腔脏器破裂或有明显腹胀时,应进行胃肠减压,观察记录引流液的颜色、性状和量。禁食期间静脉补液维持体液平衡。记录 24h 出入量并观察每小时尿量。

(3)严密监测生命体征和腹部体征:每 15～30 分钟测量 1 次血压、脉搏、呼吸,每 30 分钟检查 1 次腹部体征,注意观察腹痛及腹膜刺激征变化。

(4)动态观察血常规,必要时重复诊断性腹腔穿刺术或灌洗术、B 超或血管造影等检查。

(5)预防感染:遵医嘱应用广谱抗生素防治腹腔感染,注射破伤风抗毒素。

(6)禁灌肠、导泻。

(7)做好术前准备:对腹部损伤较严重的患者,非手术治疗的同时做好手术前的准备工作。

36. 腹部损伤手术治疗适应证

(1)已确诊为腹腔脏器破裂。

(2)有明显腹痛和腹膜刺激征进行性加重及范围扩大。

(3)出现烦躁、脉率增快、血压不稳或休克表现。

(4)膈下有游离气体或腹腔穿刺抽到不凝固血液、胆汁或胃肠内容物。

(5)非手术治疗期间病情加重。

37. 胃溃疡的外科治疗适应证

(1)溃疡病多年,同时经正规内科治疗无效的顽固性溃疡。

(2)发生溃疡出血、瘢痕性幽门梗阻、溃疡穿孔及溃疡穿透至胃壁外者。

(3)溃疡巨大(直径>2.5cm)或高位溃疡。

(4)胃、十二指肠复合性溃疡。

(5)溃疡不能除外恶变或已经恶变者。

38. 胃、十二指肠溃疡几种常见严重并发症的表现

(1)上消化道出血:呕血和(或)黑粪是主要症状,多数患者只有黑粪而无呕血,呕血或便血前后常有心悸、目眩、无力,甚至晕厥。

(2)上消化道急性穿孔:穿孔多突然发生于夜间空腹或饱食后。主要表现为突发上腹部刀割样剧痛,并迅速波及全腹,患者疼痛难忍,伴有面色苍白、出冷汗、脉细速、血压下降等表现。全腹有明显的压痛和反跳痛,腹肌紧张呈“木板样”强直。X线检查可见膈下游离气体。

(3)幽门梗阻:主要表现为腹痛与反复发作的呕吐。患者最初有上腹膨胀不适并出现阵发性胃收缩痛,伴嗳气、恶心与呕吐。呕吐多发生在下午或晚间,呕吐量大,一次可达1000~2000ml,呕吐物为宿食,有腐败酸臭味,不含胆汁。体检示上腹部膨隆,可见扩大的胃型及自左向右的胃蠕动波,可闻及振水音。

39. 胃十二指肠溃疡手术治疗的方法

(1)BillrothⅠ式胃大部切除术:远端胃大部分切除后将残胃直接

与十二指肠吻合,术后胃肠功能性紊乱较少,此法多用于胃溃疡。

(2)BillrothⅡ式胃大部切除术:胃大部分切除后将十二指肠残端封闭,胃与空肠近端在横结肠前或后做吻合。手术后食物直接进入空肠,使食物不能充分与胆汁、胰液相混合,对消化、吸收功能有一定的影响。此法适用于各种胃十二指肠溃疡,特别是十二指肠溃疡者。

(3)迷走神经切断术:切断迷走神经主干或切断支配胃的迷走神经分支,使胃酸分泌减少。常用术式有迷走神经总干切断术、选择性迷走神经切断术、高选择性迷走神经切断术。

40. 胃大部切除术后并发症的观察及护理

(1)术后出血:术后24h内由胃管中引流出100~300ml暗红色或咖啡色样液,属术后正常现象。如术后短期内从胃管不断引流出新鲜血液,24h后仍未停止,甚至出现呕血和黑粪,则系吻合口活动性出血,应用止血药、抗酸药等非手术治疗,多数患者出血可止住,必要时可再次手术止血。

(2)十二指肠残端破裂:好发于术后24~48h,是Billroth Ⅱ式胃切除术后早期最严重的并发症。临床表现为突发上腹部剧痛,发热、腹膜刺激征及白细胞计数增加,腹腔穿刺可有胆汁样液体。一旦诊断,应立即手术治疗。

(3)胃排空障碍:常发生在术后4~10d,患者出现上腹持续性饱胀、钝痛,伴呕吐含有食物和胆汁的胃液。多数患者经非手术治疗而好转,包括禁食、胃肠减压,肠外营养,纠正低蛋白血症,维持水、电解质代谢和酸碱平衡,应用促胃动力药物。

(4)吻合口破裂或瘘:术后早期并发症,常发生于术后3~7d。表现为体温升高,上腹部疼痛和腹膜刺激征,胃管引流量突然减少而腹腔引流管的引流量突然增加。应维持有效的胃肠减压,给予静脉输液或肠内、外营养支持及相关护理,以促进愈合,合理应用抗菌药。

(5)术后梗阻:包括吻合口梗阻和输入袢梗阻、输出袢梗阻,后两者见于BillrothⅡ式胃大部切除术后。①吻合口梗阻症状为进食后上腹饱胀感和溢出性呕吐,呕吐物含或不含胆汁。②输出袢梗阻为上腹部饱胀、呕吐含胆汁和食物。③输入袢梗阻有急性和慢性之分,急性表现为上腹部剧烈疼痛、呕吐伴上腹部压痛,呕吐物量少,多不含胆汁,呕吐后症状不缓解;慢性表现为餐后0.5h左右上腹部胀痛或绞痛随，即突然喷射性呕吐大量胆汁，不含食物，呕吐后症状缓解。

(6)倾倒综合征：系由于胃大部切除术后，失去对胃排空的控制，导致胃排空过速所产生的一系列综合征。根据进食后症状出现的时间可分为早期和晚期。①早期倾倒综合征：多发生在进食后10～30min，患者常感心悸、出汗、全身无力、面色苍白，并伴有上腹饱胀不适、恶心、呕吐、肠鸣音亢进、腹痛、腹泻等症状。应指导患者通过饮食加以调整，包括少食多餐，避免过甜、过咸、过浓的流质饮食；宜进低糖类、高蛋白质饮食；餐后限制饮水喝汤；进餐后平卧10～20min。②晚期倾倒综合征(又称低血糖反应)：进餐2～4h患者出现头晕、心慌、出冷汗、脉搏细弱甚至虚脱等表现。出现症状时稍进饮食，尤其是糖类即可缓解。饮食中减少糖类含量，增加蛋白质比例，少量多餐可防止其发生。

41. 胃、十二指肠溃疡术后饮食指导

(1)拔管后当日给少量饮水或米汤。

(2)第2天进半量流质饮食，每次50～80ml。

(3)第3天进全量流质饮食，每次100～150ml，6～7次/天，以蛋汤、菜汤、藕粉为宜。

(4)若进食后无腹胀、腹痛等不适，第4天可进半流质饮食，如大、小米粥、菜粥等。

(5)第10～14天可进软食，如面条、软饭、馒头等。少食产气食物，忌生、冷、硬和刺激性食物。注意少量多餐，开始时每天5～6餐，以后逐渐减少进餐次数并增加每次进餐量，逐步恢复正常饮食。

42. 胃、十二指肠溃疡患者康复指导

(1)指导患者自我调节情绪，劳逸结合，避免工作过于劳累，不熬夜。指出吸烟、饮酒对其疾病的危害，劝导患者戒烟、戒酒。

(2)饮食调节：手术后患者应注意生活规律和饮食调节，胃大部切除术后1年内胃容量受限，饮食宜少量多餐、富含营养素、定时定量、易消化，逐步过渡至均衡饮食。避免摄入生、硬、冷、油煎、酸、辣、浓茶等刺激性及易胀气食物。

(3)指导药物的服用时间、方法、剂量和注意事项，避免使用阿司匹林、吲哚美辛等对胃黏膜有损害的药物。

(4)定期复查：术后初期每3个月复查1次，之后每6个月复查1

次，至少复查5年。嘱患者定期门诊复查，有不适及时就诊。

43. 胃癌的临床表现

(1)早期症状：早期胃癌多数患者无明显症状，少数患者感觉上腹部饱胀不适、隐痛，嗳气、反酸、食欲缺乏等。

(2)进展期症状：疼痛和体重减轻是进展期胃癌最常见的临床症状。表现为上腹疼痛加重、上腹不适、进食后饱胀、食欲缺乏、恶心、呕吐、乏力、消瘦等症状。

(3)梗阻症状：贲门胃底癌可有胸骨后疼痛和进行性哽噎感；近幽门处胃癌可有呕吐宿食。

(4)呕血和便血：胃癌溃疡时出现呕血和黑粪。

(5)约10%患者有胃癌扩散的表现：左锁骨上淋巴结肿大、黄疸、腹水、腹部包块、直肠前凹扪及肿块等。

(6)晚期症状：出现进行性消瘦和贫血，营养不良，甚至恶病质等表现。

44. 肠梗阻的临床表现　由于梗阻的原因、部位、病变程度、发病缓急的不同，可有不同的临床表现，共同的表现有腹痛、呕吐、腹胀和停止自肛门排便排气。

(1)腹痛：机械性肠梗阻表现为阵发性腹部绞痛，疼痛多在腹中部，有时能见到肠型和蠕动波。若腹痛间歇期不断缩短，或出现剧烈的持续性腹痛，则应警惕发生绞窄性肠梗阻的可能。麻痹性肠梗阻为持续性胀痛。

(2)呕吐：早期呕吐常为反射性，呕出物为食物或胃液。以后根据梗阻部位不同，呕吐出现的时间和性质也不同。高位小肠梗阻呕吐频繁，出现较早，主要为胃及十二指肠内容物。低位肠梗阻呕吐出现较晚，呕吐物呈粪样，有明显的粪臭味。绞窄性肠梗阻呕吐物为咖啡样或血性。麻痹性肠梗阻时，呕吐多呈溢出性。

(3)腹胀：高位小肠梗阻由于呕吐频繁，腹胀不明显，可有胃型；低位肠梗阻腹胀明显，遍及全腹，可有肠型；绞窄性肠梗阻表现为不均匀对称性腹部隆起。

(4)停止排便、排气：完全性肠梗阻患者肛门排气、排便停止。但梗阻早期、高位梗阻、不完全梗阻者可有肛门排气、排便。某些绞窄性肠梗阻，如肠套叠、肠系膜血管栓塞或血栓形成，则可排出血性黏液样血便。

45. 肠梗阻的局部体征

(1)单纯机械性肠梗阻:可见腹部膨隆、肠型和蠕动波。肠扭转时腹胀多不对称。肠鸣音亢进,有气过水声或金属音。腹部较软,轻压痛,无腹膜刺激征。肿瘤或蛔虫性肠梗阻时,有时可在腹部触及包块或条索状团块。

(2)麻痹性肠梗阻腹胀均匀,肠鸣音减弱或消失,叩诊全腹呈鼓音。

(3)绞窄性肠梗阻叩诊有移动性浊音,可有固定压痛及腹膜刺激征、压痛性包块(受绞窄的肠袢)。

46. 肠梗阻的治疗

(1)基础治疗:①纠正水、电解质代谢紊乱和酸碱失衡,严密观察和准确记录出入量。②胃肠减压,是治疗肠梗阻的重要方法之一。③防治感染和毒血症,应用抗生素。④应用镇静药、解痉药等对症治疗,镇痛药的应用则遵循急腹症治疗的原则。

(2)解除梗阻:可分手术治疗和非手术治疗两大类。①非手术治疗:除上述基础治疗外,还可采用中医中药辅助治疗和针对病因治疗:如蛔虫引起的肠梗阻可口服或胃肠道灌注生植物油、氧气驱虫、服用驱虫药物;粪块堵塞引起的肠梗阻可给予液状石蜡口服,或经鼻肠管内注入;动力性肠梗阻可应用针刺疗法、腹部按摩等;由肠套叠所致肠梗阻可予低压灌肠治疗。②手术治疗:各种类型的绞窄性肠梗阻、肿瘤及先天性肠道畸形引起的肠梗阻及非手术治疗无效的患者。

47. 肠梗阻患者健康教育

(1)少食刺激性强的辛辣食物,宜食营养丰富、高维生素、易消化吸收的食物;反复发生粘连性肠梗阻的患者少食粗纤维食物;避免暴饮暴食,饭后忌剧烈活动。

(2)注意饮食及个人卫生,饭前、便后洗手,不吃不洁食品。

(3)便秘者应注意通过调整饮食、腹部按摩等方法保持大便通畅,无效者可适当给予口服缓泻药,避免用力排便。

(4)保持心情愉悦,每天进行适量体育锻炼。

(5)加强自我监测,若出现腹痛、腹胀、呕吐、停止排气排便等不适，及时就诊。

48. 急性阑尾炎的病理类型

(1)急性单纯性阑尾炎：是阑尾病变的早期，炎症多限于黏膜和黏膜下层。

(2)急性化脓性阑尾炎：也称急性蜂窝织炎性阑尾炎，阑尾肿胀明显，表面有脓性渗出物。阑尾周围的腹腔内有脓液，形成局限性腹膜炎。

(3)坏疽性及穿孔性阑尾炎：阑尾病变进一步加剧，其管腔梗阻或积脓，腔内压力升高，管壁血供障碍，致阑尾管壁坏死或部分坏死，呈暗紫色或黑色。穿孔部位多在根部或近端。

(4)阑尾周围脓肿：急性阑尾炎化脓坏疽或穿孔时，大网膜可移至右下腹，包裹阑尾并形成粘连，可形成炎症肿块或阑尾周围脓肿。

49. 急性阑尾炎的临床表现

(1)常见症状：①转移性右下腹腹痛。②胃肠道症状：发病初期可有厌食、恶心、呕吐、腹泻等症状。阑尾穿孔后可出现腹膜炎和麻痹性肠梗阻症状。③全身表现：发病初期仅有乏力、低热。炎症加重者可出现全身中毒症状，如寒战、高热脉速、烦躁不安等。如发生门静脉炎时出现寒战、高热和轻度黄疸。

(2)腹部体征：①右下腹压痛，是急性阑尾炎最常见的重要体征，压痛点位于麦克伯尼点。②腹膜刺激征：阑尾化脓、坏疽或穿孔时可出现腹肌紧张、压痛、反跳痛，肠鸣音减弱或消失等。③可作为辅助检查的其他体征：结肠充气试验（Rovsing 征）、腰大肌试验（psoas 征）、闭孔内肌试验（obturator 征）阳性。直肠指检有触痛。

50. 急性阑尾炎术后护理要点

(1) 术后体位：血压平稳后取半卧位。以利于引流和腹腔内炎性渗出物局限于盆腔，避免形成腹腔脓肿。

(2)饮食护理：术后应禁食水，待肠蠕动恢复后，酌情进流食，逐渐过渡到进普食。

(3)早期活动：鼓励患者床上多翻身，术后 24h 即下床活动，减少肠粘连的发生。

(4)密切观察病情：定时测量和记录生命体征；注意倾听患者的主诉，观察其腹部体征的变化，防止并发症。

(5)控制感染:遵医嘱应用足量有效的抗生素。

(6)切口和引流管的护理:保持切口敷料清洁、干燥,留置引流管者保持引流通畅,观察引流液的色、量、质。

51. 痔的概念　直肠下端黏膜下和肛管皮下静脉丛发生扩张、纡曲所形成的静脉团块,即称为痔。

52. 内痔的分度　可分为四度。

Ⅰ度:排便时出血,便后出血自行停止,无痔块脱出。

Ⅱ度:常有便血,痔块在排便时脱出肛门,排便后可自行回纳。

Ⅲ度:偶有便血,痔在腹压增高时脱出,无法自行还纳,需用手辅助。

Ⅳ度:偶见便血,痔块长期脱出于肛门,无法回纳或回纳后又即刻脱出。

53. 结肠癌临床表现　早期多无症状,发展后主要出现下列症状。

(1)排便习惯和粪便性状改变:常为最早出现的症状,多表现为排便次数增多,腹泻或便秘,粪便带血、脓或黏液。

(2)腹痛:属早期症状之一,表现为持续隐痛,或仅为腹部不适或腹胀。

(3)腹部肿块:肿块多为瘤体本身,坚硬呈结节状。如为横结肠癌或乙状结肠癌,则可有一定活动度。如癌肿穿透肠壁并发感染,肿块固定且有压痛。

(4)肠梗阻症状:属结肠癌中晚期症状。多为慢性低位不完全性肠梗阻,主要表现是腹胀和便秘,有时伴腹部胀痛或阵发性绞痛。当发生完全性梗阻时症状加剧。左侧结肠癌有时可以急性完全性结肠梗阻为首先出现的症状。

(5)全身症状:贫血、消瘦、乏力、低热、恶病质。

54. 右半结肠、左半结肠癌临床症状特点

(1)右半结肠肠腔较大,癌肿多呈肿块型,突出于肠腔,粪便较稀薄,便血与粪便混合。患者常以贫血和消瘦乏力及腹部肿块为主要表现。

(2)左半结肠由于肠腔相对较小,癌肿多为浸润型,肠腔环状狭窄,临床以肠梗阻、排便困难、黏液血便为主。

55. 直肠癌的临床表现

(1)直肠刺激症状:便意频繁、肛门下坠、便不尽感,有里急后重等。

(2)黏液血便:85%的患者有血便、黏液血便或脓血便。

(3)肠腔狭窄症状:有粪便变细和排便困难,伴腹痛、腹胀。

(4)侵犯周围器官及转移症状:侵犯骶神经可有持续剧痛。肛门括约肌受累可致大便失禁。侵及泌尿系可出现尿频、尿痛、排尿困难。女性直肠癌可侵及阴道后壁,引起白带增多,以及直肠阴道瘘。

56. 直肠癌术前传统肠道准备的方法

(1)术前3d进少渣半流饮食,术前2d起进流质饮食。术前12h禁食,4h禁水。

(2)术前3d,每日上午番泻叶15g泡茶500ml饮用,或术前2d口服$MgSO_4$ 15~30g,或蓖麻油30ml,每日上午1次。术前2d晚用1%~2%肥皂水灌肠1次,术前晚清洁灌肠。

(3)口服抗生素:如庆大霉素、卡那霉素、新霉素、甲硝唑等,同时补充维生素K。

57. 门静脉高压症的定义　门静脉高压症是指门静脉血流受阻、血流淤滞、门静脉系统压力增高,继而引起脾大及脾功能亢进、食管和胃底黏膜下静脉曲张及破裂出血、腹水等一系列症状的临床病症。

58. 门静脉高压症的临床表现

(1)脾大、脾功能亢进。

(2)呕血和黑粪。

(3)腹水。

(4)其他:消化功能障碍、消瘦、乏力、黄疸、贫血、蜘蛛痣、腹壁静脉曲张、痔。

59. 食管、胃底静脉曲张出血的常见诱因

(1)肝硬化患者常有胃酸反流,腐蚀食管黏膜形成溃疡。

(2)进食质地较硬的粗糙食物,造成食管黏膜的机械性损伤,致曲张静脉出血。

(3)剧烈咳嗽、用力排便等腹内压增高时,可使门静脉压力上升而致曲张静脉破裂。

(4)进食刺激性较强的食物或饮料使食管黏膜充血而易于破裂。

60. 分流术　将门静脉系和腔静脉系的主要血管吻合,使压力较高的门静脉系血液直接分流到腔静脉中去,称为分流术。

61. 三腔管压迫止血的并发症及防治　并发症包括吸入性肺炎、食管破裂及窒息。故应用三腔管压迫止血的患者,应有专人监护,需注意下列事项。

(1)保持呼吸道通畅,患者应侧卧或头侧转,便于吐出唾液,随时吸出患者咽喉部分泌物,以防发生吸入性肺炎。

(2)严密观察,防止气囊上滑,堵塞咽喉引起窒息。床旁应备剪刀,如出现呼吸困难立即剪断三腔管。

(3) 三腔管一般放置 24h,如出血停止,可先排空食管气囊,后排空胃气囊,再观察 12～24h,如确已止血,再将管慢慢拉出。

(4)放置三腔管的时间不宜持续超过 3～5d,以免食管或胃底黏膜因受压迫太久而发生溃烂、坏死、食管破裂。应每隔 12h 将气囊放空 10～20min。

62. 肝癌出血的预防和护理

(1)术前:全面检查肝功能和凝血功能,如有出血倾向应予以纠正。术前 3d 给予维生素 K_1 肌内注射,以改善凝血功能,预防术中术后出血。告知患者尽量避免致肿瘤破裂的诱因,如剧烈咳嗽、用力排便等致腹内压骤升的因素。密切观察病情变化,如患者突然主诉腹痛,伴腹膜刺激征,应及时通知医师,积极配合抢救。

(2)术后:手术后出血是肝切除术常见的并发症之一,术后应注意预防和控制。①严密观察病情变化:术后 48h 内应有专人护理,动态观察患者生命体征变化。②术后患者血压平稳,可给予半卧位,术后 24h 内卧床休息,不鼓励早期活动,以防肝断面出血。③引流液的观察:手术后当日肝旁引流管可引出血性液体 100～300ml,若血性液体增多,应警惕腹腔内出血。须密切观察,及时处理。

63. 肝癌患者肝性脑病的预防和护理

(1)术前:术前 3d 给予链霉素 1g 或卡那霉素 1g, 2 次/日口服,手术前晚清洁灌肠。

(2)术后:①病情观察,观察肝性脑病的早期症状,若出现性格行为变化,如欣快感、表情淡漠或扑翼样震颤等前驱症状,及时通知医师。②吸氧,半肝以上切除的患者,需间歇吸氧3～4d,以提高氧的供给,保护肝功能。③避免诱因,如上消化道出血、高蛋白饮食、感染、便秘、应用麻醉剂、镇静催眠药等。④禁用肥皂水灌肠,可用生理盐水或弱酸性溶液灌肠,使肠道pH保持酸性。⑤口服新霉素或卡那霉素,以抑制肠道细菌繁殖,有效减少氨的产生。⑥应用降血氨药物,如谷氨酸钾或谷氨酸钠静脉滴注。⑦给予富含支链氨基酸的制剂或溶液,以纠正支链/芳香族氨基酸的比例失调。⑧肝性脑病者限制蛋白质摄入。⑨便秘者可口服乳果糖,促使肠道内氨的排出。

64. Murphy征　当深压胆囊区嘱患者深吸气时,可有触痛反应,即为Murphy征阳性。

65. 夏科三联征　当结石造成胆管梗阻时,可出现腹痛、寒战高热、黄疸称为夏柯三联征(即Charcot三联征)。

66. 急性胆囊炎的临床表现

(1)症状:急性胆囊炎起病常在饱餐、进油腻食物后或夜间发作,主要表现为右上腹阵发性绞痛,疼痛常放射至右肩或右背部,伴恶心、呕吐、厌食等消化道症状。

(2)体征:右上腹可有压痛、反跳痛和肌紧张,Murphy征阳性。可出现轻度黄疸。

67. T管引流的护理

(1)妥善固定:将T管固定于床单上,以减少牵拉,嘱患者活动时注意勿将管子拉脱。

(2)保持引流通畅:避免T管受压、扭曲、折叠或阻塞,定期由近向远端挤捏引流管。

(3)观察并记录T管引流液的量、颜色、性质:术后24h内引流量为300～500ml,清亮,呈黄或黄绿色,以后逐渐减少至200ml/d,术后1～2d胆汁的颜色可呈淡黄色浑浊状,以后逐渐加深、清亮。如有异常,及时查找原因。

(4)拔管指征:术后10～14d,若T管引流液色泽正常,且引流量逐渐减少,可试行夹管1～2d,同时观察患者情况,若无发热、腹痛、黄疸等症状,可经T管做胆道造影,如无异常发现,在持续开放T管24h充分引流造影剂后,再次夹管2～3d,患者仍无不适时即可拔管。如胆道造影发现有结石残留,则需保留T管6周以上,再做取石或其他处理。

68. 急性梗阻性化脓性胆管炎的临床表现　多数患者有胆道疾病及胆道手术史，发病急骤，病情进展迅速。除有急性胆管炎的 Charcot 三联征外，还有休克、神经中枢系统受抑制的表现，称为 Reynolds 五联征。

(1)腹痛、寒战高热、黄疸：常表现为突发剑突下或右上腹持续性疼痛，可阵发性加重，并向右肩胛下及腰背部放射，肝外梗阻者腹痛、寒战高热、黄疸均较明显，肝内梗阻则主要表现为寒战高热，可有腹痛，黄疸较轻。

(2)消化道症状：多数患者伴恶心、呕吐。

(3)神经系统症状：主要表现为神情淡漠、嗜睡、神志不清，甚至昏迷。

(4)休克表现：呼吸急促、出冷汗、脉搏细速、血压迅速下降、全身发绀或皮下瘀斑。

(5)剑突下或右上腹有压痛或腹膜刺激征。可有肝大及肝区疼痛。可触及肿大的胆囊。

69. 急性胰腺炎的病因

(1)胆道疾病：是我国胰腺炎最常见的病因。

(2)过量饮酒和暴饮暴食。

(3)十二指肠液反流。

(4)创伤因素。

(5)胰腺血循环障碍。

(6)其他：感染、药物、高脂血症、高钙血症、内分泌和遗传因素等。

70. 急性胰腺炎的临床表现

(1)腹痛：是主要临床症状，常于饱餐和饮酒后突然发作，腹痛剧烈，多位于左上腹，向左肩及左腰背部放射。腹痛为持续性并有阵发性加重。

(2)恶心、呕吐、腹胀：常与腹痛伴发。早期呕吐剧烈而频繁，呕吐后腹痛不缓解。呕吐物为胃、十二指肠内容物。大量腹腔积液时加重腹胀。

(3)腹膜炎体征：水肿性胰腺炎时，压痛只限于上腹部，常无明显肌紧张;出血坏死性胰腺炎压痛明显,并有肌紧张和反跳痛,范围较广泛或漫及全腹。

(4)其他:合并胆道感染常伴寒战、高热;皮下出血;出血坏死性胰腺炎患者出现休克;胆道结石或胰头肿大压迫胆总管引起黄疸。

71. 急性胰腺炎非手术治疗方法

(1)禁食和胃肠减压。

(2)补液、防治休克。

(3)解痉镇痛:可用哌替啶、阿托品肌内注射。禁止用吗啡。

(4)营养支持:给予完全胃肠外营养(TPN)。

(5)抑制胰液分泌:抑肽酶、奥曲肽、施他宁、西咪替丁等。

(6)抗生素:透过血-胰屏障,如喹诺酮类等。

(7)中药治疗:呕吐基本控制后,经胃管注入中药,常用复方清胰汤。

72. 急性胰腺炎患者的出院指导

(1)向患者强调预防胰腺炎复发的重要性。出院4～6周,避免举重物和过度疲劳。

(2)待全身情况好转后,应积极治疗胆道疾病,防止诱发胰腺炎。

(3)对酒精性胰腺炎患者,告知其首要的是戒酒。暴饮暴食者应养成良好的饮食习惯,规律饮食。高脂血症引起胰腺炎者,应长期服降脂药,并摄入低脂、清淡饮食。

(4)指导患者遵医嘱服药并了解服药须知。

(5)并发糖尿病的患者,告知其遵医嘱服用降糖药;若行胰腺全切者,则需终身注射胰岛素,要定时监测血糖和尿糖;严格控制主食的摄入,不吃或少吃含糖量较多的水果,多进食蔬菜;注意适度锻炼。

(6)加强自我观察,定期随访:胰腺炎渗出物往往需要3～6个月才能完全被吸收。在此期间,可能会出现胰腺囊肿、胰瘘等并发症。如果发现腹部肿块不断增大,并出现腹痛、腹胀、呕吐、呕血等症状,需及时就医。

73. 原发性下肢静脉曲张　原发性下肢静脉曲张是指单纯涉及隐静脉,浅静脉伸长、纡曲而呈曲张状态。好发于从事长期站立工作、体力活动强度高,或久坐少动者。

74. 深静脉血栓形成的病因

(1)静脉损伤:静脉损伤可启动内源性凝血系统,形成血栓。

(2)血流缓慢:长期卧床、术中、术后及肢体制动可导致血流缓慢,促成血栓形成。

(3)血液高凝状态:是深静脉血栓形成的最重要因素。妊娠、产后、术后、肿瘤组织裂解产物、长期应用避孕药等,使血小板数增高,凝血因子含量增加而抗凝血因子活性降低,导致血管内异常凝结形成血栓。

75. 下肢深静脉血栓形成的临床表现

(1)中央型:血栓发生于髂-股静脉,左侧多于右侧,起病急,患侧髂窝、股三角区疼痛及压痛,下肢明显肿胀,浅静脉扩张,皮温及体温均升高。

(2)周围型:包括股静脉或小腿深静脉血栓形成,前者主要表现为大腿肿痛而小腿肿胀不明显;后者临床特点为突然出现小腿部剧痛,患足不能着地踏平,行走时症状加重,小腿肿胀且有深压痛,Homans 征阳性,即踝关节过度背屈可致小腿部剧痛。

(3)混合型:全下肢深静脉血栓形成。主要表现为全下肢明显肿胀、苍白(股白肿)及压痛,常伴体温升高和脉率加速。如进一步发展,下肢极度肿胀致动脉受压或痉挛,导致下肢血供障碍,足背胫后动脉搏动消失,疼痛剧烈、足背和小腿肿胀发亮或起水疱、皮温降低并呈青紫色(股青肿)。

76. 下肢深静脉血栓形成非手术疗法护理

(1)卧床休息1～2周并抬高患肢高于心脏平面20～30cm,膝微屈5°～10°,可促进静脉回流并降低静脉压,减轻疼痛和肿胀。卧床期间加强基础护理和生活护理。

(2)病情观察:密切观察患者疼痛的部位、程度、动脉搏动、皮肤颜色、皮温、患肢感觉、患肢周径的变化。

(3)有效镇痛:疼痛剧烈时遵医嘱给予镇痛药物。

(4)并发症的观察和预防。①出血:出血是抗凝、溶栓治疗的严重并发症,应严密观察凝血功能的变化和全身出血倾向。一旦出现出血,立即停药,及时通知医师,并遵医嘱给予鱼精蛋白对抗肝素,维生素K对抗口服抗凝药,必要时输新鲜血。②肺动脉栓塞,急性期患者应绝对卧床休息10～14d，禁止按摩患肢，以防血栓脱落导致肺动脉栓塞。

(5)禁止吸烟：告诫患者要绝对禁烟，防止尼古丁刺激引起血管收缩。

(6)饮食：进食低脂、高纤维饮食，保持大便通畅，以免因排便困难引起腹压增高而影响下肢静脉回流。

第二节　神经外科

1. *颅内压的概念*　颅内压是指颅内容物对颅腔所产生的压力，颅内容物包括脑组织、脑脊液和血液，三者与颅腔容积相适应，维持一定的颅内压力，正常值成年人为0.7～2.0kPa(70～200mmH_2O)，儿童为0.49～0.98 kPa(50～100mmH_2O)。

2. *颅内压增高的临床表现*

(1)头痛：头痛为颅内压增高患者最常见的症状，大多位于额部及颞部，用力、咳嗽、喷嚏、弯腰或低头时可使头痛加重，性质以胀痛和撕裂痛为多见。

(2)呕吐：呕吐常于头痛剧烈时出现，呈喷射性，伴有恶心，呕吐后头痛可减轻。

(3)视盘水肿：视盘水肿是颅内压增高时眼底的重要客观体征。

以上三者是颅内压增高的"三主症"，各自出现先后不一致。

(4)生命体征变化及意识障碍：慢性颅内压增高患者，往往表情淡漠，反应迟钝；而急性颅内压增高者常有明显的进行性意识障碍，甚至昏迷。患者可伴有典型的生命体征变化。即血压增高，尤以收缩压增高明显，故脉压增大；脉搏缓慢，宏大有力；呼吸深慢等。

(5)其他症状：患侧眼球因展神经受压而外展受限，可出现复视。婴幼儿表现为头皮静脉怒张，头颅增大，囟门饱满，张力增高。

3. *颅内压增高的非手术治疗方法*

(1)脱水治疗：采用高渗脱水药或利尿药，以减轻脑水肿。常用20%甘露醇和呋塞米。

(2)过度换气：可增加血液中氧分压、排出CO_2，使脑血管收缩、减少脑血流量，从而使颅内压相应降低。

(3)激素治疗：肾上腺皮质激素可通过稳定血-脑屏障，改善毛细血管通透性以减轻脑水肿。常用地塞米松、氢化可的松静脉注射，或泼尼松口服。

(4)防治感染：应用抗生素预防和治疗感染。

(5)亚低温冬眠疗法：通过冬眠药物，配合物理降温，使患者体温保持亚低温状态，降低脑代谢率及耗氧量，防止脑水肿的发生与发展。

4. 防止颅内压骤然升高的护理措施

(1)保持安静：指导患者卧床休息，坐起时勿用力过猛。限制头部活动。限制家属探视，防止因情绪激动导致的颅内压骤升。

(2)保持呼吸道通畅：及时清除呼吸道分泌物，以免用力呼吸加重颅内高压。必要时安置通气道及气管切开。

(3)避免便秘和剧烈咳嗽：剧烈咳嗽及用力排便均可引起胸腹腔压力骤然增高而导致脑疝，故应及时治疗感冒、咳嗽；保持大便通畅，有便秘者给予开塞露或小剂量低压灌肠，禁忌大剂量高压灌肠。

(4)躁动的护理：对躁动不安者，应寻找原因，及时处理，切忌强制约束，以免患者挣扎使颅内压进一步增高。

(5)预防及控制癫痫发作：癫痫发作可加重脑缺氧及脑水肿，遵医嘱定时给予患者抗癫痫药物。

5. 颅内压增高冬眠低温治疗的护理

(1)病室准备：单人病室，光线暗淡，室温 18～20℃，室内备齐所需物品及药物。

(2)降温方法：根据医嘱先给予足量冬眠药物，患者进入深睡状态后，方可加用物理降温措施。降温以每小时下降 1℃为宜，温度降至肛温 34～33℃，腋温 33～31℃较为理想。冬眠低温疗程一般为 2～3d，可重复治疗。

(3)严密观察病情：记录治疗前后的生命体征、意识、瞳孔和神经系统体征。严密观察体温变化，保持稳定的低温状态，防止起伏不定。如脉搏＞100 次/分，收缩压＜13.3kPa(100mmHg)，呼吸 10 次/分或出现不规则等情况，应提醒医师考虑更换冬眠药物。

(4)饮食护理：冬眠治疗时机体代谢率降低，故应减少入量，每日液体量不宜超过 1500ml，可根据患者意识状态确定饮食种类。采用鼻饲者，饮食温度应与当时体温相同。低温时肠蠕动减少，需观察患者有无胃潴留、腹胀、便秘，甚至消化道出血等。

(5)并发症的预防：①冻伤，冰袋必须加布套并定时更换部位，观察冷敷部位血液循环情况。②肺部并发症，因患者处于昏睡状态，且因药物作用肌肉松弛，吞咽、咳嗽反射均较正常减弱，故应定期为患者翻身、拍背，保持呼吸道通畅，以防肺部并发症。③其他，由于低温时心排血量减少，翻身时动作要轻、稳、缓慢，以防直立性休克；加强皮肤护理，防压疮。冬眠低温时因角膜反射减弱，保护性分泌物减少，故应注意眼的保护。

(6)缓慢复温：停用冬眠治疗时，应在逐步撤除物理降温后，再停冬眠药物。使体温自然回升。切忌过快复温，以避免出现颅内压“反跳”、压力骤升，体温过高或酸中毒等。

6. 脑室引流的护理措施

(1)引流管位置：引流管开口须高于侧脑室平面10～15cm，以维持正常的颅内压。

(2)引流速度及引流量：术后早期应注意控制引流速度，以免颅内压骤然降低。每日引流量不超过500ml。

(3)观察脑脊液的颜色、性状和量：术后1～2d，脑脊液可略带血性，以后转为橙黄色。如脑脊液血色逐渐加深，常提示脑室出血，一旦脑室大量出血，须紧急手术止血。感染后的脑脊液浑浊，呈毛玻璃状或有絮状物，应注意预防感染。

(4)保持引流通畅：引流管不可受压、扭曲、成角、折叠。术后患者头部的活动范围应适当限制，翻身及护理操作时，避免牵拉引流管。引流管如无脑脊液流出，可能存在颅内压低、引流管放入脑室过深过长、管口吸附于脑室壁、引流管堵塞等原因，应给予相应处理。

(5)严格遵守无菌操作原则：每日更换引流袋，保持整个装置无菌。

(6)拔管时间：脑室引流术后5～7d、开颅术后3～4d拔管。拔管前应抬高引流袋或夹闭引流管24h，观察脑脊液循环是否通畅，如患者有头痛、呕吐等颅内压增高的征象，应立即放低引流袋或开放夹闭的引流管，并及时通知医师。

7. 脑疝的概念　当颅腔内某一分腔有占位性病变时，该分腔的压力高于邻近分腔，脑组织由高压区向低压区移位，其中部分脑组织被挤入颅内生理空间或裂隙，产生相应的临床症状和体征，称为脑疝。常见的有小脑幕切迹疝和枕骨大孔疝。

8. 脑疝临床表现

(1)小脑幕切迹疝：①颅内压增高的症状，进行性加重的剧烈头痛、频繁呕吐伴躁动不安。②意识障碍，随脑疝进展可出现嗜睡、浅昏迷、至深昏迷。③瞳孔改变，脑疝初期，患侧瞳孔缩小；随病情发展，患侧瞳孔逐渐散大，对光反应消失，并伴上睑下垂及眼球外斜；脑疝晚期对侧动眼神经相继出现类似变化。④运动障碍，对侧肢体出现肌力减弱或麻痹病理征阳性，严重时可出现去脑强直发作。⑤生命体征的变化，因脑干受压，可出现生命体征的异常。表现为心率减慢或不规则，血压忽高忽低，呼吸不规则、大汗淋漓或汗闭、面色苍白或潮红，体温可高达 41℃或不升。最终因呼吸循环衰竭致血压下降、呼吸心搏停止。

(2)枕骨大孔疝：进行性颅内压增高的临床表现，头痛剧烈，频繁呕吐及颈项强直或强迫头位。生命体征紊乱出现较早，甚至突发呼吸骤停而死亡。患者意识障碍出现较晚。因脑干缺氧，瞳孔可忽大忽小。

9. 脑疝处理原则　脑疝关键在于及时发现，争分夺秒进行有效抢救。应立即给予脱水治疗以缓解颅内高压，并积极进行手术治疗。手术方法包括颅内血肿清除术、颅内肿瘤摘除术等。病变难以确诊者需进行姑息性手术，如侧脑室体外引流术、脑积液分流术、病变侧颞肌下减压术、枕肌下减压术及去大骨瓣减压术等。

10. 颅底骨折临床表现

(1)颅前窝骨折：表现为眼睑青紫，眼结膜下出血，俗称“熊猫眼”征，合并脑脊液耳漏，可有嗅神经和视神经损伤。

(2)颅中窝骨折：耳后乳突区皮下淤血。合并脑脊液鼻漏和耳漏。可损伤面神经和听神经。

(3)颅后窝骨折：在耳后及枕下部出现皮下瘀斑，偶有第Ⅸ～Ⅻ对脑神经损伤。

11. 颅底骨折脑脊液外漏的护理

(1)体位：指导患者采取特定的体位。如为颅前窝骨折且神志清醒者，给予半坐位；昏迷者抬高床头30°，患侧卧位；中、后窝骨折者卧于患侧。停止漏液后还须再维持3～5d。维持特定体位以借重力作用使脑组织移至颅底硬脑膜裂缝处，有助于使局部粘连而封闭漏口。绝大部分患者在伤后1～2周漏口常能自行愈合。

(2)每日2次清洁、消毒鼻前庭或外耳道口，切忌棉球过湿，使液体逆流入颅。

(3)严禁从鼻腔吸痰或放置胃管，禁止耳、鼻滴药、冲洗和填塞。禁止挖鼻、抠耳。

(4)避免用力咳嗽、打喷嚏、擤鼻涕及用力排便，以免鼻窦或乳突气房内的空气被压入或吸入颅内，导致气颅和感染。

(5)观察和记录脑脊液漏出量：于鼻前庭或外耳道口放置一干棉球，随湿随换，记录24h浸湿的棉球数以估计漏出液是否逐日减少。

(6)根据医嘱，预防性应用抗生素及破伤风抗毒素(TAT)或破伤风类毒素。

(7)注意观察有无颅内感染迹象，如头痛、发热等。

12. 脑损伤　脑损伤是指脑膜、脑组织、脑血管及脑神经的损伤。根据脑损伤病理改变的先后分为原发性脑损伤和继发性脑损伤，前者指暴力作用于头部时立即发生的脑损伤，如脑震荡、脑挫裂伤；后者指受伤一定时间后发生的脑水肿和颅内血肿，压迫脑组织引起的损伤。按伤后脑组织与外界是否相通，分为闭合性和开放性脑损伤两类。

13. 脑震荡临床表现　脑震荡是最常见的轻度原发性脑损伤，为一过性脑功能障碍。受伤后立即出现短暂的意识障碍，持续数秒或数分钟，一般不超过30min。可伴有面色苍白、冷汗、脉搏呼吸微弱、血压下降、肌张力减退等症状。清醒后无神经系统阳性体征，大多对受伤经过及伤前近期事物不能记忆，称为逆行性遗忘。常自诉头晕、头痛，活动后可有眩晕、呕吐。

14. 脑挫裂伤临床表现

(1)意识障碍：是脑挫裂伤最突出的症状，伤后立即出现，其深度及昏迷时间取决于损伤的范围和程度，数小时至数月不等。

(2)局灶症状和体征：受伤当时立即出现与伤灶区功能相应的神经功能障碍或体征，如运动区损伤出现锥体束征、肢体抽搐、偏瘫等，语言中枢损伤出现失语等。

(3)头痛、恶心、呕吐:与颅内压增高、自主神经功能紊乱或外伤性蛛网膜下腔出血有关,后者还可出现脑膜刺激征,脑脊液检查有红细胞。

(4)颅内压增高与脑疝:继发于颅内血肿或脑水肿,原有意识障碍及体征加重,或意识障碍好转后又加重。同时有血压升高、心率减慢、瞳孔不等大及锥体束征等表现。

15. 脑挫裂伤患者的护理

(1)保持呼吸道通畅。

(2)病情观察:①意识,观察患者意识状态,不仅应了解有无意识障碍,还应注意意识障碍程度及变化。②生命体征,伤后可出现持续的生命体征紊乱,应密切观察。为避免患者躁动而影响准确性,应先测呼吸,再测脉搏,最后测血压。③瞳孔,伤后立即出现一侧瞳孔散大,表明原发性动眼神经损伤;伤后瞳孔正常,之后一侧瞳孔先缩小继之进行性散大,且对光反应减弱或消失,是小脑幕切迹疝的眼征;如双侧瞳孔时大时小,对光反应消失,伴眼球运动障碍,常是脑干损伤的表现;双侧瞳孔散大,对光反应消失、眼球固定伴深昏迷或去大脑强直,多为临终前的表现。④锥体束征,伤后立即出现偏瘫等局灶症状,且不再继续加重为原发性脑损伤;伤后一段时间出现或继续加重的肢体偏瘫,多是小脑幕切迹疝。⑤其他,观察有无脑脊液漏、呕吐及呕吐物的性质,有无剧烈头痛或烦躁不安等颅内压增高的表现或脑疝先兆。

(3)防治脑水肿:①体位,抬高床头15°～30°,以利静脉回流,减轻脑水肿,保持头与脊柱在同一直线上。②遵医嘱按时按量准确给予脱水药、激素等药物,以降低颅内压,改善脑供血供氧。③遵医嘱应用过度换气及冬眠低温疗法。

(4)躁动的护理:密切观察躁动的变化,切勿轻率给予镇静药,以免影响观察病情;对躁动患者不能强加约束,以免其过分挣扎使颅内压进一步增高,可加床档以防坠床,必要时专人守护。

(5)营养支持:及早给予肠外营养和肠内营养支持以补充能量和蛋白质减轻机体损耗。

(6)并发症的预防和护理:长期卧床尤其是昏迷患者应加强基础

护理,预防压疮、泌尿系感染、肺部感染、肢体挛缩和畸形、暴露性角膜炎等各种并发症。

16. 硬脑膜外血肿的临床表现

(1)意识障碍:可因原发性脑损伤引起,伤后立即出现;亦可因血肿致颅内压增高及脑疝引起,伤后数小时至2d出现。在最初的昏迷与脑疝的昏迷之间有一段意识清楚时间,称为中间清醒期,是硬脑膜外血肿意识障碍的典型表现。如脑损伤较严重或血肿形成迅速,也可不出现中间清醒期。

(2)颅内压增高及脑疝:一般成年人幕上血肿达20ml以上,幕下血肿达10ml以上时,即有可能引起颅内压增高,出现头痛、恶心、剧烈呕吐。此外,幕上血肿常导致小脑幕切迹疝,出现进行性的患侧瞳孔散大、对侧肢体偏瘫及血压升高、脉搏宏大、呼吸深慢等生命体征改变,继续发展则引发枕骨大孔疝。幕下硬脑膜外血肿较为少见,但十分险恶,可直接导致枕骨大孔疝。

17. 颅内肿瘤的分类

(1)神经胶质瘤:来源于神经上皮,多为恶性,占颅内肿瘤的40%~50%。

(2)脑膜瘤:好发于中年女性,良性居多,如能全切,预后良好。

(3)垂体腺瘤:来源于腺垂体,良性,生长缓慢,好发于青壮年。

(4)听神经瘤:发生于第Ⅷ对脑神经的前庭支,一般位于脑桥小脑角。

(5)颅咽管瘤:属先天性良性肿瘤,位于鞍区,好发于儿童及青少年。易复发。

(6)转移瘤:多为肺、甲状腺、乳腺及胃肠道恶性肿瘤转移而来。

18. 颅内肿瘤术后护理

(1)体位:全身麻醉未清醒患者,取去枕侧卧位,意识清醒、血压平稳后宜抬高床头15°~30°。幕上开颅术后,应卧向健侧,避免切口受压;体积较大肿瘤切除后,24h内手术区应保持在高位,以免突然翻动时发生脑和脑干移位;幕下开颅术后早期宜无枕侧卧或侧俯卧位,后组脑神经受损、吞咽功能障碍者只能取侧卧位,以免口咽部分泌物误入气管。翻身时应有人扶托患者头部,使头颈成直线,避免扭转。

(2)观察病情：密切观察患者麻醉苏醒前后的意识、生命体征、瞳孔及肢体活动情况。

(3)保持气道畅通，做好呼吸道护理。

(4)营养与补液：颅后窝手术或听神经瘤手术后，发生吞咽困难、饮水呛咳者，术后应严格禁食水，采用鼻饲供给营养者，待吞咽功能恢复后逐渐练习进食。脑手术后均有脑水肿反应，输液量应适当控制，成年人以每日 1500～2000ml 为宜，其中含盐液体占 500ml。

(5)镇痛与镇静：脑手术后患者若诉头痛，应了解和分析头痛原因，然后对症处理。不宜轻易使用吗啡及哌替啶，因为这类药物有抑制呼吸的作用，可遵医嘱使用镇静药，如氯丙嗪、异丙嗪、地西泮、水合氯醛等。

(6)并发症的观察和护理：①脑脊液漏，注意伤口有无脑脊液漏，手术后避免剧烈咳嗽，以防脑脊液鼻漏。②尿崩症，垂体腺瘤、颅咽管瘤等手术影响抗利尿素的分泌所致。患者出现多尿、多饮、口渴，尿比重低。在给予垂体后叶素治疗时，应准确记录出入液量。③颅内压增高、脑疝，密切观生命体征、神志、瞳孔、肢体功能等情况。

(7)创腔引流管的护理：颅内肿瘤切除后，在创腔内放置引流管称创腔引流。①引流管的位置，术后早期，创腔引流瓶放在头旁枕上或枕边，以保持创腔内一定的液体压力，避免脑组织移位。②引流速度，手术 48h 后，可将引流瓶略为放低，以期引流出创腔内残留的液体。使脑组织膨起，以减少局部残腔。③引流量和拔管，与脑室相通的创腔引流，如术后早期引流量多，应适当抬高引流瓶。一般引流放置 3～4d，在血性脑脊液转清时，即拔除引流管，以免形成脑脊液漏。

第三节　胸　外　科

1. 肋骨骨折的概念　肋骨骨折是最常见的胸部损伤，分为单根和多根肋骨骨折，一根肋骨可有一处或多处骨折。最常见的肋骨骨折是第 4～7 肋骨，因其较长且固定，最易折断。

2. 开放性气胸临床表现及治疗原则

(1)临床表现：有气促、发绀、呼吸困难、休克等症状。胸部检查可见患者胸壁有一个吮吸性伤口，随呼吸气体出入伤口而发生“嘶嘶”声。伤侧胸部叩诊呈鼓音，听诊呼吸音减弱或消失，气管、心脏向健侧移位。

（2）治疗原则：立即用敷料（最好为凡士林纱布）封闭胸壁伤口，变开放性气胸为闭合性气胸。胸膜腔穿刺抽气减压，解除呼吸困难。清创缝合胸壁伤口并行胸腔闭式引流术。吸氧、纠正休克、积极控制感染，必要时行剖胸探查术。

3. 张力性气胸临床表现及治疗原则

（1）临床表现：主要表现为极度呼吸困难、大汗淋漓、发绀、烦躁不安、昏迷、休克。胸部检查：气管向健侧偏移、伤侧肋间隙增宽、呼吸幅度减低，可见明显皮下气肿，叩诊呈鼓音，听诊呼吸音消失。

（2）治疗原则：立即排气减压，用一粗针头在伤侧第 2 肋间锁骨中点连线处刺入胸膜腔排气。经胸腔闭式引流后仍不断有大量气体溢出，应行剖胸探查并修补裂口。

4. 胸腔闭式引流的目的　外伤性或自发性气胸、血胸、脓胸及心胸手术后，均需行胸腔闭式引流术，其目的是排除胸腔内的液体、气体和血液，恢复和保持胸腔内负压，维持纵隔的正常位置，促使术侧肺迅速膨胀，防止感染。

5. 胸腔闭式引流的护理

（1）保持引流装置的密闭：水封瓶长玻璃管没入水中 3～4cm，并直立；伤口引流管周围，用油纱布包盖严密；搬运患者或更换引流瓶时，务必双重夹闭引流管；如引流瓶破裂或引流管连接处脱落，应立即折曲胸壁导管，随后双钳夹闭；如引流管脱出，立即用手捏闭伤口处皮肤，协助医生做进一步处理。

（2）保持引流通畅：闭式引流主要靠重力引流，患者应取半坐卧位和经常改变体位；定时挤压引流管，防止其受压、扭曲、阻塞；长玻璃管中的水柱有无波动是提示引流管是否通畅的重要标志，波动不明显时请患者深呼吸或咳嗽。

（3）严格无菌：引流装置应始终保持无菌；引流瓶应低于胸腔引流出口 60cm 以上，以免引流液逆流入胸膜腔造成感染；保持胸壁引流口处敷料清洁干燥；定时更换引流瓶。

（4）观察和记录：正常情况下长玻璃管中的水柱随呼吸上下波动 4～6cm，需密切观察水柱波动情况，如有异常及时通知医生处理；观察并准确记录引流液的颜色、性质及引流量，每日用无菌生理盐水更换引流液，做好标记，便于观察引流量。

(5)拔管：引流48～72h后，无气体溢出或引流量明显减少，24h引流液<50ml，脓液<10ml，X线胸片示肺膨胀良好，患者无呼吸困难即可拔管。方法是嘱患者先深吸一口气后屏气，协助医师迅速拔管，并立即用凡士林厚纱布覆盖，宽胶布密封包扎固定。拔管后24h内注意观察患者有无胸闷、呼吸困难、切口漏气、渗液、出血、皮下气肿等。

6. 临床最常见的肺癌类型

(1)鳞状细胞癌：在肺癌中最为常见。大多为中央型肺癌。

(2)小细胞癌：大多为中央型肺癌。恶性程度高，生长快，在各型肺癌中预后最差。

(3)腺癌：多为周围型肺癌。一般生长较慢。

(4)大细胞癌：少见，多为中心型。预后很差。

7. 肺癌术后体位护理

(1)麻醉未清醒时采取平卧位，头偏向一侧。

(2)麻醉清醒且血压平稳后逐步摇高床头给予半卧位。

(3)肺叶切除后可取平卧或完全侧卧位，但呼吸功能较差者，应避免健侧卧位。

(4)肺段切除术或楔形切除术后，尽量选择健侧卧位，以促进患侧肺组织扩张。

(5)全肺切除术后常规取平卧位或1/4侧卧位。以预防纵隔移位和压迫健侧肺而导致呼吸循环功能障碍。

(6)若有血痰或支气管瘘管，应取患侧卧位。

(7)避免采用头低足高仰卧式，以防因横膈上升而妨碍通气。

8. 食管癌临床表现

(1)早期：早期常无明显症状，仅在吞咽粗硬食物时有不同程度的哽噎感，胸骨后烧灼样、针刺样或牵拉摩擦样疼痛。食物通过缓慢，并有停滞感或异物感。

(2)中晚期：进行性吞咽困难为其典型症状。先是难咽干硬食物，随之只能进半流质、流质，最后滴水难进。患者消瘦、脱水、乏力；持续胸痛或背痛表示癌已侵犯食管外组织；侵犯喉返神经可出现声音嘶哑;压迫交感神经节可产生 Horner 综合征。

9. 食管癌术后饮食护理

(1)术后 3~4d 需禁饮禁食。持续胃肠减压,静脉补充营养,给予口腔护理。

(2)术后 3~4d 待肛门排气后拔除胃管,24h 后,如无呼吸困难、胸内剧痛及高热等吻合口瘘的症状,可开始进食,应先从试饮水开始,循序渐进逐步过渡到软食。

(3)手术 3 周后患者无特殊不适可进普食,注意少食多餐,防止速度过快,避免进食生、冷、硬食物,以免导致晚期吻合口瘘。

(4)食管癌、贲门癌切除术后,可发生胃液反流至食管,患者可有反酸、呕吐等症状,平卧时加重。因此嘱患者饭后 2h 内不要平卧,睡眠时把枕头垫高。

(5)食管胃吻合术后的患者,因胃已拉入胸腔、肺受压可能有胸闷、进食后呼吸困难,建议患者少食多餐,经 1~2 个月后,此症状多可缓解。

10. 食管癌术后吻合口瘘的护理　吻合口瘘,是食管癌手术后极为严重的并发症,病死率高达 50%。

(1)发生吻合口瘘的原因有:食管的解剖特点,如无浆膜覆盖,肌纤维呈纵行走向,易发生撕裂;食管血液供应呈节段性,易造成吻合口缺血;吻合口张力太大;感染、营养不良、贫血、低蛋白血症等。

(2)吻合口瘘的临床表现为:呼吸困难、胸腔积液、高热、血白细胞计数升高、休克,甚至脓毒血症。吻合口瘘多发生在术后 5~10d,一旦出现,应立即通知医生并配合处理。

(3)护理措施包括:嘱患者立即禁食,直至吻合口瘘愈合;行胸腔闭式引流并常规护理;加强抗感染治疗及肠外营养支持;严密观察生命体征,若出现休克症状,应积极抗休克治疗;需再次手术者,应积极配合医生完善术前准备。

第四节　心血管外科

1. 体外循环的概念　体外循环是利用特殊的人工装置将回心的静脉血引出体外,进行气体交换,同时经过调节温度和过滤后,再输回体内、继续血液循环的生命支持技术。由于特殊的人工装置起到了人体心肺的功能，所以称这种装置为人工心肺机。

2. 动脉导管未闭的临床表现　导管细、分流少者无自觉症状，往往在体检时才发现。导管粗，分流量大者，并发充血性心力衰竭，表现为易激惹、气促、乏力、多汗及喂养困难，发育不良等。当肺血管发生器质性变化时，可呈双向分流，患者轻度活动即可出现气促和发绀。

3. 法洛四联症的概念　法洛四联症是最常见发绀型先天性心脏病，主要包括四种解剖畸形：肺动脉狭窄、室间隔缺损、主动脉骑跨和右心室肥厚。

4. 法洛四联症的临床表现

(1)症状：发绀、喜蹲踞和缺氧发作是法洛四联症的主要症状。新生儿即出现发绀，尤以哭闹时显著，且随年龄增长而逐年加重。由于组织缺氧，患儿活动耐力明显降低，远不及同龄者，活动后气促，喜蹲踞。病情严重者可突发缺氧性晕厥、抽搐。

(2)体征：多有发育障碍，口唇、甲床发绀，杵状指(趾)；胸骨左缘第 2～4 肋间能扪及震颤，并闻及Ⅱ～Ⅲ级喷射性收缩期杂音；肺动脉瓣区第二音减弱或消失，严重肺动脉狭窄者，杂音很轻或无杂音。

5. 二尖瓣狭窄行瓣膜置换术后抗凝治疗的护理　实施瓣膜置换术的患者术后 24h 出血停止，即应开始抗凝治疗，常用药物为华法林。严格遵医嘱用药，用药期间注意观察患者有无牙龈出血、女患者月经量增多、皮肤青紫、黑粪等出血现象；服抗凝药期间需定时检测凝血酶原时间，以便及时调整用药量；出现高热时不可随便服用退热药，如阿司匹林等，因可起协同作用，应在医生指导下用药；少食富含维生素 K 的食物，因维生素 K 含量高会降低药效。

第五节　泌尿外科

1. 膀胱刺激征的概念　尿频、尿急、尿痛常同时存在，三者合称为膀胱刺激征。

2. 尿潴留的概念　膀胱内充满尿液不能排出，称为尿潴留，分为急性与慢性两类。

3. 充溢性尿失禁的概念 指膀胱过度充盈，压力增高，尿液不断溢出。见于前列腺增生等原因所致的慢性尿潴留。

4. 尿培养留取标本方法及观察内容

(1)留取标本方法：男性消毒尿道外口后收集中段尿；女性可经无菌导尿。耻骨上膀胱穿刺留取标本最准确。

(2)观察内容：若每毫升尿内菌落数超过 10^5，提示为尿路感染；小于 10^4 可能为污染，应重复培养；10^4～10^5 为可疑。膀胱穿刺留取的标本如每毫升尿内致病菌菌落数＞10^2 或患者尿频明显时即有临床意义。

5. 膀胱尿道镜检查的禁忌证 尿道狭窄、急性膀胱炎、膀胱容量＜50ml。

6. 静脉肾盂造影前的准备及护理

(1)肠道准备：造影前 1d 晚服泻药排空肠道，以免粪块或肠内积气影响显影效果。

(2)做碘过敏试验。

(3)造影前 6～12h 禁食水，以使尿液浓缩，增加尿路造影剂浓度，使显影更加满意。

7. 肾损伤的病理类型

(1)肾挫伤：是临床最常见的肾损伤。可有少量血尿。

(2)肾部分裂伤：肾包膜破裂或肾盂肾盏黏膜破裂，形成肾周血肿或明显的血尿。

(3)肾全层裂伤：可引起广泛的肾周血肿、严重血尿和尿外渗。

(4)肾蒂损伤：肾蒂血管部分或全部撕裂时可引起严重大出血，常来不及诊治即死亡。

8. 肾损伤的临床表现

(1)休克：严重肾裂伤，肾蒂裂伤或合并其他脏器损伤时，常发生休克。

(2)血尿：肾损伤大多有血尿。肾挫伤时血尿轻微，严重肾裂伤则呈大量肉眼血尿。血尿与损伤程度可不一致，输尿管断裂或被血块堵塞、肾蒂血管断裂、肾动脉血栓形成时，血尿可不明显，甚至全无血尿。

(3)疼痛：肾包膜下血肿、肾周围软组织损伤、出血或尿外渗引起患侧腰腹部疼痛。血块通过输尿管时可发生肾绞痛。血液或尿液渗入腹腔或合并腹内脏器损伤时，出现全腹疼痛和腹膜刺激症状。

(4)腰腹部肿块：肾周围血肿和尿外渗使局部形成肿块，有明显触痛和肌强直。

(5)发热：血肿、尿外渗易继发感染并形成肾周脓肿，出现全身中毒症状。

9. 肾损伤手术治疗指征

(1)经积极抗休克后生命体征未见改善。

(2)血尿逐渐加重，血红蛋白和血细胞比容继续降低。

(3)腰、腹部肿块逐渐增大。

(4)疑为腹腔脏器损伤。

10. 肾损伤健康教育内容

(1)反复向患者强调绝对卧床时间(2～4周)和卧床意义。

(2)饮食适当、多饮水。

(3)卧床期间保护皮肤。

(4)出院后3个月避免重体力劳动和竞技运动。损伤肾切除后注意保护健肾，慎用对肾功能有损害的药物，如氨基糖苷类抗生素。

11. 膀胱破裂的分型

(1)腹膜内型：膀胱顶部受暴力打击破裂时，尿液流入腹腔，引起尿性腹膜炎。

(2)腹膜外型：常因骨盆骨折刺破膀胱前壁或底部，尿液外渗进入盆腔内膀胱周围。

(3)混合性膀胱破裂：同时存在腹膜内及腹膜外型膀胱破裂，多由火器或刀刃伤所致。

12. 尿道损伤尿外渗部位

(1)尿道球部损伤时，血液及尿液外渗，使会阴、阴茎、阴囊和下腹壁肿胀、淤血，若处理不当或不及时，可发生广泛的皮肤、皮下组织坏死、感染和脓毒症。

(2)骨盆骨折致尿道膜部断裂时，骨折端及盆腔血管丛的损伤可引起大出血，在前列腺和膀胱周围引起大血肿。尿液外渗至耻骨后间隙和膀胱周围。

13. 尿道损伤并发症的处理

(1)尿道狭窄:为预防尿道狭窄,待患者拔除导尿管后,需定期做尿道扩张术。对晚期发生的尿道狭窄,可用腔内技术经尿道切开或切除狭窄部的瘢痕组织,或于受伤3个月后经会阴部切口切除尿道瘢痕组织,做尿道端-端吻合术。

(2)若并发尿道直肠瘘,应等待3～6个月或以后再施行修补手术。

14. 尿石症形成的泌尿系局部因素　尿液淤积、尿路感染、尿路异物。

15. 上尿路结石的临床表现

(1)疼痛:结石位于肾盂、肾盏内无明显移动时,可出现上腹和腰部钝痛;结石在肾盂或输尿管内移动可引起平滑肌痉挛,出现肾绞痛。典型的绞痛常位于腰部或上腹部,并沿输尿管走行向下腹、外阴部及大腿内侧放射,伴有出汗、恶心呕吐;位于输尿管膀胱壁段和输尿管口处的结石可引起膀胱刺激症状,疼痛向尿道和阴茎头部放射。

(2)血尿:患者活动或绞痛后出现血尿,一般为镜下血尿,也可出现肉眼血尿。有时活动后镜下血尿是上尿路结石的唯一临床表现。

(3)其他症状:结石梗阻致肾积水时,可触到增大的肾;继发感染致急性肾盂肾炎或肾积脓时,可有发热、畏寒、肾区压痛。双侧上尿路完全梗阻时可导致无尿、肾功能不全。

16. 尿石症非手术治疗的护理

(1)多饮水、多活动促进排石:指导患者大量饮水,每日饮水量3000ml以上,睡前饮水500ml,夜间起床排尿后也要饮水250ml。大量饮水可冲洗结石又可稀释尿液。养成多饮水的习惯还可预防结石发生。在病情允许的情况下,指导患者加强运动,如跳绳、蹦楼梯等跳跃活动或其他体育运动,以促进结石排出。

(2)观察排石效果:观察尿液内是否有结石排出,每次排尿于玻璃瓶或金属盆内,可看到或听到结石的排出。

(3)疼痛的护理:肾绞痛患者应卧床休息,指导患者采用分散注意力、深呼吸等方法缓解疼痛,必要时遵医嘱应用药物镇痛,恶心、呕吐严重者应输液治疗。

(4)病情观察:观察生命体征及有无感染征象,如有尿白细胞增多，应口服抗生素；体温高、血白细胞计数增多时，须静脉给予抗生素。告知患者用药的目的，指导患者遵医嘱用药。

17. 尿石症患者健康教育

(1)大量饮水：告知患者饮水是预防结石最好的方法。注意不能忽略睡前及半夜饮水，以保持夜间尿量。多饮水多排尿可减少尿中晶体沉积，成年人每日尿量应保持在2000ml以上。

(2)多活动：有结石患者在饮水后多活动，以利结石排出。

(3)饮食指导：根据结石成分调节饮食可预防结石的再生。

(4)药物预防：碳酸氢钠对尿酸和胱氨酸结石有预防意义，口服别嘌醇可减少尿酸形成，对含钙结石亦有抑制作用。口服氯化氨使尿液酸化，有利于防止感染性结石的生长。

(5)解除尿路局部因素：解除尿路梗阻、感染、异物等，可减少结石形成。

(6)预防骨脱钙：治疗甲状旁腺功能亢进症，长期卧床者功能锻炼，防止骨脱钙。

(7)定期复查：定期行尿液化验、X线片或B超检查，观察有无残留结石及结石复发。

18. 肾结核临床表现

(1)膀胱刺激症状：肾结核病灶在肾，症状在膀胱。尿频是肾结核患者最早出现的症状，为含结核菌的酸性脓尿刺激膀胱所致，膀胱出现结核病变后，尿频加重，并同时有尿急、尿痛。晚期膀胱挛缩，可出现尿失禁。

(2)血尿：血尿多在膀胱刺激症状发生之后出现。多为终末血尿。膀胱或肾血管被破坏，也可为全程血尿。

(3)脓尿：脓尿可为显微镜下脓细胞或肉眼脓尿，后者呈洗米水样。

(4)腰痛和肿块：少数结核病变破坏严重和梗阻，发生结核性脓肾或继发肾周感染，或输尿管被血块、干酪样物质堵塞时，可引起腰部钝痛或绞痛。较大肾积脓或对侧肾积水者腰部可触及肿块。

(5)全身症状：常不明显，晚期肾结核可有发热、盗汗、贫血，虚弱、消瘦、食欲减退等症状，双侧肾结核或肾结核对侧肾积水时，可出现慢性肾功能不全的症状。

19. 肾积水的概念 尿液从肾盂排出受阻，造成肾内压力升高、肾盏肾盂扩张、肾实质萎缩，称为肾积水。

20. 前列腺增生症临床表现

(1)尿频：是最常见的早期症状，一般先出现夜间尿频，随后白天也出现尿频。

(2)排尿困难：进行性排尿困难是最重要的症状，从排尿迟缓、费力直至滴沥状。

(3)尿潴留：梗阻长期不能解除，膀胱逼尿肌失去代偿最终发生尿潴留，并可出现充溢性尿失禁。也可因受凉、劳累、饮酒等使前列腺突然充血，水肿，发生急性尿潴留。

(4)其他症状：因局部充血可发生无痛血尿，若并发感染或结石，可有膀胱刺激症状。少数患者可出现肾积水和肾功能不全表现。长期排尿困难增加腹压可并发痔、脱肛及疝气。

21. 膀胱冲洗的护理措施

(1)冲洗速度可根据尿色而定，色深则快，色浅则慢。冲出液颜色一般为淡血性，若血尿色深红或逐渐加深，则说明有活动性出血，应及时通知医师处理。

(2)确保冲洗管道通畅，若引流不畅应及时施行高压冲洗抽吸血块，以免造成膀胱充盈、膀胱痉挛而加重出血。

(3)准确记录冲洗量和排出量，尿量＝排出量－冲洗量。

22. 前列腺增生患者的健康教育

(1)非手术治疗的患者，应避免引起急性尿潴留的危险因素，如受凉、劳累、饮酒、便秘、进食辛辣食物等。

(2)术后如有尿失禁现象，指导患者每日进行肛门括约肌收缩锻炼。

(3)术后1～2个月避免性生活和剧烈活动，3个月禁骑自行车及骑跨硬物，防继发性出血。

(4)自我观察：附睾炎常在术后1～4周发生，故出院后若出现阴囊肿大、疼痛、发热等症状，则应及时就诊。

(5)定期复查尿流率及残余尿量。

23. 急性尿潴留的护理措施

(1)解除病因：手术麻醉引起的尿潴留，首先给予诱导排尿，如让患者听流水声、按摩腹部等。诱导无效时进行导尿。经尿道插尿管困难时行膀胱穿刺造口术。

(2)避免膀胱出血:行保留尿管、膀胱穿刺及造口术时,注意一次放尿量不能超过 1000ml,以免引起膀胱出血。

24. 肾癌健康教育

(1)保证充分休息,保持乐观情绪,适度身体锻炼及娱乐活动,加强营养,增强体质。

(2)注意保护健肾功能,避免健肾受伤,勿用肾毒性药物,应在医生指导下用药。

(3)遵医嘱应用增强免疫力的药物,如干扰素等。

(4)定期复查:定期行 B 超、CT 检查,及时发现复发及转移病灶。

25. 膀胱癌临床表现

(1)血尿:最常见和最早出现,其特点为:间歇、无痛、全程肉眼血尿,血尿程度与肿瘤大小、数目、恶性程度并不一致,可自行停止,容易造成"治愈"或"好转"的错觉。

(2)膀胱刺激症状:肿瘤坏死组织脱落或并发感染时引起尿频、尿急、尿痛,常为膀胱癌晚期症状。膀胱癌初始有膀胱刺激者仅占10%,常为广泛的浸润性癌或原位癌。

(3)排尿困难和尿潴留:发生于肿瘤较大或堵塞膀胱出口时。

(4)其他:肿瘤浸润输尿管口可引起肾积水。晚期有贫血、水肿、腹部肿块等表现。

第六节　骨　外　科

1. 牵引术的概念　是利用适当的持续牵引力和对抗牵引力达到修复和维持复位的治疗方法,包括皮牵引、骨牵引和兜带牵引。

2. 牵引适应证

(1)骨折、关节脱位的复位和维持复位后的稳定。

(2)挛缩畸形的矫正治疗和预防。

(3)炎症肢体制动抬高,减轻疼痛。防止畸形。

(4)骨、关节疾病治疗前准备,缓解肌痉挛,改善静脉回流,消除肢体肿胀。

(5)防止因骨骼病变所致的病理性骨折。

3. 牵引术后护理要点

(1) 保持有效牵引:皮牵引时保持胶布绷带无松脱及扩张板在正确位置;颅骨牵引每日检查并拧紧牵引弓螺母,防牵引脱落;牵引重锤应保持悬空,牵引绳不可随意放松;保持对抗牵引力量,颅骨牵引时抬高床头,下肢牵引时床脚抬高15～30cm;牵引期间应始终保持正确位置,牵引方向与肢体长轴应成直线。

(2)维持有效血液循环:观察肢体血管神经功能,防止操作不当或牵引压迫引起血管神经损伤,注意肢体远端颜色、温度、感觉和运动功能。

(3)皮肤护理:观察胶布牵引患者局部皮肤有无水疱或皮炎,必要时换其他牵引方法。

(4)预防感染:保持牵引针孔周围皮肤清洁,每日在针孔处滴75%乙醇2次。

(5)避免过度牵引:每日测量牵引肢体长度,两侧对比,防止牵引力量不足或过牵。

(6)并发症的预防:保护骨突起处,预防压疮;足部保持功能位,预防足下垂;循序渐进地进行功能锻炼,以防关节僵硬。

4. 石膏固定患者的护理要点

(1)石膏干固前护理禁止搬动和压迫,并加速干固。

(2)石膏干固后保持石膏清洁。

(3)观察肢体末端颜色、温度、感觉和脉搏搏动,如出现异常立即通知医师采取措施。

(4)石膏外出血或渗出的观察:如石膏有渗出,需报告医师。必要时协助医师开窗检查。

(5)并发症的预防及护理:①压疮,包扎石膏前,加好衬垫,尤其骨突起处加较厚绵垫。②失用性骨质疏松和关节僵硬,指导患者加强功能锻炼。③化脓性皮炎,长期石膏固定,可使局部皮肤感染。应做好皮肤护理,禁搔抓皮肤。④骨筋膜室综合征,须注意石膏包扎不要过紧,密切观察,及时发现,迅速减压。⑤石膏综合征,躯体石膏固定的患者,包扎过紧时可出现呼吸费力,胸部发憋,恶心、呕吐、腹胀及腹痛。故包扎石膏时适当留有余地,食量不要过多,必要时上腹开窗等。

(6)功能锻炼:固定范围外的部位加强锻炼,范围内的肌肉进行等长收缩,以主动锻炼为主。

5. 骨折的专有体征

(1)畸形:骨折端移位使患肢外形发生改变,有缩短、成角、旋转等畸形。

(2)反常活动:正常情况下肢体不能活动的部位,骨折后有不正常的活动。

(3)骨擦音或骨擦感:骨折端相互摩擦产生的声音或感觉。

6. 骨筋膜室综合征　即由骨、骨间膜、肌间隔和深筋膜形成的骨筋膜室内肌肉和神经因急性缺血而产生的一系列早期症候群。最多见于前臂掌侧和小腿,常由创伤骨折的血肿和组织水肿使骨筋膜室内组织体积增加或因包扎过紧、局部压迫使骨筋膜室容积缩小而导致骨筋膜室内压力增高所致。主要表现为:早期患肢呈持续性剧烈疼痛、进行性加重,感觉异常、麻木、肤色苍白、远端脉搏消失,肢体活动障碍,被动活动时引起剧痛。

7. 脂肪栓塞综合征　由于骨折部位的骨髓组织被破坏,脂肪滴自破裂的静脉窦进入血液循环所致,栓塞可发生在肺部、脑部或外周组织。肺栓塞表现为:胸痛、咯血、呼吸困难、发绀、心率加快和血压下降等。脑栓塞表现为:烦躁、谵妄、昏迷、抽搐、肢体活动障碍等。

8. 骨折的早期并发症　①休克。②脂肪栓塞综合征。③重要内脏器官损伤,如肋骨骨折可致肝脾破裂、肺损伤,骨盆骨折可致膀胱和尿道损伤,骶骨骨折可致直肠损伤。④重要周围组织损伤,如重要血管损伤、周围神经损伤、脊髓损伤;⑤骨筋膜室综合征。

9. 骨折的晚期并发症　①坠积性肺炎。②压疮。③感染。④下肢深静脉血栓形成。⑤损伤性骨化(骨化性肌炎)。⑥创伤性关节炎。⑦关节僵硬。⑧缺血性骨坏死。⑨缺血性肌挛缩。⑩急性骨萎缩。

10. 骨折愈合过程的分期

(1)血肿炎症机化期:该过程在骨折后 2～3 周完成。

(2)原始骨痂形成期:该过程需 4～8 周。

(3)骨板形成塑形期:完成塑形需要相当长的过程,此过程需 8～

12周。

11. 影响骨折愈合的因素

(1)全身因素:骨折愈合与年龄及健康状况有关。

(2)局部因素:骨折的类型和数量、骨折部位的血液供应、软组织损伤程度、软组织嵌入、感染。

(3)治疗方法及康复锻炼的影响。

12. 骨折治疗的三大原则

(1)复位:是将移位的骨折段恢复正常或近乎正常的解剖关系,重建骨骼的支架作用。

(2)固定:将骨折维持于复位后的位置,使其在良好对位情况下达到牢固愈合。

(3)康复治疗:在不影响固定的前提下,尽快恢复患肢肌肉、肌腱、韧带、关节囊等软组织的舒缩活动,防止发生肌肉萎缩、骨质疏松、肌腱挛缩、关节僵硬和促进骨折愈合。

13. 常见的上肢骨折及临床表现

(1)肱骨干骨折:伤侧上臂疼痛、肿胀、畸形、皮下瘀斑及功能障碍。肱骨干可出现假关节活动、骨擦感、患肢缩短等。肱骨干中下1/3段骨折易发生桡神经损伤,出现垂腕、各手指掌指关节不能背伸、拇指不能伸、前臂旋后障碍、手背桡侧皮肤感觉减退或消失。

(2)肱骨髁上骨折:肘部关节肿胀、疼痛、畸形、压痛,肘关节活动障碍,肘后三角关系正常,若并发正中神经、尺神经、桡神经损伤,则出现前臂相应的神经支配区的感觉减弱或消失及相应的功能障碍。

(3)尺桡骨干双骨折:前臂疼痛、肿胀、功能障碍,不能旋转活动,骨折处压痛、畸形、骨擦感和反常活动。尺骨上1/3骨干骨折可合并桡骨小头脱位,称为孟氏骨折,桡骨干下1/3骨折可合并尺骨小头脱位,称为盖氏骨折。

(4)桡骨远端伸直型骨折(Colles骨折):局部肿胀、疼痛、压痛和功能障碍;腕关节侧面观似餐叉样畸形,正面观呈枪刺刀样畸形。X线检查可了解骨折类型及移位情况。

14. 常见的下肢骨折及临床表现

(1)股骨颈骨折:多发生于中、老年人,与骨质疏松有关。表现为跌倒后不敢站立,患髋疼痛,下肢活动受限,患肢出现短缩、45°～60°

外旋畸形。髋部压痛，足跟纵向叩击时，髋内有痛感。嵌插骨折后，患者仍能行走，但数天后，髋部疼痛加重，直至不能行走，使稳定骨折变为不稳定骨折。

(2)股骨干骨折：多见于青壮年。受伤后患肢不能站立，局部疼痛、肿胀、畸形，活动受限。可有反常活动及骨擦音。可因失血多而出现休克。

(3)胫腓骨干骨折：以青壮年及儿童多见。局部肿胀、疼痛、功能障碍，患肢短缩或成角畸形，异常活动，局部压痛，易触及骨折端，有骨擦感。开放性骨折常可见到刺破皮肤的骨折端。常伴有腓总神经或腘动脉损伤的症状和体征。易继发骨筋膜室综合征。

15. 股骨颈骨折处理原则

(1)非手术疗法：适用于无明显移位的外展或嵌插骨折。①牵引复位：穿防旋鞋、卧硬板床下肢皮牵引或骨牵引 6～8 周。②手法复位：先做皮牵引或骨牵引，并尽早在 X 线透视下手法复位。

(2)手术疗法：适用于内收型骨折和有移位的骨折、难以牵引复位或手法复位者。①闭合复位内固定：手法复位成功后，在股骨外侧做螺纹钉内固定或 130°钢板固定。②切开复位内固定：用于手法复位失败、固定不可靠或陈旧骨折患者。③人工股骨头或全关节置换术：适用于全身情况较好、股骨头下型骨折伴明显移位或旋转的高龄患者，以及已合并骨关节炎或股骨头坏死者。

16. 脊柱骨折手术后护理

(1)将患者安置于监护病房或重病室，密切观察生命体征及四肢感觉、功能恢复情况。

(2)颈椎手术后的患者搬动时要有专人扶持头部，防止旋转及屈伸活动。颈部保持中立位，平卧 2h 以压迫止血。

(3)腰椎术后的患者，需平卧 8h 以压迫止血。翻身时，应保持肩、髋在同一平面上，严防扭曲。

(4)卧床期间，应加强基础护理，尽量满足患者的基本需要。

(5)颈椎手术拆线后用石膏领围固定，按石膏固定护理常规进行护理。

(6)腰椎手术拆线后，让患者适当进行腰背肌功能锻炼，6～8 周后练习坐起、站立等。

17. 关节脱位临床表现

(1)症状:患关节疼痛、肿胀,关节功能障碍。

(2)体征:除局部压痛外,有其专有体征。①畸形:脱位的关节明显畸形,移位的关节端可在异常位置摸到,肢体可变长或缩短。②弹性固定:脱位后由于关节囊周围韧带及肌肉的牵引,使患肢体固定于异常位置,被动活动时可感到弹性阻力。③关节盂空虚:脱位后可在体表摸到关节盂所在的部位空虚感。

18. 肩关节脱位临床表现 患肩疼痛、肿胀、功能障碍。三角肌塌陷,肩部失去正常轮廓成方肩畸形,关节盂空虚,在关节盂外可触及肱骨头。搭肩试验(Dugas 征)阳性,即患侧手掌搭于健侧肩部时肘部不能紧贴胸壁。

19. 肩关节脱位功能锻炼的护理

(1)肩关节脱位复位后用三角巾悬吊患肢胸前,疼痛肿胀缓解后,可指导患者用健侧缓慢推动患肢外展与内收活动,活动范围以不引起患侧肩部疼痛为限。

(2)3 周后,指导患者进行弯腰、垂臂、甩肩锻炼。具体方法:患者弯腰 90°,患肢自然下垂,以肩为顶点做圆锥形环转,范围由小到大。

(3)4 周后,指导患者做手指爬墙外展、爬墙上举、滑车带臂上举、举手摸顶锻炼,使肩关节功能完全恢复。

20. 颈椎病的概念 颈椎病是指由于颈椎间盘退行性改变及继发性椎间关节退行性变所致脊髓、神经、血管损害的相应症状和体征。

21. 颈椎病的分型及临床表现

(1)神经根型颈椎病:在颈椎病中发病率最高(50%~60%),是由于椎间盘向后外侧突出,钩椎关节或椎间关节增生、肥大,刺激或压迫神经根所致。开始为颈肩痛,短期内加重,并向上肢放射,上肢可有麻木、过敏等感觉异常及肌无力。主要体征为头偏向患侧。

(2)脊髓型颈椎病:占颈椎病的 10%~15%,由于后突的髓核、椎体后缘的骨赘、肥厚的黄韧带及钙化的后纵韧带等压迫脊髓所致。表现为四肢无力,握力弱,精细活动失调,步态不稳,有踩棉花样感觉,病情加重后出现上运动神经元损伤表现。

(3)椎动脉型颈椎病:由于颈椎横突孔增生狭窄,上关节突增生肥大和颈椎失稳等直接刺激、牵拉或压迫椎动脉所致。主要表现为眩晕,头部活动时诱发或加重;其次有头痛、视觉障碍、猝倒。

(4)交感神经型颈椎病:主要由颈椎不稳定刺激颈交感神经所引起,表现复杂多样,头痛、头晕、耳鸣、听力下降、视物模糊、上睑下垂、面部麻木无汗、心律失常等。

22. 颈椎病自我保健指导

(1)保持正确的姿势:在工作、学习和日常生活中,要定时改变姿势,避免颈部长期屈曲或仰伸。

(2)睡眠时,宜睡硬板床,注意睡眠姿势,枕头高度适当,注意避免头部过伸或过屈。

(3)加强功能锻炼:做颈部及上肢活动,有利于颈、肩肌肉弛张的调节和改善血液循环。

23. 腰椎间盘突出症的概念　腰椎间盘突出症是由于椎间盘的退行性变、纤维环破裂、髓核突出压迫神经根或马尾而引起的一组临床综合征。

24. 腰椎间盘突出症临床表现

(1)腰痛:最先出现的症状可为急性剧烈疼痛或慢性隐痛。

(2)坐骨神经痛:由于突出的组织压迫或刺激坐骨神经引起,多表现为一侧,疼痛从下腰部向臀、下肢、足背或足外侧放射,可伴有麻木感。可因腹压增加而加剧。

(3)马尾神经受压综合征:中央型的腰椎间盘突出,由于突出的组织直接作用,使马尾神经受压,出现大、小便功能障碍,鞍区感觉异常。

(4)体征:腰椎侧凸、前凸或后凸;腰部活动受限,压痛、叩痛;直腿抬高试验及加强试验阳性;神经系统表现,主要为感觉减退、肌力下降及腱反射改变。

25. 腰椎间盘突出症治疗原则

(1)非手术治疗:①绝对卧床休息,症状初次发作时,即应绝对卧硬板床休息,有利于缓解脊柱旁肌肉痉挛,以减轻疼痛。一般卧床 3 周,之后戴腰围下床活动。②持续牵引,持续牵引增大椎间隙,减轻椎间盘内压力和肌肉痉挛,可缓解疼痛。应用骨盆带牵引,重量一般为 7～15kg,持续 2 周。也可进行间断牵引,2 次/日,每次 1～2h,持续3～4周。③硬膜外注射糖皮质激素，其作用是减轻神经根周围的炎症和粘连。常用醋酸泼尼松龙，每周1次，3次为1个疗程。④理疗、推拿和按摩，除中央型椎间盘突出外，均可应用理疗、推拿和按摩，有助于缓解肌肉痉挛和疼痛，减轻椎间盘压力。⑤髓核化学溶解法，将胶原酶注入椎间盘或硬脊膜与突出的髓核之间，以达到选择性溶解髓核和纤维环，从而缓解症状的目的。

(2)手术治疗：腰椎间盘突出物摘除术、人工椎间盘置换术或经皮穿刺髓核摘除术。

26. 腰椎间盘突出症非手术治疗护理

(1)休息：绝对卧硬板床休息，3周后可戴腰围下床活动，3个月内不做弯腰动作。

(2)卧位：抬高床头30°，患者取仰卧位，膝关节屈曲，放松背部肌肉，增加舒适感。

(3)牵引：保持有效牵引，注意患者体位、牵引力线和重量，维持反牵引，防止压疮。

(4)活动和功能锻炼：教会患者正确的翻身、坐起、下床；指导患者未固定关节的全范围活动及腰背肌的锻炼，主动活动为主，可辅以按摩；避免弯腰、长期站立或上举重物，以免引起腰肌痉挛。

27. 腰背肌锻炼方法

(1)五点支撑法：用头、双肘及双足作为支撑点，使背、腰臀部向上抬起、悬空。

(2)三点支撑法，即双臂放置胸前，用头顶及双足支撑，使全身呈弓形撑起，腰背部尽力后伸。坚持每日3～4次，每次50下，循序渐进，逐渐增加次数，但若腰椎有破坏性改变、感染性疾患、年老体弱、心肺功能不佳、内固定物置入及手术后早期者不宜进行。

(3)飞燕法：患者俯卧，双上肢向背后伸，双膝伸直，颈部后伸以腹部为支点，分别抬起胸部和双腿离开床面，形成身体上、下两头翘起，每天3～4次，每次20～30min。

28. 急性血源性骨髓炎临床表现

(1)局部表现：早期为患部剧痛，局部红、肿、热和压痛明显，附近关节可有反应性积液，易并发病理性骨折。

(2)全身表现：起病急骤，全身中毒症状明显，高热达39℃以上，伴有寒战、脉快、口干、头痛、烦躁不安、呕吐或惊厥等脓毒症症状，重者有昏迷或感染性休克。

29. 急性血源性骨髓炎处理原则

（1）非手术治疗：①抗感染治疗，早期联合、大剂量应用有效抗生素。②支持疗法，增加能量和蛋白质的摄入，经口摄入不足时，可经静脉途径补充。③局部制动，患肢做持续性皮牵引或石膏托固定于功能位，以减轻疼痛、防止关节挛缩畸形及病理性骨折或关节脱位。

（2）手术治疗：经非手术治疗 2～3 周仍不能控制炎症，应尽早手术治疗。手术分为局部钻孔引流或开窗减压术。

30. 急性血源性骨髓炎护理要点

（1）休息：卧床休息，多饮水，给予营养丰富易消化饮食。

（2）密切观察：观察神志、生命体征及患肢疼痛、肿胀等改变；应用抗生素注意药物效果及反应。

（3）患肢护理：抬高患肢，利于淋巴和静脉回流，减轻肿胀。维持肢体于功能位，防止挛缩、畸形和病理性骨折。指导患者进行肌肉等长收缩，未制动部位进行功能锻炼。

（4）引流护理：遵医嘱引流管持续冲洗及负压引流，滴入瓶高于床面 60～70cm，引流瓶低于床面 50cm，保持引流通畅，详细记录引流液性质及引流液量。应每 24 小时连续滴入含有抗生素的溶液 1500～2000ml，持续到体温正常，引出液清亮，或连续 3 次细菌培养结果阴性，即可拔管。

（5）伤口护理：保持伤口清洁和干燥，及时更换敷料。

31. 化脓性关节炎概念及病因　指发生在关节腔内的化脓性感染。多由身体其他部位的化脓病灶经血液循环传播至关节腔内，也可能是关节附近的化脓性骨髓炎直接侵犯所致。也可因外伤，细菌直接进入关节腔内而引起。最常见的病原菌为金黄色葡萄球菌。本病常见于儿童，髋及膝关节常为好发部位。

32. 化脓性关节炎临床表现

（1）全身表现：起病急骤，全身不适，乏力、食欲缺乏、寒战、高热，体温可在 39℃ 以上，严重感染可出现谵妄、惊厥、昏迷等神经精神症状。

（2）局部表现：病变关节剧痛、红肿、功能障碍。在浅表关节如膝、肘、踝关节局部红、肿、热、痛症状明显，关节呈半屈曲位；深部关节如髋关节局部红肿热不明显，关节处于屈曲、外展外旋位。患者因剧痛拒绝活动和检查。

33. 骨与关节结核治愈的标准

(1)全身情况良好，体温正常，食欲良好。

(2)局部症状消失，无疼痛，窦道闭合。

(3)X线表现脓肿缩小乃至消失，或已经钙化，无死骨，病灶边缘轮廓清晰。

(4)3次红细胞沉降率均正常。

(5)起床活动已1年，仍保持上述4项指标。

34. 脊柱结核患者护理要点与活动方法指导

(1)局部制动：患者须卧硬板床，保持石膏背心及石膏床固定松紧适宜，防局部压疮。

(2)定时翻身：应采取轴式翻身法，为颈椎结核患者翻身时，应3人同时进行。

(3)合理功能锻炼：术后第2天，可进行直腿抬高练习，同时被动活动、按摩下肢各关节，以防止关节粘连强直；指导患者主动活动非制动部位，鼓励合并截瘫或脊柱不稳，患者做抬头、扩胸、深呼吸和上肢活动。

35. 常见骨肿瘤及其临床表现

(1)骨软骨瘤：是常见的良性肿瘤，多见于青少年，发生于长骨的干骺端，如股骨下端、胫骨上端或肱骨上端。早期无症状，当肿瘤生长到一定程度，可压迫周围组织，如肌腱、神经、血管等而影响相应组织的功能。

(2)骨巨细胞瘤：好发年龄20～40岁，女性多于男性，属潜在恶性或介于良、恶性之间的溶骨性肿瘤，好发于股骨下端或胫骨上端。临床主要表现为疼痛，局部肿胀及压痛，皮温增高，病变关节活动受限。

(3)骨肉瘤：是最常见的原发性恶性骨肿瘤。恶性程度高，预后差。发病年龄以10～20岁青少年多见，好发于长管状骨干骺端、股骨远端、胫骨和肱骨近端。疼痛是早期即有的症状，呈进行性加重，开始时为间歇性发作的隐痛，逐渐转为持续性剧痛，尤以夜间为甚。骨端近关节处可见肿块，触之硬度不一，有压痛，局部皮温高，静脉怒张。

第11章　妇产科护理知识

第一节　妇　　科

1. 女性生殖道的自然防御功能　在健康妇女阴道内虽有某些病原体存在，但并不引起炎症，主要是由于女性生殖道的解剖、生理特点具有比较完善的自然防御功能。

(1)两侧大阴唇自然合拢，遮掩阴道口、尿道口。

(2)由于盆底肌的作用，阴道口闭合，阴道前后壁紧贴，可防止外界污染。

(3)宫颈内口紧闭，宫颈管黏膜为分泌黏液的高柱状上皮所覆盖，分泌大量黏液形成胶冻状黏液栓，为上生殖道感染的机械屏障；黏液栓内含乳铁蛋白、溶菌酶，可抑制细菌侵入子宫内膜。

(4)子宫内膜周期性剥脱，也是消除宫腔感染的有利条件。输卵管黏膜上皮细胞的纤毛向宫腔方向摆动以及输卵管的蠕动，均有利于阻止病原体的侵入。

2. 妇科检查的注意事项

(1)检查前嘱患者排空膀胱，必要时可导尿。

(2)防止交叉感染，每检查一位患者应更换1套检查器械，如窥器、镊子、手套等，臀下垫单或纸单也应每位患者更换一张。

(3)无性生活患者限做肛门—腹部检查，禁做双合诊，禁用窥器。确需检查者，应与患者家属说明并经签字同意后方可进行检查。

(4)男医生检查时必须有第三者在场。

(5)月经期、阴道出血时一般不做阴道检查。如有异常必须检查，检查前先消毒外阴，并使用无菌手套和器械。

(6)如患者腹直肌紧张，可边检查边与患者交谈，并嘱患者张口呼吸使其腹肌放松。

3. 滴虫阴道炎的传播途径和临床表现

(1)传播途径:①经性交直接传播;②经游泳池、浴盆、厕所、器械、衣物等间接传播;③医源性传播。

(2)临床表现:典型症状是阴道分泌物增加伴瘙痒,分泌物呈稀薄泡沫状,如有其他细菌混合感染白带可呈黄绿色、血性、脓性且有臭味,瘙痒部位在阴道口和外阴,可有灼热、疼痛、性交痛,少数滴虫感染者无炎症反应,阴道黏膜无异常称带虫者。

4. 滴虫阴道炎的治疗方法及治愈标准

(1)治疗方法

①局部治疗:先用0.5%醋酸或1%乳酸或1:5000高锰酸钾溶液阴道灌洗,然后阴道用药如甲硝唑等置入阴道穹窿部1次/日,7~10次为1个疗程。

②全身治疗:性伴侣应同时治疗,每次口服甲硝唑200mg,2~3次/日,7d为1个疗程。偶有胃肠反应。少数人有白细胞减少、皮疹等,一旦发现应立即停药。妊娠期、哺乳期妇女慎用,因此药能通过胎盘进入胎儿体内,并可由乳汁排泄。

(2)治愈标准:治疗后应在每次月经干净后复查阴道分泌物,3次均为阴性称治愈。

5. 外阴阴道假丝酵母菌病的病因和临床表现

(1)病因:是由假丝酵母菌引起,80%~90%是白假丝酵母菌,10%~20%是光滑假丝酵母菌、近光滑假丝酵母菌、热带假丝酵母菌等。临床多见于孕妇、糖尿病患者及接受大量免疫抑制药治疗者及长期应用抗生素者。

(2)临床表现:主要症状是外阴奇痒、灼痛,严重时坐卧不安痛苦异常,还可伴有尿痛、尿频、性交痛,白带特征是白色稠厚呈凝乳或豆渣样。妇科检查见小阴唇内侧及阴道黏膜附有白色膜状物,擦除后露出红肿黏膜,急性期还可见到糜烂及浅表溃疡。

6. 外阴阴道假丝酵母菌病治疗期间的健康教育

(1)健康教育:注意个人卫生,勤换内裤,用过的内裤、盆及毛巾应煮沸消毒;向患者讲解本病相关知识,防止交叉感染。注意妊娠期卫生,积极治疗糖尿病,避免滥用抗生素及长期使用免疫抑制药。

(2)用药指导:遵医嘱用药,坚持治疗,不随意中断,彻底治愈。

妊娠期一般以局部用药为主，选用对胎儿无致畸的药物，妊娠早期不给予药物治疗。

(3)治愈标准：一般1个疗程可治愈，以后连续2个月经周期，经过3～7d复查化验均为阴性可认为治愈。

7. 慢性宫颈炎的病理类型　慢性宫颈炎的病理类型：宫颈柱状上皮异位、宫颈息肉、宫颈肥大、宫颈腺囊肿和宫颈管黏膜炎。

8. 宫颈糜烂的分度　根据糜烂面的面积大小把宫颈糜烂分为3度：糜烂面积小于宫颈面积的1/3为轻度糜烂；糜烂面积占宫颈面积的1/3～2/3为中度糜烂；糜烂面积大于宫颈面积的2/3为重度糜烂。

9. 慢性宫颈炎的治疗原则　慢性宫颈炎以局部治疗为主，在治疗前先做宫颈刮片细胞学检查排除早期宫颈癌。局部治疗可选用物理治疗、手术切除和药物治疗。最常见的是物理治疗，治疗时间选在月经干净后3～7d。

10. 慢性宫颈炎物理治疗后的健康教育

(1)术后阴道分泌物增多，甚至出现大量水样排液，应勤换内裤，保持外阴清洁，防止感染。术后1～2周脱痂时可有少量出血。

(2)治疗期间禁止性生活、盆浴和阴道冲洗，以免发生大出血和感染。

(3)治疗后应定期检查：一般术后2次月经干净后3～7d进行复查，观察创面愈合情况，未治愈可进行第2次治疗。

11. 功能失调性子宫出血的临床表现

(1)无排卵型功血：常见的症状是子宫不规则出血，特点是月经周期紊乱，经期长短不一，出血量时多时少，甚至大量出血。不伴有下腹疼痛或其他不适，出血时间长者常伴贫血。可表现为：①月经过多。②月经过频。③子宫不规则出血过多。④子宫不规则出血。

(2)有排卵型功血：见于生育期，患者有周期性排卵，但黄体功能异常。有两种常见类型，一种是黄体功能不全，另一种是子宫内膜不规则脱落不全。黄体功能不全者表现为月经周期缩短，月经频发；有时月经周期虽在正常范围内，但卵泡期延长，黄体期缩短，故可有不孕或妊娠早期流产。子宫内膜不规则脱落者常表现为月经周期正常，但经期延长、淋漓不尽。出血时间长者常呈贫血貌。妇科检查子宫大小在正常范围，出血时子宫较软。

12. 无排卵型功血的药物治疗

(1)治疗原则：青春期及生育年龄应以止血和调整周期为主，促使卵巢恢复功能和排卵；围绝经期以止血、调整周期、减少经量为原则。

(2)治疗方法：①止血，常用的内分泌药物有雌激素、孕激素、雄激素、抗前列腺素及其他止血药如卡巴克洛、酚磺乙胺。②调整月经周期，在止血后继续用药以控制周期，使无流血期延长至20d左右。一般连续用药3个周期。常用的调整月经周期的方法有：雌、孕激素序贯法和雌、孕激素联合应用。雌、孕激素序贯法即人工周期，为模拟自然月经周期中卵巢的内分泌变化，将雌、孕激素序贯应用，使子宫内膜发生相应变化，引起周期性脱落。一般连续用药2～3个周期后，患者常能自发排卵，适用于青春期功能性子宫出血患者。雌、孕激素联合应用时雌激素使子宫内膜再生修复，孕激素限制雌激素引起的内膜增生程度，适用于育龄期(有避孕要求)和更年期患者。③促进排卵：常用的药物有氯米芬、人绒毛膜促性腺激素、促性腺激素释放激素。适用于育龄期患者。

13. 功能失调性子宫出血使用性激素的用药指导

(1)按时按量服用性激素，不得随意停服或漏服，以免引起子宫大出血。

(2)遵医嘱进行药物减量，不得随意减量。血止后方可开始，每3天减量1次，每次减量不超过原剂量的1/3，直至维持量。

(3)维持量服用时间，通常按停药后发生撤退性出血的时间与患者上一次行经时间相应考虑。

(4)指导患者严格遵医嘱用药，如出现不规则阴道出血，应及时就诊。

14. 闭经的病因及分类　正常月经的建立和维持有赖于下丘脑-垂体-卵巢轴的神经内分泌调节，以及靶器官子宫内膜对性激素的周期性反应和下生殖道的通畅，其中任何一个环节发生障碍都会出现月经失调，甚至导致闭经。按病变区可分为：下丘脑性闭经、垂体性闭经、卵巢性闭经和子宫性闭经4种。

(1)下丘脑性闭经：是最常见的一类闭经。中枢神经系统-下丘脑功能失调可影响垂体,进而影响卵巢而引起闭经。其病因很复杂。

(2)垂体性闭经:主要病变在垂体。腺垂体器质性病变或功能失调可影响促性腺激素的分泌,继而影响卵巢功能而引起闭经。如垂体肿瘤、垂体梗死、空蝶鞍综合征。

(3)卵巢性闭经:闭经的原因在卵巢。卵巢性激素水平低落,子宫内膜不发生周期性变化而导致闭经。如先天性卵巢发育不全或缺如、卵巢功能早衰、卵巢已切除。

(4)子宫性闭经:闭经的原因在子宫。子宫内膜受到破坏或对卵巢激素不能产生正常反应而引起闭经,如先天性子宫缺陷、子宫内膜损伤、子宫内膜炎、子宫切除后或子宫腔内放射治疗后。其第二性征发育往往正常。

15. *围绝经期综合征的临床表现*　围绝经期综合征是指由于性激素波动或减少所致的一系列躯体及精神心理症状。

(1)月经改变:最常见的症状是月经紊乱,多为月经周期不规则,持续时间长及月经量不一。

(2)自主神经功能紊乱症状:①潮热、出汗,为典型症状。面部和颈胸部皮肤阵阵发红,伴有烘热,继之出汗。持续时间短者数秒,长者数分钟,轻者每日发作数次,重者每日发作十余次或更多。②精神过敏、情绪不稳定,围绝经期妇女往往激动易怒、抑郁、多疑、烦躁、注意力不集中,不能自我控制。

(3)泌尿生殖道症状:外阴部皮肤变薄,阴道干燥,弹性减退致性交疼痛。常有张力性尿失禁,反复发作的膀胱炎症状(尿频、尿急、尿痛)。

(4)心血管系统的变化:绝经后妇女冠心病发生率高。

(5)骨质疏松:骨质疏松主要指骨小梁减少,最后可能引起骨骼压缩使体格变小,严重者导致骨折。

16. *滋养细胞疾病的概念*　滋养细胞疾病是一组来源于胎盘滋养细胞的疾病,一般分为葡萄胎、侵蚀性葡萄胎、绒毛膜癌和胎盘部位滋养细胞肿瘤。

17. *葡萄胎的临床表现*

(1)停经后阴道出血:是葡萄胎的主要症状。多数患者在停经 2～3 个月时出现不规则阴道出血,有时在血中可发现水泡状物。

(2)子宫异常增大、变软:子宫体积大于停经月份,并伴有血清HCG水平异常增高。

(3)妊娠剧吐:出现时间较正常妊娠早,症状重且持续时间长。

(4)腹痛:发生于阴道出血之前,常表现为阵发性腹痛,一般不剧烈。

(5)妊娠高血压疾病征象出现早,症状重。

(6)卵巢黄素化囊肿。

18. 葡萄胎清宫术的护理

(1)术前建立有效的静脉通路、备血,做好抢救准备。

(2)吸宫时采用吸刮术,先用大号吸管吸出宫腔内容物,待宫腔缩小再用刮匙轻柔刮宫,刮出物送病理检查。

(3)术中严密观察患者的一般情况,注意有无面色苍白、出冷汗、口唇发绀的表现,警惕失血性休克的发生。

(4)术后注意观察阴道出血和腹痛的情况。

19. 葡萄胎清宫术后随访的时间要求　葡萄胎清宫术应定期随访,一般为每一次刮宫后每周随访1次血HCG,直至连续3次阴性,以后每个月1次共6个月,然后再每2个月1次共6个月,自第一次阴性后共计1年。在2年内做好避孕,避免选用宫内节育器及药物避孕。

20. 宫颈癌的病因　宫颈癌的确切病因目前尚未完全清楚。根据国内外大量流行病学资料表明,其发病可能与早婚、性生活紊乱、多胎、宫颈炎、地理环境等因素有关。凡与高危男性有性接触的妇女,其宫颈癌的发病率增加。此外,单纯疱疹病毒Ⅱ型、人乳头瘤病毒等也是导致宫颈癌的原因。

21. 宫颈癌的临床分期

0期:原位癌。

Ⅰ期:癌灶局限于宫颈(包括累及宫体)。

Ⅱ期:癌灶超过宫颈,阴道浸润未达下1/3,宫旁浸润未达盆壁。

Ⅲ期:癌灶超越宫颈,阴道浸润已达下1/3,宫旁浸润已达盆壁,有肾盂积水或肾无功能者(非癌所致的肾盂积水或肾无功能者除外)。

Ⅳ期:癌灶播散超出真骨盆,或癌浸润膀胱黏膜及直肠黏膜。

22. 宫颈癌的主要诊断方法

(1)宫颈刮片细胞学检查:是简单的早期发现宫颈癌最有效的方法,取材简单,准确率高。防癌涂片用巴氏染色,结果分 5 级,宫颈癌一般为巴氏染色Ⅳ级或Ⅴ级。

(2)阴道镜检查;凡阴道脱落细胞检查巴氏Ⅲ级或以上的可疑患者都应进行阴道镜检查,以协助定位,确定活检部位。

(3)碘试验:癌灶局部不着色。

(4)宫颈及颈管活体组织检查:是确诊宫颈癌的最可靠的方法。癌细胞阳性者可确诊。

(5)宫颈锥切术:当细胞学检查阳性而活检为阴性;或活检为原位癌,但不能排除浸润癌,需要做锥切术活检明确诊断。

23. 宫颈癌的临床表现　一般早期无明显的自觉症状,与慢性宫颈炎无明显区别,易被忽略。随着期别的增加,症状逐渐加重。一旦出现症状,主要表现如下。

(1)阴道出血:常表现为性交后或妇科检查后的接触性出血。外生型出血早,量多;内生型出血晚。

(2)阴道排液:为宫颈癌的主要症状。常出现在流血后,最初量不多,白色或血性,无味,随着癌肿组织的生长,癌肿坏死、破溃,排液增多,阴道分泌物增多,呈稀薄如水样,有腥臭。晚期继发感染后则呈大量脓性或米汤样恶臭白带。

(3)疼痛:为晚期宫颈癌的主要症状。由于癌灶侵犯盆壁,压迫神经所致。可出现严重持续性腰骶部或坐骨神经痛。侵犯淋巴使淋巴管阻塞,回流受阻出现下肢水肿和疼痛;如肿瘤压迫输尿管,导致肾盂积水,表现为一侧腰痛。

(4)其他症状:癌肿侵犯膀胱、直肠可有如尿频、尿急、尿痛、下坠、血尿、大便困难、里急后重、便血等。患者由于长期疾病出现消瘦、贫血等恶病质,有转移者在转移部位出现转移结节。

24. 子宫肌瘤的分类　按肌瘤生长部位分为宫体肌瘤及宫颈肌瘤,绝大多数子宫肌瘤发生在子宫体。根据肌瘤发展过程中与子宫肌壁的关系分为以下 3 类。

(1)肌壁间肌瘤:肌瘤位于子宫肌壁间,周围被正常的子宫肌层包绕,肌瘤与肌壁间界线清楚,为最常见的类型,占 60%～70%。

(2)浆膜下肌瘤:肌瘤向子宫表面的浆膜层突起,由浆膜层覆盖,约占子宫肌瘤的20%。如肌瘤基底部形成蒂与子宫相连时,称为带蒂的浆膜下肌瘤。肌瘤的营养由蒂部血管供给,发生蒂部扭转时,可造成急腹症,如肌瘤生长在子宫的两侧壁,并突出阔韧带两叶之间,称阔韧带内肌瘤。

(3)黏膜下肌瘤:肌瘤向子宫腔突出,表面仅由子宫黏膜覆盖。占子宫肌瘤的10%～15%,此种肌瘤因突向子宫腔,可改变宫腔的形状,但子宫外形可无明显变化。易形成蒂与子宫相连,叫作带蒂的黏膜下肌瘤。当蒂较长时,其肌瘤可脱出于宫颈口外。

子宫肌瘤可单发,也可多发,如以上类型2种或3种的肌瘤发生在同一子宫上称为多发性子宫肌瘤。

25. 子宫肌瘤变性　当肌瘤生长快,供血不足时,肌瘤失去原来的典型结构,称为肌瘤变性,常见的变性有玻璃样变、囊性变、红色样变及极少的肉瘤样变和钙化。

26. 子宫肌瘤的临床表现　大多数患者无明显的症状,仅在妇科检查时发现。症状出现与肌瘤发生部位、生长速度及肌瘤变性关系密切,而与肌瘤的大小,数目关系较少。一般浆膜下肌瘤或小型的肌壁间肌瘤多无症状,而黏膜下肌瘤症状出现较早。

(1)月经改变:为常见的症状,主要为月经量增多、经期延长、周期缩短及不规则阴道出血等。这是由于肌瘤使子宫内膜面积增大、子宫收缩受到影响或子宫内膜增生过长所致,多见黏膜下肌瘤和肌壁间肌瘤。黏膜下肌瘤发生坏死、溃疡、感染时,可有持续性或不规则阴道出血。

(2)白带增多:肌瘤使宫腔面积增大,内膜腺体分泌增多,导致白带增多,如黏膜下肌瘤脱出阴道,表面易感染、坏死,则伴有大量脓性排液,有臭味。

(3)下腹肿块:患者常诉腹胀,下腹部扪及块状物,尤其是膀胱充盈时。

(4)腹痛:常为腰酸或下腹坠胀,当浆膜下肌瘤发生蒂扭转出现缺血坏死时,患者可出现急性腹痛。肌瘤红色变性时,腹痛剧烈,并伴发热。

(5)压迫症状:大肌瘤压迫膀胱时可出现尿频或尿潴留;如压迫

直肠可出现里急后重、便秘；肌瘤向两侧发展，可压迫输尿管，发生肾盂积水。

(6)不孕或流产：子宫肌瘤使宫腔变形，妨碍孕卵着床，对受孕与妊娠的结局有一定的影响。

(7)贫血：肌瘤导致月经过多，可引起不同程度的贫血，患者常出现面色苍白、全身乏力。

27. 子宫肌瘤的治疗原则　治疗应根据患者的年龄、症状、生育要求、肌瘤的部位、大小、数目、有无症状及全身情况等选择适当的治疗方案。

(1)非手术治疗：①随访观察，适用于子宫肌瘤小、无症状或症状较轻者，尤其是近绝经年龄患者，应 3～6 个月定期随访 1 次，如有异常再进一步治疗。②药物治疗：适用于肌瘤在 2 个月妊娠子宫大小以内，症状不明显者。一般采用：a. 抗雌激素治疗，常用丙酸睾酮；b. 拮抗孕激素制剂，常用米非司酮；c. 促性腺激素释放激素类似物。

(2)手术治疗：适用肌瘤超过 2 个月妊娠子宫大小，或症状明显及继发贫血者。肌瘤生长速度快非手术治疗无效或有恶变可能者。子宫肌瘤的手术包括肌瘤切除、全子宫切除、次全子宫切除。手术途径可经腹、经阴道或宫腔镜、腹腔镜。对 35 岁以下未生育、需保留子宫者，一般采取肌瘤切除术；对肌瘤较大，症状重，药物治疗无效、无须保留生育功能或疑恶变者应行子宫次全切除或子宫全切除。

28. 子宫内膜癌的高危因素　确切病因不清，可能与雌激素的长期刺激子宫内膜，发生子宫内膜增生症，继而癌变；肥胖、糖尿病、高血压、不孕或不育是子宫内膜癌的高危因素；绝经延迟的妇女发生子宫内膜癌的危险性比其他人群组高；遗传因素。

29. 子宫内膜癌的临床表现　早期症状不明显，随着病情发展主要症状有以下几点。

(1)阴道不规则出血：常为绝经后的阴道出血，为持续性或间歇性，量一般不多，尚未绝经者则有经期延长、经量增多或月经紊乱。

(2)阴道排液：病变早期有浆液性或血性白带，晚期有感染时可出现有臭味的脓性或脓血白带。

(3)疼痛：晚期癌灶浸润到周围组织或压迫神经可出现下腹及腰骶部疼痛并向下肢或足部放射。当癌组织侵犯宫颈口时，可导致宫腔积脓，患者可出现下腹部胀痛或痉挛性疼痛。

(4)全身症状：晚期可出现恶病质、贫血、消瘦等全身症状。

30. 卵巢肿瘤的并发症

(1)蒂扭转：为最常见的并发症，也是妇科常见的急腹症。当突然的体位改变时，促发蒂扭转。扭转的典型症状为患者出现突然的一侧下腹部剧烈疼痛，伴有恶心、呕吐，甚至休克。腹部检查时发现下腹部包块，伴腹肌紧张。盆腔检查可扪及张力较大的肿块，有压痛，以瘤蒂处最剧烈。

(2)破裂：卵巢肿瘤破裂分自发性及外伤性两种。自发性常由于肿瘤过速生长所致，多数为恶性肿瘤浸润性生长穿破囊壁引起，而外伤性常由于腹部受重击、性交、分娩、盆腔检查所致；肿瘤破裂后常伴有腹痛、恶心、呕吐，甚至腹膜炎、休克等症状。

(3)感染：多由于肿瘤扭转或破裂后引起，也可由于邻近器官的感染所致，如阑尾脓肿扩散。主要表现为腹膜炎征象。

(4)恶变：卵巢良性肿瘤可发生恶变。早期不易发现，如囊肿生长迅速时易恶变。所以，卵巢肿瘤一经确诊应尽早手术。

31. 常见卵巢肿瘤的分类　卵巢肿瘤按组织学分为卵巢上皮性肿瘤、卵巢生殖细胞肿瘤、卵巢性索间质肿瘤、卵巢转移性肿瘤。

32. 卵巢肿瘤标记物的正常值　肿瘤标记物是以免疫、生化等方法来测定卵巢肿瘤制造和释放产物，包括抗原标记物、激素标记物。如甲胎蛋白是内胚窦瘤的最佳标记物，正常值是低于 25μg/L；卵巢上皮癌的患者，血清中癌抗原(CA_{125})的水平高于正常值，正常值是 35U/ml。

33. 外阴癌的临床表现

(1)症状：早期可表现为不易治愈的外阴瘙痒和各种不同形态的外阴肿块，晚期癌肿浸润或合并感染时出现疼痛、渗液、出血。侵犯直肠和尿道时，产生尿频、尿急、血尿、便血等症状。

(2)体征：早期出现局部丘疹、结节或小溃疡，晚期不规则肿块，组织溃烂或感染后流出脓性或血性分泌物。若转移到腹股沟淋巴结，可扪及一侧或两侧的淋巴结肿大、变硬、固定。

34. 子宫内膜异位症的好发部位　异位的子宫内膜可发生在身体任何部位，异位内膜最常见的种植部位是盆腔脏器和腹膜。大多数异位在盆腔内的卵巢、子宫骶韧带、子宫直肠陷凹及其他盆腔器官、盆腔腹膜等部位。

35. 子宫内膜异位症的临床表现

(1)症状:①痛经,特征性症状是继发性痛经进行性加重。疼痛大多位下腹深部及腰骶部,可放射至会阴、直肠及大腿,疼痛程度与病灶大小并不一定成正比。多数患者有性交痛,肛门坠胀感,少数可有长期下腹痛,经期加重。②不孕,子宫内膜异位症患者因卵巢周围盆腔广泛粘连,输卵管闭锁或蠕动减弱等导致不孕。不孕率高达40%。③月经失调,表现为经期延长,经量增多及月经淋漓不尽。④当异位内膜累及直肠、乙状结肠、膀胱及肺等部位时,可出现相应症状,如排便困难、周期性便血、尿频、尿急或咯血等。

(2)体征:子宫内膜异位症表现为子宫后位,正常大或略大,活动受限。在子宫后壁或子宫骶韧带等处,可触及大小不等的触痛性结节;在宫旁一侧可能触及与子宫相连不活动的囊性包块。

36. 子宫脱垂的病因

(1)分娩损伤:是最主要的发病原因。产褥期过早体力劳动,子宫即沿骨盆轴下降而成脱垂。

(2)长期腹压增加:由于长期的慢性咳嗽、排便困难、经常重体力劳动等使子宫下移,导致脱出。

(3)盆底组织松弛:多系先天性盆底组织发育不良或营养不良所致。

37. 子宫脱垂的分度　以患者平卧用力屏气时子宫下降的程度为标准,将子宫脱垂分为 3 度。

Ⅰ度:轻型为宫颈外口距离处女膜缘<4cm,但未达处女膜缘,重型为宫颈外口已达处女膜缘,检查时在阴道口见到宫颈。

Ⅱ度:轻型为宫颈已脱出阴道口,但宫体仍在阴道内;重型为宫颈或部分宫体已脱出阴道口外。

Ⅲ度:子宫颈和子宫体全部脱出至阴道口外。

38. 子宫脱垂患者的术后指导　子宫脱垂患者术后有复发的可能,因此术后应注意休息,特别在术后 2 个月内,术后 2 周内以卧床休息为主。术后应避免慢性咳嗽、便秘及提拿过重的东西。饮食方面因经过几天禁食,开始进食后,先吃些好消化的食物慢慢过渡到正常饮食。如术中出血多还应多吃些肝、血、绿叶蔬菜等。

39. 避孕的原理 ①干扰受精卵着床,使子宫内环境不适宜孕卵生长。②抑制排卵。③阻止卵子和精子的相遇。④改变阴道的环境,不利于精子的生存和获能。

40. 放置宫内节育器的时间 ①月经干净 3～7d 无性交者。②正常分娩 3 个月或剖宫产后 6 个月者。③人工流产手术结束后立即放置,但宫腔深度小于 10cm 者。④哺乳期闭经排除早孕者。

41. 放置宫内节育器术后的健康指导教育

(1)术后休息 3d,1 周内禁重体力劳动。禁性生活及盆浴 2 周。

(2)保持外阴部清洁。

(3)少量阴道出血和轻微下腹痛属于正常现象,若出血多、腹痛剧烈、发热、白带异常,应及时就诊。

(4)定期随访:3 个月内每次月经期或排便时注意有无节育器脱落。放置节育器后应于 3 个月、6 个月、12 个月各随访 1 次。以后每年随访 1 次。

42. 宫内节育器并发症

(1)感染:主要由放置节育器时不按无菌操作规程操作或因“T”形环尾丝上行感染所致。

(2)子宫穿孔、节育环异位:常因操作不当损伤宫壁引起,可移位于宫壁间或盆腔内。

(3)节育环脱落:常见于放环时未将环送至宫底部,节育器与宫腔大小不适应、宫颈内口松弛、月经量过多、劳动强度过大等。

(4)带器妊娠:常因操作时未将环放到宫底部,环的大小、形态与宫腔不适应而发生移位。

(5)节育器嵌顿或断裂:节育器放置时间长或放置时损伤宫壁引起。

43. 人工流产术后的健康指导

(1)术后应留院观察 1h,注意阴道出血情况,若无异常,则可回家休息。

(2)人工流产后 3～10d 有少量阴道出血为正常现象,如 10d 后仍流血,应及时来院就诊。

(3)术后 2 周内,适当卧床休息,不做重体力劳动。1 个月内禁止盆浴和性生活。

(4)保持外阴部清洁卫生,用温开水清洗 1～2 次/日,勤换卫生巾。

(5)术后 1 周不要碰冷水,不吃生冷食物、饮料。

(6)指导避孕及落实避孕措施。

44. 人工流产综合反应产生原因及防治措施　患者在术中或术后出现心动过缓、心律失常、血压下降、面色苍白、冷汗、头晕,甚至晕厥等症状。防治措施主要有:各种操作要轻柔,扩张宫颈宜缓慢进行,适当降低吸宫的压力,一旦出现心率减慢静脉注射阿托品 0.5mg,可迅速缓解症状。

第二节　产　　科

1. 女性生殖系统的组成及邻近器官　女性生殖系统包括内、外生殖器及其相关组织。内生殖器包括阴道、子宫、输卵管及卵巢;外生殖器又称外阴,包括阴阜、大阴唇、小阴唇、阴蒂和阴道前庭。邻近器官:尿道、膀胱、输尿管、直肠和阑尾。

2. 骨盆内测量的主要径线及正常值

(1)对角径:孕妇取仰卧截石位,测量耻骨联合下缘至骶岬上缘中点的距离,正常值为 12.5～13cm。减去 1.5～2cm 为真结合径。

(2)坐骨棘间径:测量两侧坐骨棘间的距离,正常值约为 10cm。

(3)坐骨切迹宽度:即骶骨韧带宽度,能容纳 3 横指为正常。

3. 骨盆外测量的主要径线及正常值

(1)髂棘间径(IS):孕妇取伸腿仰卧位,测量两髂前上棘外缘距离,正常值是 23～26cm。

(2)髂嵴间径(IC):孕妇取伸腿仰卧位,测量两髂嵴外缘间的最宽距离,正常值为 25～28cm。

(3)骶耻外径(EC):孕妇取左侧卧位,上腿伸直,下腿屈曲,测量第 5 腰椎棘突下至耻骨联合上缘中点的距离,正常值为 18～20cm。

(4)坐骨结节间径(IT):又称出口横径,孕妇取仰卧位,双腿屈曲,双手抱膝。测量两坐骨结节内侧缘的距离,正常值为 8.5～9.5cm。

(5)耻骨弓角度:两拇指指尖斜着对拢放置于耻骨联合下缘,左右两拇指平放在耻骨降支上,测量两拇指尖角度即为耻骨弓角度,正常值为 90°,<80°为不正常。

4. 预产期推算方法 末次月经第一天算起,月份减 3 或加 9,日数加 7。若记不清末次月经,可根据早孕反应开始时间、胎动开始时间、子宫底高度及 B 超加以估计。

5. 产前检查的时间 从确诊早孕开始,首先了解孕妇的一般情况、软产道及内生殖器官有无异常,有无内外科疾病;于妊娠早期行绒毛膜活检或中期抽取羊水进行染色体核型分析。若无异常,应于妊娠 20~36 周每 4 周检查 1 次,36 周后每周检查 1 次,高危孕产妇酌情增加产前检查次数。

6. 产科名词解释

(1)早期妊娠:妊娠 13 周末以前称早期妊娠。

(2)中期妊娠:妊娠满 14 周至 27 周末称中期妊娠。

(3)晚期妊娠:妊娠第 28 周及其以后称晚期妊娠。

(4)胎产式:胎体纵轴与母体纵轴的关系称胎产式。两纵轴平行者称纵产式,两纵轴垂直者称横产式,两纵轴交叉者称斜产式,斜产式是暂时的。

(5)胎先露:最先进入骨盆入口的胎儿部分称胎先露。纵产式有头先露和臀先露,横产式为肩先露。

(6)胎方位:胎儿先露部的指示点与母体骨盆的关系称胎方位。

(7)羊水过多:妊娠期羊水量超过 2000ml 者称为羊水过多。

(8)羊水过少:妊娠晚期羊水量少于 300ml 者称为羊水过少。

(9)早产:妊娠满 28 周至不足 37 周分娩者称早产。

(10)过期妊娠:平素月经周期规则,妊娠达到或超过 42 周尚未分娩者称为过期妊娠。

7. 妊娠生理性贫血 妊娠期血容量增加,血浆增加多,红细胞增加少,出现血液稀释称妊娠生理性贫血。

8. 胎儿附属物及其功能

(1)胎盘:是由羊膜、叶状绒毛膜和底蜕膜组成,具有气体交换、营养物质供应、排除胎儿代谢产物、防御功能和合成功能。

(2)胎膜:由绒毛膜和羊膜组成,具有防止羊水流出、防止上行感染的功能。

(3)脐带:是母体及胎儿气体交换、营养物质供应和代谢产物排出的重要通道。

(4)羊水:可保护胎儿、保持羊膜腔恒温、临产后前羊水囊有扩张宫口及阴道的作用。

9. 影响分娩的因素

(1)产力:包括子宫收缩力、腹壁肌及膈肌收缩力和肛提肌收缩力。子宫收缩力是临产后的主要产力,其特点有节律性、对称性、极性和缩复作用。

(2)产道:分为骨产道和软产道。骨产道指真骨盆,有三个平面,分别是骨盆入口平面、中骨盆平面和骨盆出口平面。软产道是由子宫下端、宫颈、阴道外阴及骨盆底软组织构成的弯曲管道。

(3)胎儿:胎儿大小、胎方位及有无畸形是决定分娩难易的重要因素。

(4)精神心理因素:产妇的负面情绪(紧张焦虑、恐惧)影响产程的进展。

10. 分娩　妊娠满 28 周及以后的胎儿及其附属物,从临产发动到全部从母体全部娩出的全过程称分娩。

11. 分娩机制　分娩机制指胎儿先露部随骨盆各个平面的不同形态,被动进行一连串的适应性转动,以其最小径线通过产道的全过程。以枕左前位为例,包括 7 个步骤。

(1)衔接:胎头双顶径进入骨盆入口平面,胎头颅骨最低点接近或达到坐骨棘水平,称为衔接,部分初产妇在预产期前 1～2 周内胎头衔接,经产妇多在分娩开始后胎头衔接。胎头矢状缝坐落在骨盆入口右斜径上,胎头枕骨在骨盆左前方。

(2)下降:胎儿娩出的首要条件,胎头沿骨盆轴前进的动作称为下降。下降动作贯穿于分娩全过程。

(3)俯屈:胎头以枕额径进入骨盆腔降至骨盆底时,原处于半俯屈的胎头枕部遇肛提肌阻力,借杠杆作用进一步俯屈,使下颏接近胸部,使胎头以最小的枕下前囟继续下降。

(4)内旋转:胎头围绕骨盆纵轴旋转,使其矢状缝与中骨盆及骨盆出口前后径相一致的动作称为内旋转。胎头于第一产程末完成内旋转动作。

(5)仰伸:胎头下降达阴道外口时,宫缩和腹压继续迫使胎头下降,而肛提肌收缩力又将胎头向前推进,两者的共同作用使胎头沿骨盆轴下段向下向前的方向转向前,胎头枕骨下部达耻骨联合下缘时,以耻骨弓为支点,使胎头逐渐仰伸,与此同时胎儿双肩径沿左斜径进入骨盆入口。

(6)复位及外旋转:胎头娩出后,为使胎头与胎肩恢复正常关系,胎头枕部向左旋转45°称为复位。胎肩在盆腔入口继续下降,前(右)肩向前向中线旋转45°时,胎儿双肩径转成与骨盆出口前后径相一致的方向,胎头枕部需在外继续向左旋转45°以保持胎头与胎肩的垂直关系称为外旋转。

(7)胎肩及胎儿娩出:胎头完成外旋转后,胎儿前(右)肩在耻骨弓下先娩出,随即后(左)肩从会阴前缘娩出,继之胎体及胎儿下肢取侧位顺利娩出。

12. 临产的诊断 临产开始的标志为有规律且逐渐增强的子宫收缩,持续30s或以上,间歇5～6min,同时伴随进行性宫颈管消失、宫口扩张和胎先露部下降。

13. 总产程及产程分期 总产程即分娩全过程,是从开始出现规律宫缩直到胎儿胎盘娩出为止。分为3个产程。

第一产程:又称宫颈扩张期。从开始出现间歇5～6min的规律宫缩,到宫口开全。初产妇需11～12h,经产妇需6～8h。

第二产程:又称胎儿娩出期。从宫口开全到胎儿娩出。初产妇需1～2h,经产妇通常数分钟即可完成,但也有长达1h者。

第三产程:又称胎盘娩出期。从胎儿娩出后到胎盘胎膜娩出,需5～15min,不超过30min。

14. 潜伏期延长 潜伏期是指从临产开始规律宫缩至宫口开大3cm。初产妇约需8h,最大时限为16h,超过16h称潜伏期延长。

15. 活跃期延长 活跃期是指从宫口开大3cm至宫口开全。初产妇约需4h,最大时限为8h,超过8h称活跃期延长。

16. 活跃期停滞 进入活跃期后,宫口不再扩张达2h以上称活跃期停滞。

17. 第二产程延长 第二产程初产妇超过2h、经产妇超过1h尚未分娩者。

18. 第二产程停滞　第二产程胎头下降无进展达 1h 以上，称第二产程停滞。

19. 急产

(1)总产程小于 3h 称急产。

(2)对母儿的影响：宫缩过强、过频，产程进展过快，易造成产妇软产道裂伤、产褥感染、胎盘滞留、产后出血等；宫缩过强、过频影响子宫胎盘血液循环，易发生胎儿窘迫、新生儿窒息、颅内出血、感染、骨折等。

(3)护理措施：有急产史者提前 2 周住院，临产后不使用宫缩药物或其他加强宫缩的产科处置措施，提前做好抢救新生儿窒息的准备。一旦发生宫缩过强，立即通知医师，产妇取左侧卧位，氧气吸入，遵医嘱给予宫缩抑制药，如无胎儿窘迫征象，可给予镇静剂如哌替啶 100mg 或吗啡 10mg。若宫缩不能缓解，出现胎儿窘迫或病理缩复环，均应行剖宫产结束分娩。

20. 子宫收缩乏力对母儿的影响

(1)对产妇的影响：由于产程延长，产妇休息不好，进食少，可出现疲乏无力、肠胀气、排尿困难等影响子宫收缩，严重时可引起脱水、酸中毒、低钾血症。由于第二产程延长，膀胱被压迫于胎先露部(特别是胎头)与耻骨联合之间，可形成膀胱阴道瘘或尿道阴道瘘。胎膜早破及多次肛查或阴道检查增加感染机会。产后宫缩乏力容易引起产后出血。

(2)对胎儿影响：产程延长，增加手术产机会。胎膜早破易造成脐带受压或脱垂，造成胎儿窘迫甚至胎死宫内。

21. Apgar 评分的意义、内容及标准　新生儿 Apgar 评分用于判定有无新生儿窒息及窒息严重程度，以出生后 1min 内的心率、呼吸、肌张力、喉反射及皮肤颜色五项体征为评分内容，每项 0～2 分，满分 10 分，8～10 分为正常新生儿，4～7 分为轻度窒息，0～3 分为重度窒息。

22. 产褥期　产褥期指从胎盘娩出至产妇全身各器官除乳腺外恢复至正常未孕状态所需的一段时期，一般规定为 6 周。

23. 恶露　产后随子宫蜕膜(特别是胎盘附着处蜕膜)的脱落，

含有血液、坏死蜕膜等组织经阴道排出，称恶露。恶露分为。

(1)血性恶露：色鲜红，含大量血液得名。量多，有时有小血块，有少量胎膜及坏死蜕膜组织，持续3～4d。

(2)浆液恶露：色淡红，含少量血液，但有较多的坏死蜕膜组织、宫颈黏液、宫腔渗出液，且有细菌，持续10d左右。

(3)白色恶露：黏稠，色泽较白得名。含大量白细胞、坏死蜕膜组织、表皮细胞及细菌等，持续3周左右干净。

正常恶露有血腥味，但无臭味，持续4～6周，总量为250～500ml。若子宫复旧不全或宫腔内残留胎盘、胎膜或合并感染，则恶露量增多，血性恶露持续时间延长并有臭味。

24. 按需哺乳的好处　按需哺乳是指母亲感到乳房胀或孩子哭闹时随时喂哺婴儿，没有时间限制。其好处是婴儿体重增加快，母亲下奶快，减少乳房肿胀发生率。

25. 母乳喂养的注意事项　每次哺乳前均用温开水擦洗乳房及乳头，母亲要洗手。哺乳时，母亲及新生儿均应选择最舒适体位，需将乳头和大部分乳晕含在新生儿口中，用一手扶托乳房，防止乳房堵住新生儿鼻孔。每次哺乳后，应将新生儿抱起轻拍背部1～2min，排出胃内空气，以防吐奶。哺乳期以10个月至1年为宜。

26. 流产的临床类型

(1)先兆流产：指妊娠28周前，先出现少量阴道出血，相继出现阵发性下腹痛或腰背痛，无妊娠物排出。妇科检查宫颈口未开，胎膜未破，子宫大小与停经周数相符。经休息及治疗，症状消失，可继续妊娠。

(2)难免流产：指流产不可避免。在先兆流产基础上，阴道出血量增多，阵发性下腹痛加剧，或出现阴道流液(胎膜破裂)。妇科检查宫颈口已扩张，有时可见胚胎组织或胎囊，子宫大小与停经周数相符或略小。

(3)不全流产：难免流产继续发展，部分妊娠物排出体外，尚有部分残留于宫腔内或嵌顿于宫颈口处。妇科检查见宫颈口已扩张，子宫小于停经周数。

(4)完全流产：指妊娠物已全部排出，妇科检查宫颈口已关闭，子宫接近正常大小。

(5)稽留流产：指胚胎或胎儿已死亡滞留宫腔内尚未自然排出者。妇科检查宫颈口未开，子宫较停经周数小，质地不软，未闻及胎心。

(6)习惯性流产：连续自然流产 3 次或 3 次以上者称为习惯性流产。

27. 异位妊娠的临床表现、治疗和护理措施

(1)临床表现：多数患者停经 6～8 周出现不规则阴道出血，腹痛是患者就诊的主要症状，急性大出血及剧烈腹痛可引起患者晕厥或休克，妇科检查有宫颈举痛，后穹隆穿刺抽取不凝血可确诊。

(2)治疗原则：手术治疗、药物治疗及期待疗法。对于大量内出血并发休克的患者应在积极纠正休克的同时进行手术；无内出血或少量内出血患者可采用药物治疗；对于可能发生自然流产，症状轻不需要手术或药物治疗可采用期待疗法。

(3)护理措施：对于有大量内出血并发休克的患者，立即建立静脉通路，按医嘱做好配血、输血、输液，短时间做好各项术前准备。对于非手术治疗患者，应遵医嘱按时、按剂量给予药物，观察药物不良反应、生命体征、病情变化和血 HCG 的变化。同时给予心理护理，减轻患者顾虑。

28. 妊娠高血压疾病的分类及临床表现

(1)妊娠高血压：血压≥140/90mmHg，妊娠期首次出现，并于产后 12 周恢复正常；尿蛋白(－)；患者可伴有上腹部不适或血小板减少，产后方可确诊。

(2)子痫前期：分轻度和重度。轻度表现为血压≥140/90mmHg，孕 20 周后出现；尿蛋白≥300mg/24h 或随机尿蛋白(＋)，可伴有上腹部不适、头痛等症状。重度表现为血压≥160/110mmHg；尿蛋白≥2.0g/24h 或随机尿蛋白(＋＋)；血肌酐升高；血小板减少；微血管病性溶血；肝功能障碍；持续性上腹部不适、头痛或其他脑神经或视觉障碍。

(3)子痫：子痫前期孕妇抽搐不能用其他原因解释。

(4)慢性高血压并发子痫前期：高血压孕妇妊娠 20 周前无尿蛋白，若出现尿蛋白≥300mg/24h；高血压孕妇妊娠 20 周前突然尿蛋白增加，血压进一步升高或血小板减少。

(5)妊娠合并慢性高血压：血压≥140/90mmHg，孕前或孕期首次确诊高血压病持续到产后12周以内。

29. 妊娠高血压疾病的预防措施　做好预防工作，能有效防范妊娠高血压疾病的发生、发展。

(1)首先建立健全三级妇幼保健网，开展卫生期保健工作。

(2)加强健康教育，使孕妇于孕早期自觉开始产前检查并坚持定期进行。

(3)指导孕妇合理膳食，增加蛋白质、维生素及富含铁、钙、锌的食品，减少动物脂肪和过量盐的摄入。

(4)每日补钙1～2g可有效降低妊娠高血压疾病的发生；孕妇采取左侧卧位休息和保持心情愉快也有助于妊娠高血压疾病的预防。

30. 子痫患者的护理

(1)患者应置单人暗室，避免声、光刺激，各种治疗、护理操作应集中进行，动作轻柔，以减少对患者的刺激。

(2)专人护理，严密监护，首先保持呼吸道通畅，给予氧气吸入，抽搐时将开口器置于口腔，必要时放置口咽通气管，防止舌后坠阻塞呼吸道；加床档防坠床，尤其抽搐时勿强力按压造成损伤。

(3)昏迷患者头偏向一侧，便于呕吐物排出，及时清理口腔和鼻腔的排泄物，预防吸入性肺炎的发生；昏迷患者禁食，加强口腔护理。

(4)加强基础护理，留置尿管每日会阴冲洗2次预防感染；定时翻身，预防压疮的发生。

(5)严密观察病情变化，及早发现脑出血、肺水肿、急性肾衰竭的并发症的发生。

(6)为终止妊娠做好准备。

31. 硫酸镁中毒的表现和使用硫酸镁的注意事项

(1)毒性反应：首先为膝反射减弱或消失，继之可出现全身肌张力减退、呼吸困难、复视及呼吸抑制，严重者心搏可突然停止，危及生命。

(2)注意事项：用药前及用药过程中均应注意以下事项，定时检查膝反射，膝反射必须存在；呼吸不少于16次/分；尿量不少于25ml/h或不少于600ml/24h，尿少提示排泄功能受抑制，镁离子易蓄积而发生中毒。治疗时须备钙剂作为解毒剂。当出现镁中毒时，立即静脉注射 10%葡萄糖酸钙 10ml,从而阻断镁离子的作用,防止中毒反应进一步加重。

32. 前置胎盘的定义、分类和临床表现

(1)定义:妊娠 28 周后胎盘附着于子宫下段,甚至胎盘下缘达到或覆盖宫颈内口,位置低于胎儿的先露部。

(2)分类:①完全性前置胎盘,又称中央性前置胎盘,子宫颈内口全部为胎盘组织所覆盖。②部分性前置胎盘,子宫颈内口部分为胎盘组织所覆盖。③边缘性前置胎盘,胎盘附着于子宫下段,边缘到达子宫颈内口,未覆盖子宫颈内口。

(3)临床表现:典型症状是妊娠晚期或临产时发生无诱因、无痛性反复阴道出血。贫血程度与出血量成正比,严重时可发生休克、胎儿缺氧甚至死亡。腹部检查:子宫软,无压痛,子宫大小与妊娠周数相符。

33. 胎盘早剥的定义和临床表现　妊娠 20 周后或分娩期,正常位置的胎盘在胎儿娩出前,部分或全部从子宫壁剥离,称为胎盘早剥,根据病情分为轻型和重型。

(1)轻型以外出血为主,胎盘剥离面通常不超过胎盘的 1/3,多见于分娩期。主要症状为阴道出血,出血量一般较多,色暗红,可伴有轻微腹痛或无腹痛,贫血体征不显著。腹部检查:子宫软,宫缩有间歇期,子宫大小与妊娠周数相符,胎位清楚,胎心率多正常。

(2)重型以内出血为主,胎盘剥离面超过胎盘的 1/3,主要症状为突然发生的持续性腹痛和(或)腰酸、腰痛,腹部检查:触诊子宫硬如板状,有压痛,尤以胎盘附着处最明显。胎位触不清楚,听不到胎心。

34. 妊娠合并心脏病分娩期的护理原则

(1) 第一产程:安慰及鼓励产妇,消除紧张情绪。密切生命体征和胎心率的变化,适当应用地西泮、哌替啶等镇静药。一旦发现心力衰竭征象,应取半卧位、高浓度面罩吸氧,遵医嘱给药并注意用药后的反应。产程开始后即应给予抗生素预防感染并持续到产后 1 周。

(2)第二产程:要避免屏气加腹压,应行会阴后-斜切开、胎头吸引或产钳助产术,尽可能缩短第二产程。

(3)第三产程:胎儿娩出后,产妇腹部放置沙袋,以防腹压骤降而诱发心力衰竭。要防止产后出血过多可静注或肌内注射缩宫素 10～

20U，禁用麦角新碱，以防静脉压增高。

35. 妊娠合并心脏病易发生心力衰竭的时期　妊娠32～34周、分娩期及产褥期最初3d内均是心脏病孕产妇发生心力衰竭的最危险时期，临床上应给予密切监护。

36. 糖尿病对妊娠的影响

(1)对孕妇的影响：高血糖可使胚胎发育异常甚至死亡，流产率增高；糖尿病使孕妇抵抗力降低，易并发泌尿系感染；妊娠期高血压疾病、羊水过多的发生率。

(2)对胎儿及新生儿的影响：巨大儿、胎儿畸形、死胎发生率增高，易发生新生儿低血糖和呼吸窘迫综合征。

37. 胎膜早破的定义、病因和护理要点

(1)定义：在临产前胎膜自然破裂称胎膜早破。

(2)胎膜早破的原因：创伤、宫颈内口松弛、生殖道病原微生物上行性感染、羊膜腔压力增高、胎儿先露部与骨盆入口衔接不好、胎膜发育不良，孕妇缺乏铜、锌微量元素。

(3)护理要点：绝对卧床休息，抬高臀部，尽量少做肛查或阴道检查，必要时必须在无菌下进行。及时听取胎心音，并进行严密监护。观察羊水量、性质、颜色、气味，注意是否混有胎粪，尤其是头先露者。保持外阴清洁，外阴擦洗2次/日，并勤换消毒卫生垫。破膜超过12h，可考虑应用抗生素预防感染≥34周，胎肺成熟，超过24h尚未临产，应按医嘱给予引产。观察体温变化，测体温4次/日，若体温上升，白细胞计数升高，血清C反应蛋白升高，均提示宫内感染，应及早处理。

38. 产后出血的定义、病因及治疗原则　胎儿娩出后24h内出血量超过500ml者为产后出血。产后出血的原因包括子宫收缩乏力、软产道裂伤、胎盘因素、凝血功能障碍。子宫收缩乏力是产后出血的主要原因。产后出血的治疗原则是针对出血原因、迅速止血、补充血容量，纠正失血性休克，预防感染。

39. 胎儿窘迫的临床表现

(1)胎心出现异常改变：是胎儿窘迫最早出现的症状，胎心＞160次/分或＜120次/分均属不正常，＜100次/分表示严重缺氧。

(2)胎动异常：缺氧初期胎动频繁，随缺氧时间的延长。继而胎动减少甚至消失。

(3)羊水性状改变:头位分娩时出现胎粪并伴有胎心异常,是胎儿窘迫的典型症状。胎粪污染羊水的程度可分为 3 度:Ⅰ度污染时羊水呈浅色。Ⅱ度污染时,羊水呈黄绿色,较稠,可污染胎儿皮肤、黏膜及脐带,多为急性胎儿缺氧的表现。Ⅲ度污染时,羊水呈棕黄色,质稠厚,是胎儿窘迫明显的表现。

40. 胎心率监护　胎心率监护是目前临床上常用的一种胎儿监护方法。监护方式主要有三种:无应激试验、宫缩压力试验和缩宫素激惹试验。

41. 胎心率减速的类型　胎心率减速是指随宫缩出现的短暂性胎心率减慢,临床上常见的有 3 种类型:早期减速、晚期减速和变异减速。

(1)早期减速:指与宫缩同时发生的胎心逐渐减慢,然后恢复正常,提示胎头受压。

(2)晚期减速:宫缩高峰开始或之后出现的胎心率平稳、逐渐的对称性减少,在宫缩结束后才恢复到基线水平。

(3)变异减速:胎心率突然明显减速,减速的开始通常与宫缩关系不定。减速的持续时间长短不一,但恢复迅速,常由于脐带受压引起。

第12章　儿科护理知识

1. 小儿年龄分期　小儿年龄分为7期，包括胎儿期、新生儿期、婴儿期、幼儿期、学龄前期、学龄期、青春期。

2. 小儿生长发育遵循的规律

(1)生长发育的连续性和阶段性。生长发育在整个小儿时期不断进行，呈一连续的过程，但各年龄阶段生长发育的速度不同。一般年龄越小，体格增长越快。

(2)各系统器官发育的不平衡性。如神经系统发育较早，生殖系统发育较晚，淋巴系统则先快而后回缩。

(3)生长发育的顺序性。一般生长发育遵循由上到下、由近到远、由粗到细、由简单到复杂、由低级到高级的顺序。

(4)生长发育的个体差异性。小儿生长发育虽按上述一般规律发展，但在一定范围内由于受遗传、环境的影响而存在着较大的个体差异。

3. 小儿体重的推算公式

(1)1岁以内小儿体重的推算公式是：1～6个月：体重(kg)＝出生体重(kg)＋月龄×0.7(kg)；7～12个月：体重(kg)＝6(kg)＋月龄×0.25(kg)。

(2)1岁时体重平均为出生体重的3倍(9kg)；2岁时的体重平均约为出生体重的4倍(12kg)；2岁以后平均每年增加2kg。

(3)2～12岁小儿体重推算公式是：体重(kg)＝年龄×2(kg)＋7(或8)(kg)。

4. 小儿正常身长(高)的评估方法　身长(高)是指从头顶到足底的全身长度，是反映骨骼发育的重要指标。新生儿出生时身长平均约为50cm，1岁时为75cm，2岁时为85cm。2岁以后平均每年增长5～7.5cm。2～12岁小儿身长可按下列公式粗略推算：身长(高)(cm)＝年龄×7＋70(cm)。

5. 小儿正常胸围的评估　胸围测量时应取吸气与呼气时的平均值。胸围反映胸廓、胸背肌肉、皮下脂肪及肺的发育程度。出生时胸围比头围小 1～2cm，平均为 32cm；1 岁时胸围与头围大致相等；1 岁以后胸围超过头围，其差数(cm)约等于小儿岁数减 1。

6. 小儿正常皮下脂肪的评估　皮下脂肪的厚薄反映小儿营养状况的好坏，营养不良时皮下脂肪层逐渐减少或消失，出现明显消瘦。皮下脂肪消失的顺序：首先是腹部，其次是躯干、臀部、四肢，最后是面部。

7. 小儿前囟的发育　前囟为顶骨和额骨边缘形成的菱形间隙，其对边中点连线长度在出生时为 1.5～2.0cm，以后随颅骨发育而增大，6 个月后逐渐骨化而变小，1～1.5 岁时闭合。前囟早闭或过小见于小头畸形；前囟迟闭、过大见于佝偻病、先天性甲状腺功能减低症等；前囟饱满常示颅内压增高，见于脑积水、脑炎、脑膜炎、脑肿瘤、脑出血等疾病；而前囟凹陷则见于极度消瘦或脱水者。

8. 乳牙的发育　出生后 4～10 个月乳牙开始萌出，约 2.5 岁出齐，2 岁以内乳牙的数目为月龄减 4～6，但乳牙的萌出时间也存在较大的个体差异，12 个月尚未出牙可视为异常。

9. 运动功能的发育特点及规律

(1)特点：运动功能发育涉及骨骼肌的一切活动，可分为大运动(包括平衡)和细运动的发育。大运动(包括平衡)包括颈肌和腰肌的平衡性活动，细运动指手的精细捏弄动作。

(2)小儿运动功能的发育遵循的规律：①自上而下；②由近到远；③由不协调到协调；④先有正向动作后有相反动作。

10. 人工获得的免疫方式

(1)主动免疫：是指给易感者接种特异性抗原，以刺激机体产生特异性免疫抗体，从而产生相应的免疫力。主动免疫制剂在接种后经过一定期限才能产生抗体，但抗体持续时间较久，一般为 1～5 年。

(2)被动免疫：未接受主动免疫的易感者在接触传染源后，可给予相应的抗体，使之立即获得免疫力，称之为被动免疫。被动免疫时，抗体留在机体中的时间短暂，一般约 3 周，故只能作为暂时预防和用于治疗。

11. 主动免疫常用的免疫制剂

(1)菌苗：①死菌苗，如霍乱、百日咳、伤寒菌苗等；②活菌苗，如卡介苗、鼠疫、布氏杆菌菌苗等。

(2)疫苗:①灭活疫苗,如乙型脑炎和狂犬病疫苗等;②减毒活疫苗,如脊髓灰质炎和麻疹疫苗。

(3)类毒类:如破伤风和白喉类毒素等。

12. 被动免疫常用的免疫制剂　统称免疫血清,包括抗毒素、抗菌血清和抗病毒血清,以及丙种球蛋白。

13. 小儿对能量的需要　①基础代谢;②生长发育:需要量与小儿的生长速度成正比;③活动:与活动量的大小及活动时间的长短有关;④食物特殊动力作用:婴儿期食物的特殊动力作用占总能量的7%～8%,采用混合膳食的年长儿,约占总能量的5%;⑤排泄:一般不超过总能量的10%。

14. 小儿需要的产能营养素　①蛋白质:供给的能量占总能量的8%～15%;②糖类:供给的能量占总能量的55%～65%;③脂肪:供给的能量占总能量的35%～50%。

15. 婴儿喂养方式　①母乳喂养;②混合喂养;③人工喂养。

16. 母乳喂养优点　①母乳营养丰富,比例适当;②母乳具有增强免疫的作用;③母乳温度适宜、基本无菌、经济、方便、喂哺简单;④母乳喂养可促进母婴间的皮肤接触和情感交流,使婴儿获得一种安全感,利于婴儿的情绪发育,增进母婴感情;⑤利于母亲恢复。

17. 辅助食品添加的原则

(1)添加方式:遵循循序渐进的原则,从少到多,由稀到稠,从细到粗,由一种到多种。

(2)添加时机:在婴儿健康、消化功能正常时添加。

(3)食物质量:不能以成人食物代替辅食,应为婴儿单独制作。

18. 辅食添加的顺序　见表2-12-1。

表2-12-1　辅食添加的顺序

月　龄	食物性状	添加食物
1～3个月	水状食物	菜水、水果汁、鱼肝油
4～6个月	泥状食物	米汤、米糊、稀粥、蛋黄、鱼泥、菜泥、豆腐
7～9个月	沫状食物	粥、烂面、菜沫、蛋、鱼、肝泥、肉沫、饼干
10～12个月	碎食物	软饭、面条、豆制品、碎菜、碎肉、带馅食品

19. 新生儿根据胎龄分类　①早产儿:指胎龄<37周的新生儿;②足月儿:指胎龄满37周至不满42周的新生儿;③过期产儿:指胎龄≥42周的新生儿。

20. 新生儿根据出生体重分类　①低出生体重儿:指出生体重<2500g的新生儿,不论是否足月或过期,其中体重不足1500g者称极低出生体重儿,体重不足1000g者称超低出生体重儿或微小儿,低出生体重儿一般为早产儿或小于胎龄儿;②正常体重儿:指出生体重为2500～4000g的新生儿;③巨大儿:指出生体重>4000g的新生儿。

21. 足月新生儿的护理要点　①保持呼吸道通畅:及时清除口、鼻腔的黏液及羊水。保持新生儿于合适的体位,喂乳后侧卧位,以免溢乳时乳汁误入气管引起窒息。②维持体温稳定:室内阳光充足,空气新鲜。保持室温为22～24℃,相对湿度为55%～65%。注意保暖。③预防感染:严格执行消毒隔离制度,加强脐部护理,保持脐部清洁干燥;做好皮肤护理。④合理喂养,做好健康指导。

22. 病理性黄疸特点　①出生后24h内出现黄疸;②血清总胆红素值已达到相应日龄及相应危险因素下的光疗干预标准,或每日上升超过85μmol/L(5mg/dl)或每小时>0.85μmol/L(0.5mg/dl);③黄疸持续时间长,足月儿>2周,早产儿>4周;④黄疸退而复现;⑤血清结合胆红素>34μmol/L(2mg/dl)。

具备其中任何一项者即可诊断为病理性黄疸。

23. 新生儿病理性黄疸的护理要点　①观察病情,预防胆红素脑病;②注意保暖,维持体温在36～37℃;③提早喂养,刺激肠蠕动,以利胎粪排出,减少胆红素肝肠循环;④蓝光疗法,能降低血清未结合胆红素;⑤按医嘱给予血浆和白蛋白治疗,降低游离胆红素;⑥健康指导:向家长讲解新生儿黄疸的病因、临床表现、病情转归,以取得家长的配合;对胆红素脑病发生后遗症者,指导家长早期进行功能锻炼。

24. 新生儿呼吸窘迫综合征(NRDS)的病因及临床表现

(1)病因:本病主要由于缺乏由Ⅱ型肺泡细胞产生的肺泡表面活性物质引起。在早产、缺氧、寒冷、严重感染、剖宫产、孕母糖尿病等情况下,发病率增高。

(2)临床表现:早产儿多见,出生时可无窒息,2～6h出现呼吸困难，逐渐加重，伴呻吟，呼吸浅表、节律不整，可有三凹征、鼻翼扇动、发绀、呼吸暂停、肌张低下，甚至出现呼吸衰竭。肺部听诊呼吸音低，吸气时可听到细湿啰音。本病为自限性疾病，能生存 3d 以上者，肺成熟度增加，恢复希望较大。

25. 新生儿缺氧缺血性脑病的病因

（1）缺氧：①围生期窒息；②反复呼吸暂停；③严重呼吸系统疾病；④右向左分流型先心病。

（2）缺血：心搏停止或严重的心动过缓；重度心力衰竭或周围循环衰竭。

26. 新生儿颅内出血的临床表现　颅内出血的症状和体征依出血部位及出血量的多少表现不一，多在出生后 1～2d 出现，少数出现症状的时间可较晚。常见症状：①意识改变：如激惹、过度兴奋或表情淡漠、嗜睡、昏迷等；②呼吸改变：呼吸浅快、减慢、不规则或呼吸暂停等；③肌张力改变：早期增高，以后减低；④颅内压增高：烦躁、脑性尖叫、前囟饱满或隆起、骨缝张开、抽搐等；⑤眼部症状：双眼凝视、斜视、眼震颤、眼球上转困难等；⑥瞳孔：不等大，对光反应差；⑦其他：出现黄疸和贫血。

27. 新生儿颅内出血的护理要点

（1）预防脑疝：①绝对静卧，减少刺激，头肩垫高 15°～30°，护理操作集中进行。尽量少搬动，喂乳时不能抱喂，除臀部护理外，免去其他清洁护理。②密切观察生命体征、瞳孔、肌张力、意识变化；定期测头围并记录，如有异常需及时通知医生，按医嘱处理。

（2）预防窒息：①保持呼吸道通畅，宜取侧卧位或头偏向一侧，及时清除呼吸道分泌物；②合理用氧，呼吸困难者给予吸氧，必要时采用人工辅助呼吸。

（3）保证热量供给。

（4）做好健康指导：向家属解释病情，减轻紧张情绪；如有后遗症，教会家长给患儿功能训练的方法。

28. 新生儿败血症的病因

（1）自身因素：新生儿免疫功能不成熟。

（2）病原菌：以金黄色葡萄球菌最多见，其次是大肠埃希菌。

（3）感染途径：①产前感染：母孕期有菌血症或感染灶，通过胎盘血行感染;或羊膜早破超过 24h,羊水被污染,感染胎儿等;②产时感染:与胎儿通过产道时被细菌感染有关,如胎膜早破、产程长及助产过程消毒不严等;③产后感染:最多见,往往与细菌经脐部、皮肤黏膜损伤处、呼吸道及消化道等部位侵入有关。其中脐部最多见。

29. 新生儿硬肿症的临床表现

(1)低体温:体温常<35℃,重症儿<30℃,患儿早期出现食欲缺乏或拒乳、反应差、哭声弱、心率慢、尿少等情况。

(2)硬肿:硬肿为对称性,发生顺序依次为:小腿→大腿外侧→整个下肢→臀部→面颊→上肢→全身。硬肿范围按头部 20%、双上肢 18%、前胸及腹部 14%、背及腰骶部 14%、臀部 8%、双下肢 26% 计算。

(3)多器官功能损害:早期微循环障碍,严重时休克、心力衰竭、DIC、肾衰竭等多器官功能损伤,临终前往往有肺、消化道出血。

(4)病情分度:根据体温、硬肿范围及器官功能受损程度,可将病情分为轻、中、重 3 度,见表 2-12-2。

表 2-12-2　新生儿寒冷损伤综合征的病情分度

分度	肛温(℃)	肛-腋温差	硬肿范围	全身情况及器官功能改变
轻度	≥35	正值	<20%	无明显改变
中度	<35	0 或负值	20%～50%	反应差,功能明显低下
重度	<30	负值	>50%	休克、DIC、肺出血、急性肾衰竭

30. 新生儿硬肿症的护理要点

(1)积极复温,消除硬肿:根据患儿体温情况采取相应的复温方法。①轻、中度:体温>30℃,肛-腋温为正值复温方法:足月儿用温暖的包被包裹,置 24～26℃室温环境中并加用热水袋保暖;早产儿置于 30℃的暖箱中,使患儿 6～12h 恢复正常体温。②重度:体温<30℃,且肛温低于腋温者,复温方法:先将患儿置于比体温高 1～2℃的暖箱中开始复温,每小时提高温箱温度 0.5～1℃,使患儿于 12～24h 恢复正常体温。也可用远红外辐射床复温。③复温措施要因地制宜:无暖箱时,可采用电热毯、热炕、母亲怀抱、远红外辐射式保暖

床等，但要注意防烫伤及捂闷。④复温过程中，随时观察暖箱及室内温度、湿度，患儿肛温、腋温变化，每2小时测体温1次，正常6h后改为每4小时测1次。

(2)保证热量及液体供给：根据病情轻重给予经口喂养、鼻饲或静脉营养。

(3)做好消毒隔离，加强皮肤护理，预防感染。观察病情变化，备好抢救设备及药物。

(4)健康指导：向家长讲解本病的严重性及介绍有关知识；指导家长加强护理、保暖、喂养及预防感染的方法。

31. 小儿营养不良的分度　婴幼儿营养不良临床上可分为轻、中、重度，见表2-12-3。

表2-12-3　婴幼儿营养不良程度

	营养不良程度		
	Ⅰ度	Ⅱ度	Ⅲ度
体重低于正常均值	15%～25%	15%～25%	40%以上
腹部皮下脂肪厚度	0.4～0.8cm	0.4cm	消失
消瘦	不明显	明显	皮包骨样
身长	尚正常	低于正常	明显低于正常
皮肤	尚正常	稍苍白，松弛	明显苍白，弹性消失
肌张力	基本正常	明显低下，肌肉松弛	肌肉萎缩
精神状态	稍不活泼	情绪不稳，易哭，疲乏	呆滞，抑制与烦躁交替，反应低下

32. 维生素D缺乏性佝偻病的病因　①日光照射不足是引起本病最主要的因素；②维生素D摄入不足；③食物中钙、磷含量过低或比例不当，影响钙的吸收；④婴儿生长过快维生素D需要量大；⑤疾病和药物影响。

33. 维生素D缺乏性佝偻病的护理要点

(1)增加体内维生素D的含量：提倡母乳喂养，补充维生素D及钙丰富的食物。外出活动接受日光照射。按医嘱补充维生素 D。

(2)防治骨骼畸形的护理：活动期应尽量避免久坐、立、行，护理操作应轻柔，以防发生骨折。已有骨骼畸形者，可采用主动或被动运动的方法纠正。胸部畸形可做俯卧抬头展胸运动，下肢畸形可做肌肉按摩（"O"形腿按摩外侧肌群，"X"形腿按摩内侧肌群）。畸形严重者可手术矫治。

(3)预防感染：保持空气清新，衣物清洁，应避免交叉感染。

(4)健康指导：向家属介绍佝偻病预防方法，讲解护理要点。

34. 维生素 D 缺乏性手足搐搦症的病因　血清离子钙降低是引起惊厥、喉痉挛、手足搐搦的直接原因。正常血清总钙浓度为 2.2～2.7mmol/L，当血钙浓度降低（血清总钙＜1.75～1.88mmol/L，或血清钙离子＜1.0mmol/L）时，神经肌肉的兴奋性增高而发生本病。

35. 小儿腹泻脱水的分度及表现　脱水程度分轻、中、重 3 度，见表 2-12-4。

表 2-12-4　不同程度脱水的临床特点

	轻　度	中　度	重　度
精神状态	无明显改变	烦躁或萎靡	昏睡或昏迷
皮肤	弹性稍差	弹性差	弹性极差
口腔黏膜	稍干燥	干燥	极干燥
眼窝及前囟凹陷	轻度	明显	极明显
眼泪	有	少	无
尿量	略减少	明显减少	少尿或无尿
周围循环衰竭	无	不明显	明显
代谢性酸中毒	无	有	严重
失水占体重的百分比	5%以下	5%～10%	10%以上

36. 小儿腹泻脱水的性质及表现　由于水和电解质丢失的比例不同而引起体液渗透压的改变，导致 3 种不同性质的脱水，见表 2-12-5。

表 2-12-5 不同性质脱水的临床特点

	血钠浓度(mmol/L)	口渴	血压	神志	发生率
低渗性	<130	不明显	明显下降	嗜睡或昏迷	较多
等渗性	130～150	明显	下降	萎靡	多
高渗性	>150	极明显	正常或稍低	烦躁、惊厥	少

37. 小儿肺炎的临床表现

(1)轻症肺炎仅表现为呼吸系统症状和相应的肺部体征。①症状:起病急,主要表现为发热、咳嗽、气促和全身症状;②体征:呼吸加快,可有鼻翼扇动、点头呼吸、三凹征、唇周发绀。肺部可听到较固定的中、细湿啰音,以背部、两肺下方、脊柱两旁较易听到,深吸气末更为明显。

(2)重症肺炎除呼吸系统症状和全身中毒症状外,常有循环、神经和消化系统受累。①循环系统:常见心肌炎、心力衰竭。前者主要表现为面色苍白、心动过速、心音低钝、心律失常,心电图显示 ST 段下移、T 波低平或倒置;后者主要表现为呼吸困难加重,呼吸加快(>60 次/分),烦躁不安,面色苍白或发绀,心率增快(婴儿>180 次/分,幼儿>160 次/分),心音低钝或出现奔马律,肝迅速增大等。重症革兰阴性杆菌还可以发生微循环障碍,甚至 DIC;②神经系统:发生脑水肿时出现烦躁或嗜睡、意识障碍、惊厥、前囟隆起、瞳孔对光反应迟钝或消失、呼吸节律不齐甚至停止等;③消化系统:表现为食欲缺乏、呕吐或腹泻。中毒性肠麻痹时出现明显腹胀,呼吸困难加重,肠鸣音消失;消化道出血时出现呕吐咖啡样物,大便隐血试验阳性或柏油样便。

38. 小儿肺炎的护理要点

(1)保持呼吸道通畅:①保持室内空气新鲜,定时通风,避免对流风。室温维持在 18～22℃,相对湿度 55%～60%。②给予易消化、营养丰富的流质、半流质饮食,多喂水。少量多餐。不能进食时给予静脉输液,严格控制输液量及滴注速度,最好使用输液泵。③及时清除口鼻分泌物,分泌物黏稠者应用超声雾化或蒸气吸入,分泌物过多影响呼吸时,应用吸引器吸痰。④帮助患儿取合适的体位并经常更换，翻身拍背，帮助痰液排出，防止坠积性肺炎。⑤根据病情或病变部位进行体位引流。按医嘱给予祛痰药。

(2)改善呼吸功能：①凡有缺氧症状时应立即给氧，若出现呼吸衰竭，则使用人工呼吸器；②护理操作应集中完成，避免哭闹。按医嘱使用抗生素治疗肺部炎症、改善通气。

(3)维持体温正常，注意体温的监测，警惕高热惊厥的发生，并采取相应的降温措施。

(4)密切观察病情，及时发现心力衰竭、肺水肿、脑水肿、中毒性脑病、脓胸或脓气胸等并发症。

(5)健康指导：向患儿家长讲解疾病的有关知识和防护知识。

39. 先天性心脏病的分类　根据左右心腔或大血管间有无分流和临床有无发绀，可分为 3 类：①左向右分流型(潜伏发绀型)，常见房间隔缺损、室间隔缺损及动脉导未闭；②右向左分流型(发绀型)，常见有法洛四联症、大动脉错位；③无分流型(无发绀型)，常见有肺动脉狭窄、主动脉缩窄、右位心。

40. 生理性贫血　小儿出生时红细胞数为$(5\sim7)\times10^{12}/L$，血红蛋白量为 150～220g/L。随着呼吸的建立，血流动力学的改变，血氧含量迅速增加，加上胎儿红细胞寿命短等因素，过多的红细胞自行破坏溶解(生理性溶血)，同时小儿生长发育快，血容量不断增加，但红细胞生成素生成不足，骨髓造血功能暂时处于低下状态，至出生后 2～3 个月，红细胞数可降低至$3\times10^{12}/L$(300 万/μl)血红蛋白可降至 100g/L(10g/dl)，此时称为生理性贫血。

41. 小儿贫血的诊断及分度

(1)小儿贫血的国内诊断标准是：新生儿期血红蛋白(Hb)＜145g/L；1～4 个月时 Hb＜90g/L；4～6 个月时 Hb＜100g/L；6 个月以上则按世界卫生组织标准：6 个月至 6 岁者 Hb＜110g/L，6～14 岁 Hb＜120g/L 为贫血；海拔每升高 1000m，血红蛋白上升 4%。

(2)根据外周血中血红蛋白量或红细胞数降低程度的不同而将贫血分为轻、中、重、极重 4 度。见表 2-12-6。

表 2-12-6 贫血的分度

	轻度	中度	重度	极重度
血红蛋白(g/L)	90～120	60～90	30～60	<30
红细胞数(10^{12}/L)	3～4	2～3	1～2	<1

42. 营养性缺铁性贫血的病因 ①先天性储铁不足：早产儿、双胎、胎儿失血、孕母患缺铁性贫血可致胎儿储存铁减少；②铁摄入不足：食物铁供应不足是导致小儿缺铁性贫血的主要原因；③生长发育快：婴儿期、青春期的儿童生长发育快，早产儿生长发育更快，其铁需量相对增多，易发生缺铁；④丢失过多和(或)吸收减少。

43. 营养性缺铁性贫血应用铁剂的护理

(1)多采用口服补铁。二价铁易吸收。为减少铁剂对胃、肠道的刺激，服用铁剂从小剂量开始并在两餐之间服用；铁剂最好与稀盐酸合剂、维生素 C 同服，有利于吸收，而与牛奶、茶水、钙片同服则影响其吸收；服铁剂可出现牙齿黑染，可使用吸管服药；粪变黑色是铁剂造成的，使患儿及其家长消除顾虑。

(2)患儿不能口服铁剂时，可选用右旋糖酐铁肌内注射，应做深部肌内注射，以利于吸收，注意更换注射部位；注射右旋糖酐铁可有过敏现象，首次注射应严密观察，警惕过敏发生。

(3)铁剂疗效观察：治疗后如果有效，则 3～4d 后网织红细胞升高，7～10d 达高峰，2～3 周降至正常。治疗约 2 周后，血红蛋白相应增加，临床症状随之好转。

44. 急性肾小球肾炎的主要临床表现

(1)水肿、少尿：常在晨起时发现眼睑及面部水肿，以后很快波及全身，指压凹陷不明显。水肿同时伴有少尿，一般 1～2 周尿量逐渐增加，水肿随之消退。

(2)血尿：几乎每例均有，约 1/3 为肉眼血尿，肉眼血尿多在 1～2 周逐渐消失，镜下血尿常在 1～3 个月消失，少数可延长到 6 个月或更久。

(3)高血压：约 70%患儿有高血压症状，一般 1～2 周尿量增多后血压降至正常。

(4)其他症状:严重者可在起病1～2周出现。①严重循环充血及心力衰竭;②高血压脑病;③急性肾衰竭。

45. 急性肾小球肾炎的护理要点

(1)卧床休息:严格卧床1～2周,从而减轻肾脏负担,同时休息也可避免心脏负荷过重,防止发生心力衰竭。

(2)限制钠盐及水的摄入:一般氯化钠入量每日1～2g,水肿消退后可给予3～5g。水的入量一般不严格限制,但有少尿或严重循环充血者要限水,准确记录24h出入量,定期测体重。

(3)加强药物护理,并注意腹部保温。①应用利尿药时,护理人员除应观察尿量、水肿消退情况及药物不良反应如低血钾等;②应用降压药后,应定时测血压,检查降压效果,并观察有无不良反应;③注意腰部保暖,可解除肾血管痉挛,促进肾血液循环,增加肾小球滤过,使尿量增加。

(4)给予高糖、高维生素、含适量脂肪的低盐饮食。除尿素氮明显增加时限制蛋白质摄入,一般无须严格控制蛋白质。水肿消退,血压正常后,过渡到正常饮食。

(5)预防并发症的护理:加强病情观察,预防严重循环充血和心力衰竭、高血压脑病、急性肾衰竭的发生。

(6)健康指导:根据患儿及其家长的文化程度及理解能力选择适当的方式讲解本病的预防、护理要点及预后估计。强调本病限制活动对控制疾病发展非常重要,尤以前2周最关键。在水肿时要卧床休息;水肿消退,血压下降,肉眼血尿消失可下床散步,逐渐增加活动量;2～3个月后若尿沉渣红细胞<10/HP,血细胞沉降率正常可上学,但应避免剧烈活动;阿迪计数正常后可恢复正常活动。

46. 原发性肾病综合征的主要临床表现

(1)单纯性肾病。此型为最常见类型。典型表现为“三高一低”:①高度水肿,为最突出的症状;②大量蛋白尿,尿中有大量蛋白;③高胆固醇血症,血浆胆固醇明显升高;④低蛋白血症,主要是尿中丢失大量蛋白所致。

(2)肾炎性肾病:水肿一般不严重,除具备单纯性肾病4大特征外,尚有明显血尿、高血压、血清补体下降和不同程度的氮质血症。

(3)并发症:①感染,常见的有上呼吸道感染、皮肤感染、腹膜炎等;②电解质紊乱,引起低钾、低钠、低钙血症;③血栓形成,以肾静脉血栓常见;④低血容量休克,多见于起病或复发时,或应用利尿药大量利尿后;⑤急性肾衰竭,多因低血容量所致;⑥生长迟缓。

47. 急性泌尿道感染病因

(1)致病菌:最常见的致病菌为大肠埃希菌,其次为变形杆菌、克雷白杆菌、肠杆菌等,少数为粪链球菌和金黄色葡萄球菌。

(2)感染途径及易感因素:①上行感染,最为多见,女孩尿道短且接近肛门,易被粪便污染;男孩包茎积垢,也可造成上行感染;②血行感染,新生儿和小婴儿患败血症时,细菌可通过血流侵入肾脏;③淋巴感染,肠道与肾脏有淋巴管相通,故当肠道有炎症时,细菌亦可通过淋巴管侵犯肾脏;④其他,先天性泌尿系统畸形可使尿流不畅,有利细菌生长;急性传染病、急性感染性疾病和营养缺乏时机体防御功能低下均易患病。

48. 化脓性脑膜炎的病因和感染途径

(1)病因:本病约 80%由肺炎链球菌、流感嗜血杆菌、脑膜炎球菌引起。新生儿及 2 个月内的婴儿以革兰阴性杆菌、B 组溶血性链球菌、金黄色葡萄球菌为主;2 个月到儿童时期以流感嗜血杆菌、脑膜炎球菌、肺炎链球菌为主;12 岁以后以脑膜炎球菌、肺炎链球菌为主。

(2)感染途径:致病菌可通过多种侵入脑膜。①最常见的是通过呼吸道入侵血流;②新生儿皮肤、胃肠道黏膜、脐部也是感染侵入门户;③邻近组织器官感染;④与颅腔存在的直接通道。

49. 化脓性脑膜炎的护理要点

(1)维持体温正常:高热患儿卧床休息,鼓励多饮水。监测体温,体温高于 38.5℃时,及时给予物理或药物降温,以减少大脑氧的消耗,防止惊厥。

(2)密切观察病情变化:监测患儿生命体征及面色、神志、瞳孔、囟门等变化,及时发现并发症,早采取应对措施。

(3)惊厥的护理:患儿惊厥发作时应头侧位,保持呼吸道通畅。给予口腔保护,避免咬伤舌头。放好床边护栏,避免惊厥发作时坠床,防舌咬伤。

(4)饮食护理,给予高蛋白、高热量、高维生素饮食,少量多餐,并防止呕吐的发生。频繁呕吐不能进食者,应注意观察呕吐情况并静脉输液，以保持水、电解质的平衡。昏迷不能进食者，可鼻饲流质，注意口腔护理。

(5)健康指导及心理护理：给予患儿和家长安慰与关心，帮助树立战胜疾病的信心，解释治疗护理的目的、方法，使其主动配合。对恢复时期的患儿，根据病情和年龄制定相应的功能训练计划，减少后遗症发生。

50. 麻疹的临床表现

(1)潜伏期：6～18d，一般 10d 左右，接受过被动免疫者延至 3～4 周。

(2)前驱期：从发热至出疹，一般 3～4d，主要表现有发热、咳嗽、流涕、眼结膜充血、畏光流泪等；90%以上患儿在起病 2～3d 在第一臼齿颊黏膜上可见柯氏斑，具有早期诊断价值，出疹 1～2d 后迅速消失。

(3)出疹期：发热后 3～4d 出现皮疹，皮疹先见于耳后发际，渐及额、面、颈，自上而下蔓延至胸、背、腹及四肢，最后达手掌及足底，皮疹初为淡红色斑丘疹，压之褪色，疹间皮肤正常，后部分融合成暗红色，有痒感。此期全身中毒症状重，体温可达 40℃。

(4)恢复期：出疹 3～4d 后，发热开始减退，全身症状明显减轻，皮疹按照出疹先后顺序消退，伴糠秕样脱屑及褐色色素沉着，历时 1～2 周消退。

(5)少数麻疹病程呈非典型经过，主要临床类型有轻型麻疹、重型麻疹、出血性麻疹、异型麻疹。

(6)并发症：肺炎(最常见)、心肌炎、喉炎、脑炎。

51. 水痘的流行病学特点　①传染源：水痘患儿是唯一的传染源。出疹前 1～2d 至疱疹完全结痂时均有传染性，且传染性极强。②传播途径：经飞沫和直接接触传播。③易感人群：一般为 1～6 岁，易感者接触患儿后 90%发病。

52. 水痘的临床表现

(1)潜伏期：多为 2 周。

(2)前驱期：症状轻微，可有低热、头痛、乏力、食欲缺乏等上呼吸道感染症状。

(3)出疹期：发病第 1 天即可出疹，皮疹按斑疹、丘疹、疱疹、脓疱疹、结痂的顺序演变。水痘出疹的特点是：①皮疹分批出现；②同一部位可见不同性状的皮疹；③皮疹呈向心性分布，首发于躯干，后至脸、肩、四肢；④病变表浅，愈后不留瘢痕。部分患儿疱疹可发生于口腔、咽喉、结膜和阴道黏膜，破溃后形成溃疡。水痘是自限性疾病，10d左右自愈。

(4)并发症：常见并发症为皮肤继发细菌感染，还可继发肺炎、脑炎等。

53. 猩红热的流行病学特点

(1)传染源：传染源主要是患者及带菌者。咽峡炎排菌量大，且不被隔离，是重要的传染源。

(2)传播途径：传播途径主要是空气飞沫传播，也可经皮肤伤口或产道等感染，后者称外科型猩红热或产科型猩红热。

(3)易感人群：普遍易感，5～15 岁好发。

(4)流行特征：全年可发病，以温带、冬春季发病较多。感染后可获得抗菌和抗毒免疫，但具有型的特异性，各型之间无交叉免疫。

54. 流行性腮腺炎的流行病学特点 ①传染源：早期患者和隐性感染者均为传染源。腮腺肿大前 7d 至后 9d 有传染性；②传播途径：主要经飞沫传播；③易感人群：主要是学龄儿童；④流行特征：全年均可发病，以冬春季为主，儿童聚集的机构可暴发，感染后可获得持久免疫力。

55. 流行性腮腺炎的并发症

(1)脑膜脑炎：一般发生在腮腺炎发病后 4～5d，有的先于腮腺炎，常有高热、抽搐、神志改变及脑膜刺激征，预后一般良好。

(2)急性胰腺炎：腮腺肿大后数日发生，也可与腮腺炎同时发生，可有恶心、呕吐、中上腹部疼痛和压痛，血淀粉酶显著增高，且有脂肪酶增高。

(3)睾丸炎和卵巢炎：多发生于青春后期的男孩或女孩，睾丸炎多于卵巢炎，1/3 双侧受累，常有发热，睾丸肿胀疼痛，下腹部疼痛，一般不影响生育。

56. 结核菌素试验的临床意义

(1)阳性反应：①曾接种过卡介苗，人工免疫所致；②儿童无明显临床症状而呈阳性反应，表示受过结核感染，但不一定有活动病灶；

③3 岁以下，尤其是 1 岁以下小儿，阳性反应多表示体内有新的结核病灶，年龄越小，活动性结核可能性越大；④强阳性反应，表示体内有活动性结核病；⑤2 年之内由阴转阳，或反应强度从原<10mm 增至>10mm，且增加的幅度为 6mm 以上者，表示新近有感染。

(2)阴性反应：①未受过结核感染；②初次感染后 4～8 周；③机体免疫反应受抑制呈假阴性反应，如重症结核病、麻疹等；④技术误差或结素效价不足。

57. 高热惊厥　多见于 1～3 岁小儿，是由单纯发热诱发的惊厥，是小儿惊厥常见原因。根据发作特点和预后分为两型。

(1)单纯型高热惊厥：多呈全身强直-阵挛性发作，持续数秒至 10min，发作后意识恢复快；发作后，除原发病的表现外，一切如常；在一次发热性疾病中，大多只发作 1 次；约有 50%的患儿在以后的热性疾病中再次或多次发作。

(2)复杂型高热惊厥：惊厥形式呈部分性发作，发作后有暂时性麻痹，惊厥发作持续数 15min 以上；在 24h 内发作 1 次以上；热性惊厥反复发作 5 次以上；初次发作年龄<6 个月或>6 岁以上；发作后清醒慢；体温不太高时即出现惊厥；可有高热惊厥家传史。

58. 心力衰竭临床诊断指征　①突然烦躁不安、面色苍白或发灰，而不能用原发疾病解释者；②安静时心率增快，婴儿>180 次/分，幼儿>160 次/分，不能用发热或缺氧解释者；③呼吸困难，发绀突然加重，安静时呼吸>60 次/分；④肝大，超过肋缘下 3cm 以上，或在短时间内较前增大 1.5cm 以上者；⑤心音明显低钝或出现奔马律；⑥尿少和下肢水肿，已除外营养不良、肾炎、维生素 B_1 缺乏等原因造成者。

59. 充血性心力衰竭应用强心苷的护理

(1)给药前护理：保证药量的准确性，每次注射前须先测患儿脉搏(必要时测心率)，需测 1min，若发现脉率缓慢(年长儿<60 次/分，幼儿<80 次/分，婴儿<100 次/分)，或脉律不齐，应及时与医生联系决定是否继续用药。

(2)给药时护理：静脉注射速度要缓慢(不少于 5min)，并密切观察患儿脉搏变化，同时注意强心苷不能与其他药液混合注射，以免发生药物的相互作用而引起中毒。

(3)给药后护理:要监测患儿心率和心律,注意心力衰竭表现是否改善。

(4)用药期间:须多给患儿进食富含钾的食物,或按医嘱给氯化钾溶液,低钾血症是导致强心苷中毒反应(心律失常)较常见的诱因,故要注意防止低血钾。同时应暂停进食钙含量高的食物,因钙对强心苷有协同作用,易引起中毒反应。需静脉补钙时,应与洋地黄间隔4h以上。应用药期间密切观察患儿情况,若出现心脏反应(心律失常)、消化道反应(恶心、呕吐、腹痛、腹泻)、神经系统反应(头痛、头晕、视物模糊、色视)等洋地黄中毒反应,应及时报告医生。

60. 小儿中毒的处理　及早诊断,及时抢救,原因未明前,积极进行一般急救处理,诊断一旦明确,尽快应用特效解毒药。抢救过程包括4个方面:①迅速清除体内外未被吸收的毒物,阻滞毒物的吸收;②促进已吸收毒物的排泄;③解除毒物的毒性;④维持呼吸循环等生命器官功能及对症支持治疗。

第13章 眼科护理知识

1. 眼科患者的基本特征　评估眼科患者时，应注意眼科患者的基本特征：①症状体征突出；②心理症状明显；③多伴有全身相关性疾病。

2. 眼压的正常范围、测量方法和正常眼压的生理意义　眼压的正常范围为10～21mmHg(1.3～2.8kPa)。测量方法有指测法、眼压计测定法(压陷眼压计、压平眼压计)。正常眼压的生理意义在于维持眼球稳定的球形结构，提供良好的屈光状态，保持眼内组织正常代谢。

3. 结膜囊冲洗的注意事项

(1)冲洗液温度要适宜，18～20℃。

(2)冲洗动作要轻柔，冲洗力不宜太大，冲洗液不可直接射向角膜。

(3)应反复冲洗，冲洗时，嘱患者转动眼球，以彻底冲洗干净。

(4)如有传染性眼病，勿使冲洗液流至健侧，接触患者的用具应严格消毒。

4. 散瞳验光的注意事项

(1)12岁以下儿童验光一般需用阿托品散瞳，验光前3d用1%硫酸阿托品眼膏点眼，早、晚各1次。复验必须在3周后进行。

(2)12～40岁的患者一般情况下用快速散瞳药，如复方托吡卡胺滴眼液，不需提前用药，验光前每5～10min滴1次，共3～4次，30分钟后瞳孔散大，4h后恢复正常，次日可复验。

(3)40岁以上的患者可不用散瞳验光。

5. 急性闭角型青光眼急性发作期的临床表现

(1)症状：剧烈头痛，眼痛，虹视、雾视，视力急剧下降，严重者仅有眼前指数，甚至仅有光感。

(2)体征：①眼睑水肿，混合充血或伴有球结膜水肿；②角膜水肿，呈雾状或毛玻璃状；③瞳孔中等散大，常呈竖椭圆形，对光反应迟钝或消失，可有局限性后粘连；④前房极浅；⑤眼压升高，可突然高达50mmHg以上，少数病例可达100mmHg以上，指测量眼压时眼球坚硬如石；⑥高眼压缓解后，症状减轻或消失，眼前段常留下永久性组织损伤。如青光眼三联征。

6. 急性闭角型青光眼急性发作期三联征的表现　角膜后色素沉着；虹膜节段性萎缩及色素沉着脱落；晶状体前囊下点状或片状灰白色浑浊（青光眼斑），统称为三联征。

7. 开角型青光眼典型的眼底临床表现

(1)视神经盘凹陷进行性扩大和加深。

(2)视神经盘上、下方局限性盘沿变窄，C/D值增大，形成切迹。

(3)双眼视神经盘凹陷不对称，C/D差值＞0.2。

(4)视盘上或其周围浅表线状出血。

(5)视网膜神经纤维层缺损。

8. 高血压性视网膜病变的临床表现　临床上可有不同程度的视力下降，与视网膜损害的程度、部位有关；根据Wagener及Keith的分类将高血压性视网膜病变分为4级。

Ⅰ级：主要是血管的收缩、变窄。视网膜小动脉反光带加宽，管径不规则，动静脉交叉处压迹不明显，但透过动脉管壁见不到其深面的静脉血柱。

Ⅱ级：动脉硬化。视网膜动脉光带加宽，呈铜丝或银丝状外观，动静脉交叉处压迹明显，深面的静脉血管有改变，视网膜可见硬性渗出或线状小出血。

Ⅲ级：主要表现为渗出，可见棉绒斑及片状出血。

Ⅳ级：在Ⅲ级眼底改变的基础上有视盘水肿。

9. 青光眼患者的健康教育

(1)注意保护眼睛。不要在暗处长时间停留，阅读时间不宜过久，避免情绪激动等因素，以免诱发青光眼。

(2)指导青光眼患者及其家属进行自我监测，如出现眼胀痛、雾视、虹视、视力急剧下降、视野缺损等症状，马上到医院就诊。

(3)40岁以上的中年人使用阿托品等药物时，必须按照医嘱使用，并注意用药反应。

(4)指导行滤过手术患者，术后1个月应常自我按摩眼球，以保持滤过通畅，按摩时用力不宜过猛。

(5)对视力下降明显者，指导其生活自理的方法，以适应视力现状。

(6)患有内眼疾病者，要积极治疗，防止眼压增高而导致继发性青光眼。

(7)积极宣传预防青光眼的意义，指导高危人群(40 岁以上有青光眼家族史者)进行定期检查，争取早发现、早诊断和早治疗，以减少盲目的发生。

10. 青光眼患者滴入缩瞳药的注意事项

(1)常用 1%～2%的毛果芸香碱滴眼液。

(2)滴入频率：每隔 5～10min 1 次，瞳孔缩小眼压降低后，改为 1～2h 1 次。

(3)每次点眼后压迫泪囊区数分钟。

(4)如出现恶心、呕吐、流涎、出汗、腹痛、肌肉抽搐等症状，应及时停药，严重者可用阿托品解毒。

11. 青光眼患者应用碳酸酐酶抑制药的观察要点

(1)常选用乙酰唑胺口服，不可长期服用。

(2)如服用后出现口周及手足麻木，停药后症状即可消失。

(3)长期服用可引起尿路结石、肾绞痛、血尿及小便困难等不良反应，若发生上述症状，应嘱患者停药，并多次少量饮水。

12. 内眼手术前的护理

(1)心理护理：介绍术前、术中、术后的注意事项及预后的一般情况，以取得患者的信任和对手术的配合。

(2)协助医生观察和掌握患者的全身情况，特别关注高血压、心脏病及糖尿病患者，根据病情采取必要的治疗和护理措施。

(3)发现患者有发热、感冒、高血压、腹泻、精神异常、月经来潮、颜面疖疮及全身感染情况要及时通知医生，进行必要的医疗或考虑延期手术。

(4)训练患者俯卧位或仰卧，训练其能按要求向各个方向转动眼球，以利于术中或术后观察和治疗。

(5)指导患者抑制打喷嚏或咳嗽的方法，如可用舌尖顶压上腭或用手指压人中，以免术中、术后因突然震动而引起切口裂开或前房积血。

(6)指导并协助患者做好个人卫生，如洗头、洗澡、换好干净内衣等，长发应梳在一起。

(7)术前常规应用抗生素眼液滴眼3d，以清洁结膜囊，术前晚按医嘱给镇静药物。

(8)全身麻醉患者禁食、水要求：成年人术前8h禁食、4h禁水，小儿手术前6h禁食、2h禁水，6个月以下小儿术前3h禁奶、2h禁水。

(9)术日晨测量生命体征并记录，如有异常应通知医生，协助患者摘去义齿等。

(10)结膜囊和泪道冲洗时，选用温度适宜的洗眼液，并酌情剪手术部位的眼睫毛，遮盖无菌眼垫。

13. 急性细菌性结膜炎的预防 传染性结膜炎急性感染期应实行接触性隔离。

(1)注意个人和洗手卫生，勿用手拭眼，勿进入公共场所和泳池，避免交叉感染；接触患者的手要立即彻底冲洗、消毒。

(2)接触过眼分泌物和病眼的仪器、用具等都要及时消毒隔离，用过的敷料要焚烧。

(3)双眼患病者实行一人一瓶眼药。单眼患病者，实行一眼一瓶眼药。做眼部检查时，应先查健眼，后查患眼。

(4)洗脸用物一人一巾一盆。淋球菌性尿道炎患者，要注意便后立即洗手。

(5)患有淋球菌性尿道炎的孕妇须在产前治愈。未愈者，婴儿出生后，立即用1%硝酸银液或0.5%四环素或红霉素眼膏涂眼，以预防新生儿淋球菌性结膜炎。

14. 沙眼的预防宣教

(1)沙眼病程长，容易反复，向患者说明坚持长期用药的重要性，一般要用药6～12周，重症需要用药6个月以上。

(2)指导患者和家属做好消毒隔离。沙眼衣原体耐寒怕热，紫外线和肥皂水对其无杀灭作用；通常选用煮沸和75%乙醇消毒法。

(3)培养良好的卫生习惯，不与他人共用毛巾，不用手揉眼，防止交叉感染。

(4)如需要进行睑内翻矫正手术或角膜移植术者，参照外眼手术护理常规,向患者解释手术的目的、方法等。

(5)搞好公共卫生,特别是理发店、游泳池等。

15. 角膜炎最常见的症状与典型体征 最常见的症状是眼痛、畏光、流泪、眼睑痉挛,伴视力下降。典型的体征为睫状充血、角膜浸润、角膜溃疡形成。

16. 角膜炎的临床分期 ①浸润期;②溃疡形成期;③溃疡消退期;④愈合期。

17. 白内障定义及主要临床分类

(1)定义:晶状体部分或全部浑浊时称为白内障。

(2)临床主要分类:老年性白内障(年龄相关性白内障)、先天性白内障、外伤性白内障、代谢性白内障、并发性白内障、中毒性白内障、药物性白内障、继发性白内障等。

18. 老年性白内障的临床表现 早期常出现眼前固定不动的黑点,可有单眼复视或多视、屈光改变等表现。双眼呈渐进性无痛性视力下降,最后只剩光感。根据晶状体浑浊开始出现的部位分为以下几点。

(1)皮质性白内障,最常见。据病程分为初发期、膨胀期或未成熟期、成熟期、过熟期。

(2)核性白内障,较少见。发病较早,进展慢。

(3)后囊膜下白内障。

19. 糖尿病视网膜病变患者的观察与护理要点

(1)采用饮食控制配合药物治疗,积极控制血糖。

(2)监测血糖、糖化血红蛋白和糖耐量等,及时调整药物用量及用法。

(3)遵医嘱按时用药,注意服用药物和胰岛素的应用时间。

(4)对于双眼视功能极差者,做好心理护理及生活护理。

(5)患者每3～6个月复诊,进行散瞳检查眼底。

20. 视网膜脱离的定义及分类

(1)定义:是指视网膜的神经上皮层和色素上皮层之间的脱离。

(2)分类:孔源性(原发性)、牵拉性及渗出性(继发性)。

21. 视网膜脱离的临床表现 ①眼前闪光感和眼前黑影飘动;②视力减退;③视野缺损;④眼底改变。

22. 视网膜脱离患者术前和术后的护理

(1)术前护理:①术眼充分散瞳,明确视网膜脱离区及裂孔是关键。若病程长且视网膜下积液多不宜查找裂孔者,应卧床休息,戴小孔眼镜,使眼球处于绝对安静状态,2～3d后再查眼底;②安静卧床,并使裂孔区处于最低位,以免视网膜脱离范围扩大。

(2)术后护理:①包扎双眼,安静休息,卧床1周。玻璃体注气患者为防止晶状体浑浊和帮助视网膜复位应低头或俯卧位,待气体吸收后恢复正常卧位;②药物治疗的护理,术后患者继续散瞳最少1个月。玻璃体注气患者如出现眼痛,应及时给予镇痛药或降眼压药物,必要时适当放气;③出院前嘱继续戴小孔眼镜3个月,6个月内不能剧烈活动或从事体力劳动,按时复查、用药。异常时随时就诊。

23. 眼部化学性损伤的处理原则

(1)眼化学伤后,立即用大量清水反复冲洗结膜囊;冲洗时要翻转上下眼睑,并嘱患者做眼球转动,充分暴露上下穹窿,彻底冲洗至少30min。

(2)碱性烧伤严重者,在伤后8h内做球结膜放射状切开或行前房穿刺。

(3)结膜下注射中和药、血管扩张药及抗生素,改善局部营养,预防感染。

(4)结膜下注射自家血,可增加抗体,改善角膜营养。

(5)局部滴入抗生素及胶原酶抑制药,防止角膜溃疡。充分散瞳防止虹膜后粘连。

(6)每日用玻璃棒分离睑球粘连区,或用环状睑球隔离器隔离创面,并涂大量抗生素眼膏,防止睑球粘连。

(7)晚期对症治疗。

24. 眼挫伤的救护原则

(1)迅速判断伤情及受伤部位,注意视力受损程度。

(2)严重眼挫伤应包扎双眼,卧床休息,严禁压迫眼球。

(3)24h内给予冷敷防止再出血,24h后热敷促进出血吸收。

(4)根据需要,及时镇静、镇痛、止血、抗感染及应用抗生素、糖皮质激素等药物。有伤口者应注射破伤风抗毒素。

(5)撕裂伤应及时缝合创口。

25. 视网膜中央动脉阻塞的临床表现　视网膜中央动脉阻塞为一种严重的突发眼病，视网膜中央动脉阻塞后，其所供应区发生急性缺血，引起视网膜内层缺氧坏死，可造成严重视功能损害，可逆性差，处理不及时可致失明。

(1)单眼无痛性急剧的视力下降。患者可在数秒内视力下降至指数或手动，甚至只有光感。发病前可有一过性眼前黑矇病史。瞳孔散大，直接对光反应消失。

(2)外眼检查正常，患眼间接反射正常，直接对光发射消失。

(3)眼底检查所见：视网膜呈灰白色，黄斑中心凹呈暗红色斑点，称为“樱桃红”。有睫状视网膜动脉存在时，该支供应的视网膜呈舌状红色区。

第14章 口腔科护理知识

1. 牙釉质的定义　位于牙冠表面，呈乳白色，有光泽。是一种半透明的钙化组织，含无机盐95%～97%，含水及有机物3%～5%。对牙本质和牙髓有保护作用。

2. 颌面部的神经组成　与口腔颌面部有关的主要神经有运动神经和感觉神经。①运动神经：面神经、舌下神经、三叉神经第3支的前股纤维。②感觉神经：主要为三叉神经；自颅内三叉神经半月神经节分出3大支，与口腔科关系最为密切的是第2支上颌神经和第3支下颌神经。

3. 口腔张口度异常的分级

(1)轻度张口受限：上、下切牙切缘间距离可置入两横指，2～3cm。

(2)中度张口受限：上、下切牙切缘间距离可置入一横指，1～2cm。

(3)重度张口受限：上、下切牙切缘间距离不足一横指，不足1cm。

(4)张口过度：张口度超过4.5cm。

4. 1981年世界卫生组织(WHO)制定的口腔健康标准　世界卫生组织(WHO)将牙齿健康确定为人体健康十大标准之一。牙齿健康的标准是：牙齿整洁、无龋齿、无痛感，牙龈色泽正常，无出血现象。

5. 拔牙术后护理及注意事项

(1)嘱患者咬紧消毒纱布棉球压迫止血，30min后吐出。有出血倾向的患者，应观察30min，不再出血后方可让患者离去。

(2)手术后2h可进食，食物不宜过热，避免用拔牙侧咀嚼食物。

(3)拔牙当日不要刷牙、漱口，勿用舌舔创口，不宜反复吸吮，防止出血和感染。

(4)术后24h内唾液中混有淡红色血水、术后1～2d创口有轻微疼痛均属于正常现象。如有明显出血、剧烈疼痛、发热、肿胀、张口受限等症状时及时就诊。

(5)根据病情使用镇痛消炎药物,做好用药指导。

(6)伤口有缝合线者,嘱其术后 4～5d 拆线。

6. 口腔癌的警告标志　①口腔内的溃疡,2 周以上未愈合;②口腔黏膜有白色、红色或发暗的斑;③口腔与颈部有不正常的肿胀和淋巴结肿大;④口腔反复出血,出血原因不明;⑤面部、口腔、咽部和颈部有不明原因的麻木、疼痛。

7. 龋病的定义及病因　在以细菌为主的多种因素影响下,牙齿硬组织逐渐发生慢性进行性破坏的一种疾病,是口腔科的常见病及多发病。目前被普遍接受的龋病病因学是四联因素论。把龋病的发生归结为细菌、食物、宿主和时间共同作用的结果。其中,细菌存在是龋病发生的主要条件,致龋菌主要是乳酸杆菌及变形链球菌;食物中和龋齿发生关系最密切的是糖类,以蔗糖和其他低分子量糖类最明显;宿主因素:牙齿的结构、形态、成分、位置等与龋病发生有关;时间因素:龋齿形成平均需要 18 个月左右,2～14 岁这段时间是乳恒牙患龋的易感期。

8. 龋病的临床表现　龋病最好发于牙齿的窝沟中,其次是牙齿的邻接面。临床上根据龋损程度分为浅龋、中龋、深龋。

(1)浅龋:龋损只限于牙釉质或牙骨质。初期在牙表面可有脱钙而失去光泽,呈白垩状,继之呈黄褐色或黑色,无自觉症状,探诊有粗糙感或形成浅层龋洞。

(2)中龋:龋损到牙本质浅层,形成龋洞,患者对冷热酸甜等刺激较敏感,对冷的刺激更敏感。

(3)深龋:龋损进展到牙本质深层,龋洞深,病变接近牙髓,对温度变化及化学刺激敏感,探查龋洞时酸痛明显,但无自发性痛。

9. 急性牙髓炎的应急处理　主要症状是难以忍受的疼痛,故应首先镇痛。

(1)开髓减压:是镇痛最有效地方法。

(2)药物镇痛:用丁香油或樟脑酚棉球置于龋洞内。

(3)保存牙体治疗的护理。

10. 急性牙髓炎的临床表现　疼痛特点为自发性、阵发性剧烈疼痛。夜间加重,可能与体位有关。冷热刺激可激发疼痛或使疼痛加重。当牙髓化脓时，对热刺激极为敏感，而遇冷刺激则能缓解疼痛。疼痛不能定位，呈放射性，患者不能指出患牙。检查时常见患牙有龋洞，探痛明显。

11. 龋病的预防保健

(1)保持口腔卫生。养成早晚刷牙、饭后漱口的习惯。尤其睡前刷牙更为重要，以减少食物残留和菌斑。使用正确刷牙的方法，刷牙采用牙刷上下竖刷法，能有效清除软垢及菌斑、按摩牙龈，拉锯式横刷法会导致牙龈萎缩及楔状缺损。

(2)定期进行口腔检查，早期发现龋病。2～12 岁每 6 个月 1 次，12 岁以上 1 年 1 次。

(3)采取特殊的防护措施，提高牙齿抗龋能力。如使用含氟的牙膏，饮水、饮食中加氟药物防龋等。

(4)限制蔗糖的摄入频率。特别是儿童和青少年要建立良好的饮食习惯。

(5)保护牙齿。不要用牙齿咬坚硬物品。

12. 根尖周炎的处理原则　急性期应先行减压引流，缓解疼痛，治疗时应考虑全身状况。严格控制细菌感染，根管预备操作中要严格控制感染物出根尖孔。根据不同种类的根尖周病，制订不同治疗计划。大面积的根尖肉芽肿和根尖周囊肿常需要行牙槽外科治疗。

13. 牙周炎的临床表现　牙龈红肿、出血；牙周袋形成；牙周袋溢脓；牙齿松动；牙周形成脓肿。

14. 牙龈炎的临床表现　一般无明显症状，部分患者偶有牙龈发痒、发胀感。多数患者因机械刺激，如刷牙、咀嚼等引起出血而就诊。口腔检查：口腔卫生不良，牙垢堆积，有口臭。牙龈充血、红肿，呈暗红色，质地松软，点彩消失。牙垢压迫区可有溃疡糜烂，探查出血明显。炎症刺激牙龈缘及牙龈乳头，可有牙龈乳头肥大、形成假性牙周袋。

15. 复发性阿弗他溃疡的护理诊断与措施

(1)急性疼痛：与口腔黏膜病损、食物刺激有关。护理措施：常用 0.5%盐酸达克罗宁液或 1%丁卡因溶液涂于溃疡面，以暂时缓解疼痛；饮食宜清淡、温凉，减少机械刺激。

(2)口腔黏膜改变：与口腔内溃疡形成有关。护理措施：防腐消炎：单个溃疡用 10%硝酸银或 50%三氯醋酸等烧灼，切勿伤及周围正常组织；中药散剂局部应用，常用的有养阴生肌散、锡类散、冰硼散等；口腔溃疡药膜贴敷，1 次/日。全身治疗：严重的患者可用糖皮质激素；免疫功能减退者可用转移因子；适当补充维生素 C 和复合维生素 B。

16. 口腔单纯性疱疹的病因与发病机制　是由Ⅰ型单纯疱疹病毒感染引起。病毒常潜伏于正常人体细胞内。当上呼吸道感染、月经期、消化不良等导致机体抵抗力下降或存在局部因素刺激时，病毒活跃繁殖，导致疱疹复发。传染途径为：唾液、飞沫和接触传播，胎儿可经产道感染。

17. 口腔白斑病的定义及临床表现

(1)定义：是指发生在口腔黏膜上的白色斑块或斑片，不能以临床和组织病理学的方法诊断为其他任何疾病者。被认为是一种口腔黏膜的癌前病变。

(2)临床表现为：均质型白斑；颗粒状白斑；疣状白斑；溃疡型白斑。

18. 颌面部蜂窝织炎的护理诊断及措施

(1)急性疼痛：与感染引起局部肿胀、组织受压有关。护理措施：药物治疗；感染控制后，应及时拔除不能保留的患牙；注意休息，尽量少说话，避免不良刺激，急性期感染严重者应卧床休息；保持口腔清洁。

(2)有窒息的危险：与肿胀导致咽腔缩小或压迫气管有关。护理措施：①注意生命体征的变化，严密观察局部及全身症状；②协助医生做好脓肿切开引流；③给予高营养易消化的流质饮食；④对于病情严重者，给予输液、输血等全身支持治疗。

19. 口腔颌面部出血的急救护理措施

(1)压迫止血：是临时的止血方法，有指压止血法、包扎止血法、填塞止血法 3 种方式。

(2)结扎止血：是常用的可靠止血方法。对于较大的血管出血，可用血管钳夹住结扎或连同止血钳包扎后转送。

(3)药物止血：适用于组织渗血、小静脉和小动脉出血。

20. 口腔颌面部外伤的临床特点

(1)易并发颅脑损伤。上颌骨或面中1/3部位损伤容易并发颅脑损伤,包括脑震荡、脑挫伤、颅内血肿和颅底骨折。主要临床特征是伤后有昏迷史。

(2)易发生窒息。损伤时可因组织移位、肿胀、血凝块、舌后坠等堵塞呼吸道而引起窒息。

(3)血液循环丰富。一方面伤后出血多,易造成窒息,另一方面,组织的抗感染与再生修复能力较强,愈合快。

(4)易发生感染。

(5)易导致功能障碍和颜面部畸形。

21. 先天性唇裂的临床分型及分度 唇裂根据发生部位不同可分为单侧唇裂、双侧唇裂和正中裂。单侧唇裂分为不完全裂(Ⅰ度、Ⅱ度)和完全裂(Ⅲ度);双侧唇裂可分为不完全裂、完全裂和混合型裂。

根据裂隙程度分为:Ⅰ度唇裂,只限于红唇裂开;Ⅱ度唇裂,上唇部分裂开,但鼻底完整;Ⅲ度唇裂,上唇、鼻底完全裂开。

22. 腭裂的临床分型及分度 腭裂常与唇裂同时存在,也可单独发生。临床上腭裂分为软腭裂、不完全性腭裂、单侧完全性腭裂、双侧完全性腭裂4型。根据腭裂程度分为:Ⅰ度腭裂(软腭裂),仅有软腭裂;Ⅱ度腭裂(软硬腭裂),裂隙超过软硬腭交界处;Ⅲ度腭裂(完全性腭裂),自悬雍垂至牙槽突均裂开。

23. 唇裂手术后创口的护理

(1)患儿清醒后,应用护臂夹板固定双臂,限制肘关节弯曲,避免用手抓唇部创口。术后1d手术区域加压包扎,防止出血。

(2)保持创口清洁。暴露的唇部创口,每天用75%乙醇擦拭消毒,用3%过氧化氢清洗血痂。动作轻柔,切忌用力擦拭。

(3)创口张力大时,可用唇弓固定,一般术后10d拆除。唇弓松紧适度,注意观察皮肤变化,防止压伤及胶布过敏,如有上述现象,立即去除唇弓。

(4)如果创口愈合良好,可在术后5~7d拆线。

(5)术后或拆线后,需提醒患儿家属防止患儿跌跤及碰撞唇部,以免创口裂开。

第15章 耳、鼻、咽喉、头颈外科护理知识

1. 传导性耳聋的纯音听力曲线的主要特点 骨导在上、气导在下，两者之间有距离，骨导在正常范围。

2. 耳源性颅内并发症的感染途径 解剖途径、血液循环、缺损的骨壁。

3. 耳聋分型 分为传导性聋、感音神经性聋和混合型聋。

4. 耳漏的定义 指外耳道流出或在外耳道内积聚有异常分泌物，黏脓性或脓性。多见于急、慢性化脓性中耳炎。

5. 检查咽鼓管通气功能常用的方法 吞咽试验法、波利策法、导管吹张法。

6. 患者接受耳鼻咽喉内镜检查前的准备

(1)解释检查的目的、方法、过程和注意事项，尤其需局部麻醉的患者，检查时必须全身放松。

(2)行常规体检及完成必要的辅助检查，口腔、咽部、喉部等局部检查也不能忽视，明确有无内镜检查禁忌证，有无龋病、牙齿松动及义齿，口咽喉的急性炎症及颈椎病变等，并及时处理。

(3)术前4h禁食，以免术中呕吐。

(4)术前遵医嘱用药。

7. 咽鼓管吹张法的禁忌证 ①急性上呼吸道感染；②鼻出血；③鼻腔或鼻咽部有脓液、脓痂而未清除者；④重度高血压病史及脑动脉硬化；⑤鼻腔或鼻咽部有肿瘤、溃疡等病变。

8. 上颌窦穿刺冲洗法的注意事项

(1)穿刺部位和方向应正确，用力要适中，一有落空感即停。

(2)未肯定针尖在窦腔内，切忌注入空气。

(3)注入生理盐水时，如遇阻力则说明针尖可能在窦外，或窦黏膜中，不可勉强冲洗，应调整针头位置和深度，试冲洗仍阻力较大时，应立即停止冲洗；窦口阻塞时可产生冲洗阻力，如能确定针尖在窦内，可收缩中鼻道黏膜，并稍用力即可冲出，若阻力仍大，应停止

冲洗。

(4)冲洗时,应密切观察患者的眼球和面颊部,如患者诉有眶内胀痛或眼球有被挤出的感觉时,应立即停止冲洗;若发现面颊部肿胀,立即停止冲洗。

(5)穿刺时,患者如出现晕厥等意外,应立即停止冲洗,拔除穿刺针,使患者平卧,密切观察并给予必要处理。

(6)拔除穿刺针后,如遇出血不止,可在穿刺部位压迫止血。

(7)如怀疑发生气栓,应置患者头低左侧卧位(避免气栓进入颅内血管和动脉系统、冠状动脉),并立即给氧及采取其他急救措施。

9. 预防耳聋的健康教育

(1)大力宣传优生优育,杜绝近亲结婚,对高危人群开展遗传咨询和健康教育;加强孕产期的妇幼保健,避免或减少新生儿耳聋的发生;广泛开展胎儿、婴幼儿听力筛查,力求早发现、早治疗。

(2)做好婴幼儿的预防接种工作,防止和减少传染病源性耳聋的发生。

(3)提高生活水平,积极防治营养缺乏性疾病,锻炼身体,减慢老化过程。

(4)避免使用可能损害听力的药物,严格掌握耳毒性药物的适应证,孕妇、婴幼儿、有家族药物中毒史者、肾功能不全和已有耳聋者禁用。用药期间监测听力变化,一旦出现听力受损征兆,立即停药。

(5)加强环境保护,改善劳动条件,降低环境噪声,规范保护措施。

10. 急性化脓性中耳炎的临床表现

(1)症状①全身症状,畏寒、发热、食欲缺乏等。小儿可出现高热、惊厥、呕吐、腹泻等;②耳痛,为耳深部搏动性跳痛或刺痛,小儿则表现为哭闹不休,用手抓;③听力减退及耳鸣;④耳漏,骨膜穿孔后,外耳道流出血水样液体,后期变为黏液脓性或脓性分泌物。一旦鼓膜穿孔流脓后耳痛减轻。

(2)体征①耳镜检查:鼓膜急性充血,标志不清。鼓膜穿孔后外耳道有脓液流出,鼓膜紧张部有小穿孔,脓液呈搏动性涌出。②听力检查:传导性耳聋。

11. 慢性化脓性中耳炎的临床分型

(1)单纯型:最常见。病变位于鼓室黏膜层,又称为咽鼓管鼓室型或黏膜型。

(2)骨疡型:病变超出黏膜深达骨质,又称肉芽型。

(3)胆脂瘤型。

12. 鼻出血时局部常用的止血方法　指压止血法;冷敷鼻部、前额及后颈;硝酸银及铬酸珠烧灼、高频电刀、微波或 YAG 激光烧灼;鼻腔可吸收性物质填塞、鼻腔纱条填塞、后鼻孔填塞、鼻腔及鼻咽部气囊或水囊压迫止血、血管结扎、血管栓塞等。

13. 扁桃体切除术的适应证

(1)慢性扁桃体炎反复急性发作或多次并发扁桃体周围脓肿。

(2)扁桃体过度肥大,影响吞咽、呼吸及发音者。

(3)白喉带菌者,经非手术治疗无效时。

(4)慢性扁桃体炎反复引起其他器官病变者。

(5)各种扁桃体良性肿瘤,恶性肿瘤应慎重。

14. 急性扁桃体炎的并发症

(1)局部并发症:扁桃体周围脓肿、急性中耳炎、急性鼻炎及鼻窦炎、急性咽炎、急性淋巴结炎、咽旁脓肿等。

(2)全身并发症:急性风湿热、急性肾炎、急性关节炎、急性心肌炎、急性心内膜炎。

15. 鼻咽癌的临床表现

(1)鼻部症状:早期可有涕中带血,瘤体增大时可引起鼻塞。

(2)耳部症状:压迫或阻塞引起耳鸣、耳闭塞感、听力下降、鼓室积脓等。

(3)淋巴结肿大:颈部淋巴转移为重要特征之一。

(4)脑神经症状:头痛、眼球外展受限、面部麻木、上睑下垂、呛咳、声音嘶哑等。

(5)远处转移:晚期可发生肺、肝、骨等转移。

16. 阻塞性睡眠呼吸暂停低通气综合征的护理诊断

(1)气体交换障碍,与上呼吸道狭窄和阻塞有关。

(2)睡眠型态紊乱,与疾病本身和环境的改变、心理负担过重有关。

(3)潜在并发症:呼吸骤停。

(4)知识缺乏,缺乏对本病知识的了解。

17. 急性喉炎的处理原则 抗感染、禁声、局部雾化吸入治疗。若喉阻塞严重,经药物治疗不能缓解者,给予气管切开。

18. 急性喉炎的临床表现

(1)发热:早期即可出现,儿童全身症状较成年人为重。

(2)咳嗽:小儿急性喉炎的重要特征之一为累及声门下区时,呈"空"样咳嗽,夜间加重。

(3)吸气性呼吸困难:小儿最为明显。严重者面色苍白、呼吸无力,甚至死亡。

(4)喉痛:可有喉痛或不适感,不影响吞咽。

19. 喉阻塞的临床分度

一度:安静时无呼吸困难,活动时,出现轻度吸气性呼吸困难,吸气性喘鸣和软组织凹陷。

二度:安静时也出现吸气性呼吸困难,吸气性喉喘鸣和软组织凹陷,活动时加重,但不影响睡眠和进食,无烦躁不安等缺氧症状,脉搏正常。

三度:吸气期呼吸困难明显,喉喘鸣明显,吸气时胸廓周围软组织凹陷,出现缺氧症状,如烦躁、脉搏加快、血压升高、入睡困难等。

四度:呼吸深度困难,坐卧不安,面色苍白或发绀、出冷汗、定向力丧失、心律失常、脉搏细弱、血压下降、昏迷、大小便失禁等。若不及时抢救,可因窒息死亡。

20. 喉癌的病理分型 鳞状细胞癌占93%~99%;腺癌占2%;未分化癌、淋巴肉瘤和纤维肉瘤极少见。

21. 喉癌的类型

(1)声门上型:约占喉癌的30%,包括原发于声带以上的恶性肿瘤。

(2)声门型:最多见,约占60%,多发于声带的前、中1/3处。

(3)声门下型:占6%,发生部位于声带以下,环状软骨上缘以上部位。

22. 喉癌的临床表现　声音嘶哑、疼痛、吞咽困难、咳嗽和咯血、喉阻塞、颈部转移性肿块。

23. 气管异物的护理诊断　有窒息的危险；恐惧；有感染的危险；知识缺乏。

第16章　急诊科护理知识

1. 急危重症护理学概念　是研究如何对各类急性病、创伤、慢性病急性发作及危重症患者实施抢救和护理的一门应用学科。

2. 急诊医疗体系的组成　由院前急救、医院急诊科和重症监护病房三部分组成。

3. 院前急救的概念　广义的院前急救是指急、危、重患者进入医院以前的医疗急救。狭义的院前急救专指有通讯、运输和医疗基本要素所构成的专业急救机构,在患者到达医院前实施的现场救治和途中监护的医疗活动。

4. 院前急救的意义　挽救生命、稳定病情、减少伤残和减轻痛苦。

5. 院前急救的特性　随机性、紧急性、流动性、艰难性和多样性。

6. 院前急救应遵循的原则　①阻断环境伤害;②先救命后救伤;③争分夺秒,就地取材;④急救与互救并重;⑤搬运与医护的一致性;⑥加强途中监护,并详细记录。

7. 现场救护的生命链　是指第一目击者、急救调度、急救服务人员、急救医生和护士作为团队,共同为抢救生命进行的有序工作。由四个相互联系的环节组成,即早期通路、早期心肺复苏、早期心脏除颤、早期高级生命支持。

8. 院前急救的主要护理内容　现场评估与护理体检、现场救护、运送及途中监护。

9. 现场患者急救标记　在体检的基础上,按患者的伤情可分为四类,分别用红、黄、绿、黑不同颜色进行标记。

(1)红色:病伤严重,随时有生命危险者,如有窒息、大出血、严重中毒、休克等。

(2)黄色:伤情中度,只要在短时间内得到及时处理,一般不威胁生命者。

(3)绿色:受伤较轻,意识清楚,能配合检查,可行走者。

(4)黑色:死亡患者。

10. 急诊科护理工作流程　接诊、分诊、处理三部分。

11. 急诊患者护理观察分诊技巧　常用的是SOAP分诊公式。

(1)主观感受(subjective,S):收集患者的主观感受资料,即主诉及伴随的症状。

(2)客观现象(objective,O):收集患者的客观资料,即阳性体征及异常征象。

(3)估计(assess,A):将收集的资料进行综合评估、分析,得出初步判断。

(4)计划(plan,P):根据判断结果,进行专科分诊,按轻、重、缓、急有计划地安排就诊。

12. 心搏骤停的概念　是指心脏因急性原因所致的心脏射血功能突然停止。心电图类型为心室颤动或无脉性室性心动过速,其次为心室静止及无脉电活动。

13. 心肺复苏术的概念　是指抢救心搏、呼吸骤停及保护、恢复大脑功能的复苏技术。

14. 三项生命支持的主要目标　完整的心肺复苏术包括基本生命支持、进一步生命支持、延续生命支持三部分。

(1)BLS的主要目标是向心脑及全身重要器官提供有效血液循环及供氧。

(2)ACLS主要为在BLS基础上应用辅助设备及特殊技术恢复及保持自主呼吸及心跳。

(3)PLS的重点是脑保护、脑复苏及其他复苏后疾病的防治。

15. 成人基本生命支持的流程　见图2-16-1。

16. 开放气道的方法

(1)仰面抬颏法:解除舌后坠效果最佳。一手置于患者前额,手掌向后下方加压使头后仰。另一手的第二、三指置于患者颏部的下颌骨下缘,将颏部向上、前抬起。

(2)托颌法:把手放置在患者头部两侧,肘部支撑在患者躺的平面上握紧下颌角,用力向上托下颌。

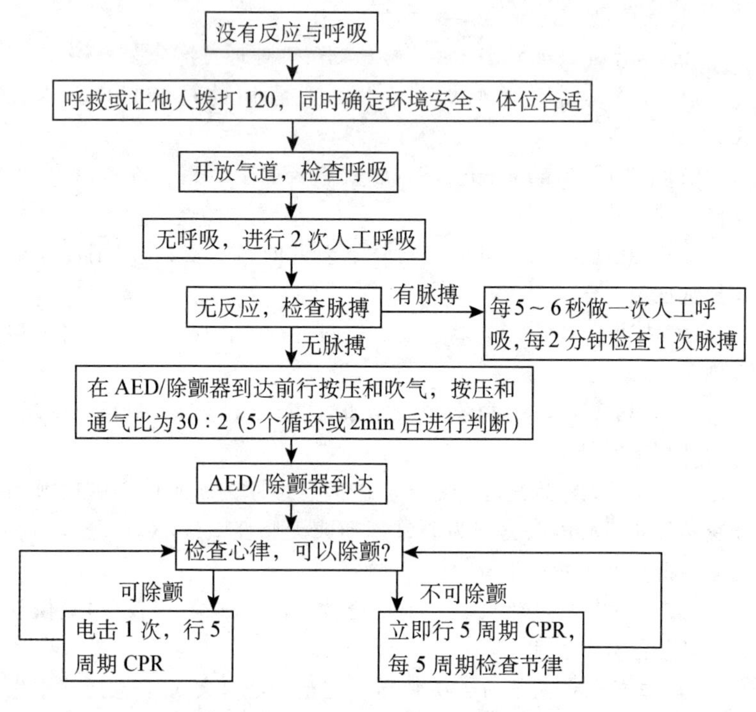

图 2-16-1 成人基本生命支持的流程

17. *口对口人工通气方法* 人工呼吸时，要确保气道通畅。捏住患者的鼻孔，防止漏气，急救者用口唇把患者的口全部罩住，呈密闭状，缓慢吹气，每次吹气应持续2s以上，确保呼吸时胸廓起伏。如急救者只进行人工呼吸，通气频率成人10～12次/分，婴儿或儿童12～20次/分。

18. *成人胸外心脏按压术* 是通过增加胸腔内压力和（或）直接按压心脏驱动血流，有效胸外按压能产生60～80mmHg动脉压。

（1）按压部位在胸骨中下1/3交界处即乳头连线与胸骨交界处。首先触及患者上腹部，以示指和中指确定患者近侧肋弓下缘，然后沿肋弓下缘上移至两侧肋弓交点处的胸骨下切迹。以切迹作为定位标志（不要以剑突下定位）；然后将示指及中指两横指放在胸骨下切迹上方，示指上方的胸骨正中区即为按压区；以另一手的掌根部紧贴示指上方并放在按压区；再将定位之手取下，重叠将掌根放于另一手背上，两手手指交叉抬起，使手指脱离胸壁。

(2)按压幅度 5～6cm。

(3)按压频率为 100～120 次/分。

(4)按压与放松时间相同。

(5)放松时手掌根不离开胸壁。

(6)应垂直向下用力、快速按压。

(7)按压与人工呼吸比例：单人和双人复苏都应为 30∶2 。

(8)施救者应在 5s 内完成转换；每 5 个循环进行评估，判断患者有无自主呼吸和颈动脉搏动，如未恢复则继续进行胸外按压和人工呼吸。

19. *简易呼吸器使用方法及操作要点*　患者仰卧，救护者站于患者一边，用面罩将患者口鼻罩住，四周紧贴皮肤使其不漏气，以左手固定面罩，右手挤压呼吸气囊，每次可吸入 500～1000ml 的气体。

20. *除颤器的使用方法及操作要点*　电极板上加以导电糊，以增加其导电性。开启电源开关，按下“体外除颤键”和“非同步键”。选择能量并充电：一般对成人单相波除颤电能为 360 J，双相波除颤采用 120～200 J，将电极板放置于常用部位：一个电极板放于右胸上部锁骨下，另一电极板放在左侧心尖区。救护者及任何其他人员均不可直接或间接与患者接触，不可近床。在每个电极板上给予一定的臂压力。按压仪器面板上的放电钮，或由术者同时按压两个极板的放电电钮。除颤后立即进行 5 组 30∶2 的 CPR(约 2min)后再检查患者示心律，如已复律应立即检查有无有效的脉搏。

21. *常用急救药物的名称及主要作用*

(1)肾上腺素：为复苏的一线选择用药。为肾上腺能 α、β 受体的兴奋药，可以加速心率，中等程度地加强心肌收缩，并增强周围血管阻力，它有助于增加心脏和脑组织的血流量，并可以改变细室性颤动为粗室性颤动，以利电除颤，无论是室颤、心室停搏或心电-机械分离均适用。

(2)血管加压素：可以增加冠状动脉灌流压、重要器官的血流量、室颤幅度、频率及大脑供氧，可以在标准心脏按压、人工通气、除颤和注射肾上腺素无效时提高自主循环恢复。常在 1mg 肾上腺素对自主循环恢复无效时，可考虑应用 40U 的血管加压素。

(3)利多卡因：处理急性心肌梗死并发多发性室性期前收缩的首选药，也是用于处理心室(性)颤动的第一线药。

(4)胺碘酮：对心脏停搏患者，如持续性室颤或室速，在除颤和应用肾上腺素无效后，建议使用胺碘酮，并更适宜于严重心功能不全患者的治疗。

(5)阿托品：窦性心动过缓，伴低血压或有周围灌注不良征或伴频发异位搏动者可用阿托品 0.5mg 静注，5min 一次，直到总剂量达 2.0mg。

22. 低温疗法的方法和注意点

(1)方法：冰帽、大血管部位放置冰袋，或进行乙醇冰水擦浴。CPR 早期应用 4℃乳酸林格液静脉输注或快速输入 4℃生理盐水。

(2)注意点："早""快"" 够""长"。

23. 外伤止血方法　①加压包扎止血法；②指压止血法；③止血带止血法；④屈曲肢体加垫止血法；⑤填塞止血法；⑥抬高肢体止血法。

24. 外伤止血应用止血带护理要点

(1)结扎止血带时应做明显标记，注明上止血带的时间、部位，定时放松，注意每 30～60 分钟放松 1 次，每次 1～2min。连续使用最长不超过 4h，以防止肢体发生缺血性坏死。

(2)止血带下加衬垫，切忌用绳索或铁丝直接加压。部位要准确，近心端，靠近伤口；前臂和小腿不适用，上臂止血时不可扎在下 1/3 处，以免损伤桡神经。

(3)使用止血带时压力要适当，以刚达到远端动脉搏动消失，适能止血为度。

(4)严密观察使用止血带止血肢体的出血及伤情变化，防止止血带过紧或过松。过紧会造成肢体疼痛、皮肤发绀甚至发生缺血坏死而造成残疾等严重后果。过松则只能阻断静脉血流，而不能阻断动脉血流，达不到止血目的。

(5)使用止血带，最好用气压止血带(如血压计袖带)，止血带标准压力：上肢为 250～300mmHg；下肢为 400～500mmHg。

(6)上止血带的患者要尽快转送到院内进行治疗，过程中注意保暖，特别是冬季，防止冻伤。松止血带前要先补充血容量，纠正休克，准备止血用器材。

25. 外伤包扎方法

(1)三角巾包扎。

(2)各种绷带包扎。

26. 各部骨折固定的护理要点

(1)如有伤口和出血，应止血、包扎，然后再固定骨折部位。

(2)固定的目的是防止骨折断端移位，而不是复位，看到受伤部位出现畸形，也不可随便矫正拉直，注意预防并发症。

(3)固定时动作应轻巧，固定应牢靠，对于开放性骨折合并关节脱位，应先包扎伤口，用夹板固定时，先固定骨折下部，以防充血。

(4)夹板的宽度和长度应与肢体相适宜，固定范围应超过上下关节。夹板不可与皮肤直接接触，应垫以衬垫，防止受压。

(5)伤肢用夹板固定后，有时还要与健侧肢体或身体绑在一起，起固定作用，然后转送至医院进一步治疗。

(6)固定时松紧度适宜，以免影响血液循环，以固定结上下活动 1cm 为宜。并将肢体末端暴露，以观察末梢循环功能，骨折固定后应挂上标记，迅速转送。

27. 担架搬运注意事项

(1)由 3～4 人合成一组，将患者移上担架。

(2)患者头部向后，足部向前，这样后面抬担架的人，可以随时观察患者的变化。

(3)抬担架人脚步、行动要一致，前面的开左脚，后面的开右脚，平稳前进。

(4)向高处抬时(如过台阶、过桥、上桥)，前面的人要放低，后面的人要抬高，以使患者保持在水平状态；下台阶时，相反。

28. 危重患者的搬运

(1)颅脑损伤：针对病情取平卧位，头侧向一边或侧卧位，保持呼吸道通畅。如颈椎损伤，应平卧位，用沙袋、衣物、软枕等固定头部左右两侧，一人托住头部，其余人员协调一致地将伤员平直抬到担架上。

(2)脊髓、脊柱、骨盆损伤:应在患者身下垫一硬木板,取仰卧位。搬运时 3～4 人同时用力平抬起患者放置在硬担架上。不可扭动颈部和躯体,切忌拖、拉、推。

(3)胸部外伤:开放性血气胸者,包扎后取坐位或半坐位、坐椅式搬动为宜。呼吸困难者,也应取坐位或半坐位。

(4)腹部外伤:患者取仰卧位,下肢屈曲,以减轻腹部压力,防止腹腔器官脱出,可用担架或木板搬运。

(5)昏迷患者:搬运时应取仰卧位,头侧向一边或侧卧位,防止呼吸道阻塞。

(6)休克患者:搬运时应取去枕平卧位,抬高双下肢。

(7)四肢骨折、关节损伤等:应夹板固定好上、下两个关节后才可搬运,以免途中造成继发性损伤。

29. *毒物的定义* 是进入人体后,造成组织器官器质性或功能性损害,对组织器官发生化学或物理化学作用,损害人体健康的物质。

30. *急性中毒的概念* 大量毒物或毒性较强的毒物进入人体,造成组织器官器质性或功能性损害,迅速出现中毒症状甚至危及生命。

31. *急性中毒的临床表现* 皮肤黏膜症状、眼症状、神经系统症状、呼吸系统症状、循环系统症状、消化系统、泌尿系统症状、血液系统症状、发热。

32. *急性中毒的急救原则* ①立即终止接触毒物,阻止毒物吸收;②清除体内毒物;③促进毒物的排出;④使用特效解毒药;⑤对症及支持治疗。

33. *急性中毒护理要点* 迅速清除毒物、留取标本做毒物鉴定、病情观察、饮食、口腔护理、对症护理、心理护理。

34. *有机磷农药中毒的机制* 一般认为是有机磷毒物分子与机体神经系统中的胆碱酯酶结合形成中毒酶-磷酰化胆碱酯酶,丧失了水解乙酰胆碱(Ach)的功能,导致胆碱能神经递质乙酰胆碱(Ach)大量积聚,作用于靶器官的胆碱能受体(Chr)产生胆碱能神经功能紊乱的症状-胆碱能危象(ACC)。

35. 有机磷农药中毒主要表现

(1)毒蕈碱(M)样症状：副交感神经兴奋所致平滑肌痉挛、腺体分泌增加。

(2)烟碱样(N)症状：先兴奋后抑制，全身横纹肌纤维颤动，肌肉强直性痉挛，直至肌力减退和瘫痪。

(3)中枢神经系统(CNS)症状：头晕、头痛，严重者有抽搐和昏迷。乐果和马拉硫磷口服中毒"反跳"现象。

36. 有机磷农药中毒后"反跳"现象　有机磷农药中毒后，经急救后临床症状好转，可在数日至一周内突然再次表现为面色苍白、大汗、肌颤、瞳孔缩小、胸闷、血压升高、心率减慢、肺部出现湿啰音、昏迷等，甚至发生肺水肿或突然死亡。

37. 有机磷农药中毒的治疗　①迅速清除毒物。②紧急复苏：保持呼吸道通畅。③特效解毒药的应用：早期、足量、联合、重复用药。胆碱酯酶复活剂有氯解磷定、碘解磷定。抗胆碱药用阿托品。④对症治疗，必要时机械通气，心肺复苏等。

38. 有机磷农药中毒的护理措施

(1)迅速清除毒物：立即使病人脱离中毒现场，脱去污染衣物。

(2)用药的观察：早期、足量、联合、重复应用解毒药，观察患者应用阿托品、胆碱酯酶复能剂后反应，是否达到阿托品化。

(3)密切观察生命体征变化：抢救过程中注意观察呼吸、血压、脉搏、体温等变化，做好神志及瞳孔的观察。

(4)观察反跳先兆症状：如胸闷、流涎、出汗、言语不清、吞咽困难等，防止"反跳"与猝死的发生。

(5)保持呼吸道通畅、防止肺部感染，彻底反复洗胃，直到洗出胃液无农药味并澄清为止。

39. 有机磷农药中毒的健康教育　普及预防有机磷农药中毒的有关知识；做好出院指导；自杀者做好心理护理，防止再次自杀。

40. 急性CO中毒的发病机制　CO经呼吸道进入人体血液后，与血红蛋白、碳氧血红蛋白二者的亲和力约比氧和血红蛋白的亲和力大200多倍，其解离又比氧合血红蛋白慢3600倍。故CO一经吸入，即与氧争夺血红蛋白，使大部分血红蛋白变成碳氧血红蛋白，不但使血红蛋白丧失携带氧的能力和作用，同时还能阻碍氧合血红蛋白的解离，加重组织缺氧。高浓度的CO还能与细胞色素氧化酶中的二价铁离子相结合，直接抑制细胞内呼吸造成内窒息。由于中枢神经系统和心肌对缺氧特别敏感，在CO中毒时，临床表现也最严重。

41. 急性CO中毒的临床表现

(1)轻度中毒：血液中碳氧血红蛋白浓度10%～30%，患者感觉头晕、头痛、眼花、耳鸣、恶心、呕吐、心慌、全身乏力，这时如能觉察到是CO中毒，及时开窗通风，吸入新鲜空气，症状很快减轻、消失。

(2)中度中毒：血液中碳氧血红蛋白浓度30%～50%，除上述症状外，尚可出现多汗、烦躁、步态不稳、皮肤苍白、意识模糊，常感觉睡不醒、困倦乏力，胸闷、呼吸困难，脉速、烦躁、运动失调，腱反射减弱，嗜睡，浅昏迷等，口唇黏膜呈樱桃红色，瞳孔对光反应、角膜反射可迟钝。如能及时识别，采取有效措施，基本可以治愈，很少留下后遗症。

(3)重度中毒：血液中碳氧血红蛋白浓度>50%，意外情况下，特别是在夜间睡眠中引起中毒。发现时多已神志不清，牙关紧闭，全身抽动，大小便失禁，死亡率高，存活者多有后遗症。

42. 急性CO中毒的护理　立即脱离环境和氧疗、防治脑水肿、促进脑细胞功能恢复、严密观察病情、预防并发症、昏迷患者的护理、饮食和心理护理。

43. 巴比妥药物中毒的临床表现　因中枢神经系统高度抑制，患者感觉迟缓，言语不清，定向力障碍，乃至深度昏迷，因呼吸抑制而呼吸变浅、变慢，血压降低，体温降低(可降至34～35℃)，瞳孔缩小，角膜反射、咽反射及膝腱反射消失，脑电图及心电图异常。其中呼吸衰竭是急性中毒的主要死亡原因。

44. 巴比妥药物中毒的护理　洗胃、导泻；维护呼吸道通畅；纠正缺氧；病情观察；饮食；药物治疗的护理；防止并发症；血液透析、血液灌流。

45. 亚硝酸盐中毒的临床表现　急性中毒表现为全身无力、头痛、头晕、恶心、呕吐、腹泻、胸部急迫感、呼吸困难；检查见皮肤黏膜明显发绀；严重者血压下降、昏迷、死亡。

46. 亚硝酸盐中毒的护理　①神志清楚者先给予温开水催吐，

再行彻底洗胃术；②及时应用特效解毒药物（亚甲蓝）和氧气吸入；③监测生命体征的变化；④保持呼吸道通畅；⑤对症处理等。

47. 中暑的概念　是指在高温、高湿、通风不良、烈日暴晒等环境条件下，人体体温调节中枢功能障碍、汗腺功能衰竭和（或）水、电解质过量丢失，使体内积聚大量余热，导致多系统功能障碍的急性综合征。常表现为突然高热、皮肤干燥、无汗及意识丧失或惊厥等中枢神经系统症状。临床上依据症状轻、重分为先兆中暑、轻度中暑及重度中暑。

48. 中暑的临床表现　先兆中暑、轻度中暑、重度中暑，重度中暑有热痉挛、热衰竭及热射病等三种类型。

(1)热痉挛：在高温环境下进行剧烈运动或高劳动强度，引起机体大量出汗及电解质丢失，当不能得到适当补充时，可以出现短暂、间歇、对称性的肌痉挛并伴有收缩痛。肌痉挛以四肢肌群、咀嚼肌及腹直肌等为多见，其中以腓肠肌为最常见。

(2)热衰竭：热衰竭常见于年老体弱、儿童、过度疲劳及有慢性心血管系统疾病的患者。其发病机制是由于热应激引起外周血管扩张；同时高温环境下体液和钠盐大量丢失、而补充又不及时，引起静脉回心血量显著减少，脑组织供血不足和心脏缺血，导致周围循环衰竭。起病迅速，临床表现为头晕、头痛、多汗、口渴、恶心、呕吐，继而皮肤湿冷、血压下降、心律失常、轻度脱水，体温稍高或正常。

(3)热射病：热射病又称为体温过高综合征。其特点是在高温环境中突然发病，体温高达40℃以上，最高可达42℃；疾病早期大量出汗，继之“无汗”，可伴有皮肤干热及不同程度的意识障碍如嗜睡、谵妄、昏迷等。

49. 中暑的救护原则　立即使患者脱离高温、高湿、通风不良的环境，迅速采取有效的降温措施，纠正水和电解质平衡紊乱，防治各种并发症。保持重要脏器功能。

50. 中暑的现场急救

(1)迅速将患者转移至阴凉通风处或将患者放置在22～25℃的空调房内。

(2)抑制产热：让患者平卧休息。

(3)积极降温：解开患者衣服，用冷水擦拭全身，尤其是大血管分布的部位，如颈部、腋下及腹股沟，可给予冰袋。

(4)补充淡盐水或含盐的清凉饮料。对于重度中暑患者，应迅速将其送往医院抢救。

51. 淹溺概念　又称溺水，是人淹没于水或其他液体中，呼吸道被液体、污泥、杂草等物堵塞或因喉、气管发生痉挛所致窒息和缺氧；同时吸收到血液循环的液体引起血液渗透压改变、电解质紊乱和组织损害；最后造成呼吸停止和心脏停搏而死亡者称为溺死。

52. 淹溺分类　为干性淹溺、湿性淹溺两大类。

53. 淹溺的病理生理及发病机制

(1)干性淹溺：人入水后，因受强烈刺激(惊慌、恐惧、骤然寒冷等)，引起喉头痉挛，以致呼吸道完全梗阻，造成窒息死亡。当喉头痉挛时，心脏可反射性地停搏，也可因窒息、心肌缺氧而致心脏停搏。

(2)湿性淹溺：人淹没于水中，本能地引起反应性屏气，避免水进入呼吸道。由于缺氧，不能坚持屏气而被迫深呼吸，从而使大量水进入呼吸道和肺泡，阻滞气体交换，引起全身缺氧和二氧化碳潴留；呼吸道内的水迅速经肺泡吸收到血液循环。由于淹溺的水所含的成分不同，引起的病变也有差异。

54. 淹溺的现场急救　畅通呼吸道；控水处理(膝顶法、肩顶法、抱腹法)；心肺复苏；按压患者人中、合谷、涌泉等穴位。

55. 淹溺的医院内急救

(1)安置在抢救室，立即抢救，注意保暖。

(2)改善通气，纠正低氧。

(3)维持水电解质平衡、纠正酸中毒。

(4)特殊治疗：淡水淹溺者，静脉滴注3%氯化钠500ml，以纠正血液稀释，随后根据血液生化检查用药；海水淹溺者可静脉滴注5%葡萄糖或低分子右旋糖酐，以纠正血液浓缩及血容量不足。

(5)防治脑水肿。

56. 淹溺的护理要点

(1)严密观察患者的神志、呼吸频率、节律、深浅度，判断呼吸困难程度。根据病情每15～30分钟监测血压、脉搏、呼吸1次，并详细记录抢救过程中的各项急救措施。

(2)注意监测尿液的颜色、量、性质,准确记录24h尿量。

(3)保持呼吸道通畅。

(4)输液护理:对淡水淹溺者严格控制静脉输液速度,避免短时间内大量液体输入,加重血液稀释程度。应用利尿药和脱水药时注意观察血压、尿量、意识等病情变化。对海水淹溺者出现血液浓缩症状时应保证5%葡萄糖和血浆液体等的输入,切忌输入生理盐水。

57. 常用急救技术　环甲膜穿刺术、气管插管术、气管切开术、胸腔穿刺术、胸腔闭式引流术。

58. 环甲膜穿刺术的操作方法与护理配合　见图2-16-2。

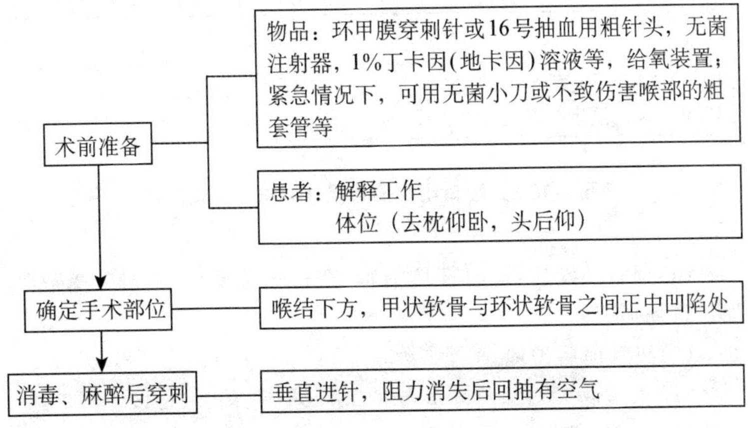

图2-16-2　环甲膜穿刺术的操作方法与护理配合

59. 经口明视插管法操作方法与护理配合　见图2-16-3。

60. 气管内插管术后护理要点

(1)防止气管脱出:记录插管外口距门齿的距离,观察固定情况,约束昏迷烦躁患者肢体。

(2)保持呼吸通畅:定时翻身叩背,及时有效的吸痰。

(3)注意气道湿化:环境,超声雾化,气管内直接滴注 ,电热恒温蒸汽发生器的运用。

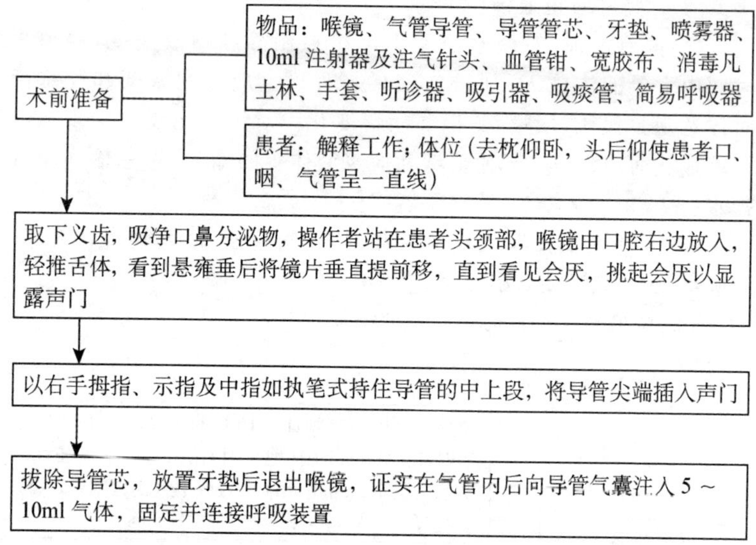

图 2-16-3　经口明视插管操作方法与护理配合

(4)预防并发症：定时环境消毒，严格无菌操作，定时气囊放气，加强口腔护理。

(5)拔管前后护理。

61. 气管切开的操作方法与护理配合　见图 2-16-4。

62. 气管切开术后护理要点

(1)气管套管的护理：经常调整固定带松紧度，以固定带和皮肤之间恰能伸进一指为宜；每隔 4h 将内套管取下清洗、煮沸消毒 1 次，取下套管的时间不宜超过 0.5h。

(2)保持呼吸通畅：定时翻身叩背，及时有效的吸痰。

(3)注意气道湿化：环境，超声雾化，气管内直接滴注，套管口覆以单层湿纱布，电热恒温蒸汽发生器的运用。

(4)预防感染：环境消毒，无菌操作，遵医嘱给予抗生素。

(5)紧急脱管及拔管护理。

63. 胸腔闭式引流术的操作方法与护理配合　见图 2-16-5。

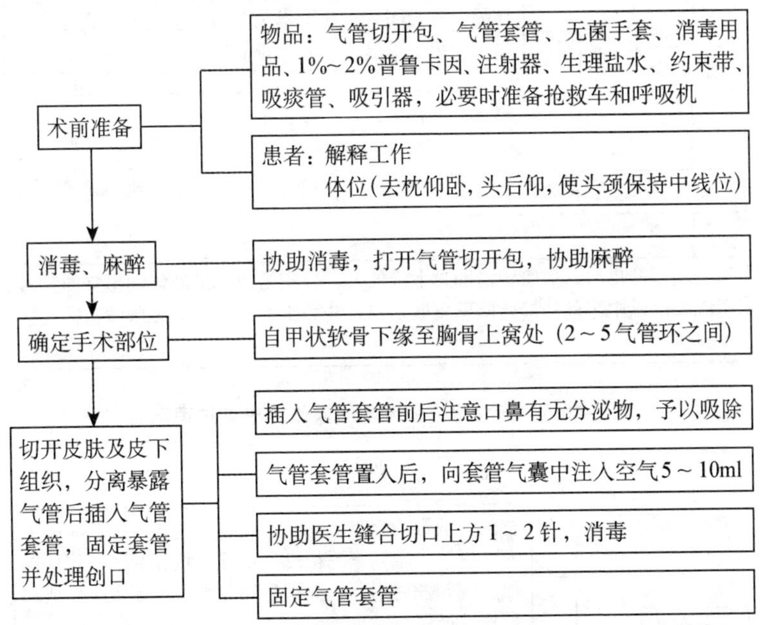

图 2-16-4　气管切开的操作方法与护理配合

64. 胸腔穿刺术的操作方法与护理配合　见图 2-16-6。

65. 胸腔闭式引流术后护理要点

(1)体位：术后常置患者于半卧位。

(2)固定：双固定原则。

(3)维持引流通畅：避免引流管受压、扭曲；定时挤压引流管；水封瓶液面应低于引流管胸腔出口平面 60～100cm。

(4)观察引流液的量、颜色、性状、水柱波动范围，并准确记录。

(5)水封管下端在瓶内液面下 3～4cm，瓶的排气短管下端距离液面 5cm 以上。

(6)若引流管从胸腔滑脱，立即用手捏闭伤口处皮肤，协助医生进一步处理。

(7)拔管指征：48～72h 后，引流量明显减少且颜色变淡，引流液

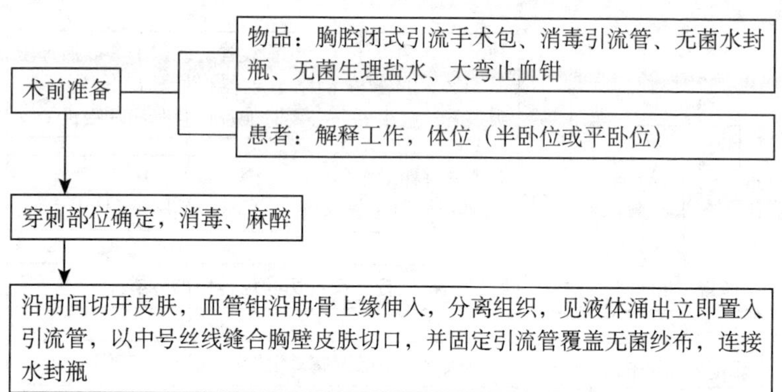

图 2-16-5 胸腔闭式引流术的操作方法与护理配合

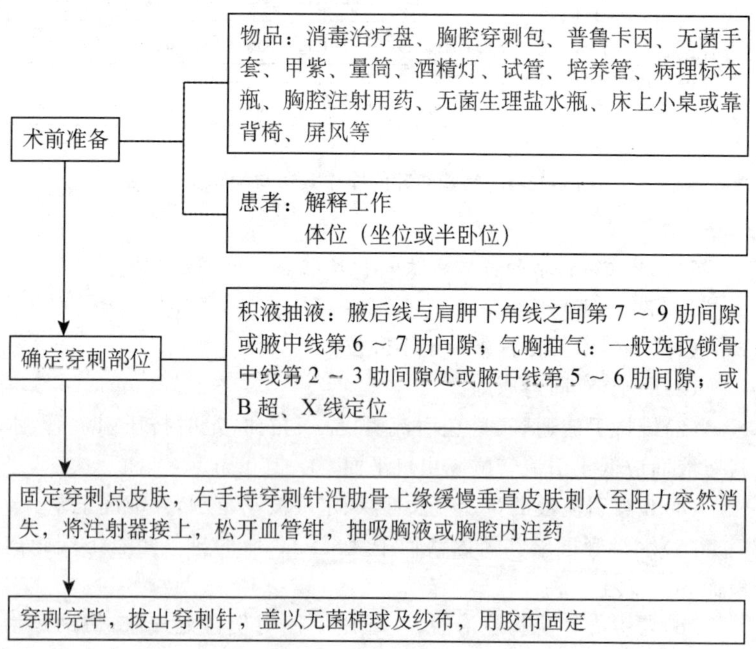

图 2-16-6 胸腔穿刺术的操作方法与护理配合

＜50ml/24h,脓液＜10ml,X 线胸片示肺膨胀良好、无漏气,患者无呼吸困难即可拔管。

(8)拔管后 24h 内应注意患者的呼吸情况及局部有无渗血、渗液或漏气,经常比较两侧呼吸音及有无气管移位等,并鼓励患者做深呼吸和肢体活动。

第17章　皮肤与性病科护理知识

1. 皮肤的生理功能　屏障功能、感觉功能、调节体温功能、分泌和排泄功能、吸收功能、代谢功能和免疫功能。

2. 皮肤损害的分类及产生过程

(1)分类:根据发生时间及机制分为原发损害和继发损害两种。

(2)产生过程:原发损害是由皮肤性病的组织病理变化直接产生的皮肤损害;继发损害是由原发损害自然演变而来,也可由搔抓、治疗不当引起。

3. 原发损害的种类及常见的疾病

(1)斑疹:局限性皮肤颜色的改变,皮损与周围皮肤平齐,直径一般<1cm。直径≥1cm称斑片。常见于丹毒、鲜红斑痣、黄褐斑、白癜风和花斑糖疹。

(2)斑块:直径>1cm的扁平、隆起性的浅表性损害,多为丘疹扩大或融合而成,中央可有凹陷,见于银屑病。

(3)丘疹:为局限、充实、隆起的浅表损害,直径<1cm,可由表皮或真皮浅层细胞增殖所致、代谢产物聚积或炎症细胞浸润引起。

(4)风团:局限隆起于皮肤的损害,大小不一,边缘不规则,红色或苍白色,周围有红晕,常伴剧痒,消退较快,消退后不留痕。如荨麻疹。

(5)水疱:内含液体,高出皮面的局限性、腔隙性损害直径一般<1cm。直径>1cm称大疱。常见于大疱性皮肤病。

(6)脓疱:为局限性、隆起性、内含脓液的腔隙性损害。脓液可浑浊、黏稠或稀薄,周围常有红晕。

(7)囊肿:是含有液体或黏稠物及细胞成分的囊性损害,一般位于真皮或更深位置,触之可有囊性感。如皮脂腺囊肿、毛鞘囊肿、表皮囊肿。

(8)结节:为局限、实质性、深在性损害,病变常深达真皮或皮下组织。

4. 继发损害的种类

(1)糜烂：为局限性表皮或黏膜上皮的缺损而形成的红色湿润面，因损害浅，一般不留瘢痕。

(2)鳞屑：由表皮细胞形成过快或正常角化过程受干扰所致。鳞屑的大小、厚薄、形态不一。可糠秕状（花斑癣）、蛎壳状（银屑病）大片状（剥脱性皮炎）。

(3)溃疡：为局限性皮肤或黏膜真皮或更深益，形成创面，缺损，可深达愈后留有瘢痕。

(4)浸渍：由于皮肤长时间浸水或处于潮湿状态，角质层吸收较多水分致皮肤浸白变软。浸渍处表皮容易脱落或继发感染。

(5)裂隙：为线状皮肤裂口，可深达真皮。由皮肤炎症、角质层增厚或皮肤干燥导致皮肤弹性降低后牵拉引起，常发于掌跖、指（趾）、口角处。

(6)痂：由皮损中的浆液、脓液、血液与脱落组织、药物等混合干涸后凝结而成。浆液痂（黄）、脓痂（黄绿）、血痂（黑褐）。

(7)瘢痕：为真皮或深部组织损伤或破坏后，由新生结缔组织增生修复而成。可分为萎缩性瘢痕和增生性瘢痕。

(8)萎缩：可发生于表皮、真皮或皮下组织。由表皮厚度变薄或真皮和皮下的结缔组织减少所致。

5. 皮肤斑贴试验的目的和方法

(1)目的：临床用于检测Ⅳ型超敏反应的主要方法。

(2)方法：常选择上背部脊柱两侧或前臂屈侧正常皮肤；揭去斑试器的纸，按顺序将斑试抗原挤入斑试器的铝制小碟内，再将加有抗原的斑试器贴于上背部脊柱两侧正常皮肤；48h 揭去实验物，视情况可在 72h 或 96h 后观察，判定结果。

6. 斑贴试验结果判断

(－)：受试部位无反应。

(±)：有淡红斑。

(＋)：红斑、浸润，或少量小丘疹。

(＋＋)：出现水肿性红斑、丘疹或水疱。

(＋＋＋)：出现显著红肿或浸润，聚合性水疱或大小疱。

7. 外用药物治疗注意事项

(1)医务工作者本着认真负责的态度,详细向患者或家属交代药物的使用方法、部位、次数和可能出现的不良反应。

(2)外用药物浓度要适当,不同浓度的药物作用也不同。对刺激性药物应从低浓度开始,逐渐提高浓度。

(3)用药要考虑患者性别、年龄和患病部位,刺激性强的药物不适宜用于婴幼儿、妇女面部、乳房下及外阴。

(4)皮损面积较大,应选用浓度较低、性质较弱的药物或分片治疗,防止过量吸收发生不良反应。

(5)用药过程中若出现过敏或中毒现象,应立即停用并做适当处理。

8. 病毒性皮肤病的分型　病毒性皮肤病大致分为三型:新生物型、疱疹型和红斑发疹型。

9. 带状疱疹的病因和临床表现

(1)病因:水痘-带状疱疹病毒引起。

(2)临床表现:部位沿身体一侧带状排列,一般不超过身体正中线;典型皮损为潮红斑或簇集性小丘疹、水疱或血疱,伴有感染时可有溃疡或坏死;神经痛是本病的特征之一;病程 2～3 周。

10. 带状疱疹的治疗原则　治疗原则是抗病毒、镇痛、消炎、防治并发症。

(1)抗病毒:应早期足量抗病毒治疗,一般主张发疹后 48～72h 内应用效果最好,可选用阿昔洛韦、泛昔洛韦。

(2)镇痛:可选用三环类抗抑郁药,加巴喷丁或普瑞巴林,睡前可给予镇静药。

(3)营养神经:维生素 B_1 和维生素 B_{12} 肌内注射或口服有助于神经损害的恢复。

(4)外用药:以干燥、消炎为主。疱液未破时可外用炉甘石洗剂、阿昔洛韦乳膏或喷昔洛韦乳膏;疱疹破溃后可酌情用 3%硼酸溶液或 1:5000 呋喃西林溶液湿敷,或外用 0.5%新霉素软膏或 2%莫匹罗星软膏。

(5)眼部处理:如合并眼部损害须请眼科医师协同处理。可外用 3%阿昔洛韦眼膏、碘苷滴眼液。

(6)物理治疗：如紫外线、频谱治疗仪、红外线等局部照射，可缓解疼痛，促进水疱干涸和结痂。

11. 带状疱疹的护理要点

(1)适当休息、重症患者应卧床休息，做好心理护理，消除思想顾虑。

(2)保持皮肤清洁，防止继发感染，如有感染可用3%硼酸溶液湿敷；如有皮损坏死，应早期清除坏死组织。

(3)注意皮损变化、病情发展及并发症等情况，对神经痛患者可酌情使用镇痛药。在三叉神经眼支受累应警惕发生角膜受累，应按时搽药，注意眼部护理。若皮损为出血性、坏疽性或全身泛发，表明机体抵抗力下降，应及时通知医师。

(4)若出现头痛、恶心、呕吐、感觉障碍、共济失调等神经症状，应警惕发生脑膜脑炎的可能。

(5)指导患者做好物理治疗时的防护。

12. 脓疱疮的病因　是由金黄色葡萄球菌和(或)乙型溶血性链球菌引起的一种急性化脓性皮肤病。

13. 丹毒的病因、临床表现及治疗原则

(1)病因：丹毒多由乙型溶血性链球菌感染引起。细菌可通过皮肤或黏膜细微损伤侵入引起感染。

(2)临床表现：起病急剧，典型皮损为水肿性红斑，界限清楚，表面紧张发亮，迅速向四周扩大。可有不同程度全身中毒症状和附近淋巴结肿大。病情多在4～5d达高峰，消退后局部可留有轻度色素沉着及脱屑。好发于足背、小腿、面部等处，多为单侧性。

(3)治疗原则：杀菌消炎、解除全身症状、防止复发。①内用药物治疗：丹毒治疗首选青霉素，应持续用药2周左右以防止复发；青霉素过敏者可选用红霉素或喹诺酮类药物。②外用药物治疗：可用25%～50%硫酸镁或0.5%呋喃西林液湿敷，并外用抗生素软膏(如莫匹罗星软膏、诺氟沙星软膏等)。③物理治疗：采用紫外线照射、音频电疗、超短波、红外线等有一定疗效。④手术治疗：已化脓者应行手术切开排脓。⑤清除局部病灶，积极治疗足癣、糖尿病。下肢损害应抬高下肢，颜面部取半卧位，患处向上。

14. 头癣的分类及治疗原则

(1)头癣根据致病菌和临床表现的不同分为黄癣、白癣、黑点癣和脓癣四类。

(2)治疗原则:采用内服和外用药物综合治疗,服药、搽药、洗头、剪发、消毒五条措施联合。①内服药治疗:首选灰黄霉素或伊曲康唑或特比萘芬口服。②外用药治疗:可用5%～10%硫黄、2%碘酊、1%联苯苄唑溶液或霜剂、1%特比萘芬霜剂等外用于头皮,2次/日,连用8周。③洗头:用硫黄皂或2%酮康唑洗剂洗头,1次/日,连用60d。④剪发:尽可能将病发剪除,连续8周,每周1次。⑤消毒:患者使用过的毛巾、帽子、枕巾、梳子等生活用品及理发工具要煮沸消毒。

脓癣切忌切开。继发细菌感染时可加用抗生素。急性炎症期可短期服用小剂量糖皮质激素。

(3)治愈标准:治疗结束后取患处头发做真菌直接镜检,以后每1～2周复查1次,连续3次阴性后方可认为治愈。

15. 足癣的分类、治疗原则及健康教育

(1)分类:根据临床表现及受侵部位的不同足癣一般分为3型:①浸渍糜烂型;②水疱鳞屑;③角化过度型。

(2)治疗原则:足癣以外用药物治疗为主,治疗成功的关键在于坚持用药,疗程一般需要1～2个月;角化过度型足癣或外用药疗效不佳者可考虑系统药物治疗。

(3)健康教育:穿透气性好的鞋袜,保持足部干燥;应及时、彻底地治疗浅部真菌病,消灭传染源;不共用鞋袜、浴盆、脚盆等生活用品,伴甲真菌病者应同时治疗甲癣,以免互相感染。

16. 简述接触性皮炎的诊断要点

(1)有明确的接触致敏史。

(2)典型的临床表现:皮损限于接触部位,界线清楚,伴瘙痒。

(3)去除病因后皮损迅速消退。

(4)斑贴试验阳性。

17. 湿疹的护理

(1)保持皮肤清洁,避免搔抓、热水刺激,婴儿可用纱布缠手,夜间加以约束。

(2)避免易过敏和刺激性食物,忌食辛辣、酒类、浓茶、鱼、虾、牛奶、海味等,多吃瓜果蔬菜等。内衣要选择宽大、清洁、柔软的纯棉织物。

(3)瘙痒严重时,给予止痒药,口服或外用,也可肌内注射异丙嗪。

(4)渗液明显时可用3%硼酸溶液湿敷,皮损面积较大时可分部位分次进行,以免吸收过多造成中毒。湿敷时注意保暖,避免受凉。

(5)做好心理护理,消除患者的焦虑感,使患者心情愉快,乐观对待疾病。

(6)生活起居规律,避免劳累、情绪紧张。避免接触诱发加重因素,对花粉、尘螨过敏者室内不摆放鲜花。

18. 荨麻疹的概念　荨麻疹是由于皮肤、黏膜小血管反应性扩张及渗透性增加而产生的一种局限性水肿反应,主要表现为边缘清楚的红色或苍白色的风团。

19. 物理性的荨麻疹　物理性的荨麻疹包括皮肤划痕症;寒冷性荨麻疹;热性荨麻疹;日光性荨麻疹;压力性荨麻疹;血管性水肿。

20. 药疹分类及护理

(1)分类:固定型药疹;荨麻疹型药疹;麻疹样或猩红热样药疹;湿疹型药疹;紫癜型药疹;多形红斑型或红皮病型药疹;大疱性表皮松解型药疹;剥脱性皮炎型药疹。

(2)护理:①寻找和明确致敏药物,告知患者避免再次使用,并在病历显著位置标明致敏药物。②多饮水或静脉输液,促进药物排泄。③保持皮肤清洁干燥,高热患者应卧床休息,观察体温变化,物理降温禁用乙醇擦浴,及时更换被汗液浸湿的衣服、床单、被褥。④重症患者注意眼睛护理防止球睑结膜粘连。闭眼困难者应用油纱布盖眼,以防角膜长久暴露而损伤。加强口腔护理,勤漱口,用油纱或油膏涂于口唇周围防止粘连;加强皮肤糜烂面的护理,使用无菌注射器抽吸疱液,渗出明显可用3%硼酸溶液湿敷,注意保暖,避免着凉,防止感染。⑤与患者皮损接触的所有布类均须严格消毒灭菌,室内定时通风,保持清洁,紫外线消毒2次/日,每次1h。减少探视,避免交叉感染。⑥加强用药后的观察,避免药物交叉过敏,注意观察大剂量糖皮质激素引起的不良反应。⑦必要时卧床休息,保持呼吸道通畅,协助拍背，进行有效咳嗽，排出痰液及脱落的呼吸道黏膜。⑧出现严重全身中毒症状的患者，如有躁动，采取保护措施，必要时加以约束，准确记录24h出入量，一旦出现病情变化及时通知医师。⑨做好心理护理，消除顾虑，积极配合治疗护理。⑩饮食应摄入高热量、高蛋白质、多维生素食物，口腔黏膜糜烂者应酌情进食流质或半流质饮食，温度适中。

21. 银屑病的分型及护理措施

（1）银屑病分为4型：①寻常型银屑病；②脓疱型银屑病；③红皮病型银屑病；④关节病型银屑病。

（2）护理措施：①耐心向患者讲解疾病相关知识，解除顾虑，避免精神紧张、生气、劳累、感染等诱发因素。②给予高热量、高蛋白质、高维生素、低脂饮食，避免辛辣刺激性食物。禁烟、禁酒。③急性期不宜使用刺激性药物，可使用软膏保护皮肤。④某些外用药物如水杨酸、氧化氨基汞应从低浓度开始逐渐增加。皮质类固醇激素类软膏、达力士软膏等不宜全身大面积使用。注意用药后的反应，如出现刺激反应立即报告医师。⑤行浴疗时应注意避免受凉，不可用力搓洗，药浴后不用清水冲洗，直接吸干水分，搽上外用药。搽外用药时可反复揉擦促进药物吸收。⑥行UVB治疗应佩戴紫外线护目镜，头部和外生殖器进行遮盖。行光化学治疗时，24h内外出应戴护目镜，并注意防晒。⑦使用封包治疗时，封包时间不宜过长，一般应在12h内。

22. 银屑病的健康教育

（1）注意劳逸结合，避免过度紧张和疲劳，适当锻炼身体，注意保暖，预防感冒。

（2）嘱患者到正规医院就诊，不要听信小广告，乱投医乱吃药，以免加重病情。

（3）急性期尽量避免外伤，以免发生同型反应。

（4）避免诱发因素，保持情绪稳定，正确处理人际关系。

（5）本病不具有传染性，患者不必自我隔离，家属也没有必要过度紧张，正确对待疾病，积极治疗。

（6）合理饮食，只有在皮损泛发或加重时适当忌口，一般没必要严格限制海鲜、牛羊肉等。

(7)本病不能彻底治愈,易反复发作,要做好长期治疗的思想准备。

23. 痤疮的病因、临床表现及护理

(1)病因:病因比较复杂,包括①雄激素分泌过度;②皮脂分泌增多;③痤疮丙酸杆菌感染;④继发炎症反应。

(2)临床表现:白头粉刺和黑头粉刺、丘疹、脓疱、结节、囊肿以及瘢痕等,好发于皮脂溢出部位。

(3)护理:①保持面部清洁,用温水洗脸,不使用油膏类化妆品;②面部禁止使用皮质类固醇激素类软膏,避免服用含碘、溴类药物;③饮食有节制,限制高糖、高脂饮食,多食蔬菜、水果,避免辛辣刺激性食物;④生活有规律,避免精神紧张,保证充足睡眠,保持大便通畅;⑤对于黑头粉刺或白头粉刺可用粉刺挤压器常规消毒后挤出内含物质,避免机械性刺激,如不正确的挤抠。

24. 天疱疮的临床分型　根据临床和病理分为:①寻常型天疱疮;②增殖型天疱疮;③落叶型天疱疮;④红斑型天疱疮;⑤特殊类型天疱疮。

25. 性传播疾病的概念

(1)性传播疾病指主要通过性接触,类似性行为及间接接触传播的一组传染性疾病。

(2)经典性病只包括梅毒、淋病、软下疳、腹股沟肉芽肿和性病性肉芽肿。我国传染病相关法律规定性病包括淋病,梅毒,尖锐湿疣,非淋菌性尿道炎(宫颈炎),生殖器疱疹,软下疳,性病性淋巴肉芽肿和艾滋病八种。

(3)自 1975 年 WHO 将生殖系统念珠菌病,阴道毛滴虫病,细菌性阴道病,阴虱,疥疮,传染性软疣,乙型肝炎,阿米巴病和股癣等纳入性传播疾病范围,达 20 多种。

26. 梅毒的病因、传播途径

(1)病因:病原体为梅毒螺旋体,主要通过性接触和血液传染。

(2)传播途径:①性接触传染是主要的传播途径;②垂直传播;③医源性传播;④此外其他方式传播的概率很小。

27. 梅毒的分期　梅毒可根据传染途径的不同分为后天梅毒和先天(胎传)梅毒;又根据病情的发展而分为早期梅毒与晚期梅毒。

(1)先天性梅毒:无硬下疳,早期病变较后天性梅毒重,骨骼及感觉器官受累多而心血管受累少。①早期先天性梅毒年龄＜2 岁;②晚期先天性梅毒年龄＞2 岁。

(2)后天梅毒又称获得性梅毒,一般分以下几期。①早期(一期和二期):传染性强病期在 2 年内;②晚期:晚期梅毒病期 2 年以上;③潜伏梅毒:有梅毒感染史,无临床表现,而梅毒血清反应阳性。

28. 梅毒的治疗及护理

(1)治疗:首选青霉素。青霉素过敏者可优先选择头孢曲松钠作为替代药物,也可选择四环素类和红霉素类做替代药物。

(2)护理:①心理护理,帮助患者重塑自我,建立自尊,保持良好的心理状态,积极配合治疗护理;②提供疾病相关知识,嘱患者接受正规治疗,不可随意中断;③药物护理,严格执行青霉素皮试制度,观察药物的反应,尤其是首次用药 3～12h,患者发生发热、头痛、寒战、心动过速、全身不适等反应,应警惕是否发生了吉海反应,立即通知医生,做好急救处理。为防止吉海反应,可遵医嘱在治疗前给予口服泼尼松龙 5mg,4 次/日,连用 4d。心血管梅毒应从小剂量的青霉素开始,以防发生心绞痛或主动脉破裂。

29. 皮科常见的结缔组织疾病　皮科常见的结缔组织疾病有红斑狼疮、皮肌炎、硬皮病、干燥综合征等。

30. 常见的皮肤良性肿瘤　痔细胞痣、先天性血管瘤、瘢痕疙瘩、脂溢性角化、汗管瘤、粟丘疹、皮肤纤维瘤、皮脂腺痣。

31. 常见的皮肤恶性肿瘤　Bowen 病、湿疹样癌、基底细胞癌、鳞状细胞癌、蕈样肉芽肿。

第18章　传染科护理知识

1. 传染病的概念　是由各种病原微生物(如细菌、病毒、立克次体及螺旋体等)和寄生虫(原虫和蠕虫)感染人体后所引起的一组具有传染性的疾病。

2. 感染的概念　指某种病原体克服机体的防御功能,侵犯或侵入人体的特定部位并能在入侵处或其他部位繁殖者称为感染或传染。

3. 正常菌群　有些寄生物与人体(或称宿主)之间达到了相互适应互不损害对方的共生状态,这些寄生物称为“正常菌群”。

4. 感染过程的表现形式

(1)病原体被清除:指病原体受到人体非特异性免疫屏障作用,或受到事先存在于体内的特异性免疫功能的作用,病原体被消灭或通过鼻、咽、肠道、肾排出体外。这是最基本和最常发生的形式。

(2)隐性感染:病原体侵入人体后,仅引起人体特异性免疫应答,不引起或只引起极轻微的组织损伤,不产生临床症状、体征,称为隐性感染。

(3)病原携带状态:指病原体停留于人体入侵部位,或转移至较远脏器继续生长繁殖,人体不产生临床表现,但可排除病原体。

(4)显性感染:指病原体侵入人体后,通过其侵袭力和(或)毒力直接损害人体,或通过人体的免疫应答导致组织损伤,引起病理变化和临床表现。

(5)潜伏性感染:病原体侵入人体,不引起组织损伤,人体的免疫功能能将病原体局限于某些部位,但又不能将其清除,病原体潜伏于体内,与人体保持相对平衡。

5. 免疫应答　是人体免疫系统对外来“非己”抗原的反应。包括保护性免疫应答和变态反应。

6. 保护性免疫应答　由非特异性免疫因素和特异性免疫因素组成。

(1)非特异性免疫：①屏障结构；②吞噬细胞、中性粒细胞和单核-巨噬细胞的吞噬作用；③自然杀伤细胞；④正常体液中的抗菌物质。

(2)特异性免疫：是由人体免疫活性细胞对抗原进行特异性识别而产生的免疫应答。分体液免疫和细胞免疫。

7. 传染病流行过程的基本条件

(1)传染源：包括传染病患者、隐性感染者、病原携带者、受感染的动物。

(2)传播途径：包括呼吸道、消化道、接触、虫媒、血液、土壤传播。

(3)易感人群。

8. 传染病的基本特征 ①有病原体；②有传染性；③有流行病学特征；④有感染后免疫。

9. 传染病的诊断 采取综合性诊断，包括收集流行病学资料，临床资料和必要的实验室检查结果。

10. 传染病的预防措施

(1)管理传染源：① 对传染病患者，应尽量做到四早(即早发现、早诊断、早隔离、早治疗)，并应注意彻底治疗患者(包括病原学检查阴转)，做好消毒隔离工作。对疑似及确诊的传染病患者应做好疫情报告。②对密切接触者：可采取检疫措施、预防接种或药物预防。③对病原携带者，主要是对饮食服务行业及托幼机构工作人员进行定期检查，及时发现病原携带者，应予以治疗，并应调整工作岗位。④对动物传染源，如属有经济价值的动物，应尽可能加以治疗，如无经济价值的则应予以杀灭。

(2)切断传播途径：①一般卫生措施，对消化道传染病要三管一灭(即管水源、管饮食、管粪便，灭苍蝇、蟑螂)，注意个人卫生；对呼吸道传染病房间要保持通风，必要时进行空气消毒，呼吸道传染病流行季节戴口罩等。②做好消毒、杀虫工作，也为切断传播途径的重要措施。

(3)保护易感人群：①提高人群非特异性免疫力的措施，良好的卫生习惯及生活制度、改善营养及加强体育锻炼均有利于提高人体非特异性免疫力；②提高人群特异性免疫力的措施，通过预防接种。

11. 传染过程中病原体作用 取决于：①侵袭力；②毒力；③数

量;④变异性。

12. 病毒性肝炎的病原学分类　按病原学分类,分为甲型肝炎、乙型肝炎、丙型肝炎、丁型肝炎和戊型肝炎。

13. 按《中华人民共和国传染病防治法》规定分类

分为甲类、乙类和丙类,共计 39 种。

(1)甲类传染病(2 种):鼠疫、霍乱。

(2)乙类传染病(26 种):传染性非典型肺炎、艾滋病、病毒性肝炎、脊髓灰质炎、人感染高致病性禽流感、人感染 H7N9 禽流感、麻疹、流行性出血热、狂犬病、流行性乙型脑炎、登革热、炭疽、细菌性和阿米巴性痢疾、肺结核、伤寒和副伤寒、流行性脑脊髓膜炎、百日咳、白喉、新生儿破风、猩红热、布鲁菌病、淋病、梅毒、钩端螺旋体病、血吸虫病、疟疾。

(3)丙类传染病(11 种):流行性感冒、流行性腮腺炎、风疹、急性出血性结膜炎、麻风病、流行性和地方性斑疹伤寒、黑热病、包虫病、丝虫病、除霍乱、细菌性和阿米巴性痢疾、伤寒和副伤寒以外的感染性腹泻病、手足口病。

14. 病毒性肝炎的流行病学特征

(1)传染源:甲型肝炎传染源为急性期患者和隐性感染者。戊型肝炎的传染源与甲型肝炎相似。乙型肝炎、丙型肝炎、丁型肝炎的传染源是急、慢性患者和无症状病毒携带者。

(2)传播途径:甲型肝炎主要通过粪-口途径传播,水源或食物污染可至暴发流行。戊型肝炎传播途径与甲型肝炎相似。乙型肝炎以血液、体液传播为中心环节,通过输血、手术、注射、透析、器官移植、性行为、破损的消化道黏膜等途径而传播。丙型肝炎、丁型肝炎的传播途径与乙型肝炎相似。

(3)易感人群:凡是未隐性或显性感染过,也未接种过有关疫苗的人都是易感者。

15. HBV 抗原抗体系统常见检测结果的临床分析　见表 2-18-1。

表 2-18-1 HBV 抗原抗体检测结果

HBsAg	HBeAg	抗-HBs	抗-HBe	抗-HBc	结果分析
+	−	−	−	−	HBV 感染或无症状携带者
+	+	−	−	−	急慢性乙肝或无症状携带者
+	+	−	−	+(IgM/IgG)	急慢性乙肝(大三阳)
+	−	−	+	+(IgG)	既往感染(小三阳),需结合 HBV-DNA 判断其传染性
−	−	+	+	+(IgM/IgG)	急慢性感染,不同阶段恢复期
−	−	+	+	−	急慢性感染,不同阶段恢复期
−	−	−	−	+(IgM/IgG)	乙型肝炎窗口恢复期
−	−	+	−	−	既往感染已恢复或接种过疫苗

16. 艾滋病的流行病学特点

(1)传染源:艾滋病患者和无症状病毒携带者。病毒存在于血液和各种体液中,均具有传染性。

(2)传播途径:包括①性传播,是本病主要传播途径。②通过血液传播。③母婴传播。④其他途径:医护人员皮肤破损处被感染体液或血液污染,或被污染的针头刺破;供体为感染者的器官移植、人工授精。

(3)易感人群:人群普遍易感。高危人群包括同性恋者、性乱交者、静脉药瘾者、多次输血或血液制品者等。

17. 流行性斑疹伤寒与地方性斑疹伤寒的鉴别要点 见表 2-18-2。

表 2-18-2　流行性斑疹伤寒与地方性斑疹伤寒的鉴别要点

流行性斑疹伤寒	地方性斑疹伤寒
流行	地方性、多散发
多发生于冬春季	无明显季节性
病情重	病情轻
皮疹多，多为出血性	皮疹较少，出血极少
神经系统症状明显	神经系统症状轻
病原体不引起豚鼠阴囊肿胀或轻度肿胀	病原体引起豚鼠阴囊明显肿胀
患者血清对普氏立克次体有凝集反应	患者血清对莫氏立克次体有凝集反应

18. 艾滋病　艾滋病的规范词全称是“获得性免疫缺陷综合征”。是一种由免疫缺陷病毒感染引起的传染病，生存于人体的血液中并攻击人体免疫系统。

19. 艾滋病的诊断　诊断主要从三方面考虑：①HIV 抗体检测经确认试验阳性；②临床表现；③流行病学史。如配偶或性伴是艾滋病病毒感染者、有多性伴、静脉注射毒品，接受过 HIV 污染的血液、血制品或曾被 HIV 污染的利器刺破等。在 3 条中最主要的依据是：HIV 抗体阳性。而某些临床表现和流行病学史可提示应考虑做 HIV 抗体检测。

20. 艾滋病传播途径的控制

(1)控制 HIV 经性传播：树立健康的性观念，避免婚外性行为和多性伴的高危行为。

(2)控制输(受)血液传播：对所有献血员都要进行 HIV 检测。以保证安全供血。

(3)控制医源性传播：加强医院管理、严格消毒制度、减少医院交叉感染，同时做好职业暴露的安全性防护。

(4)吸毒的控制：为静脉吸毒者提供清洁的一次性注射器，或者采用美沙酮递减疗法。

(5)控制母婴传播：做好 HIV 阳性妇女的咨询工作，劝其最好不要生育,对分娩后 HIV 阳性母亲应采取人工喂养来替代母乳喂养,并对好新生儿定期随访,密切注意新生儿的感染情况。

21. HIV 感染的"窗口期" HIV 感染后 2~4 周,机体 HIV 抗体出现阳转,这段从感染 HIV 到血清 HIV 抗体阳转的时间,称为"窗口期",其时间长短因病毒的致病性和宿主的免疫应答不同而异,但在很大程度上还取决于所采用检验方法的敏感度。

22. 试述艾滋病病毒不传播的途径 HIV 不能通过空气、一般的社交接触或公共设施传播。与艾滋病患者及艾滋病病毒感染者的日常生活和工作接触不会感染 HIV。一般接触如握手、拥抱、共同进餐、共用工具、办公用具等不会感染艾滋病;HIV 不会经马桶圈、电话机、餐炊具、卧具、游泳池或公共浴池等而传播;蚊虫叮咬不传播艾滋病,但是要避免共用牙刷和剃须刀。

23. 肠阿米巴病的并发症 ①肠道并发症:包括肠穿孔、肠出血、肠套叠、肠狭窄等,但以肠穿孔和肠出血为常见;②肠道外并发症:包括阿米巴肝脓肿、肺脓肿和脑脓肿等。

24. 钩虫病的病原学诊断方法 ①直接涂片法:方法简便,但感染较轻者容易漏诊;②饱和盐水漂浮法:较直接涂片法复杂,但检出率远较前者高;③钩蚴培养法:需时长,但检出率高,可鉴别两种钩虫的虫种。

25. 钩虫引起人体贫血的机制

(1)钩虫有口囊,咬附肠黏膜吸血,吸血时分泌抗凝素,使血液不易凝固。

(2)钩虫引起慢性失血:①钩虫利用口囊吸血及血液迅速自消化道排出;②咬附部位黏膜伤口渗血;③钩虫经常更换咬啮部位,造成新旧伤口的失血;④过敏性肠黏膜大出血。

(3)钩虫寄生造成肠黏膜出血、溃疡,导致营养吸收功能障碍。

(4)贫血还与宿主的健康和营养状况有关。

26. 丝虫病的病原学诊断方法及检查注意事项 丝虫的病原学诊断方法主要是查血,若血液中有微丝蚴即可确诊,由于微丝蚴有夜现周期性,应注意采血时间,一般以 21:00 以后为宜。具体方法有:①新鲜血滴检查法,此法可用作筛选患者,但不能鉴别虫种;②厚血膜涂片:检出率高,且可鉴别虫种;③枸橼酸乙胺嗪白天诱出法,多用于夜间取血不方便者，但易漏诊；④微丝蚴浓集法，阳性率较高。

27. 患猪带绦虫病的患者应及时治疗的原因 猪带绦虫病的患者易于出现囊虫病，这是由于：①自体内感染，即呕吐时孕节反流到胃中感染；②自体外感染，患者因不良卫生习惯，误食自己排出的虫卵。因猪带绦虫病患者可导致患者本身及他人患囊虫病，并可感染猪造成猪带绦虫的流行，因此猪带绦虫病患者应及时治疗。

28. 疟原虫引起肝脾大的原因 ①疟原虫及其代谢产物刺激巨噬细胞增生；②疟原虫代谢产物刺激肝脾充血；③疟疾反复发作，纤维组织增生。

29. 疟原虫造成的贫血原因 ①疟原虫直接破坏红细胞，疟原虫每发作一次就破坏大量红细胞，以恶性疟原虫破坏红细胞最重；②疟原虫感染可造成脾大，引起脾功能亢进，巨噬细胞吞噬功能增强，大量吞噬被疟原虫感染的和正常的红细胞；③免疫溶血，如疟原虫感染的红细胞自身抗原暴露，产生自身抗体，黏附在红细胞膜上的抗原抗体复合物激活补体，溶解红细胞；④骨髓造血功能受抑制，红细胞生成障碍。

30. 霍乱确诊标准 符合下列之一者：①有吐泻症状，粪便培养霍乱弧菌阳性；②霍乱流行期间疫区内，凡有典型症状，虽然粪便培养霍乱弧菌阴性，经血清抗体测定效价呈 4 倍增长；③在病原检查中，首次粪便培养阳性的前后各 5d 内有腹泻症状及接触史。

31. 医护人员标准预防 SARS 的具体措施 ①接触血液、体液、分泌物等物质以及被其污染的物品后应戴手套；②脱去手套后立即洗手；③一旦接触了血液、体液、分泌物、排泄物等物质以及被其污染的物品后应立即洗手；④医务人员的工作服、脸部及眼睛有可能被血液、体液、分泌物等物质喷溅到时，应戴一次性外科口罩或者医用防护口罩、防护眼镜或者面罩，穿隔离衣或围裙；⑤处理所有的锐器时应当非常注重，防止被刺伤；⑥对患者用后的医疗器械、器具应采取准确的消毒措施。

32. 结核病患者治疗管理的内容 ①督导患者全疗程规律服药；②督促患者定期痰菌复查；③把握患者用药后的不良反应，并及时处理；④做好患者治疗管理记录，及时评价治疗效果；⑤对患者及其家属做好结核病防治知识的宣教。

33. 人感染高致病性禽流感的预防措施

(1)管理传染源：严格封锁疫区、疫点周围3km内捕杀病禽，焚烧和掩埋病禽尸体及其污染物，疫点周围5km内对禽类进行强制性免疫接种。彻底消毒污染的禽舍及其周围环境，严禁活禽流通。

(2)切断传播途径：发生疫情时，应尽量减少与禽类接触，接触病禽时应戴口罩护目镜和橡胶手套，穿隔离服，接触病禽或其分泌物后应立即洗手。

(3)保护易感人群：对人民群众进行广泛宣教，留意卫生，注意休息，注意营养加强锻炼，少去公共场所，保持室内空气清新。

34. 流行性出血热临床表现的三大主症和五期经过

(1)三大主症：发热、出血、肾损害。

(2)五期经过：发热期、低血压休克期、少尿期、多尿期、恢复期。

35. 肺结核患者在治疗过程中，应该遵守的规定 ①要规则服药，不能私自停药，这是治疗成功的关键；②要注意休息，特别是咯血患者应卧床休息；③要加强营养，增强抵抗力；④要严禁烟酒，注意防寒保暖；⑤要定期复查，掌握治疗效果；⑥要全面保护肝脏，开展肝肾功能检查和复查。

36. 继发性肺结核及其病变特点 继发性肺结核病是机体再次感染结核杆菌所引起的肺结核病变。病变特点：①机体再次感染结核杆菌引起，多见于成年人；②病变多从肺尖开始，右肺多见；③病变局限，主要经支气管播散，肺门淋巴结很少受累；④机体免疫力强，以增生病变为主；⑤由于变态反应，易发生干酪样坏死；⑥病程长，经过复杂，病变轻重，新旧不一。

37. 切断乙型肝炎传播途径的措施

(1)对血液传播途径的措施：①加强血源管理，保证血液、血制品及生物制品的安全生产供应；② 医疗及预防用的注射器应实行"一人一针一管"，各种医疗器械进行严格消毒。

(2)对母婴传播途径的措施：进行疫苗接种。

(3)对日常生活密切接触传播途径的措施：①家庭中有HBsAg(+)者应实行分餐制。②加强托幼单位和服务行业卫生管理，洗漱用具专用；公用茶具、面巾、理发用具应按规定进行消毒处理。

38. 典型艾滋病期的临床表现 ①发热、乏力、食欲缺乏、消瘦和腹泻等全身症状；②机会性感染：由于严重的细胞免疫缺陷而出现多种条件致病性微生物感染，其中以卡氏肺孢子虫肺炎最为常见，且是引起艾滋病患者的主要死亡原因；③肿瘤：最多见为卡波西肉瘤及淋巴瘤；④神经系统病变：可表现为亚急性脑炎、脊髓炎和神经炎。

39. 传染病暴发的主要类型　①同源暴发：感染者同时暴露于某种共同的病原体或污染源而引起的暴发；②连续传播性流行：是指致病性病原体从一个易感者体内传至另一个易感者体内，并不断形成新的感染者的过程；③混合型流行：是同源暴发与连续性流行的结合型，其特点为开始表现为一个同源暴发，而后可通过人与人的接触而继续流行。

40. 传染性非典型肺炎的定义及主要特征　传染性非典型肺炎是一种新出现的严重急性呼吸道传染病，又名为严重急性呼吸综合征(SARS)。由一种新型变异冠状病毒引起，主要通过近距离呼吸道飞沫传播，临床主要表现为急性发热，有流感样症状和呼吸道症状，肺部浸润病灶，白细胞计数正常或减少、抗菌药物治疗无效等特点。并有显著的家庭和医院聚集现象，我国已将 SARS 列为法定传染病。

41. 简述 SARS 的防治原则和主要预防控制措施

(1)防治原则："早发现、早报告、早隔离、早治疗。"

(2)主要防治措施：及时发现病例，进行隔离、治疗；追踪病例的所有发病后的密切接触者，进行医学观察；控制医院感染。

42. 鼠疫的概念　鼠疫是由鼠疫杆菌引起的一种烈性传染病。以鼠蚤为媒介而传播，常流行于啮齿类动物，是典型的自然疫源性传染病。鼠疫传染性强、病死率高。被列为我国法定甲类传染病之首，也是国际检疫传染病。

43. 鼠疫的临床分型　临床分为腺鼠疫、肺鼠疫、败血症型和其他类型鼠疫等。

44. PPD 试验的方法　结核杆菌特异性纯蛋白衍生物试验(PPD)。方法：0.1ml PPD 稀释液于前臂内侧皮内注射，使局部形成直径 6～8mm 圆形橘皮样皮丘。72h 观察并记录结果，以局部硬结平均直径(纵径和横径相加除以 2)作为分度标准。

45. 简述霍乱的预防措施　控制传染源，切断传播途径，严把"病从口入"关，是预防霍乱的根本措施和原则。①控制传染源：早发现霍乱患者,早报告,早隔离、早治疗患者,是霍乱防治的重要内容。②切断传播途径:开展流行病学调查与控制工作,根据疫情发生情况、扩散情况和流行情况划分疫点、疫区、开展隔离消毒措施是防止疫情扩散的必要条件。对患者和带菌者的粪便、其他排泄物和用具等,均应严格消毒。③加强饮食、环境卫生管理和卫生宣教,养成不喝生水,饭前便后洗手的好习惯。

46. 流感疫苗的接种对象 主要是老年人、婴幼儿、儿童、孕妇、免疫抑制患者,体弱患心、肺、肾疾病及糖尿病患者,以及所有易于出现并发症的人。

47. 抗原漂移 是指在流感病毒亚型内部经常发生小变异,即H发生大变异,而N不变或仅小变异;或H和N均发生小变异。

48. 抗原性转换 是指流感病毒亚型发生大的抗原变异,即为H和(或)N都发生了大的变异,由此而产生新的亚型,可引起世界性大流行。

49. 乙脑的主要病理改变 ①神经细胞病变:神经细胞变性、肿胀及坏死,尼氏小体消失,核可溶解,细胞内出现空泡,严重时可出现坏死软化灶;②细胞浸润和胶质细胞增生:可形成"血管套"、胶质小结;③血管病变。

50. 乙型肝炎肝细胞损伤发生的机制 HBV急性感染肝细胞后,CD_8+T细胞对HBeAg,HBcAg和HLA-1双识别导致肝细胞溶解;CD_4+T细胞促进B细胞产生抗HBs;在肝细胞膜上表达直接引起细胞病变;HBsAg在肝细胞膜内高度表达但分泌不足;同时或重叠感染其他病毒。

51. 暴发型流脑休克型的治疗原则 尽早静脉应用有效抗生素迅速纠正休克;肾上腺皮质激素的应用;抗DIC治疗;保护重要脏器功能。

52. 流行性出血热少尿期的治疗原则 ①稳定内环境:每日补液量应为前1d尿量和呕吐量加500~700ml;②促进利尿:可给予甘露醇、呋塞米等;③导泻和放血疗法;④透析疗法:可应用血液透析或腹膜透析。

53. 黑尿热 疟疾时大量的红细胞在血管内溶解破坏,加之疟原虫本身及其释放的毒素造成的直接微血管病变,可引起寒战、腰痛、酱油色尿等急性血管内溶血症状，严重者出现中度以上贫血、黄疸，甚至发生急性肾衰竭，称为溶血尿毒综合征，亦称黑尿热。

54. 流脑皮肤黏膜瘀点的发生机制　败血症期间，细菌侵袭皮肤血管内皮细胞，迅速繁殖并释放内毒素，作用于小血管和毛细血管，引起局部出血、坏死、细胞浸润及栓塞，临床出现皮肤黏膜瘀点。

55. 传染源　是指体内有病原体生存和繁殖，并通过一定方式排出体外的人和动物，包括患者、病原携带者、受感染的动物。

56. 传染科护士应具备的职业素质　传染科护士应具备的职业素质包括：①建立以患者为中心的整体护理观，克服被传染的心理，对患者具有高度的责任感与同情心；②基本掌握隔离消毒知识和技能；③基本掌握各种常见传染病的传染源、传播途径、易感人群的规律，按照整体护理要求进行护理评估，做出护理诊断，组织实施护理措施；④重视患者的心理护理，关心患者，鼓励其树立战胜疾病的信心；⑤熟悉各种常见传染病的流行病学情况及预防措施；⑥严格《中华人民共和国传染病防治法》，护士是法定报告人，应及时向当地卫生防疫机构报告疫情。

第19章 精神科护理知识

1. 精神症状的概念 精神症状是异常的精神活动,即精神障碍患者在感知、思维、情感和意志行为活动等方面的病态表现。

2. 精神病性症状 主要是指各种幻觉、妄想及明显的思维形式障碍,明显的精神运动兴奋或迟滞及紧张症性行为。

3. 精神障碍的致病因素 影响精神健康的致病因素主要是生物学因素及心理、社会因素。

4. 社会功能包含的内容 一个人的社会功能包含四个方面的内容:工作学习的能力、人际交往与沟通能力、遵守社会规则的能力和生活自理能力。

5. 精神障碍的分类原则 精神障碍的分类原则包括病因病理学和症状学2个方面。按病因学分为器质性和功能性2类,按症状学分为精神病性和神经症性2类。

6. 常见精神症状 感知觉障碍、思维障碍、注意障碍、记忆障碍、智能障碍、定向力障碍、情感障碍、意志障碍、动作与行为障碍、意识障碍及自制力障碍。

7. 感觉、知觉的概念 感觉是大脑通过人体的各种器官对外界客观事物个别属性的感知。知觉是大脑通过人体的各种器官对外界客观事物整体属性的感知。

8. 内感性不适的概念 内感性不适是躯体内部产生的各种不舒适和难以忍受的异样感觉,但患者不能明确说明不适的部位。

9. 错觉、幻觉的概念 错觉是对客观事物歪曲的知觉。幻觉是指没有现实刺激作用于感官时出现的知觉体验,幻觉按性质分为真性幻觉和假性幻觉。

10. 常见的思维形式障碍 思维迟缓、思维奔逸、思维贫乏、思维散漫、思维破裂、病理性赘述、思维中断、思维插入、思维扩散、思维不连贯、强制性思维、象征性思维、强迫思维等。

11. 妄想的概念 妄想是在意识清醒的状态下,病理性推理和判断的基础上产生的病理性的歪曲的信念。

12. 常见的注意障碍　注意增强、注意减退、注意转移、注意涣散和注意狭窄。

13. 常见的记忆障碍　记忆增强、记忆减退、遗忘、错构、虚构。

14. 定向力的概念　定向力指一个人对时间、地点、人物及自身状态的认识能力。

15. 常见的意志障碍　意志增强、意志减弱、意志缺乏、矛盾意向。

16. 常见的动作与行为障碍

(1)精神运动性兴奋:协调性精神运动性兴奋、不协调性精神运动性兴奋(器质性兴奋、青春性兴奋、紧张性兴奋)、冲动行为。

(2)精神运动性抑制:临床上包括木僵、蜡样屈曲、缄默症、违拗症。

(3)刻板动作:常与刻板语言同时出现。

(4)模仿动作:患者无目的的模仿别人的动作。

(5)作态。

(6)强迫动作。

17. 临床意识障碍的分类　意识清晰度的降低、意识内容的改变、意识范围的缩小。

18. 自知力的概念　患者对自身精神障碍或精神症状的认识和判断能力。

19. 常见的精神症状综合征　幻觉妄想综合征、情感综合征、精神自动症综合征、遗忘综合征、紧张性综合征、脑衰弱综合征、急性脑病综合征、慢性脑病综合征。

20. 临床上常用的精神药物　按临床作用特点分为:抗精神病药物、抗抑郁药物、抗躁狂药物和抗焦虑药物。

21. 精神药物主要不良反应　①锥体外系反应:最常见的神经系统不良反应,包括急性肌张力障碍、静坐不能、类帕金森病、迟发型运动障碍;②恶性综合征;③便秘、排尿困难、眼干、视物模糊;④过量中毒;⑤皮肤过敏;⑥心血管、血液、消化、内分泌等系统反应。

22. 服用抗精神病药物所致恶性综合征及处理

(1)恶性综合征是一种严重的少见的不良反应。常见于应用氟哌啶醇、氯丙嗪和氟奋乃静等药物治疗时。其特征是:意识波动、肌肉强直、高热和自主神经功能不稳定。

(2)处理:发现后立即停药,给予支持性治疗。可使用肌肉松弛药丹曲林和多巴胺受体激动药溴隐亭治疗。

23. 心理治疗的概念 心理治疗是一种以助人治病为目的的专业性人际互动过程,即治疗者借助心理学方法改变患者的心理活动,引起躯体和心理功能的积极改变,达到治疗疾病、恢复健康的目的。

24. 心理治疗的方法及种类

(1)心理治疗的方法:精神分析治疗、认知-行为治疗、人本主义治疗、系统思想与家庭治疗。

(2)心理治疗的种类:个别治疗、夫妻治疗、家庭治疗、团体治疗。

25. 心理咨询的概念、分类及形式

(1)概念:主要是咨询者根据来访者的需求,针对他们存在的心理问题或困惑,给予指导、建议或帮助。

(2)分类:临床心理咨询、学校心理咨询、职业心理咨询、社会心理咨询、心理发展咨询、灾害事故的心理咨询等。

(3)形式:门诊咨询、书信咨询、电话咨询、个体及团体咨询。

26. 器质性精神障碍的概念 器质性精神障碍是指由于脑部疾病或躯体疾病引起的精神障碍。脑器质性精神障碍和躯体疾病所致精神障碍往往不能截然分开。

27. 脑器质性精神障碍的概念 脑器质性精神障碍是指一组由颅脑器质性病变因素直接损害脑部所致的精神障碍。

28. 阿尔茨海默病 阿尔茨海默病是一组病因不明的原发性退行性脑变性疾病。常发于老年期,潜隐起病,病程缓慢且不可逆,临床上以智能损害为主要表现。

29. 颅内感染所致精神障碍的概念 颅内感染所致精神障碍是指有细菌、病毒、螺旋体、真菌、原虫或其他微生物、寄生虫等直接侵犯脑组织引起的精神障碍。临床上常见的有病毒性脑炎、脑膜炎、脑脓肿等疾病引起。

30. 癫痫性精神障碍的概念 指原发性癫痫,是一种慢性反复发作性短暂脑功能失调综合征。以脑神经元异常放电引起反复癫痫发作为特征。临床表现分为发作性和持续性精神障碍。

31. 躯体疾病所致精神障碍的概念、特点

(1)概念:是由脑以外的躯体疾病,如躯体感染、内分泌障碍、内脏器官、营养、代谢疾病等引起的脑功能紊乱而产生的精神障碍。

(2)临床特点:①精神障碍与原发躯体疾病的病情严重程度呈平行关系,发生时间常有先后关系。②精神障碍缺乏独特症状,不同的病因可出现相似的精神障碍,而相同的病因也可出现不同的精神障碍。③精神障碍在躯体疾病的病程中常表现为多变、波动,亦可反复出现,交替出现。④急性躯体疾病常引起意识障碍,慢性躯体疾病常引起智能障碍和人格改变。⑤病程及预后取决于原发躯体疾病的性质、严重程度以及处理等。⑥患者除精神症状外,均可出现相应的躯体体征和实验室阳性结果。

32. 精神活性物质的概念、分类

(1)概念:来自体外,可影响人类情绪、行为,改变意识状态,并有致依赖作用的一类化学物质。

(2)分类:①中枢神经系统抑制药,如巴比妥类、苯二氮䓬类、乙醇;②中枢神经系统兴奋药,如咖啡因、苯丙胺类、可卡因等;③致幻药;④大麻;⑤阿片类;⑥挥发性溶剂;⑦烟草。

33. 戒断状态的概念　戒断状态指停止使用药物或减少使用剂量或使用拮抗药占据受体后所出现的特殊心理生理症候群。

34. 震颤谵妄的概念、临床表现

(1)概念:在慢性酒精中毒、长期酒依赖的基础上,突然停酒或减少酒量,引发的一种短暂意识障碍状态。

(2)临床表现:经典的三联征包括伴有生动幻觉或错觉的谵妄、全身肌肉震颤和行为紊乱。患者尚有发热、大汗淋漓、心率加快,严重时可因高热、衰竭、感染、外伤而死亡。

35. 精神分裂症的概念　精神分裂症是一组病因未明的精神病,多起病于青壮年,常有感知、思维、情感、行为等多方面的障碍和精神活动的不协调。患者一般意识清楚,神志基本正常,病程多迁延,有反复发作的特点。

36. 精神分裂症的临床分型　精神分裂症在临床上常见的有:单纯型、青春型、紧张型、偏执型,每型有其特殊的表现形式。

37. 精神分裂症的特征性症状　①感知障碍:幻听、幻视是其最

常见的表现;②思维障碍:是精神分裂症的核心症状,表现在思维内容、思维形式和思维过程的异常;③情感障碍:情感迟钝淡漠、情感反应与思维内容及外界刺激不相符是精神分裂症的重要特征;④意志行为障碍:意志活动缺乏,行动被动,行为与环境不协调,意向倒错;⑤自知力缺乏。

38. 精神分裂症的治疗原则　以抗精神病药物治疗为主,同时进行心理治疗和社会康复,最大限度改善患者的社会功能和提高生活质量。

39. 情感性精神障碍的概念　情感性精神障碍也称心境障碍,是以显著而持久的心境或情感改变为主要特征的一组疾病。临床上主要表现为情感高涨或低落,伴有相应的思维及行为异常和躯体症状。大多数患者有周期性发作的特点,间歇期精神活动基本正常,预后一般较好。

40. 躁狂发作的临床表现、治疗原则

(1)临床表现:躁狂发作的典型临床表现为:情绪高涨、思维奔逸和活动增多,发作至少持续 1 周以上。部分患者表现出精神病性症状,如幻听、幻视等。

(2)治疗原则:①抗躁狂药物治疗,临床常用心境稳定药如锂盐、卡马西平、丙戊酸盐;②电休克(电抽搐)治疗;③心理治疗。

41. 抑郁发作的临床表现、治疗原则

(1)临床表现:抑郁发作的核心症状是情绪低落、思维迟缓和意志活动减退,可伴有躯体症状,自杀观念和行为等,伴有不同程度的社会功能障碍,发作至少持续 2 周。

(2)治疗原则:①抗抑郁药物治疗,新型抗抑郁药、三环类和四环类抗抑郁药;②电抽搐治疗或改良电抽搐治疗;③心理治疗。

42. 神经症的概念　神经症是一组主要表现为焦虑、抑郁、恐惧、强迫、疑病症状或神经衰弱症状的精神障碍。其共同特征是:自知力完整或基本完整;一般没有明显或持续的精神病性症状;病前多有一定的人格基础;症状没有明确的器质性病变为基础;患者对疾病体验痛苦;病程大多迁延。

43. 神经症的主要临床类型及治疗原则

(1)临床类型:焦虑性神经症、恐怖性神经症、强迫性神经症、抑郁性神经症、疑病性神经症、神经衰弱、癔症。

(2)治疗原则:联合应用心理治疗和药物治疗。

44. 焦虑症的概念　焦虑症是一种以焦虑情绪为主的神经症,以广泛和持续性焦虑或反复发作的惊恐不安为主要特征,伴有自主神经功能紊乱和肌肉紧张及运动不安。包括广泛性焦虑和发作性惊恐状态两种主要形式。

45. 强迫症的概念及临床表现

(1)概念:强迫症是以强迫症状为主要临床表现的一类神经症,其特点是有意识的自我强迫和反强迫并存。

(2)临床表现:强迫观念、强迫动作和行为、回避行为和其他。

46. 躯体形式障碍的概念及临床表现

(1)概念:躯体形式障碍是一种以持久的担心或相信各种躯体症状的优势观念为特征的神经症,常伴有焦虑或抑郁情绪。

(2)临床表现:①躯体化障碍,各种各样、反复出现,查无实据的躯体主诉至少 2 年;②疑病症;③躯体形式的自主神经功能紊乱;④持续性躯体形式的疼痛障碍;⑤未分化躯体形式障碍。

47. 分离性障碍的概念　分离性障碍是指部分或全部丧失了对过去的记忆、身份,或出现意识、躯体感觉以及运动控制四个方面的正常整合。

48. 心因性精神障碍的概念　心因性精神障碍是指一组在严重或持久的精神创伤下引起的精神障碍。心因性精神障碍不包括心理生理障碍、神经症和性心理障碍。

49. 急性应激障碍的概念　急性应激障碍是以急剧、严重的精神刺激作为直接原因,患者受刺激后立即发病,表现为精神运动性兴奋,行为有一定的盲目性或精神运动性抑制,甚至木僵,预后良好,能完全缓解。

50. 神经性厌食的概念　神经性厌食是指有意节制饮食,导致体重明显低于正常标准的一种进食障碍。

51. 神经性贪食的概念　神经性贪食是以反复出现的强烈进食欲望,不可控制的冲动性的暴食,以及惧怕发胖的观念为主要特征的一种进食障碍。

52. 睡眠障碍的临床分类　睡眠障碍通常分为 4 类:睡眠的启动

和维持困难、过度睡眠、睡眠-觉醒周期紊乱、睡眠中异常活动和行为。

53. 失眠症的诊断标准及治疗原则

(1)诊断标准:①入睡困难、难以维持睡眠或睡眠质量差;②睡眠紊乱每周至少发生3次,持续1个月以上;③睡眠紊乱影响了社会及职业功能;④日夜关注于失眠,过分担心失眠的后果。

(2)治疗原则:①认知疗法;②行为疗法帮助患者建立规律的睡眠节律,包括放松训练、刺激控制训练、自由想象训练等;③药物治疗:注意短期使用,避免形成药物依赖。

54. 儿童孤独症的概念 儿童孤独症起病于婴幼儿期,以社会交往障碍、语言发育障碍、兴趣狭窄和行为方式刻板、重复为基本特征,多数伴有精神发育迟滞。

55. 儿童精神发育迟滞的概念 儿童精神发育迟滞是一组在中枢神经系统发育成熟(18岁)以前起病,以神志低下和社会适应困难为临床特征的精神障碍。

56. 儿童多动症的概念 儿童多动症发生于儿童时期,与同龄儿童相比,具有明显的、持久的注意力不集中、活动过度、冲动和学习困难的一组综合征。

第20章 中医科护理知识

1. 中医学的基本特点 整体观念、辨证论治。

2. 阴阳的基本概念 是自然界中相互关联的事物和现象的对立双方属性的概括。既可代表相互对立的两个事物,也可代表同一事物相互对立的两个方面。

3. 我国现存最早的医学专著 《黄帝内经》,包括《素问》和《灵枢》两部分。

4. 中医护理学的任务 预防疾病、维护健康;治病防变、控制病情;病后调护、促进康复;积极养护、以防复发;适度锻炼、养生防病。

5. 中医护理的原则 “调整阴阳”“扶正祛邪”“护病求本”“急则护标”“缓则护本”“同病异护”“异病同护”“三因制宜”及“预防为主”等护理原则。

6. 正治与正护法的概念 是指疾病的临床表现与它的本质相一致的情况下所实施的治法与护法,又称“逆治逆护法”。

7. 反治与反护法的概念及常用方法

(1)概念:是指疾病的临床表现与它的本质不相一致情况下所实施的治法与护法,又称为“从治从护法”,即顺从其疾病的形象而治护的方法。

(2)常用方法包括:热因热用、寒因寒用、塞因塞用、通因通用。

8. 异病同护及同病异护的概念

(1)异病同护:一般情况下,不同病症应用不同的护法,但有时几种不同的病,具有同一证候,也可用一种护法,即异病同护。

(2)同病异护:一般情况下,相同的病症该用相同的方法,但是由于病因及病理发展阶段不同,或者由于个体差异,同一种病症也可出现不同证候,因而护法也不同。

9. 情志护理的方法

(1)说理开导法:是指通过正面的说理,使患者认识到情志对人体健康的影响,从而使患者能自觉地调和情志,积极配合治疗,使机体早日康复。

(2)释疑解惑法:是根据患者存在的心理疑虑,通过一定的方法,解除患者对事物的误解、疑惑,去掉思想包袱,增强战胜疾病的信心。

(3)移情易性法:又称转移法,是指通过一定的方法和措施转移情绪和注意力,以解脱不良情绪的方法。

(4)发泄解郁法:是指通过发泄、哭诉等方式,将忧郁、悲伤等不良情绪宣泄出来,达到释情开怀、身心舒畅的目的。

(5)以情胜情法:指以一种情志抑制另一种情志,以淡化或消除不良情绪,保持良好精神状态的一种方法。

(6)暗示疗法:指医护人员运用语言、情绪、行为、举止等给患者以暗示,从而使患者解除精神负担的治疗及护理方法。

(7)顺情从欲法:是指顺从患者的意志、志愿、情绪,满足其心身的需要,以解除患者心理病因的一种情志护理方法。

10. *饮食调护的基本要求* 饮食宜随和;饮食宜有节;饮食宜卫生;饮食宜清淡;合理烹制。

11. *高血压、冠心病的饮食宜忌* 宜食清淡低盐、富含维生素B、维生素C及豆制品类食物。油脂以植物油如玉米油、豆油为宜。芹菜有降压作用,山楂、洋葱、大蒜有降脂作用,可以经常食用。应少食细粮、甜食、肉类,饮食勿过饱。忌食高脂肪、高胆固醇食品,忌烟酒。

12. *常见祛湿利水作用的食物有哪些* 西瓜皮、冬瓜皮、茯苓、绿豆、赤小豆、玉米须、葫芦、鲤鱼、鲫鱼等。

13. *病后初愈饮食的基本要求* 根据体质的不同、身体恢复的程度、疾病不同等辨证施养;宜给易消化饮食,食物需烂煮去油,务求清淡,且要少量递进,以防胃弱不化,宁可少食切忌贪多强食;注意洁净卫生。

14. *五行的生克乘侮规律* 五行是指金、木、水、火及土五种物质的运动。世界上一切物质都是由这五种物质之间的运动变化而生成的。中医学运用五行的生克乘侮来解释人的生理及病理变化。

(1)相生即资生助长促进之意,规律为:木生火、火生土、土生金、金生水、水生木。

(2)相克即克制、制约、抑制之意,规律为:木克土、土克水、水克火、火克金、金克木。

(3)相乘即乘虚侵袭之意,指五行中某一行对其所胜一行的过度制约或克制。规律与相克相同。

(4)相侮即恃强凌弱之意,规律为:土侮木、水侮土、火侮水、金侮火、木侮金。

15. 五脏六腑的概念　心、肝、脾、肺及肾称为五脏;胆、胃、大肠、小肠、膀胱及三焦为六腑。

16. 五脏六腑的关系　五脏和六腑是阴阳表里关系。由于脏属阴、腑属阳,脏为里、腑为表,脏腑、阴阳、表里相互配合,并有经脉互相络属,从而构成了脏腑之间的密切联系。

17. 精的概念　广义为泛指一切精微物质,包括气、血、津液和食物中的摄取的营养物质,故称为“精气”。狭义的指生殖之精。

18. 气的概念　是构成人体和维持人体生命活动的最基本物质,包含元气、宗气、营气、卫气。

19.“神”的概念　是指机体脏腑组织功能活动和精神意识形态的综合。包括精神意识、思维活动、面色眼神、形体动态、语言呼吸和对外界的反应能力等,因此神是对人体生命现象的高度概括。

20. 风邪的性质和致病特点　风为阳邪,其性开泄,易袭阳位;风性善行而数变;风为百病之长。

21. 湿邪的性质和治病特点　湿性重浊;湿为阴邪,易阻气机而损伤阳气;湿性黏滞;湿性趋下,易袭阴位。

22. 疫疠之气的治病特点　发病急骤,病情较重,症状相似,传染性强,易于流行等特点。

23. 七情的概念及治病特点　七情是指喜、怒、忧、思、悲、惊、恐七种情志变化,是机体的精神状态,是人体对客观事物的不同反映,在正常情况下一般不致病,但当强烈、持久的情志刺激下,使人体气机紊乱,脏腑阴阳气血失调,才会导致疾病的发生。治病特点是:怒伤肝、喜伤心、思伤脾、忧伤肺、恐伤肾、悲则气消。

24. 四诊的概念　是指望、闻、问、切四种诊察疾病的基本方法。望诊指运用视觉观察患者全身和局部的精神形态的变化。闻诊指依靠听觉和嗅觉辨别患者的声音和气味的变化。问诊指询问患者或家属,了解疾病发生和发展过程、症状及与疾病有关的情况。切诊是指按患者脉搏和患者的脘腹、手足等部位,以了解病情。

25. 面色的分类 面色分为常色和病色两类。常色是指人在正常生理状态时面部的色泽。正常人的面色应是光明润泽、红黄隐隐、明润含蓄。又分为主色、客色。

病色是指人体在疾病状态时的面部色泽。特点是晦暗、暴露。病色分为善色、恶色。患者面色虽有异常,但光泽明润,为善色,轻病易治预后较好。患者面色异常,且晦暗枯槁,为恶色,重病难治预后差。病色又可分为赤、白、黄、青、黑五色,分别见于不同脏腑和不同性质的疾病。

26. 五色与五脏的对应关系及与疾病性质的关系 青为肝、赤为心、白为肺、黄为脾、黑为肾。青黑为痛、黄赤为热、白为寒。

27. 望头面的基本内容

(1)望头部:注意观察头颅、囟门和头发的异常。可以诊察肾、脑的病变和脏腑精气的盛衰。

(2)望面部:包括面部色泽和面容等。观察面部色泽形态和神情表现,不仅可以了解神的衰旺,而且可以诊察脏腑精气的盛衰和有关病变。

28. 舌与脏腑的关系 舌与脏腑经络关系密切,舌为心之苗。通过望舌色可以了解人体气血运行的情况,从而反映"心主血脉"的功能。

29. 舌诊的观察内容 主要观察舌质、舌苔的变化。舌质包括舌的颜色、形质和动态,以诊察脏腑的虚实、气血的盛衰。望舌苔包括诊察苔质和苔色,以诊察邪的性质、深浅和邪正的消长。

30. 八纲的概念 是指表、里、寒、热、虚、实、阴、阳八个辨证的纲领。

31. 六经辨证的概念 是指将外感病发生、发展过程中所表现的不同证候,以阴阳为总纲,归纳为三阳病(太阳病、阳明病、少阳病)、三阴病(太阴病、少阴病、厥阴病)两类。分别从邪正斗争关系、病变部位、病势进退缓急等方面阐述外感病各阶段的病变特点,并作为指导治疗的一种辨证方法。

32. 中药服药的时间 一般中药宜在清晨空腹服用,因胃及十二指肠内均无食物,可以避免药物与食物的混合,能快速吸收入肠而发挥药效。

(1)峻下逐水药晨起空腹时服用,可利用药物迅速入肠,且可避免晚间频频起床而影响休息。

(2)驱虫药、攻下药及其他治疗胃肠道疾病的药物宜饭前服用,更有利于药物的消化吸收,故多数药物都宜在饭前服用。

(3)对胃肠道有刺激性的药物、消食药宜饭后服用,胃中存有食物可使药物与食物混合,减轻药物对胃肠的刺激。无论饭前、饭后服用的药物,服药与进食间隔都应在 1h 左右,以免影响消化吸收与药效的发挥。

(4)安神药宜在睡前 30min 至 1h 服药。

(5)缓下药宜在睡前服药,以便于次日清晨排便。

(6)涩精止遗药宜在晚间服用。

(7)截疟药宜在疟疾发作前 2h 服药。

(8)急性病不在规定的时间服用。

33. 中药用药“八法”　通常是指汗、吐、下、和、温、清、消、补法八种。

34. 中药膏剂的剂型　通常有流浸膏、浸膏、煎膏(膏滋)、硬膏(膏药)、软膏(药膏)五种。

35. 中草药中毒的一般处理原则

(1)快速排除尚未吸收的毒物:清洗中毒部位;口服药物首选洗胃;不宜洗胃或病情轻而合作的患者,可采用催吐法;25%～50%的硫酸钠或硫酸镁溶液口服导泻,或用生理盐水、肥皂水灌肠;洗胃或催吐后给患者服用药用炭 20～30g,以吸附生物碱及金属等毒物,减少肠道吸收;服用吸附、沉淀及保护剂后,及时导泻。

(2)加速已吸收毒物的排泄和解毒。如已有药物吸收入血或组织,必须及时解毒,并加速毒物排出。可用利尿药、解毒药、透析等,最常用的中药解毒药有:绿豆、甘草、生姜、蜂蜜等。

(3)支持疗法和对症处理。

36. 服药温度　一般汤药多宜温服。寒证用热药,宜于热服;辛温发汗解表药用于外感风寒表实证,药宜热服且服药后加盖衣服。热证用寒药,如热在胃肠,药可凉服;如热在其他脏腑,以温服为主。

练习题

一、A_1 型题

1. 呼吸系统疾病最常见的病因是
   A. 大气污染　B. 吸烟　C. 感染
   D. 肿瘤　E. 变态反应
2. 平静呼气后，残存在肺内的气体量称为
   A. 用力肺活量　B. 功能残气量　C. 潮气量
   D. 残气量　E. 肺总量
3. 发生呼气性呼吸困难最常见的病因是
   A. 小支气管痉挛　B. 大量胸腔积液　C. 肺组织实变
   D. 重症肺炎　E. 大支气管肿瘤
4. 肺炎球菌肺炎在一段时间内痰可呈
   A. 咖啡样痰　B. 黄色　C. 粉红色
   D. 铁锈色　E. 白色
5. 大叶性肺炎最常见的致病菌是
   A. 葡萄球菌　B. 克雷白杆菌　C. 军团菌
   D. 铜绿假单胞菌　E. 肺炎球菌
6. 右上胸叩诊呈实音最应考虑是
   A. 正常　B. 肺部炎症　C. 空洞
   D. 轻度胸膜炎　E. 气胸
7. 对肺炎球菌肺炎患者的护理，不正确的是
   A. 寒战时注意保暖
   B. 鼓励多饮水
   C. 卧床休息，避免疲劳
   D. 体温高时应早期给予药物降温
   E. 剧烈胸痛可用少量镇痛药

8. 在医院内获得性肺炎中最常见的致病菌是

A. 葡萄球菌 B. 革兰阳性杆菌 C. 真菌

D. 厌氧菌 E. 病毒

9. 容易并发脓气胸的肺炎是

A. 肺炎球菌肺炎 B. 肺炎支原体肺炎

C. 肺炎杆菌肺炎 D. 病毒性肺炎

E. 金黄色葡萄球菌肺炎

10. 导致肺癌发生的最重要危险因素是

A. 结核 B. 慢性肺部疾病 C. 汽车尾气

D. 吸烟 E. 遗传因素

11. 支气管肺癌最常见的类型是

A. 小细胞未分化癌 B. 腺癌

C. 类癌 D. 大细胞未分化癌

E. 鳞状细胞癌

12. 恶性度最高的肺癌是

A. 支气管肺泡癌 B. 腺癌

C. 小细胞肺癌 D. 鳞状细胞癌

E. 大细胞未分化癌

13. 肺源性心脏病主要的死亡原因是

A. 呼吸衰竭 B. 感染性休克 C. 肝衰竭

D. 心力衰竭 E. 心律失常

14. 慢性肺源性心脏病发病的关键环节是

A. 右心房肥大 B. 右心室肥大 C. 肺泡膨大

D. 肺动脉高压 E. 气管阻塞

15. 慢性肺源性心脏病发病机制是

A. 左心前负荷加重 B. 左心后负荷加重

C. 右心前负荷加重 D. 右心后负荷加重

E. 以上都不是

16. 慢性肺源性心脏病肺心功能失代偿期的护理重点是

A. 密切观察尿量变化

B. 通气功能锻炼

C. 纠正缺氧和二氧化碳潴留

D. 注意神志变化
E. 防止呼吸道感染

17. 肺源性心脏病患者应用抗生素的原则是
A. 抗真菌类药物
B. 大剂量联合用药
C. 根据细菌培养及药物敏感试验用药
D. 选用高级抗生素
E. 常用抗生素

18. 阻塞性肺气肿的主要病因是
A. 支气管哮喘 B. 支气管扩张
C. 慢性肺源性心脏病 D. 慢性支气管炎
E. 急性支气管炎

19. 阻塞性肺气肿肺功能的改变,正确的是
A. 肺活量增加,残气量增高
B. 每分钟最大通气量增加
C. 血氧分压及二氧化碳分压均增加
D. 残气量/肺总量之比值增加
E. 时间肺活量增大

20. 对改善早期肺气肿症状具有重要意义的措施是
A. 支气管扩张药的应用 B. 呼吸功能锻炼
C. 去除外界刺激因素 D. 治疗原发病
E. 预防呼吸道感染

21. 支气管扩张症最常见的病因是
A. 支气管-肺组织感染 B. 麻疹、百日咳
C. 肺结核 D. 支气管肺炎
E. 支气管哮喘

22. 急性肺水肿最突出的表现是
A. 少量咯血 B. 咳大量脓痰
C. 咳大量白色泡沫痰 D. 咳大量粉红色泡沫痰
E. 大量咯血

23. 支气管扩张症患者痰的特点是
A. 黄色果冻样痰 B. 大量脓痰久置分三层

C. 铁锈色痰　　D. 草绿色痰
E. 粉红色泡沫样痰

24. 大咯血时最危险的并发症是
A. 出血性休克　　B. 贫血
C. 肺部感染　　D. 肺不张
E. 窒息

25. 支气管肺癌早期症状最常见的是
A. 发热　　B. 间断痰中带血
C. 持续胸痛　　D. 阵发性刺激性干咳
E. 间断胸闷、气急

26. 慢性阻塞性肺气肿呼吸衰竭主要为
A. 左侧心力衰竭　　B. 心肌炎
C. Ⅰ型呼吸衰竭　　D. 心包炎
E. Ⅱ型呼吸衰竭

27. 诊断呼吸衰竭最主要的依据是
A. 原发病史
B. 呼吸困难
C. 缺氧和二氧化碳潴留的体征
D. 排除引起呼吸困难的有关疾病
E. 动脉血气分析

28. 支气管哮喘急性发作时呼吸困难是
A. 潮式呼吸　　B. 间停呼吸
C. 呼气性呼吸困难　　D. 混合性呼吸困难
E. 吸气性呼吸困难

29. 支气管哮喘的本质是
A. 遗传基因突变　　B. 气道炎症
C. 气道高反应性　　D. 肺泡充血水肿
E. 肺动脉栓塞

30. 外源性哮喘产生的特异性抗体是
A. IgA　B. IgD　C. IgE　D. IgM　E. IgG

31. 可损害第Ⅷ对脑神经的抗结核药物是
A. 异烟肼　B. 利福平　C. 链霉素

D. 吡嗪酰胺　E. 左氧氟沙星

32. 关于粟粒性肺结核下列错误的是

A 常由原发综合征发展而来

B. PPD实验阳性对诊断起决定性作用

C. 多见于<3岁婴幼儿

D. 多数患儿可并发结核性脑膜炎

E. X线检查两肺可见大小一致的、均匀密布的粟粒状阴影

33. 成年人做结核菌素试验的目的是

A. 测定人体是否受过结核菌感染

B. 确诊有无肺结核

C. 判断结核有无活动性

D. 增强对结核菌的免疫力

E. 明确肺结核患者是否需隔离治疗

34. 肺结核患者痰结核菌检查由阳性转为阴性表示

A. 痊愈　B. 患者需要休息

C. 病变静止　D. 不需呼吸道隔离

E. 可停用抗结核药物

35. 肠结核化疗中最常用的方案为

A. 长程标准化疗,疗程9个月至1年(异烟肼+链霉素+对氨水杨酸)

B. 短程化疗,疗程6～9个月(异烟肼+利福平)

C. 单药化疗

D. 三药联合化疗(异烟肼+利福平+链霉素)

E. 四种药物联合化疗(异烟肼+利福平+链霉素+吡嗪酰胺)

36. 肺结核分型下列哪项是错误的

A. 原发性肺结核:Ⅰ型肺结核

B. 浸润型肺结核:Ⅲ型肺结核

C. 血行播散型肺结核

D. 干酪性肺炎:Ⅱ型肺结核

E. 慢性纤维空洞性肺结核:Ⅳ型肺结核

37. 可引起末梢神经炎的抗结核药物是
A. 异烟肼　B. 利福平　C. 链霉素
D. 吡嗪酰胺　E. 乙胺丁醇

38. 肺结核患者服用两种以上抗结核药物的最主要原因是
A. 缩短治疗时间　B. 延缓耐药的产生
C. 减少药物的不良作用　D. 加强疗效
E. 减少用药剂量

39. 肺结核病传染的主要途径与方式是
A. 饮用未经消毒的牛奶
B. 吸入患者排出的带菌飞沫
C. 外伤
D. 母婴传播
E. 泌尿生殖系统损伤

40. 毛细支气管炎的病原是
A. 金黄色葡萄球菌　B. 草绿色链球菌
C. 支原体　D. 呼吸道合胞病毒
E. 衣原体

41. 肺源性心脏病最主要死亡原因是合并
A. 心律失常　B. 电解质紊乱　C. 肺性脑病
D. 休克　E. 继发性红细胞增多症

42. 肺源性心脏病最具特征性的心律失常是
A. 房性期前收缩　B. 房性心动过速
C. 心房纤颤　D. 室性心动过速
E. 窦性期前收缩

43. 肺源性心脏病急性加重期最重要的治疗措施是
A. 应用强心药、利尿药　B. 纠正电解质紊乱
C. 控制心律失常　D. 控制肺部感染
E. 通畅呼吸道

44. 当前防治支气管哮喘最有效的药物是
A. β_2 肾上腺素受体激动药　B. 茶碱类
C. 糖皮质激素　D. 白三烯拮抗药
E. M-胆碱受体拮抗药

45. 预防哮喘发作,错误的是
A. 去除病因
B. 应用色甘酸钠
C. 长期使用抗生素
D. 糖皮质激素气雾剂吸入疗法
E. 应用白三烯拮抗药

46. 关于支气管哮喘的临床表现,错误的是
A. 发作性伴有哮鸣音的呼气性呼吸困难
B. 可仅表现为咳嗽
C. 运动时可表现为胸闷和呼吸困难
D. 双肺无哮鸣音可除外支气管哮喘诊断
E. 可有活动后气短

47. 诊断支原体肺炎的主要依据是
A. 患者临床表现　　B. 胸部X线特异表现
C. 血细菌培养　　D. 血清冷凝集试验阳性
E. 大环内酯类药物实验性治疗

48. 对早期诊断军团菌肺炎有益的检查是
A. 血白细胞计数　　B. 血清特异性抗体
C. 基因探针检测抗原　　D. 痰细菌培养
E. 血细菌培养

49. 结核杆菌主要的传播途径是
A. 呼吸系统　B. 消化系统　C. 泌尿道
D. 神经系统　E. 循环系统

50. 早期发现肺结核的简单方法是
A. 胸部X线检查　　B. 痰找结核杆菌
C. 血清酶联免疫试验　　D. 支气管镜检查
E. 结核菌素试验

51. 成年人继发性肺结核常见
A. Ⅰ型　B. Ⅱ型　C. Ⅲ型　D. Ⅳ型　E. Ⅴ型

52. 抗结核药物不属于杀菌药的是
A. 异烟肼　B. 利福平　C. 链霉素
D. 吡嗪酰胺　E. 对氨水杨酸钠

53. 冠心病最常见的病因是
A. 先天性心脏病　B. 冠状动脉栓塞
C. 冠状动脉粥样硬化　D. 肥厚型心肌病
E. 状动冠脉痉挛

54. 心绞痛与急性心肌梗死心前区痛的区别之一是
A. 心绞痛痛得更重　B. 心痛含硝酸甘油有效
C. 心肌梗死更持久　D. 心绞痛无诱因
E. 心绞痛伴高血压

55. 右心功能不全的患者，出现较早的症状是
A. 平卧后呼吸困难加重　B. 双下肢水肿
C. 活动后气短　D. 上腹部胀满
E. 咯血

56. 关于心房颤动的叙述，正确的是
A. 心律绝对不规则　B. P-R 间期绝对不规则
C. T 波与窦性相同　D. QRS 波群为室上性
E. 以上均对

57. 急性下壁心肌梗死易发生的心律失常是
A. 心房颤动　B. 室性过早搏动
C. 室上性阵发性心动过速　D. 心室颤动
E. 房室传导阻滞

58. 对心室颤动患者进行心肺复苏，首选药物是
A. 多巴胺　B. 阿托品　C. 利多卡因
D. 异丙肾上腺素　E. 肾上腺素

59. 心力衰竭加重最多见的因素是
A. 呼吸道感染　B. 劳累　C. 精神紧张
D. 高钠饮食　E. 药物使用不当

60. 典型的急性心肌梗死患者最早和最突出的症状是
A. 剧烈而持久的胸骨后疼痛
B. 恶心、呕吐
C. 心律失常
D. 心源性休克
E. 左侧心力衰竭

61. 患者发生心室颤动，应首选

A. 静脉推注利多卡因　　B. 同步直流电复律
C. 非同步直流电复律　　D. 洋地黄类药物
E. 肾上腺素

62. 致慢性风湿性心脏瓣膜病的病原菌是

A. 铜绿假单胞菌　　B. 厌氧菌
C. 肺炎链球菌　　D. 流感嗜血杆菌
E. 溶血性链球菌

63. 引起急性心肌梗死的危险因素是

A. 血胆红素增加
B. 血清三酰甘油(甘油三酯)下降
C. 血清胆固醇增加
D. 高密度脂蛋白增高
E. 低密度脂蛋白下降

64. 心肌梗死特征性的心电图波形是

A. 深而宽的Q波　　B. ST段抬高
C. T波倒置　　D. T波低平
E. ST段压低

65. 长期卧床的心力衰竭患者，其水肿最易出现的部位是

A. 腹部　　B. 踝部　　C. 胫前
D. 颜面　　E. 腰骶部

66. 由于心排血量突然下降而出现的晕厥称为

A. 心脏骤停　　B. 病态窦房结综合征
C. 阿-斯综合征　　D. 咳嗽性晕厥
E. 脑血管意外

67. 洋地黄治疗最佳指征是

A. 甲状腺功能亢进伴窦性心动过速
B. 缩窄性心包炎伴腹水
C. 急性风湿热伴窦性心动过速
D. 心房颤动伴心室率快及心功能不全
E. 急性心肌梗死伴心功能不全

68. 诊断典型心绞痛，最具特征性的是

A. 含硝酸甘油5min内疼痛消失

B. 胸痛发作多在15min以上

C. 持续左前胸憋闷感

D. 疼痛时心电图示ST段抬高

E. 胸痛多在夜间发作

69. 心包炎的典型体征是

A. 颈静脉怒张　B. 肝大

C. 肝颈静脉反流征阳性　D. 心包摩擦音

E. 支气管呼吸音

70. 风湿性心脏病患者的健康指导，关键措施是

A. 加强锻炼　B. 积极防止链球菌感染

C. 育龄女患者避免妊娠　D. 低脂饮食

E. 绝对卧床休息

71. 左心功能不全最早出现的症状是

A. 咳粉红色泡沫痰　B. 发热

C. 活动后气短　D. 心悸

E. 胸痛

72. 洋地黄中毒的常见表现是

A. 心电图ST-T呈鱼钩样改变

B. 心电图Q-T间期缩短

C. 窦性心动过速

D. 二度房室传导阻滞

E. 出现室性期前收缩二联律

73. 室性期前收缩的心电图特征，错误的是

A. 提前出现QRS波

B. T波与主波方向相反

C. QRS波宽大畸形

D. QRS波群之间无P波

E. 代偿间歇多不完全

74. 风湿性心瓣膜病的常见并发症不包括

A. 心律失常　B. 心力衰竭

C. 感染性心内膜炎　　D. 栓塞现象
E. 心源性休克

75. 感冒后出现与体温不成比例的心动过速应考虑是
A. 窦性心动过速　　B. 病态窦房结综合征
C. 甲状腺功能亢进症　　D. 心肌炎
E. 心肌病

76. 心房颤动与室上性心动过速的区别是
A. 心率快　　B. 心音强
C. 心律不规则　　D. 脉搏齐而弱
E. 心率快慢交替

77. 风湿性心脏病二尖瓣狭窄患者发生心房颤动后常见并发症是
A. 心源性脑缺血综合征　　B. 动脉栓塞
C. 肺部感染　　D. 完全性房室传导阻滞
E. 亚急性细菌性心内膜炎

78. 急性左侧心力衰竭患者端坐位的目的是
A. 减轻体循环淤血　　B. 减轻肺淤血
C. 减轻下肢水肿　　D. 避免血压升高
E. 避免腹水发生

79. 房颤时心电图的表现是
A. 窦性 P 波在 QRS 波群中
B. 窦性 P 波仍存在
C. 窦性 P 波在 QRS 波群之后
D. 窦性 P 波被 f 波代替
E. 窦性 P 波无规则

80. 感染性心内膜炎最重要的诊断依据是
A. 白细胞计数增多　　B. 血红蛋白增多
C. 血培养阳性　　D. 红细胞沉降率加快
E. 心肌酶异常

81. 在我国,肝硬化的主要病因是
A. 肺血吸虫病　　B. 病毒性肝炎
C. 胆囊炎　　D. 胆道蛔虫病

E. 消化道溃疡

82. 肝硬化患者不宜大量放腹水,主要原因是可导致
   A. 肝性脑病　　B. 消化道出血
   C. 脱水　　D. 电解质紊乱
   E. 蛋白质丢失

83. 上消化道大出血最常见的原因是
   A. 胃癌　　B. 慢性胃炎
   C. 消化性溃疡　　D. 胆道结石
   E. 急性胰腺炎

84. 胃、十二指肠溃疡大出血最好发的部位是
   A. 胃大弯　　B. 胃底　　C. 胃窦
   D. 胃小弯和十二指肠　　E. 胃体

85. 急性糜烂出血性胃炎的治疗中,错误的是
   A. 服用制酸药　　B. 使用 H_2 受体拮抗药
   C. 服用硫糖铝　　D. 服用凝血酶
   E. 服用水杨酸类药物

86. 血淀粉酶显著增高见于
   A. 胰腺炎　　B. 溃疡病　　C. 急性肝炎
   D. 肝硬化　　E. 心肌炎

87. 肝硬化腹水患者的腹水性质是
   A. 乳糜液　　B. 漏出液　　C. 渗出液
   D. 血性液　　E. 脓性液

88. 肝性脑病昏迷前期最突出的表现是
   A. 神志改变　　B. 扑翼样震颤　　C. 脑电图异常
   D. 视力减退　　E. 定向力障碍

89. 对原发性肝癌,早期诊断最有意义的是
   A. 肝区疼痛　　B. 肝功能异常　　C. AFP(+)
   D. CEA(+)　　E. 肝增大

90. 对顽固性腹水较好的治疗方法是
   A. 应用利尿药　　B. 甘露醇脱水
   C. 反复腹腔穿刺放腹水　　D. 输新鲜血
   E. 腹水浓缩回输

91. 肝硬化失代偿期最突出的临床表现为

A. 腹水
B. 蜘蛛痣及肝掌
C. 肝功能异常
D. 凝血异常
E. 发热

92. 诱发肝性脑病的主要物质是

A. 尿素
B. 谷氨酰胺
C. 尿酸
D. NH_3
E. NH_4^+

93. 确诊慢性胃炎的主要依据是

A. 胃液分析
B. 胃镜检查
C. 血清壁细胞抗体实验
D. 胃脱落细胞检查
E. 胃肠钡剂X线检查

94. 长期饮酒致肝硬化的机制是

A. 肝门静脉扩张
B. 直接损伤肝细胞
C. 蛋白质吸收减少
D. 肝内血管收缩
E. 胆汁流动受阻

95. 上消化道出血患者的粪便可呈

A. 蛋花汤样
B. 果酱样
C. 米泔水样
D. 柏油样
E. 白陶土样

96. 消化性溃疡与何种病原菌有关

A. 支原体
B. 肺炎链球菌
C. 呼吸道合胞病毒
D. 衣原体
E. 幽门螺杆菌

97. 符合胃溃疡特点的检查是

A. 发病年龄多见于老年人
B. 好发于胃大弯
C. 疼痛多在餐前3～4h发生
D. 压痛点常在上腹偏右
E. X线钡剂检查龛影位于胃腔轮廓之外

98. 消化性溃疡最常见的并发症是

A. 消化道出血
B. 幽门梗阻

C. 消化道穿孔 D. 癌变
E. 呼吸衰竭

99. 我国门静脉高压症的主要原因是
A. 门静脉血栓形成 B. 先天性肝门静脉狭窄
C. 血吸虫病 D. 腹部肿瘤压迫
E. 肝炎后肝硬化

100. 我国急性胰腺炎的最常见病因为
A. 大量饮酒和暴饮、暴食 B. 手术
C. 胆道疾病 D. 并发于流行性腮腺炎
E. 低钙血症

101. 在西方国家发生急性胰腺炎,除胆道疾病外的主要原因是
A. 大量饮酒 B. 手术 C. 药物诱发
D. 暴饮暴食 E. 低钙血症

102. 慢性胃炎最常见的临床表现是
A. 反酸、嗳气 B. 上腹部饱胀不适
C. 上消化道出血 D. 空腹时上腹部疼痛
E. 胸骨后烧灼感

103. 肝硬化患者突然发生大量呕血及黑粪应考虑并发
A. 脾功能亢进 B. 上消化道出血
C. 胃癌 D. 溃疡病
E. 急性胃炎

104. 高血压患者出现咳嗽,咳白色泡沫痰,端坐呼吸。考虑是
A. 左侧心力衰竭 B. 阻塞性肺气肿
C. 支气管炎 D. 支气管哮喘
E. 支气管扩张症

105. 老年人高血压的最主要特点是
A. 多纯收缩压升高为多见
B. 多属轻中型,恶性者罕见
C. 大部分系动脉粥样硬化导致动脉性弹性降低
D. 周围血浆肾素活性降低
E. 血压搏动明显

106. 脑出血最常见的病因是

A. 肺源性心脏病　　B. 高血压

C. 凝血机制障碍　　D. 先天性心脏病

E. 冠心病

107. 脑梗死患者的护理措施,不正确的是

A. 预防感冒　　B. 头部置冰袋

C. 水平卧位　　D. 增加营养

E. 保持安静

108. 缺血性脑血管疾病的主要治疗措施是

A. 血管扩张药　　B. 脱水药

C. 利尿药　　D. 镇静药

E. 抗凝血药

109. 脑出血的好发部位是

A. 脑桥　　B. 内囊　　C. 小脑

D. 大脑皮质　　E. 中脑

110. 病变侧脑神经麻痹和对侧肢体瘫痪为

A. 单瘫　　B. 截瘫　　C. 交叉瘫

D. 偏瘫　　E. 局限性瘫痪

111. 脑出血常见的原因是

A. 脑血管畸形　　B. 高血压动脉硬化

C. 外伤　　D. 血小板减少

E. 脑动脉瘤

112. 脑血栓形成溶栓治疗最佳时间是

A. 发病 72h 之内　　B. 发病 48h 之内

C. 发病 24h 之内　　D. 发病 12h 之内

E. 发病 6h 之内

113. 阿司匹林治疗脑动脉硬化的原理是

A. 血小板减少　　B. 防止血小板凝集

C. 扩张小动脉　　D. 降血压

E. 增加血管通透性

114. 肌力 5 级为

A. 完全瘫痪

B. 可见轻微的肌肉收缩但无肢体运动
C. 肢体能在床上移动但不能抬起
D. 能抬离床面但不能对抗阻力
E. 正常肌力

115. 具有利尿脱水作用的溶液是
A. 0.9％氯化钠　B. 复方氯化钠
C. 20％甘露醇　D. 11.2％乳酸钠
E. 脂肪乳剂

116. 原发性高血压患者晚期最常见的死亡原因是
A. 慢性肾衰竭　B. 充血性心力衰竭
C. 脑出血　D. 高血压急症
E. 心律失常

117. 尼莫地平的不良反应是
A. 干咳　B. 电解质紊乱　C. 支气管痉挛
D. 头晕,面红　E. 心律失常

118. 目前区别脑血栓与脑出血的主要依据是
A. 发病的缓急　B. 脑 CT 检查　C. 脑脊液检查
D. 昏迷程度　E. 病史检查

119. 老年人夜间安静睡眠时易发生脑血栓的原因是
A. 血稠,流动慢　B. 血 CO_2 浓度高
C. 脑缺血加重　D. 血糖过低
E. 脑血管痉挛

120. 蛛网膜下腔出血最常见的病因是
A. 高血压　B. 动脉硬化　C. 颅外因素
D. 微栓子　E. 脑内血管畸形

121. 出现交叉性瘫痪的病变部位是
A. 大脑皮质　B. 脑干　C. 内囊
D. 小脑　E. 脊髓

122. 脑出血急性期护理措施,不正确的是
A. 避免搬动　B. 各项操作要轻柔
C. 观察是否伴头痛呕吐　D. 头部略低,防止脑缺血
E. 液体摄入量＜1500ml/d

123. 对癫痫患者的健康教育,不正确的是

A. 开车要有人陪同
B. 适当参加体力活动
C. 禁用神经兴奋药
D. 游泳有危险
E. 需长期正规用药

124. 不属于癫痫药物治疗原则的是

A. 大剂量开始
B. 单一用药无效者可联合用药
C. 达疗效后继续正规用药
D. 连续 3 年无发作后可缓慢减量
E. 以小剂量维持后停药

125. 关于癫痫持续状态,描述正确的是

A. 大发作在发作时持续昏迷达 12h 以上
B. 大发作在发作时持续昏迷达 6h 以上
C. 大发作在发作时持续昏迷达 3h 以上
D. 大发作在短期内频繁发作,1d 达数次
E. 大发作在短期内频繁发作,发作间歇期仍有意识障碍

126. 癫痫大发作的特征性表现是

A. 局部肌肉节律性抽搐
B. 吸吮、咀嚼、流涎
C. 突发突止的意识障碍
D. 意识丧失、全身抽搐
E. 无理吵闹、唱歌、脱衣

127. 癫痫大发作的护理措施,不正确的是

A. 使患者躺下,侧卧位
B. 松解领扣、腰带
C. 不能饮水
D. 牙垫塞入上、下门齿之间
E. 不能强力按压肢体

128. 护理高血压患者,不妥的是

A. 改变体位时宜缓慢
B. 协助用药尽快使血压降至较低水平
C. 沐浴时水温不宜过高
D. 保持大便通畅
E. 头晕、恶心时协助患者平卧,抬高下肢

129. 原发性高血压分期标准应依据

A. 病程长短
B. 靶器官损害情况

C. 血脂高低　　D. 降压治疗效果
E. 症状轻重

130. 原发性高血压最常见的死亡原因是
A. 心律失常　B. 尿毒症　C. 心力衰竭
D. 脑血管意外　E. 高血压危象

131. 为延缓肾小球硬化及肾功能减退,应选择的饮食是
A. 低蛋白质饮食　B. 高维生素C　C. 高糖类
D. 低胆固醇　E. 低三酰甘油

132. 急性肾衰竭少尿期危害最大的电解质紊乱是
A. 高血磷　B. 高血钙　C. 高血钾
D. 高血镁　E. 高血钠

133. 某慢性肾衰竭患者预防下肢静脉血栓形成的主要措施是
A. 多饮水　B. 被动运动肢体　C. 少输液
D. 绝对卧床休息　E. 多吃蔬菜水果

134. 慢性肾小球肾炎发病的起始因素是
A. 细菌损害　B. 免疫介导炎症
C. 大量蛋白质饮食　D. 慢性肾盂肾炎
E. 急性心力衰竭

135. 引起慢性肾衰竭的最常见病因是
A. 急性肾盂肾炎　B. 慢性肾小球肾炎
C. 慢性肾结核　D. 慢性肾小球硬化症
E. 慢性尿路梗阻

136. 肾盂肾炎常见的诱发因素不包括
A. 肾小球肾炎　B. 非胰岛素依赖型糖尿病
C. 前列腺肥大　D. 留置导尿
E. 长期使用糖皮质激素

137. 急性肾衰竭少尿或无尿期饮食的处理,不正确的是
A. 热量供应以蛋白质为主　B. 高热量
C. 可给适量的脂肪乳剂　D. 热量供应以糖为主
E. 高维生素

138. 成年人缺铁性贫血最常见的病因是
A. 食物中缺铁　B. 慢性失血

C. 铁需要量过多　　D. 骨髓造血不良

E. 肠道吸收不良

139. 急性白血病患者发热38℃多见于

A. 感染　　B. 药物热　　C. 血细胞破坏

D. 吸收热　　E. 血小板过多

140. 白血病患者突然出现头痛、呕吐、视物模糊等症状，常提示

A. 败血症　　B. 中枢神经系统感染

C. 眼出血　　D. 消化道出血

E. 颅内出血

141. 急性感染性多发性神经根炎危及生命的主要原因是

A. 吞咽功能障碍　　B. 呼吸肌麻痹

C. 面神经麻痹　　D. 水、电解质紊乱

E. 肢体麻木

142. 白血病最主要的死亡原因是

A. 神经系统浸润　　B. 化疗不良反应

C. 内脏出血　　D. 继发感染

E. 严重贫血

143. 能准确反映体内储存铁量的指标为

A. 骨髓铁染色　　B. 血清铁

C. 总铁结合力　　D. 血清铁蛋白

E. 血清铁饱和度

144. 关于缺铁性贫血的铁剂治疗正确的是

A. 胃肠外营养

B. 注射铁剂有效

C. 一旦红细胞计数恢复正常，铁剂治疗就可以终止

D. 有效地铁剂治疗开始后48h就可以见到症状好转

E. 口服铁剂已被注射铁剂代替

145. 含叶酸最多的食物是

A. 蛋类和奶类　　B. 海带、紫菜　　C. 香菇

D. 各类谷物　　E. 绿色新鲜蔬菜、水果

146. 关于巨幼细胞性贫血，不正确的是

A. 巨幼细胞性贫血由DNA合成障碍引起

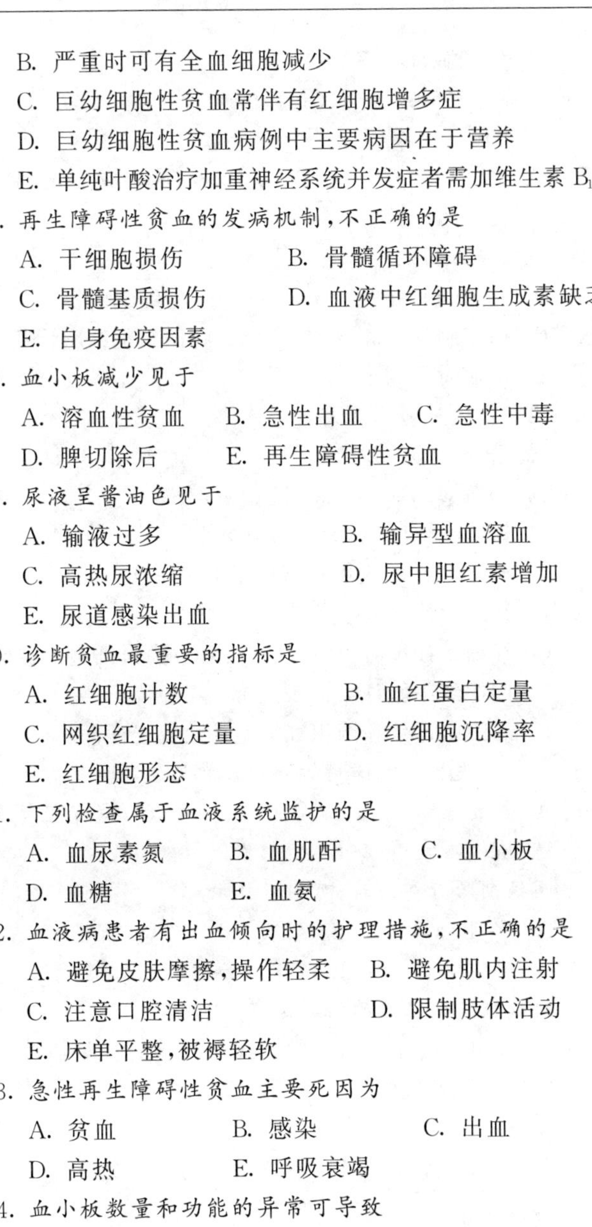

B. 严重时可有全血细胞减少

C. 巨幼细胞性贫血常伴有红细胞增多症

D. 巨幼细胞性贫血病例中主要病因在于营养

E. 单纯叶酸治疗加重神经系统并发症者需加维生素 B_{12}

147. 再生障碍性贫血的发病机制，不正确的是

A. 干细胞损伤　　B. 骨髓循环障碍

C. 骨髓基质损伤　　D. 血液中红细胞生成素缺乏

E. 自身免疫因素

148. 血小板减少见于

A. 溶血性贫血　　B. 急性出血　　C. 急性中毒

D. 脾切除后　　E. 再生障碍性贫血

149. 尿液呈酱油色见于

A. 输液过多　　B. 输异型血溶血

C. 高热尿浓缩　　D. 尿中胆红素增加

E. 尿道感染出血

150. 诊断贫血最重要的指标是

A. 红细胞计数　　B. 血红蛋白定量

C. 网织红细胞定量　　D. 红细胞沉降率

E. 红细胞形态

151. 下列检查属于血液系统监护的是

A. 血尿素氮　　B. 血肌酐　　C. 血小板

D. 血糖　　E. 血氨

152. 血液病患者有出血倾向时的护理措施，不正确的是

A. 避免皮肤摩擦，操作轻柔　　B. 避免肌内注射

C. 注意口腔清洁　　D. 限制肢体活动

E. 床单平整，被褥轻软

153. 急性再生障碍性贫血主要死因为

A. 贫血　　B. 感染　　C. 出血

D. 高热　　E. 呼吸衰竭

154. 血小板数量和功能的异常可导致

A. 网织红细胞减少　　B. 出血时间延长

C. 出血时间缩短　　D. 凝血时间缩短

E. 红细胞沉降率加快

155. 成年男性的血红蛋白正常值为

A. 110～150g/L B. 110～160g/L

C. 120～160g/L D. 120～170g/L

E. 150～200g/L

156. 反映造血功能的血液检查是

A. 血红蛋白定量 B. 血细胞比容

C. 白细胞计数和分类 D. 网织红细胞计数

E. 出血时间测定

157. 成年人的造血器官是

A. 肝 B. 脾 C. 淋巴结

D. 卵黄囊 E. 骨髓

158. 贫血是指单位容积的外周血液中

A. 红细胞计数或血红蛋白量低于正常

B. 红细胞计数低于正常

C. 红细胞计数、血红蛋白浓度和(或)血细胞比容低于正常

D. 网织红细胞计数低于正常

E. 红细胞计数和网织红细胞计数低于正常

159. 引起继发性再生障碍性贫血最常见的药物是

A. 红霉素 B. 氯霉素 C. 螺旋霉素

D. 庆大霉素 E. 青霉素

160. 用铁剂治疗贫血时,可同时服用

A. 牛乳 B. 茶水 C. 咖啡

D. 维生素 C E. 钙剂

161. 缺铁性贫血根治的措施是

A. 铁剂治疗 B. 增加营养 C. 少量输血

D. 纠正偏食 E. 病因治疗

162. 含铁最少的食物是

A. 蛋黄 B. 牛奶 C. 猪肉

D. 猪肝 E. 豆腐

163. 严重贫血时出现晕厥、神志模糊的原因是

A. 脑血栓形成 B. 高血压脑病 C. 颈椎病

D. 短暂癫痫　E. 脑缺氧

164. 各种贫血的护理诊断首先是

A. 营养失调　B. 有感染的危险

C. 活动无耐力　D. 呼吸形态改变

E. 心排血量减少

165. 重型再生障碍性贫血和慢性再生障碍性贫血的共同点是

A. 预后一样　B. 治疗方案一样

C. 临床表现相似　D. 起病急缓一样

E. 骨髓象显示巨核细胞都减少

166. 特发性血小板减少性紫癜禁用的药物是

A. 泼尼松龙　B. 阿莫西林　C. 红霉素

D. 阿司匹林　E. 地西泮

167. 血小板减少性紫癜患者化验结果,不正确的是

A. 血小板计数减少

B. 血小板相关免疫球蛋白增高

C. 出血时间正常

D. 血小板寿命缩短

E. 血块回缩不良

168. 对发热的血液病患者的护理措施,不正确的是

A. 降温措施主要是乙醇擦浴

B. 体温超过 38.5℃应降温

C. 药物降温,药量不宜过大

D. 每日液体摄入量在 3000ml 左右

E. 给予高蛋白质、高热量、高维生素饮食

169. 急性白血病最常见的表现是

A. 贫血　B. 发热　C. 出血

D. 四肢关节痛　E. 骨骼疼痛

170. 有出血倾向的患者,护理措施不正确的是

A. 护理操作轻柔　B. 减少和避免肌内注射

C. 鼻腔内血痂及时剥去　D. 鼻黏膜常涂液状石蜡

E. 少吃坚硬食物

171. 为防止急性白血病患者继发感染,护理措施不正确的是
A. 做好口腔护理,经常漱口
B. 保持皮肤清洁,防止破损
C. 保持大便通畅,以防肛裂
D. 限制探视
E. 使用药物尽量采用肌内注射

172. 急性白血病和再生障碍性贫血的共同临床表现是
A. 发热 B. 贫血 C. 皮肤出血
D. 颅内出血 E. 胸骨压痛

173. 白血病最主要的致死原因是
A. 神经系统受浸润 B. 化疗不良反应
C. 内脏出血 D. 继发感染
E. 贫血

174. 急性白血病并发颅内出血,护理措施不正确的是
A. 绝对卧床休息 B. 头部冷敷
C. 高流量吸氧 D. 勤翻身预防压疮
E. 注意意识及瞳孔变化

175. 急性白血病最常见的炎症是
A. 肺部感染 B. 肛周炎 C. 口腔炎
D. 败血症 E. 尿路感染

176. 胰岛素依赖型糖尿病的发病机制是
A. 细菌感染 B. 摄糖过多 C. 代谢不良
D. 病毒感染 E. 自身免疫

177. 甲状腺功能亢进症患者的大便次数多,其原因为
A. 肠蠕动过快 B. 体温高 C. 甲状腺素过少
D. 饮水过多 E. 进食过多

178. 甲状腺功能亢进症病情恶化时危及生命的是
A. 甲状腺功能亢进性肌病、甲状腺功能亢进性心脏病
B. 甲状腺危象
C. 淡漠型甲状腺功能亢进
D. 甲状腺功能亢进性心脏病
E. 周期性麻痹

179. 糖尿病最基本的治疗措施是
A. 适当运动　B. 口服降糖药　C. 控制饮食
D. 注射胰岛素　E. 控制体重

180. 抗甲状腺药物的主要不良反应是
A. 皮疹　B. 中毒性肝炎　C. 胃肠道反应
D. 粒细胞减少　E. 精神症状

181. 系统性红斑狼疮的病因是
A. 自身免疫　B. 烈日暴晒　C. 烟酒过多
D. 反复感冒　E. 药物过敏

182. 系统性红斑狼疮最多损害的脏器是
A. 心　B. 肝　C. 脑　D. 肺　E. 肾

183. 系统性红斑狼疮皮肤损害多见于
A. 暴露部位　B. 臀部　C. 胸部
D. 双下肢　E. 腹部

184. 系统性红斑狼疮的皮肤护理，正确的是
A. 常用清水清洗　B. 面部经常用化妆品保护
C. 可用碱性肥皂　D. 可在阳光下暴晒
E. 每日用 10℃的冷水局部湿敷

185. 类风湿关节炎最早出现的关节是
A. 肩关节　B. 脊柱小关节　C. 肘关节
D. 腕、掌指近端指关节　E. 踝关节

186. 类风湿关节炎的表现是
A. 足外翻　B. 梭状指　C. 膝外翻
D. 膝内翻　E. 杵状指

187. 判断类风湿关节炎病情活动的指标是
A. 关节晨僵程度及持续时间　B. 贫血
C. 发热　D. 关节肿胀
E. X线报告骨质疏松

188. 系统性红斑狼疮最常见的皮肤损害是
A. 玫瑰疹　B. 湿疹　C. 蝶形红斑
D. 紫癜　E. 环形红斑

189. 系统性红斑狼疮急性发作期首选药物是

A. 抗生素　B. 免疫抑制药

C. 肾上腺皮质激素　D. 免疫增强药

E. 抗病毒药物

190. 类风湿关节炎缓解期重要的护理措施是

A. 指导患者活动锻炼　B. 避免心情不愉快

C. 预防感冒　D. 避免潮湿

E. 预防感染

191. 类风湿关节炎关节病变特点是

A. 关节肿胀　B. 关节不出现畸形

C. 关节非对称性改变　D. 大关节改变

E. 关节游走性疼痛

192. 类风湿关节炎病变活动的标志是

A. 晨僵　B. 关节压痛　C. 关节畸形

D. 关节自发性疼痛　E. 杵状指

193. 类风湿关节炎最重要的护理措施是

A. 保持健存关节功能　B. 限制关节活动

C. 抬高患肢　D. 抬高颈部

E. 卧床休息

194. 诊断系统性红斑狼疮有意义的化验是

A. 红细胞花环形成　B. 类风湿因子(+)

C. 抗核抗体(+)　D. 抗 Sm 抗体阳性

E. 红细胞沉降率快

195. 等渗性缺水的主要原因是

A. 高热　B. 急性肠梗阻

C. 长期禁食　D. 反复呕吐

E. 昏迷而未补充液体

196. 高渗性缺水的病理特点是

A. 体液以失钠为主　B. 体液以失水为主

C. 体液以失钾为主　D. 体液以失钙为主

E. 体液以失氯为主

197. 低钾血症最早出现的症状是

A. 肠麻痹 B. 肌无力 C. 恶心、呕吐

D. 多尿、夜尿 E. 心电图出现T波降低、变平或倒置

198. 低钾血症患者补钾最安全的途径是

A. 口服 B. 静脉推注 C. 莫菲滴管加入

D. 周围静脉滴注 E. 中心静脉滴注

199. 补钾时每小时尿量必须超过

A. 20ml B. 30ml C. 40ml D. 50ml E. 60ml

200. 不符合静脉补钾原则的是

A. 尿量须在40ml/h以上

B. 氯化钾浓度<40mmol/L或3g/L

C. 滴速<20mmol/h

D. 每日补充钾总量<6g

E. 可先静脉推注少量10%氯化钾

201. 纠正呼吸性酸中毒的主要措施是

A. 控制感染 B. 提高吸氧浓度

C. 使用激素 D. 改善通气

E. 静脉滴注碱性药物

202. 口唇呈樱桃红色，提示酸碱平衡紊乱是

A. 代谢性酸中毒 B. 代谢性碱中毒

C. 呼吸性酸中毒 D. 呼吸性碱中毒

E. 混合性酸碱中毒

203. 休克微循环痉挛期的主要变化，正确的是

A. 小静脉舒张 B. 微动脉舒张

C. 血压升高 D. 微静脉血流减少

E. 毛细血管网中血流明显减少

204. 休克的主要致死原因是

A. 呼吸衰竭 B. 心力衰竭 C. DIC

D. MSOF E. 肾衰竭

205. 休克并发ARDS时的典型表现是

A. 进行性呼吸困难 B. 代谢性酸中毒

C. 肺呼吸音降低 D. 肺湿性啰音

E. 发绀

206. 关于休克的护理措施，不妥的是

A. 仰卧中凹位 B. 常规吸氧

C. 热水袋保暖 D. 观察每小时尿量

E. 每 15 分钟测血压、脉搏 1 次

207. 关于要素饮食的叙述，正确的是

A. 属有渣饮食

B. 含有各种分子水平的营养成分

C. 适用于消化功能与吸收功能正常者

D. 配制后常温下保存

E. 配制后 48h 内用完

208. 对要素饮食护理的描述，错误的是

A. 放于 4℃以下冰箱内，24h 用完

B. 管饲导管每周更换 1 次

C. 应在无菌环境下配制

D. 每天冲洗导管 2 次

E. 小量、低速、低浓度开始

209. 术后早期活动的优点，不包括

A. 减少血栓性静脉炎的发生

B. 减少切口感染的机会

C. 减少肺部并发症

D. 防止腹胀、便秘

E. 促进排尿功能的恢复

210. 术后患者痰黏稠、不易咳出，主要护理措施是

A. 戒烟 B. 鼓励翻身

C. 给镇咳药物 D. 给予抗生素

E. 超声雾化吸入

211. 术后内出血的原因不正确的是

A. 手术中止血不彻底 B. 缝合不当

C. 缝线结滑脱 D. 凝血功能障碍

E. 腹压增加

212. 术后切口裂开，处理不妥的是

A. 安慰患者　　B. 立即将内脏还纳

C. 立即用灭菌盐水纱布覆盖　　D. 用腹带包扎

E. 送手术室缝合

213. 乳腺癌根治术属于

A. 择期手术　　B. 限期手术　　C. 急症手术

D. 诊断性手术　　E. 姑息性手术

214. 关于手术后并发症的叙述，错误的是

A. 深静脉血栓形成多见于下肢

B. 内出血常发生在手术后 3～4d

C. 呼吸道感染常见为肺不张

D. 切口感染与无菌操作不严格有关

E. 泌尿系感染与长期卧床尿潴留有关

215. 手术后出现深静脉血栓形成时，应禁忌

A. 抬高患肢　　B. 局部热敷　　C. 局部按摩

D. 理疗　　E. 患肢制动

216. 预防术后肺部感染的措施，不妥的是

A. 术前戒烟　　B. 术后早期活动

C. 痰稠可给予祛痰药　　D. 鼓励患者深呼吸

E. 应用镇咳药

217. 不符合外科感染特点的是

A. 局部表现更明显

B. 多数由几种细菌混合感染

C. 部分有脓肿形成

D. 多数须手术治疗

E. 均有瘢痕形成

218. 引起特异性感染的致病菌是

A. 破伤风杆菌　　B. 革兰阳性杆菌

C. 肺炎链球菌　　D. 金黄色葡萄球菌

E. 溶血性链球菌

219. 破伤风强直性肌肉收缩最先发生在

A. 面肌　　B. 颈项肌　　C. 咀嚼肌

D. 肋间肌　　E. 四肢肌

220. 破伤风的潜伏期平均为

A. 24h以内　　B. 36～48h　　C. 3～5d

D. 6～10d　　E. 10～20d

221. 注射TAT治疗破伤风的机制是

A. 清除毒素的来源

B. 中和与神经结合的毒素

C. 中和游离的毒素

D. 干扰破伤风杆菌生长

E. 清除破伤风杆菌

222. 严重挤压伤患者,应特别注意观察的指标是

A. 肢端温度　　B. 血压　　C. 伤口情况

D. 呼吸　　E. 尿量和尿色

223. 下列伤口应优先换药的是

A. 切开引流的伤口　　B. 破伤风伤口

C. 气性坏疽杆菌感染伤口　　D. 压疮创面

E. 无菌手术伤口

224. 幽门梗阻患者因长期呕吐会造成

A. 低钾低氯性代谢性碱中毒

B. 低钾低氯性代谢性酸中毒

C. 低钾高氯性代谢性酸中毒

D. 高钾低氯性代谢性碱中毒

E. 低钾高氯性代谢性碱中毒

225. 属于重度甲状腺功能亢进症的基础代谢率是

A. 10%以下　　B. 10%～20%

C. 20%～30%　　D. 30%～60%

E. 60%以上

226. 甲状腺术后最危急的并发症是

A. 手足抽搐　　B. 甲状腺危象

C. 喉上神经损伤　　D. 喉返神经损伤

E. 呼吸困难和窒息

227. 甲状腺功能亢进症患者病情严重程度的重要标志是
A. 脉率加快及脉压增大　B. 性情急躁及易激动
C. 食欲亢进但消瘦　D. 双手颤动及突眼
E. 月经失调及停经

228. 甲状腺功能亢进症术后护理,错误的是
A. 病情平稳后取半卧位
B. 术后当天可给予温凉流食
C. 注意观察切口渗血及引流管情况
D. 引流管一般于术后 12～24h 拔除
E. 继续服碘剂

229. 甲状腺功能亢进症术后甲状腺危象多发生于
A. 术后 1～4h　B. 术后 4～8h
C. 术后 8～12h　D. 术后 12～36h
E. 术后 36～48h

230. 预防术后甲状腺危象的关键措施是
A. 术后置引流管　B. 术后加强观察
C. 适当保存甲状腺　D. 术中尽量避免挤压腺体
E. 术前基础代谢率降至正常范围

231. 急性腹膜炎发生休克的主要原因是
A. 剧烈疼痛
B. 肠内积液刺激
C. 大量呕吐失液
D. 腹膜吸收大量毒素致感染性休克
E. 腹胀引起呼吸困难

232. 急性弥漫性腹膜炎体征,错误的是
A. 腹肌紧张　B. 全腹压痛　C. 反跳痛
D. 肠鸣音亢进　E. 腹式呼吸减弱

233. 胃肠减压的护理不正确的是
A. 患者应禁食　B. 保持减压管通畅
C. 胃管堵塞禁止冲洗　D. 注意口腔护理
E. 记录吸出液的量及性质

234. 胃肠减压在腹膜炎治疗中的作用不包括
A. 减轻胃肠道积气
B. 减少胃肠道内容物继续流入腹腔
C. 促进胃肠道恢复蠕动
D. 增强胃肠道消化功能
E. 改善胃壁血供

235. 腹部闭合性损伤患者诊断明确前的处理,不正确的是
A. 监测血常规
B. 监测生命体征
C. 给予镇痛药,减轻疼痛
D. 积极补充血容量,防止休克
E. 应用广谱抗生素

236. 诊断腹腔实质性脏器损伤的主要依据是
A. 腹肌紧张　B. 腹腔穿刺抽出浑浊液体
C. 膈下游离气体　D. 进行性贫血
E. 腹腔穿刺抽出不凝血

237. 腹部损伤合并休克的治疗原则,正确的是
A. 大量抗生素预防感染
B. 大量快速补液
C. 输血,恢复血容量
D. 积极抗休克同时手术探查
E. 给予充足镇痛药物

238. 导致腹外疝的最重要因素是
A. 妊娠　B. 排尿困难　C. 慢性咳嗽
D. 长期便秘　E. 腹壁强度降低

239. 最易发生嵌顿的疝是
A. 切口疝　B. 股疝　C. 婴儿脐疝
D. 腹股沟直疝　E. 腹股沟斜疝

240. 多见于儿童及青壮年男性的腹外疝是
A. 腹股沟直疝　B. 腹股沟斜疝　C. 脐疝
D. 股疝　E. 切口疝

241. 关于脐疝的叙述,错误的是

A. 婴儿多见

B. 疝内容物由脐环突出

C. 婴儿脐疝较成年人脐疝易嵌顿

D. 成年人脐疝多见于中年以上的妇女

E. 婴儿脐疝多见于先天性疾病

242. 胃癌最好发部位是

A. 贲门部 B. 胃底部 C. 胃体部

D. 胃窦部 E. 幽门部

243. 诊断胃癌最有效的方法是

A. CT B. 磁共振 C. 纤维胃镜

D. 胃钡剂透视 E. 胃电图检查

244. 胃大部切除后倾倒综合征的表现不包括

A. 出汗 B. 乏力 C. 腹泻

D. 腹胀 E. 恶心、呕吐

245. 急性阑尾炎早期症状是

A. 腹泻 B. 腹痛 C. 腹胀

D. 发热 E. 恶心、呕吐

246. 急性阑尾炎腹痛起始于脐周或上腹的机制是

A. 内脏神经反射 B. 胃肠功能紊乱

C. 躯体神经反射 D. 阑尾位置不固定

E. 阑尾管壁痉挛

247. 阑尾切除术后最常见的并发症是

A. 出血 B. 粪瘘 C. 切口感染

D. 阑尾残株炎 E. 腹膜炎或腹腔脓肿

248. 绞窄性肠梗阻腹痛的特点是

A. 持续性隐痛 B. 阵发性绞痛

C. 持续性腹痛阵发性加剧 D. 刀割样疼痛

E. 全腹胀痛

249. 肠扭转最多见于

A. 腹部曾有外伤 B. 饱食后卧床

C. 饱食后剧烈活动 D. 饥饿时运动

E. 腹部曾手术

250. 高位肠梗阻腹胀的特点是

A. 腹胀显著,可有肠形
B. 腹胀不明显,可有胃形
C. 全腹均匀性腹胀
D. 不均匀性腹部隆起
E. 对称性腹部隆起

251. 肛裂"三联征"是指

A. 疼痛、出血、前哨痔
B. 疼痛、便秘和出血
C. 肛裂、出血、前哨痔
D. 肛裂、前哨痔、肛乳头肥大
E. 便秘、出血、前哨痔

252. 肛裂的主要症状是

A. 排便时、排便后疼痛
B. 排便时坠胀不适
C. 肛周皮肤瘙痒
D. 大量便血
E. 腹泻

253. 内痔患者预防便秘的措施不包括

A. 每天坚持适当活动
B. 多饮水、多吃蔬菜
C. 忌酒和辛辣食物
D. 坚持每晚肛门坐浴
E. 养成每天定时排便的习惯

254. 痔形成的因素不包括

A. 静脉壁本身薄弱
B. 久坐久站
C. 长期排尿困难
D. 肝门静脉高压
E. 长期腹泻

255. 结肠造口的术后护理,错误的是

A. 保持造口周围皮肤清洁
B. 避免多渣和产气的食物
C. 患者出现便秘应高压灌肠
D. 观察有无并发症
E. 指导患者学会更换人工肛门袋

256. 最有临床意义的门腔静脉交通支是

A. 胃底与食管下段静脉交通支
B. 脐旁与腹上深静脉交通支

C. 脐旁与腹下深静脉交通支

D. 腹膜后静脉交通支

E. 直肠下端与肛管静脉交通支

257. 门静脉高压症的主要并发症不包括

A. 腹水 B. 消化道出血 C. 肺感染

D. 血细胞减少 E. 脾功能亢进

258. 门静脉高压症形成后首先出现的是

A. 肝大 B. 脾大 C. 腹水

D. 呕血 E. 交通支扩张

259. 门静脉高压症手术治疗主要目的是

A. 改善消化功能 B. 根除肝损害

C. 止血或防止出血 D. 消除腹水

E. 消除脾功能亢进

260. 肝门静脉高压症的术后护理,错误的是

A. 定期监测生命体征

B. 观察腹腔引流液的性质及颜色

C. 分流术后应采取半卧位

D. 卧床1周

E. 观察患者有无意识改变

261. 原发性肝癌肝区疼痛的特点是

A. 烧灼样疼痛 B. 持续性胀痛

C. 阵发性绞痛 D. 间歇性隐痛

E. 刀割样疼痛

262. 诊断原发性肝癌的特异性检查是

A. CT检查 B. 超声检查

C. 放射性核素扫描 D. 肝动脉造影检查

E. 血清甲胎蛋白测定

263. 肝癌术后护理,错误的是

A. 加强切口及引流管的护理

B. 常规吸氧

C. 禁食期间给予静脉营养支持

D. 密切观察病情变化及并发症的发生

E. 早期下床活动

264. Reynolds 五联征是

A. 腹痛、寒战高热、黄疸、休克、呼吸衰竭

B. 腹痛、寒战高热、黄疸、休克、心力衰竭

C. 腹痛、寒战高热、黄疸、休克、肾衰竭

D. 腹痛、寒战高热、黄疸、休克、意识障碍

E. 腹痛、寒战高热、黄疸、休克、DIC

265. 结石在胆囊中最易滞留的部位是

A. 胆囊底 B. 胆囊体 C. 胆囊管

D. 胆囊颈 E. 胆囊三角

266. Murphy 征阳性多见于

A. 急性胆囊炎 B. 急性胰腺炎

C. 胃十二指肠溃疡穿孔 D. 胆总管结石

E. 胆道蛔虫病

267. T 形管引流的护理，不正确的是

A. 妥善固定 T 形管

B. 观察引流量和性状

C. 置管 7d 可拔管

D. 引流不畅时可用无菌生理盐水冲洗导管

E. 拔管前须试行夹管 1～2d

268. 胆石症患者出现胆绞痛禁用的药物是

A. 33%硫酸镁 B. 阿托品 C. 硝酸甘油

D. 亚硝酸异戊酯 E. 吗啡

269. 胆道感染最常见的致病菌是

A. 粪球菌 B. 链球菌

C. 金黄色葡萄球菌 D. 大肠埃希菌

E. 铜绿假单胞菌

270. 出现上腹部绞痛、寒战高热、黄疸应首先考虑是

A. 急性胆囊炎 B. 胆道蛔虫 C. 先天性胆道闭锁

D. 胆总管囊肿 E. 胆总管结石合并感染

271. 急性梗阻性化脓性胆管炎最常见的梗阻因素是

A. 胆管狭窄 B. 胆管肿瘤 C. 胆-肠吻合术后

D. T形管造影术后 E. 胆管结石梗阻

272. 胰头癌的最主要临床特点是

A. 食欲低下、消瘦 B. 腹部压痛 C. 持续腹痛

D. 黄疸 E. 肝大

273. 胰腺癌的首要症状和主要体征分别是

A. 食欲缺乏，黄疸

B. 发热，黄疸

C. 发热寒战，腹部压痛

D. 乏力消瘦，腹部肌紧张

E. 上腹痛和上腹饱胀不适，黄疸

274. 急性出血性坏死性胰腺炎最常见的并发症是

A. 休克 B. DIC

C. 胰腺假性囊肿 D. 胰腺脓肿

E. 化脓性感染

275. 外科急腹症的特点是

A. 有停经和阴道出血史

B. 以呕吐、心悸为主要症状

C. 腹痛在前，发热、呕吐在后

D. 卧床休息后腹痛好转

E. 腹部压痛一般不明显

276. 外科急腹症中最常见的是

A. 急性肠梗阻 B. 急性胆囊炎 C. 急性胰腺炎

D. 急性阑尾炎 E. 急性胃穿孔

277. 鼓励下肢静脉曲张手术后患者早期活动，其主要目的是预防

A. 皮肤压疮 B. 肺部并发症

C. 泌尿系统感染 D. 下肢肌肉萎缩

E. 深静脉血栓形成

278. 下肢静脉曲张的术后护理，错误的是

A. 抬高患肢 B. 使用弹性绷带

C. 术后鼓励早期下床活动 D. 不能做足背伸屈运动

E. 注意观察有无局部出血、感染

279. 决定大隐静脉曲张能否手术治疗，主要依据是
A. 检查深静脉有无阻塞
B. 浅静脉瓣功能是否良好
C. 交通支瓣膜功能是否良好
D. 静脉曲张严重程度
E. 有无经久不愈的慢性溃疡

280. 血栓闭塞性脉管炎的护理，错误的是
A. 镇痛，禁烟 B. 指导抬腿运动
C. 患肢用热水袋加温 D. 保持患肢干燥
E. 测皮肤温度、观察疗效

281. 间歇性跛行是血栓性闭塞性脉管炎的
A. Ⅰ期典型表现 B. Ⅱ期典型表现
C. Ⅲ期典型表现 D. Ⅳ期典型表现
E. Ⅴ期典型表现

282. 颅内压增高的常见原因不包括
A. 颅内占位性病变 B. 脑血流量增加
C. 脑脊液增多 D. 大片凹陷性骨折
E. 脑萎缩

283. 颅内压增高的主要体征是
A. 意识改变 B. 瞳孔变化
C. 视神经盘水肿 D. 头痛
E. 呕吐

284. 脑疝形成的机制是
A. 颅内占位性病变 B. 颅内脑脊液增加
C. 颅内血容量增加 D. 颅内压力分布不均
E. 颅腔内容物体积增大

285. 枕骨大孔疝的临床表现，不正确的是
A. 剧烈头痛 B. 频繁呕吐
C. 颈项强直或强迫头位 D. 患侧眼睑下垂
E. 生命体征紊乱

286. 脑损伤表现为“中间清醒期”的是
A. 头皮血肿 B. 脑内血肿

C. 硬膜外血肿　D. 硬膜下血肿
E. 脑震荡

287. 对颅脑损伤患者观察及护理，错误的是
A. 密切观察意识　B. 抬高床头 15°～30°
C. 观察瞳孔及肢体变化　D. 保持呼吸道通畅
E. 对冬眠疗法患者需定时翻身

288. 冬眠低温疗法的护理，错误的是
A. 单人房间
B. 室温 18～20℃
C. 先物理降温，后给冬眠药物
D. 防止发生腹胀、胃潴留
E. 收缩压不低于 100mmHg

289. 冬眠低温疗法体温宜降至
A. 肛温 30～31℃，腋温 29～30℃
B. 肛温 30～31℃，腋温 31～32℃
C. 肛温 31～32℃，腋温 32～33℃
D. 肛温 32～34℃，腋温 31～33℃
E. 肛温 33～35℃，腋温 34～36℃

290. 对判断颅底骨折最有意义的临床表现是
A. 恶心　B. 呕吐　C. 脑脊液漏
D. 鼻孔出血　E. 严重头痛

291. 颅底骨折有脑脊液耳、鼻外漏，处理措施错误的是
A. 应用抗生素　B. 禁忌腰穿
C. 冲洗消毒后用棉球堵塞　D. 禁擤鼻涕
E. 床头抬高 15°～20°

292. 颅脑损伤患者抬高床头 15°～30°的目的是
A. 预防呕吐性窒息　B. 利于呼吸道通畅
C. 保证心排血量　D. 患者舒适
E. 减轻脑水肿

293. 脑室引流袋最高处距侧脑室的距离为
A. 5～10cm　B. 10～15cm　C. 5～15cm
D. 10～20cm　E. 15～20cm

294. 颅内压增高"三主征"是

A. 头痛、呕吐、视神经盘水肿

B. 头痛、呕吐、血压升高

C. 头痛、呕吐、脉搏缓慢

D. 意识障碍、血压升高、脉搏缓慢

E. 意识障碍、血压升高、呼吸变慢

295. 脑室引流的护理,错误的是

A. 观察脑脊液的颜色、性状和量

B. 术后早期应注意控制引流速度

C. 每日引流量不超过100ml

D. 保持引流通畅

E. 每日更换引流袋,严格无菌操作

296. 颅内最常见的恶性肿瘤是

A. 脑膜瘤　B. 听神经瘤　C. 颅咽管瘤

D. 神经胶质瘤　E. 垂体腺瘤

297. 儿童易发生的颅内肿瘤是

A. 脑膜瘤　B. 听神经瘤　C. 颅咽管瘤

D. 神经胶质瘤　E. 垂体腺瘤

298. 关于脑脓肿的叙述,不正确的是

A. 耳源性脑脓肿最常见

B. 耳源性脑脓肿常为多发脓肿

C. 耳源性脑脓肿大多位于同侧颞部

D. 脓毒症可致血源性脑脓肿

E. 血源性脑脓肿常为多发脓肿

299. 关于急性乳房炎早期的护理,不妥的是

A. 患侧暂停哺乳　B. 抬高乳房　C. 局部热敷

D. 吸净积乳　E. 及早断乳

300. 妇女每个月定期施行乳房自我检查的时间为

A. 月经来潮期间　B. 月经来潮前4～7d

C. 月经结束后1～2d　D. 月经结束后5～7d

E. 任何时间

301. 晚期乳腺癌的特征是

A. 酒窝征　B. 乳头溢液

C. 肿块 3cm 左右　D. 腋窝淋巴结融合固定

E. 肿块表面高低不平

302. 乳腺癌根治术后促进切口愈合的护理是

A. 加强口腔护理

B. 鼓励咳嗽

C. 保持皮瓣下负压吸引通畅

D. 术后 3d 帮助患者活动患肢

E. 半卧位利于引流

303. 乳腺癌最好发的部位是乳房的

A. 外上象限　B. 外下象限　C. 内上象限

D. 内下象限　E. 中心

304. 乳腺癌经血液转移最常至的部位是

A. 脑　B. 肝　C. 肾　D. 肺　E. 骨

305. 乳腺癌患者出现橘皮样改变的原因是

A. 血液循环受阻

B. 多个坚硬小结融合

C. 癌肿侵及 Cooper 韧带

D. 皮下淋巴管被癌细胞阻塞

E. 淋巴结固定融合

306. 开放性气胸的主要病理生理变化是

A. 反常呼吸运动　B. 纵隔摆动

C. 进行性伤侧肺压缩　D. 呼吸无效腔增加

E. 血氧分压下降

307. 胸部外伤后出现胸壁软化的原因是

A. 胸骨骨折　B. 单根肋骨单处骨折

C. 单根肋骨多处骨折　D. 相邻多根肋骨多处骨折

E. 多根肋骨单处骨折

308. 连枷胸的典型临床特点是

A. 胸部疼痛　B. 妨碍正常呼吸

C. 痰不易咳出　D. 反常呼吸运动

E. 骨折端摩擦

309. 胸腔穿刺抽液不宜过多过快的主要目的是为了防止

A. 自发性气胸　B. 胸膜反应
C. 频繁咳嗽　D. 纵隔移位
E. 蛋白质丢失过多

310. 出现皮下气肿特征的疾病是

A. 闭合性气胸　B. 开放性气胸
C. 张力性气胸　D. 血气胸
E. 血胸

311. 判断损伤性血胸的主要依据是

A. 胸部外伤史　B. 脉速、血压下降
C. 气促、呼吸困难　D. 有休克症状
E. 胸腔穿刺抽出不凝固血液

312. 急性脓胸最常见的致病菌是

A. 厌氧菌　B. 肺炎球菌
C. 大肠埃希菌　D. 金黄色葡萄球菌
E. 溶血性链球菌

313. 慢性脓胸的体征不包括

A. 气管向患侧移位　B. 患侧呼吸音减弱或消失
C. 咳大量脓痰　D. 患侧胸廓饱满隆起
E. 肋间隙明显变窄

314. 急性脓胸的临床表现不包括

A. 高热　B. 胸闷
C. 咳嗽、胸痛　D. 脉快、呼吸急促
E. 低蛋白血症

315. 脓胸最常见的原发感染来自于

A. 脑　B. 血液　C. 淋巴
D. 肺　E. 皮肤

316. 全肺切除术后行胸腔闭式引流的目的是

A. 重建胸腔负压
B. 排出积气
C. 排出积液

D. 调节两侧胸腔内的压力平衡

E. 便于观察病情

317. 食管癌切除术后出现乳糜胸多发生在

A. 术后2～10d　B. 术后5～15d

C. 术后10～15d　D. 术后15～30d

E. 术后30～40d

318. 食管癌患者早期的临床表现为

A. 吞咽困难　B. 声音嘶哑

C. 难咽半流质食物　D. 难咽流质食物

E. 食管内异物感

319. 房间隔缺损修补术较适宜的时期是

A. 婴儿期　B. 儿童期　C. 成年期

D. 老年期　E. 青春期

320. 体外循环的作用不包括

A. 气体交换　B. 泵血　C. 酸碱平衡

D. 降低和升高血液温度　E. 滤过血液

321. 法洛四联症患儿喜蹲踞的原因是

A. 心脑供血量增加　B. 缓解漏斗部痉挛

C. 下腔静脉回心血量增加　D. 休息,缓解疲劳

E. 可增加体循环阻力,减少右向左分流血量

322. 体外循环手术患者术前必须停用的药物不包括

A. 阿司匹林　B. 双嘧达莫　C. 降血压药

D. 地高辛　E. 奎尼丁

323. 心脏疾病的特殊检查正确的是

A. 心动超声、心电图、心导管检查术

B. 心导管检查术、心血管造影术、冠状动脉造影术

C. 心导管检查术、心血管造影术、心电图

D. 冠状动脉造影术、心脏彩超、心电图

E. 心电图、心血管造影术、冠状动脉插管术

324. 体外循环术后监测血压最好的方法是

A. 监测左心房压

B. 监测右心房压

C. 经桡动脉插管监测动脉血压

D. 监测肺动脉压

E. 监测中心静脉压

325. 最常见的发绀型先天性心脏病是

A. 房间隔缺损　　B. 室间隔缺损

C. 法洛四联症　　D. 动脉导管未闭

E. 法洛三联症

326. 膀胱镜检查术后护理，错误的是

A. 观察尿道有无出血

B. 注意观察排尿情况

C. 应用抗生素预防感染

D. 在少量出血时行会阴部冷敷

E. 适当限制饮水以减轻尿痛

327. 终末血尿提示出血部位在

A. 肾　　B. 输尿管　　C. 膀胱顶部

D. 膀胱颈部　　E. 前尿道

328. 膀胱内尿液不能控制而随时流出称为

A. 尿频　　B. 尿瘘　　C. 尿潴留

D. 尿失禁　　E. 排尿困难

329. 不属于膀胱镜检查禁忌证的是

A. 严重全身感染

B. 心、肝、肾等重要脏器严重病变

C. 尿路狭窄

D. 膀胱容量＞50ml

E. 女性患者月经期

330. 提示膀胱损伤的表现是

A. 排尿障碍而膀胱空虚　　B. 假性尿失禁

C. 下腹部腹膜刺激征　　D. 导尿管不易插入

E. 血尿

331. 膜部尿道损伤时尿外渗部位是

A. 会阴部　　B. 膀胱周围和耻骨后间隙

C. 阴囊和阴茎　　D. 下腹壁

E. 腹腔内

332. 肾损伤最常见的症状是

A. 疼痛　　B. 肿块　　C. 血尿

D. 休克　　E. 感染

333. 肾损伤后须限制活动,下列正确的是

A. 卧床休息,一旦尿常规检查红细胞消失即可下床活动

B. 绝对卧床 2～4 周,待尿内红细胞消失后方能下床活动

C. 只要患者无不适主诉即可下地活动

D. 不必严格限制活动

E. 严格卧床 1 周后下地活动

334. 输尿管结石绞痛发作时最重要的处理是

A. 大量饮水　　B. 应用抗生素　　C. 解痉镇痛

D. 做跳跃运动　　E. 准备手术治疗

335. 泌尿系损伤中最常见的是

A. 肾挫伤　　B. 膀胱损伤　　C. 输尿管损伤

D. 女性尿道损伤　　E. 男性尿道损伤

336. 膀胱损伤患者的护理,不正确的是

A. 保持留置导尿管通畅

B. 观察血尿及腹膜刺激症状

C. 观察有无休克发生

D. 少饮水避免尿潴留

E. 需训练膀胱功能后,方可拔除尿管

337. 膀胱结石的最典型症状是

A. 尿频　　B. 尿急

C. 尿流突然中断伴疼痛　　D. 排尿终末痛

E. 排尿困难

338. 尿道结石的典型症状是

A. 尿频、尿急　　B. 排尿困难伴尿痛

C. 血尿　　D. 脓尿

E. 急性尿潴留

339. 上尿路结石非手术治疗方法,错误的是

A. 适用于直径＜0.6cm 的结石

B. 适用于无明显肾积水和尿路感染者

C. 卧床休息减轻结石对尿路刺激

D. 纯尿酸结石口服药物碱化尿液

E. 大量饮水,稀释尿液

340. 上尿路结石最常见的结石类型是

A. 胱氨酸结石 B. 草酸钙结石 C. 磷酸镁铵结石

D. 尿酸结石 E. 碳酸钙结石

341. 泌尿系结石患者的健康教育,错误的是

A. 鼓励多饮水

B. 鼓励多运动

C. 限制动物蛋白、动物脂肪的摄入

D. 草酸盐结石患者不宜食用马铃薯

E. 尿酸盐结石患者可口服氯化铵

342. 肾结核血尿的特点为

A. 间歇无痛性肉眼血尿

B. 单纯镜下血尿

C. 腰部剧痛加血尿

D. 膀胱刺激症状加血尿

E. 进行性排尿困难加血尿

343. 关于肾结核的叙述,不正确的是

A. 肾结核患者不出现血尿

B. 肾结核的典型症状不在肾而在膀胱

C. 尿频是最早出现的症状

D. 早期夜间尿频,发展可致白昼尿频

E. 晚期膀胱挛缩,可出现尿失禁

344. 肾结核拟行全肾切除术时,术前抗结核药物治疗时间至少为

A. 2 周 B. 3～6 周 C. 5 周

D. 10 周 E. 3～6 个月

345. 肾切除术后和肾部分切除术后都强调卧床,卧床时间分别是

A. 2～3d,10～14d B. 10～14d,2～3d

C. 均为2～3d　　D. 均为10～14d
E. 以上都错误

346. 前列腺增生症手术适应证不包括
A. 膀胱残余尿量超过80ml
B. 有反复的尿路感染,肾功能下降
C. 症状严重,非手术治疗无效
D. 曾经出现过急性尿潴留
E. 合并有膀胱内并发症

347. 前列腺增生患者的护理,错误的是
A. 少饮水以免增加膀胱负担
B. 练习床上排尿
C. 忌饮酒及辛辣食物
D. 多食粗纤维、易消化食物
E. 留置尿管者保持尿管通畅

348. 前列腺电切术术后护理,错误的是
A. 一般持续膀胱冲洗3～5d
B. 保持冲洗管道通畅
C. 保持大便通畅
D. 准确记录冲洗量和排出量
E. 术后3d内腹胀应及时肛管排气

349. 前列腺摘除术后预防出血最重要的是
A. 遵医嘱静脉滴入氨甲苯酸
B. 遵医嘱在膀胱冲洗液中加入止血药
C. 采用低温膀胱冲洗液
D. 避免便秘和灌肠
E. 气囊尿管应牵拉固定在大腿的内侧

350. 肾癌最常见的症状是
A. 疼痛　　B. 低热　　C. 贫血
D. 腰部肿块　　E. 无痛间歇性全程肉眼血尿

351. 泌尿系肿瘤血尿的特点是
A. 肉眼血尿终末疼痛　　B. 间歇无痛肉眼血尿
C. 血红蛋白尿　　D. 镜下血尿

E. 终末血尿

352. 肾癌三联征是

A. 疼痛、血尿、肿块
B. 疼痛、尿频、尿急
C. 疼痛、肿块、尿频
D. 尿频、尿急、血尿
E. 尿频、尿痛、肿块

353. 肾癌最好的治疗方法是

A. 化疗
B. 放疗
C. 激素治疗
D. 肾切除术
E. 根治性肾切除术

354. 肾移植术前最后一次血液透析距手术时间不应超过

A. 1周
B. 72h
C. 48h
D. 36h
E. 24h

355. 用碱化尿液的方法治疗尿石症效果最好的是

A. 草酸钙、尿酸结石
B. 草酸钙、磷酸钙结石
C. 尿酸、胱氨酸结石
D. 磷酸镁铵、尿酸结石
E. 草酸钙、胱氨酸结石

356. 病变在肾，症状在膀胱的疾病是

A. 肾结石
B. 肾结核
C. 急性肾盂肾炎
D. 肾肿瘤
E. 肾脓肿

357. 不完全性骨折是指

A. 嵌插性骨折
B. 压缩性骨折
C. 裂缝骨折
D. 横断骨折
E. 凹陷性骨折

358. 稳定性骨折是指

A. 螺旋形骨折
B. 斜形骨折
C. 压缩骨折
D. 粉碎性骨折
E. 撕脱性骨折

359. 骨折早期并发症是

A. 血管神经损伤
B. 关节僵硬
C. 创伤性关节炎
D. 缺血性肌挛缩
E. 延迟愈合

360. 肢体长时间固定而未进行功能锻炼，易导致的并发症是

A. 骨折延迟愈合
B. 骨化性肌炎
C. 创伤性关节炎
D. 关节僵硬
E. 缺血性肌挛缩

361. 骨牵引时，防止过度牵引的护理措施是

A. 抬高床尾15～30cm

B. 鼓励功能锻炼

C. 定时测定肢体长度

D. 每天用70％乙醇滴牵引针孔

E. 保持有效的牵引作用

362. 诊断骨折最可靠的方法是

A. 局部疼痛　B. 功能障碍　C. 局部压痛

D. X线检查　E. 外伤史

363. 骨折患者转运前重要的处理措施是

A. 手法复位　B. 保持患肢功能位

C. 固定伤肢　D. 镇痛

E. 抬高或悬吊患肢

364. 石膏绷带包扎固定正确的是

A. 患肢保持中立位

B. 范围必须跨过两个关节

C. 边缘部分不必修齐

D. 伤口部位在干涸后开窗

E. 包扎时动作应敏捷，用力要均匀

365. 皮牵引的重量一般不超过

A. 2kg　B. 3kg　C. 4kg　D. 5kg　E. 6kg

366. 骨科牵引术的作用不包括

A. 骨折复位作用　B. 骨折固定作用

C. 防止骨质脱钙　D. 矫正畸形

E. 解除肌肉痉挛

367. 骨折的愈合过程，需4～8周的是

A. 骨化塑形期　B. 血肿机化期　C. 纤维愈合期

D. 骨痂形成期　E. 骨板形成期

368. 骨折现场急救正确的是

A. 骨折都应初步复位后再临时固定

B. 对骨端外露者应先复位后固定，以免继续感染

C. 只是怀疑骨折可不必固定，注意稳妥搬运

D. 一般应将骨折肢体在原位固定

E. 绷带包扎即可,以免触动伤肢后加重损伤

369. 治疗骨折最常用的方法是

A. 手法复位与内固定 B. 手法复位与外固定

C. 切开复位与内固定 D. 切开复位与外固定

E. 持续牵引

370. 最易引起股骨头坏死的是

A. 股骨干骨折 B. 股骨头下骨折

C. 股骨颈骨折 D. 股骨颈基底骨折

E. 股骨转子间骨折

371. 高位颈椎骨折患者保持呼吸道通畅的重要措施是

A. 经常更换体位 B. 早期施行气管切开

C. 患侧居上,轻叩胸背部 D. 雾化吸入

E. 指导患者深呼吸和用力咳嗽

372. 骨折与脱位共有的特殊体征是

A. 畸形 B. 异常活动

C. 骨擦音和骨擦感 D. 弹性固定

E. 关节空虚

373. 肱骨髁上骨折可能致

A. 尺神经损伤

B. 桡神经损伤

C. 正中神经损伤或尺神经损伤

D. 臂从神经损伤

E. 正中神经和桡神经损伤

374. 骨折患者的功能锻炼原则,错误的是

A. 早期以患肢肌肉的舒缩运动为主

B. 中期以骨折处远近侧关节运动为主

C. 后期指受伤 6~8 周后

D. 循序渐进,由轻到重

E. 被动锻炼为主,主动锻炼为辅

375. 脊柱骨折患者急救运送方法,正确的是

A. 用软担架搬运

B. 三人平托放于硬板搬运
C. 二人抱持搬运
D. 一人抱持搬运
E. 一人背负搬运

376. 鉴别肱骨髁上骨折与肘关节脱位,主要的检查是
A. 有无畸形　B. 有无肿胀
C. 肘后三点关系是否正常　D. 有无肱动静脉损伤
E. 有无桡神经损伤

377. 有关肩关节脱位固定的叙述,错误的是
A. 固定 3 周左右
B. 前壁用三角巾悬吊
C. 患侧腋下置棉垫
D. 肩关节固定于外展外旋位
E. 屈肘 90°

378. 肩关节脱位整复后禁止做的动作是
A. 耸肩　B. 伸肘　C. 屈肘
D. 肩内收内旋　E. 肩外展外旋

379. 急性血源性骨髓炎患者患肢石膏托固定的目的不包括
A. 缓解肌痉挛　B. 防止患肢畸形
C. 防止炎症扩散　D. 减少脓汁形成
E. 防止病理骨折脱位

380. 急性血源性骨髓炎发病 2 周后,最常见的 X 线片表现为
A. 反应性骨增生　B. 虫蛀样骨破坏
C. 偏心性溶骨性破坏　D. 出现 Codman 三角
E. 无变化

381. 关于急性骨髓炎的叙述,错误的是
A. 多发生于长骨干骺端　B. 患肢持续疼痛
C. 有寒战高热　D. 常见于 10 岁以下儿童
E. 检查无压痛

382. 急性血源性骨髓炎的治疗,错误的是
A. 开窗引流　B. 早期联合使用抗生素
C. 早期进行功能锻炼　D. 固定患肢于功能位

E. 营养支持治疗

383. 诊断急性血源性骨髓炎最有意义的是

A. 出现高热、寒战

B. 局部脓肿分层穿刺抽出浓汁

C. X线片有反应性骨增生

D. X线片有骨破坏

E. 白细胞在 10×10^9/L以上

384. 急性血源性骨髓炎临床表现错误的是

A. 早期即有全身感染性中毒症状

B. 局部软组织早期红肿明显

C. X线检查2周后才有所表现

D. 患处持续性剧痛、拒动

E. 患肢功能受限

385. 腰椎管狭窄的典型表现是

A. 腰痛　　B. 下肢放射痛

C. 大小便功能障碍　　D. 神经源性间歇性跛行

E. 脊柱活动改变

386. 腰椎间盘突出症最常见于

A. $L_{1\sim2}$ 间盘和 $L_{2\sim3}$ 间盘

B. $L_{2\sim3}$ 间盘和 $L_{3\sim4}$ 间盘

C. $L_{3\sim4}$ 间盘和 $L_{4\sim5}$ 间盘

D. $L_{4\sim5}$ 间盘和 $L_5\sim S_1$ 间盘

E. $L_5\sim S_1$ 间盘和 $S_1\sim S_2$ 间盘

387. 腰椎间盘突出最先出现的症状是

A. 坐骨神经痛　　B. 鞍区感觉迟钝

C. 腰痛　　D. 躯干有紧束感

E. 步态不稳，有踩棉花感

388. 腰椎间盘突出症的基本病因是

A. 腰部急性扭伤　　B. 腰椎间盘退行性变

C. 车祸撞伤腰部　　D. 长期反复弯腰扭转

E. 腰部长期负重

389. 腰椎间盘突出症的主要诱因是

A. 腰椎间盘退行性变　　B. 腰部积累伤

C. 腰部软组织感染　　D. 腰部损伤

E. 腰肌受凉

390. 直腿抬高试验阳性是指下肢抬高不超过多少度即出现腰痛及坐骨神经痛

A. 60°　B. 50°　C. 40°　D. 30°　E. 20°

391. X线检查时可出现日光放射现象的是

A. 骨软骨细胞瘤　　B. 急性血源性骨髓炎

C. 髋关节结核　　D. 骨巨细胞瘤

E. 骨肉瘤

392. 颈椎病的基本分型不包括

A. 脊髓型　　B. 椎动脉型

C. 交感神经型　　D. 神经根型

E. 食管型

393. 宫颈外口鳞状上皮与柱状上皮交界处好发

A. 子宫体癌　B. 宫颈癌　C. 输卵管癌

D. 子宫内膜癌　E. 阴道癌

394. 关于雌、孕激素的周期性变化,叙述正确的是

A. 孕激素仅在排卵后7～8d出现一平坦高峰

B. 孕激素在排卵前2d出现一陡直高峰

C. 孕激素有2个高峰

D. 雌激素有1个高峰

E. 孕激素在排卵后出现一平坦高峰

395. 为了解盆腔后半部的情况,可采用

A. 双合诊　B. 三合诊　C. 腹部触诊

D. 外阴视诊　E. 阴道窥器检查

396. 孕激素可使基础体温升高

A. 0.1～0.3℃　B. 0.2～0.4℃　C. 0.3～0.5℃

D. 0.4～0.6℃　E. 0.5～0.7℃

397. 阴道内有大量泡沫、灰黄色、质稀薄伴腥味的白带最常见于

A. 滴虫阴道炎　　B. 外阴阴道假丝酵母菌病

C. 老年性阴道炎　D. 慢性宫颈炎
E. 慢性盆腔炎

398. 慢性宫颈炎最常见的病理变化是
A. 宫颈糜烂　B. 宫颈肥大
C. 宫颈息肉　D. 宫颈管粘连
E. 宫颈腺囊肿

399. 无排卵性功血最常见的症状是
A. 经期延长　B. 不规则阴道出血
C. 月经周期缩短　D. 阴道出血伴下腹痛
E. 贫血及全身不适

400. 功血患者大出血的护理措施首选
A. 输血　B. 测量体温　C. 询问病史
D. 保持会阴清洁　E. 消除精神紧张

401. 围绝经期内分泌发生变化最早的是
A. 下丘脑功能衰退　B. 垂体功能衰退
C. 卵巢功能衰退　D. 雌激素分泌升高
E. 促性腺激素释放激素分泌降低

402. 葡萄胎患者最重要的随访内容是
A. 盆腔B超　B. 妇科检查　C. 有无阴道出血
D. 胸部X线检查　E. 血或尿HCG检测

403. 早期确诊子宫内膜癌的主要方法是
A. 诊断性刮宫　B. 分段诊断性刮宫
C. 阴道脱落细胞检查　D. 宫腔冲洗液诊断
E. 宫腔镜

404. 葡萄胎患者术后的最佳避孕方法是
A. 安全套避孕　B. 宫内节育器
C. 口服避孕药　D. 埋入法避孕
E. 安全期避孕

405. 卵巢囊肿最常见的并发症是
A. 囊肿蒂扭转　B. 囊肿破裂
C. 囊肿继发感染　D. 囊肿恶变
E. 囊肿红色变性

406. 慢性盆腔炎患者的手术指征是

A. 不孕　B. 痛经　C. 月经过多

D. 炎性包块久治无效　E. 两侧输卵管增粗

407. 葡萄胎患者,首选的治疗方案是

A. 子宫切除　B. 清宫　C. 预防性放疗

D. 预防性治疗　E. 子宫切除+化疗

408. 侵蚀性葡萄胎及绒毛膜癌最常见的转移部位是

A. 肝　B. 肾　C. 脑　D. 肺　E. 大网膜

409. 转移性滋养细胞肿瘤的主要致死原因是

A. 肺转移　B. 阴道转移　C. 肝转移

D. 脑转移　E. 骨转移

410. 子宫内膜异位症最典型的症状是

A. 月经量增多　B. 肛门坠胀　C. 继发性痛经

D. 性交痛　E. 不孕

411. 最常见的子宫肌瘤是

A. 浆膜下肌瘤　B. 黏膜下肌瘤　C. 肌壁间肌瘤

D. 宫颈肌瘤　E. 阔韧带内肌瘤

412. 子宫内膜下肌瘤患者,早期主要症状是

A. 月经过多,经期延长　B. 下腹包块

C. 贫血　D. 疼痛

E. 接触性出血

413. 外阴恶性肿瘤中最常见的是

A. 外阴基底细胞癌　B. 外阴鳞状细胞癌

C. 外阴恶性黑色素瘤　D. 外阴鲍温病

E. 前庭大腺癌

414. 闭经时,检查卵巢功能简便易行的方法是

A. 子宫内膜活检　B. 基础体温测定

C. 宫颈黏液检查　D. 阴道脱落细胞检查

E. 雌、孕激素的测定

415. 宫颈或宫颈管活组织取材检查,错误的是

A. 是确诊宫颈癌的常用方法

B. 术后1个月内禁止盆浴和性生活

C. 取材一般在鳞柱上皮交界处3点钟位、6点钟位、9点钟位、12点钟位这四个点
D. 取下的组织放在同一标本瓶内
E. 术后注意阴道出血情况

416. 我国育龄妇女主要的避孕方式是
A. 口服避孕药 B. 外用避孕药
C. 输卵管结扎术 D. 宫内节育器
E. 注射长效避孕针

417. 短效避孕药的作用机制是
A. 抑制排卵 B. 妨碍精子运行
C. 抑制孕卵着床 D. 改变宫颈黏液组成
E. 改变阴道黏膜形态

418. 患者需要做输卵管通液术,常规项目不包括
A. 时间应在月经干净后3~7d
B. 为防止患者紧张术前20min注射阿托品
C. 用20ml温无菌生理盐水或加入抗炎药
D. 通液完毕后患者应观察30min
E. 术后2周内禁盆浴和性生活

419. 妊娠期易发生心力衰竭的时间是
A. 妊娠24~28周 B. 妊娠28~30周
C. 妊娠28~32周 D. 妊娠32~34周
E. 妊娠34~36周

420. 对早期妊娠的诊断最准确的是
A. 停经伴恶心、呕吐
B. 阴道充血变软,呈紫蓝色
C. 子宫增大
D. 自觉胎动
E. 超声多普勒检查证明有胎心

421. 正常孕妇在整个妊娠期平均体重增加
A. 8 kg B. 10kg C. 12.5kg
D. 15kg E. 18kg

422. 末次月经为2010年3月3日,预产期是
A. 2010年12月9日
B. 2010年12月10日
C. 2010年12月11日
D. 2010年12月17日
E. 2010年12月12日

423. 妊娠后期孕妇休息采取的体位是
A. 半卧位
B. 右侧卧位
C. 左侧卧位
D. 自由体位
E. 头、足各抬高15°

424. 产妇进入临产的主要标志是
A. 见红
B. 胎先露入盆
C. 有规律宫缩
D. 宫口松弛
E. 胎膜破裂

425. 分娩时的主要产力是
A. 子宫收缩力
B. 腹肌收缩力
C. 肛提肌收缩力
D. 盆底肌收缩力
E. 骨骼肌收缩力

426. 关于子宫收缩的特点不包括
A. 宫缩是从子宫底部开始
B. 节律性
C. 对称性
D. 极性
E. 缩复作用

427. 临产后胎头下降的骨性标志为
A. 坐骨棘
B. 骶尾关节
C. 骶岬上缘
D. 耻骨联合
E. 坐骨结节

428. 静脉滴注缩宫素的方法,正确的是
A. 先加缩宫素入液体内,再行静脉穿刺
B. 先调好滴数,再加入缩宫素摇匀
C. 滴注后30min至1h,观察宫缩,听胎心
D. 子宫收缩过强时,立即减慢缩宫素滴数
E. 出现不协调宫缩,立即减慢缩宫素滴数

429. 关于母乳喂养的方法,错误的是
A. 产后1h内开始哺乳
B. 可采用坐位或卧位
C. 哺乳前用乙醇擦洗乳房和乳头
D. 哺乳时间一般为15～20min

E. 吸空一侧再吸另一侧

430. 哺乳时，产妇乳头疼痛的原因是

A. 乳房肿胀　　B. 未按需哺乳

C. 产前未做乳房护理　　D. 婴儿含接姿势不正确

E. 婴儿吸吮时间过长

431. 新生儿沐浴的水温是

A. 20～24℃　　B. 24～26℃　　C. 37～39℃

D. 43℃　　E. 48℃

432. 临产过程中胎儿窘迫的主要征象是

A. 胎动异常　　B. 胎心异常　　C. 羊水胎粪污染

D. 胎儿发育迟缓　E. 胎心消失

433. 关于胎儿窘迫的描述，错误的是

A. 胎儿窘迫多发生在临产过程中

B. 胎儿缺氧早期胎心率＞160 次/分，继而减慢＜120 次/分

C. 羊水中混有胎粪，提示胎儿一定缺氧

D. 胎动＜3 次/小时为胎动减慢

E. 慢性胎儿窘迫可仅表现为胎儿发育缓慢

434. 新生儿窒息行心肺复苏后，护理措施不妥的是

A. 保暖，静卧　　B. 早期哺乳

C. 严密观察　　D. 预防感染和颅内出血

E. 保持呼吸道通畅，给氧

435. 产褥期生殖系统变化最大的器官是

A. 子宫　　B. 卵巢　　C. 乳房

D. 盆底组织　　E. 阴道及外阴

436. 早期自然流产最常见的原因是

A. 内分泌功能失调　　B. 子宫畸形

C. 严重贫血　　D. 染色体异常

E. 免疫异常

437. 可能引起母体凝血机制障碍的流产类型是

A. 先兆流产　　B. 难免流产　　C. 习惯性流产

D. 完全流产　　E. 稽留流产

438. 妊娠期高血压疾病的基本病理变化是
A. 血管通透性增加　B. 全身小动脉痉挛
C. 血管内皮细胞损伤　D. 肾小球滤过率降低
E. 血液黏稠度增加

439. 妊娠期高血压疾病患者发生子痫时,首选的紧急处理是
A. 移送患者到暗室　B. 立即行剖宫产术
C. 专人监护并记录　D. 遵医嘱用硫酸镁及镇静药
E. 留置尿管,观察尿量及性状

440. 前置胎盘护理措施,错误的是
A. 做好心理护理　B. 密切观察生命体征
C. 定时听胎心　D. 注意产程进展
E. 经治疗无阴道出血后可适当下床活动

441. 临床上较为常见的产力异常是
A. 协调性宫缩乏力　B. 协调性宫缩过强
C. 不协调性宫缩乏力　D. 不协调性宫缩过强
E. 不规则性子宫收缩

442. 臀位阴道分娩的描述,错误的是
A. 临产后卧床休息
B. 少做肛门检查
C. 胎膜破裂后,即听胎心音
D. 阴道见胎足,为宫颈口开全
E. 禁忌灌肠

443. 相对性骨盆入口狭窄阴道试产的时间一般为
A. 规律宫缩 1～2h　B. 规律宫缩 2～4h
C. 规律宫缩 4～6h　D. 规律宫缩 4～5h
E. 规律宫缩 6～8h

444. 易发生产后出血的时间是
A. 产后 2h 内　B. 产后 6h 内　C. 产后 8h 内
D. 产后 16h 内　E. 产后 24h 内

445. 在护理急性子宫内膜炎产妇过程中,协助产妇采取的最佳卧位是
A. 俯卧位　B. 半卧位　C. 平卧位

D. 头低足高位 E. 侧卧位

446. 我国孕产妇死亡的首要原因是

A. 前置胎盘 B. 产后出血 C. 羊水栓塞

D. 产褥感染 E. 妊娠期高血压疾病

447. 晚期产后出血最常见的发生时间段为

A. 产后 2～3d B. 产后 5～7d C. 产后 1～2 周

D. 产后 2～3 周 E. 产后 4～6 周

448. 关于产褥期的描述,正确的是

A. 产后 6 周子宫恢复到 100g

B. 产后 3 周子宫内膜完全修复

C. 产后 1 周子宫颈内口关闭

D. 产后 6 周出现阴道黏膜皱襞

E. 产后红细胞沉降率于 5 周恢复正常

449. 反映小儿营养状况最重要的指标是

A. 身长 B. 体重 C. 头围

D. 胸围 E. 坐高

450. 不属于主动免疫特点的是

A. 产生特异性免疫抗体

B. 免疫产生晚

C. 预防接种的主要内容

D. 抗体持续时间长达 1～5 年

E. 临床用于紧急预防和治疗

451. 婴儿添加辅食的原则,不正确的是

A. 从少到多 B. 由稠到稀 C. 从细到粗

D. 由一种到多种 E. 患病期间不添加新的辅食

452. 小儿特有的能量需求是

A. 基础代谢 B. 生长发育 C. 食物特殊动力

D. 活动 E. 排泄损失

453. 关于前囟的描述,错误的是

A. 两对边中点连线长度

B. 出生时为 1.5～2.0cm

C. 随着月龄的增长,前囟越来越小,直至闭合

D. 前囟凹陷见于脱水

E. 前囟膨隆见于颅内压增高

454. 护士门诊分诊，早期发现麻疹最有价值的依据是

A. 发热、呼吸道卡他症状

B. 颈淋巴结肿大

C. 口腔黏膜柯氏斑

D. 1周前有麻疹接触史

E. 结膜充血，身上有皮疹

455. 4个月婴儿可以添加的辅食是

A. 碎菜　B. 蛋黄　C. 饼干

D. 面条　E. 肉末

456. 通过母体胎盘获得的免疫球蛋白是

A. IgA　B. IgG　C. IgE

D. IgM　E. IgD

457. 以下免疫制剂属于减毒活疫苗的是

A. 麻疹疫苗　B. 白喉疫苗　C. 乙脑疫苗

D. 卡介苗　E. 伤寒疫苗

458. 新生儿中度硬肿的范围是

A. ＜10％　B. 10％～30％　C. 20％～50％

D. ＜20％　E. ＞50％

459. 1岁健康小儿体重约为

A. 6kg　B. 7kg　C. 8kg

D. 9kg　E. 10kg

460. 治疗与护理寒冷损伤综合征患儿的关键措施是

A. 立即复温　B. 补充液体　C. 逐渐复温

D. 加强营养　E. 皮肤护理

461. 导致营养不良的重要原因是

A. 消耗量过大　B. 消化吸收障碍　C. 需要量增多

D. 长期摄入不足　E. 疾病影响

462. 为患儿预防接种的做法，不正确的是

A. 做好解释工作

B. 注射所有疫苗时都必须用碘酊及乙醇消毒皮肤

C. 向家属交代接种后注意事项

D. 严格掌握禁忌证

E. 观察接种后反应

463. 引起手足搐搦发作时离子钙浓度一般低于

A. ＜1.13mmol/L B. ＜1.0mml/L C. ＜1.88mmol/L

D. ＜1.75mmol/L E. ＜1.15mmol/L

464. 营养不良患儿皮下脂肪最先消失的部位是

A. 躯干 B. 四肢 C. 臀部

D. 面颊 E. 腹部

465. 小儿腹泻静脉补钾浓度,正确的是

A. ＜0.3% B. ＜0.2% C. ＜0.1%

D. ＞0.3% E. ＞0.2%

466. 为脱水患儿补液,继续损失量应于多长时间补完

A. 2h B. 4～6h C. 6～8h

D. 8～10h E. 12～16h

467. 引起猩红热的病原菌是

A. A组α溶血性链球菌 B. A组β溶血性链球菌

C. B组α溶血性链球菌 D. B组β溶血性链球菌

E. 金黄色葡萄球菌

468. 新生儿期是指

A. 从出生到出生后满30d B. 从断脐到出生后满28d

C. 从出生到出生后满29d D. 从断脐到出生后满29d

E. 从孕期28周到出生后1周

469. 动脉导管未闭的主要病变为

A. 大动脉错位

B. 肺动脉与降主动脉之间的胎儿循环未闭合

C. 主动脉骑跨

D. 肺动脉狭窄

E. 瓣膜缺损

470. 肉眼血尿在酸性环境下呈

A. 鲜红色 B. 茶褐色 C. 淡黄色

D. 洗肉水样 E. 咖啡色

471. 引起咽-结合膜热的病原体是
A. 柯萨奇病毒　B. 腺病毒
C. 呼吸道合胞病毒　D. 鼻病毒
E. 流感病毒

472. 使用蓝光箱时，灯管与患儿皮肤的距离应为
A. 10～30cm　B. 20～40cm　C. 30～50cm
D. 40～60cm　E. 50～70cm

473. 4—7 岁小儿呼吸、脉搏频率(次/分)正确的一组是
A. 20～25、80～100　B. 20～25、100～120
C. 25～30、100～120　D. 25～30、80～100
E. 20～25、70～90

474. 肾病综合征最常见的并发症是
A. 感染　B. 水肿　C. 生长发育迟缓
D. 血栓形成　E. 高血压

475. 川崎病最严重的临床表现是
A. 发热　B. 淋巴结肿大　C. 皮疹
D. 心血管表现　E. 脱皮

476. 新生儿败血症最常见的感染途径是
A. 呼吸道　B. 消化道　C. 皮肤
D. 脐部　E. 接触

477. 低出生体重儿是指出生 1h 体重低于
A. 1000g　B. 1500g　C. 2000g
D. 2500g　E. 3000g

478. 预防先天性心脏病的关键时期是妊娠的
A. 1～2 周　B. 2～6 周　C. 2～8 周
D. 4～8 周　E. 4～10 周

479. 1～4 个月小儿贫血诊断标准是
A. ＜ 90g/L　B. ＜100g/L　C. ＜ 110g/L
D. ＜120g/L　E. ＜130g/L

480. 急性肾小球肾炎较少见的发病年龄是
A. 1～2 岁　B. 3～5 岁　C. 5～7 岁
D. 7～10 岁　E. 10～14 岁

481. 正常小儿的头围与胸围大致相等的年(月)龄是
A. 出生时 B. 6个月时 C. 1岁时
D. 2岁时 E. 3岁时

482. 小儿从母体获得的抗体从何时起日渐消失
A. 出生1～2个月 B. 出生3～4个月
C. 出生5～6个月 D. 出生7～8个月
E. 出生9～10个月

483. 新生儿体温过高,首选的护理措施是
A. 乙醇擦拭 B. 松解包被 C. 冷盐水灌肠
D. 按医嘱给予解热药 E. 冰袋冷敷

484. 水痘患儿发热时忌用
A. 乙醇擦浴 B. 温水擦浴 C. 阿司匹林
D. 冷敷 E. 松解盖被

485. 促进铁吸收的食物是
A. 茶 B. 牛奶 C. 咖啡
D. 维生素C E. 钙片

486. 先天性心脏病最常见的类型是
A. 房间隔缺损 B. 室间隔缺损
C. 动脉导管未闭 D. 法洛四联症
E. 大血管错位

487. 急性肾小球肾炎合并循环充血时,药物治疗应首选
A. 强心药 B. 利尿药 C. 降压药
D. 激素 E. 扩血管药

488. 新生儿保健重点,不正确的是
A. 保温 B. 合理喂养 C. 注意清洁、消毒
D. 预防感染 E. 培养卫生习惯

489. 牛乳的成分和特点不包括
A. 以酪蛋白为主 B. 含饱和脂肪酸多
C. 以甲型乳糖为主 D. 含抗感染因子少
E. 含矿物质少

490. 补液原则不正确的是
A. 先糖后盐 B. 先浓后淡 C. 先慢后快

D. 见尿补钾 E. 见惊补钙

491. 杨梅舌是以下哪种传染病的临床症状

A. 猩红热 B. 风疹 C. 水痘

D. 麻疹 E. 药物疹

492. 小儿风湿热最易受累的心瓣膜是

A. 主动脉瓣 B. 三尖瓣 C. 二尖瓣

D. 肺动脉瓣 E. 各瓣膜同时受累

493. 钙剂与洋地黄制剂同时应用时,至少间隔

A. 1～2h B. 2～3h C. 3～4h

D. 4～6h E. 5～7h

494. 新生儿应接种的疫苗是

A. 卡介苗 B. 乙脑疫苗 C. 脊髓灰质炎疫苗

D. 百、白、破混合疫苗 E. 麻疹疫苗

495. 婴幼儿腹泻的易感因素是

A. 护理不当 B. 消化系统发育不成熟

C. 母乳喂养 D. 感染

E. 天气变化

496. 小儿最易发生意外的年龄为

A. 婴儿期 B. 幼儿期 C. 学龄前期

D. 学龄期 E. 青春期

497. 小儿生殖系统发育加快的年龄阶段是

A. 婴儿期 B. 幼儿期 C. 学龄前期

D. 学龄期 E. 青春期

498. 属于类毒素的免疫制剂是

A. 麻疹疫苗 B. 卡介苗 C. 乙肝疫苗

D. 破伤风抗毒素 E. 百日咳

499. 正常瞳孔直径为

A. 2.5～4mm B. 2～4mm C. 2～5mm

D. 2～4.5mm E. 2.5～5mm

500. 睑板腺位于眼睑的

A. 皮下组织层 B. 皮肤层 C. 睑板层

D. 结膜层 E. 肌层

501. 房水的循环途径是
A. 睫状体产生-前房-瞳孔-后房-前房角(小梁网.Schlemm管)-巩膜静脉窦
B. 睫状体产生-后房-前房-瞳孔-前房角(小梁网.Schlemm管)-巩膜静脉窦
C. 睫状体产生-瞳孔-前房-后房-前房角(小梁网.Schlemm管)-巩膜静脉窦
D. 睫状体产生-瞳孔-后房-前房-前房角(小梁网.Schlemm管)-巩膜静脉窦
E. 睫状体产生-后房-瞳孔-前房-前房角(小梁网.Schlemm管)-巩膜静脉窦

502. 关于角膜的叙述,不正确的是
A. 透明 B. 无血管 C. 无神经
D. 营养来自房水 E. 有屈光作用

503. 具有遮光和营养眼内组织作用的是
A. 结膜 B. 纤维膜 C. 脉络膜
D. 房水 E. 视网膜

504. 不属于眼屈光系统的组织是
A. 房水 B. 角膜 C. 瞳孔
D. 晶状体 E. 玻璃体

505. 正常平视时,上睑遮盖角膜为
A. 5～6mm B. 4～5mm C. 3～4mm
D. 2～3mm E. 1～2mm

506. 视路不包括
A. 内侧膝状体 B. 枕叶视中枢 C. 视束
D. 视交叉 E. 视神经

507. 不经过眶上裂的神经是
A. 三叉神经第一支 B. 三叉神经第二支
C. 动眼神经 D. 滑车神经
E. 展神经

508. 关于虹膜的叙述,错误的是
A. 虹膜内富含血管,炎症时渗出反应和疼痛明显

B. 瞳孔开大肌由交感神经支配
C. 虹膜表面有凹凸不平的皱褶和隐窝
D. 瞳孔括约肌由交感神经支配
E. 虹膜位于角膜之后晶状体之前

509. 不属于泪道的组织是
A. 泪小点 B. 鼻泪管 C. 泪囊
D. 泪小管 E. 泪阜

510. 关于脉络膜,描述正确的是
A. 富含血管和色素细胞 B. 为视觉最敏锐的部位
C. 血管分布少 D. 不含有色素细胞
E. 血液中的病原体不易经脉络膜扩散

511. 眼局部给药法不正确的是
A. 滴眼药水法 B. 搽眼药膏法
C. 球后注射法 D. 结膜下注射法
E. 静脉滴注法

512. 眼部疾病常用局部给药方法不包括
A. 球后注射法 B. 泪道冲洗法
C. 结膜下注射法 D. 结膜囊注射法
E. 滴眼药水法

513. 眼科常用的表面麻醉药物是
A. 丁卡因 B. 利多卡因 C. 丁哌卡因
D. 普鲁卡因 E. 硫喷妥钠

514. 滴眼药水时,滴管距眼的距离为
A. 5～6cm B. 4～5cm C. 3～4cm
D. 2～3cm E. 1～2cm

515. 结膜囊冲洗液的适宜温度是
A. 37～42℃ B. 30～37℃ C. 20～30℃
D. 18～20℃ E. 10～20℃

516. 两眼球突出数差值大于( )为异常
A. 3.5mm B. 3mm C. 2.5mm
D. 2mm E. 1.5mm

517. 色觉能力是反应( )细胞功能

A. 节细胞　B. 双极细胞　C. 视锥细胞

D. 视杆细胞　E. 视神经细胞

518. 睑内翻倒睫最多见于

A. 沙眼　B. 睑腺炎　C. 上睑下垂

D. 巩膜炎　E. 角膜炎

519. 需要在早期进行热敷的眼病是

A. 沙眼　B. 睑腺炎　C. 上睑下垂

D. 角膜炎　E. 眼睑内翻

520. 鼻腔泪囊吻合术适用于

A. 泪囊萎缩　B. 慢性泪囊炎　C. 眼干燥症

D. 急性泪囊炎　E. 白内障

521. 上睑下垂的病因不包括

A. 动眼神经发育不良　B. 动眼神经麻痹

C. 提上睑肌发育不良　D. 遗传病

E. 外直肌麻痹

522. 慢性泪囊炎引起眼部并发症的原因是

A. 沙眼　B. 角膜损伤　C. 溢泪

D. 分泌物内含有大量细菌　E. 瘢痕

523. 引起睑板腺囊肿的病因是

A. 化脓菌感染　B. 睑板腺急性炎症

C. 维生素缺乏　D. 睑板腺管阻塞

E. 睑板腺感染

524. 我国1979年制定的沙眼分期方法是

A. 分为二期　B. 分为三期　C. 分为四期

D. 分为五期　E. 分为六期

525. 沙眼常见的并发症不包括

A. 内翻倒睫　B. 睑球粘连　C. 角膜病变

D. 睑板腺管阻塞　E. 斜视

526. 淋球菌性结膜炎首选抗生素是

A. 红霉素　B. 四环素　C. 青霉素

D. 利福平　E. 头孢类

527. 春季卡他性结膜炎不出现

A. 视力减退明显　　B. 分泌物呈黏丝状

C. 眼红、奇痒　　D. 结膜面乳头增生

E. 春季单眼发病

528. 疱性角膜炎治疗，首选的药物是

A. 糖皮质激素眼药水　　B. 利福平滴眼液

C. 新霉素滴眼液　　D. 硝酸银溶液

E. 氧氟沙星滴眼液

529. 可用于预防新生儿淋球菌性结膜炎的药物是

A. 妥布霉素滴眼液　　B. 0.1%利福平滴眼液

C. 0.5%新霉素滴眼液　　D. 1%硝酸银溶液

E. 氧氟沙星滴眼液

530. 翼状赘肉如果侵入瞳孔区影响视力，首选的治疗方法是

A. 佩戴眼镜　　B. 手术治疗

C. 应用化疗药物　　D. β-射线治疗

E. 滴眼液滴眼

531. 结膜充血的特征不包括

A. 血管形状粗大

B. 充血血管位于表层，清晰可见

C. 推动球结膜时，充血血管不动

D. 充血呈鲜红色

E. 愈接近穹窿部充血愈明显

532. 角膜移植术后需要绝对休息的时间是

A. 1年以上　　B. 1年　　C. 6个月

D. 3个月　　E. 1个月

533. 真菌性角膜炎的特点是

A. 角膜溃疡灶呈灰白色欠光泽

B. 溃疡周围有“免疫环”

C. 表面微隆起，似牙膏样或苔垢样

D. 可见“伪足”及“卫星灶”

E. 以上都对

534. 角膜代谢所需氧主要来源于

A. 空气 B. 神经 C. 房水

D. 泪液 E. 角膜缘血管网

535. 角膜溃疡病情发展最凶猛的是

A. 铜绿假单胞性角膜溃疡

B. 真菌性角膜溃疡

C. 病毒性角膜溃疡

D. 蚕食性角膜溃疡

E. 匐行性角膜溃疡

536. 常伴有前房积脓的角膜炎是

A. 真菌性角膜炎 B. 角膜基质炎 C. 角膜软化症

D. 蚕食性角膜炎 E. 病毒性角膜炎

537. 糖尿病性白内障的处理原则是

A. 原发病治疗

B. 手术治疗

C. 药物治疗白内障

D. 先手术治疗白内障,再治疗原发病

E. 积极控制血糖,再手术治疗白内障

538. 先天性白内障手术治疗最佳时机是

A. 成年以后,即 18 岁以上 B. 15 岁

C. 7～13 岁 D. 3～7 岁

E. 1 岁之内

539. 不会引起代谢性白内障的是

A. 低血钙 B. 半乳糖血症 C. 尿糖阳性

D. 高血糖 E. 长期应用类固醇类药物

540. 白内障摘除术后,眼的屈光状态为

A. 高度近视 B. 高度远视 C. 中度近视

D. 中度远视 E. 轻度近视

541. 白内障手术后,矫正视力最好最有效的方法是

A. 后房型人工晶状体植入 B. 佩戴眼镜

C. 角膜接触镜 D. 佩戴墨镜

E. 药物治疗

542. 先天性白内障相关性最大的因素是

A. 地域因素 B. 遗传因素

C. 糖尿病 D. 紫外线

E. 外伤

543. 急性闭角型青光眼好发于

A. 婴幼儿 B. 青少年 C. 青壮年

D. 老年女性 E. 老年男性

544. 原发性闭角型青光眼患者禁忌应用

A. 镇静药 B. 高渗药 C. 散瞳药

D. 缩瞳药 E. 碳酸酐酶抑制药

545. 开角型青光眼典型的眼底表现为

A. 视网膜隆起 B. 眼底有新生血管

C. 微血管瘤形成 D. 角膜后色素沉着

E. 视盘凹陷进行性扩大和加深

546. 急性闭角型青光眼急性发作期的体征不包括

A. 前房极浅 B. 混合性充血

C. 角膜水肿 D. 瞳孔缩小

E. 眼压升高

547. 治疗闭角型青光眼时,使前房角重新开放的药物是

A. 去氧肾上腺 B. 肾上腺素 C. 毛果芸香碱

D. 阿托品 E. 噻吗洛尔

548. 闭角型青光眼与开角型青光眼的根本区别在于

A. 眼压升高时前房角的关闭或开放

B. 视神经盘凹陷

C. 症状的不同

D. 药物治疗的效果

E. 眼压的升高程度

549. 开角型青光眼诊断和病情评估最重要的指标是

A. 瞳孔散大 B. 眼压升高 C. 视野缺损

D. 眼部疼痛 E. 前房角关闭

550. 孔源性视网膜脱离时裂孔最多见于

A. 黄斑区 B. 鼻下方 C. 鼻上方

D. 颞上方　E. 颞下方

551. 关于血液稀释疗法的叙述不正确的是

A. 改善微循环　B. 减少血液黏稠度

C. 减低血细胞比容　D. 适用于血黏度高的患者

E. 适用于急性感染的患者

552. 视网膜中央动脉主干阻塞表现为

A. 渐进性视力减退不伴有眼痛

B. 渐进性视力减退伴有眼痛

C. 视野某一区域突然出现遮挡

D. 突然发生一眼完全失明伴有眼痛

E. 突然发生一眼无痛性完全失明

553. 虹膜睫状体炎重要的治疗原则是

A. 手术　B. 散瞳　C. 缩瞳

D. 降眼压　E. 激光治疗

554. 虹膜发生360°的粘连，称为

A. 虹膜前粘连　B. 虹膜后粘连

C. 虹膜膨隆　D. 瞳孔闭锁

E. 前房角粘连

555. 虹膜与晶状体前表面的纤维蛋白渗出和增殖粘连在一起称为

A. 虹膜前粘连　B. 虹膜后粘连　C. 虹膜膨隆

D. 瞳孔闭锁　E. 前房角粘连

556. 近视患者的外斜原因是

A. 看近时只用一只眼睛

B. 看近时过度调节

C. 眼外肌运动不协调

D. 为了减轻视疲劳，看近时不用集合

E. 无双眼单视功能

557. 假性近视是由于

A. 虹膜前粘连　B. 睫状肌过度调节

C. 虹膜膨隆　D. 瞳孔闭锁

E. 前房角粘连

558. 不能佩戴隐形眼镜的情况是

A. 结膜滤泡　B. 倒睫　C. 严重沙眼

D. 角膜炎　E. 以上都有

559. 弱视治疗的最佳时机是

A. 15 岁以上　B. 14 岁　C. 10 岁

D. <6 岁　E. 3 岁

560. 弱视是指

A. 裸眼视力<1.0　B. 裸眼视力<0.8

C. 矫正视力=0.8　D. 矫正视力≤0.8

E. 矫正视力<1.0

561. 共同性斜视的治疗方法是

A. 手术矫正　B. 矫正视力　C. 正位视训练

D. 弱视训练　E. 理疗

562. 远视患者的配镜原则是

A. 达到最佳矫正视力的最高与最低数的平均值

B. 最佳矫正视力的最小度数

C. 最佳矫正视力的最大度数

D. 给足球镜度数,柱镜度数可忽略

E. 患者感觉最舒服的度数

563. 弱视眼经验光配镜后,最简单、有效、常用的治疗方法是

A. 理疗　B. 遮盖疗法　C. 压抑疗法

D. 红胶片疗法　E. 红光刺激治疗

564. 眼球内金属异物存在时,最重要的治疗措施是

A. 理疗　B. 手术取出　C. 压抑疗法

D. 红胶片疗法　E. 红光刺激治疗

565. 眼化学伤的急救措施是

A. 激素治疗　B. 急送医院治疗　C. 预防感染

D. 包扎眼部　E. 现场取水,尽早、彻底冲洗

566. 眼化学伤的急救护理措施不正确的是

A. 疼痛剧烈的可延缓冲洗

B. 立即用大量盐水彻底、反复冲洗眼部

C. 冲洗时翻转眼睑,暴露穹窿部

D. 冲洗时，患者转动眼球

E. 冲洗时间不少于 30min

567. 眼球穿孔患者的护理中错误的是

A. 给予患者包扎双眼

B. 应用抗生素眼药膏保护

C. 有异物残留时，监测眼部变化

D. 生理盐水冲洗结膜囊，去除眼表异物

E. 做好心理护理

568. 眼挫伤后的护理，不正确的是

A. 眼睑皮下淤血时为促进淤血吸收，24h 内应热敷

B. 滴用糖皮质激素可减轻角膜基质水肿

C. 脉络膜破裂患者应嘱其伤后早期卧床休息

D. 虹膜根部断离者应手术治疗

E. 单纯球结膜下淤血时，可滴用抗生素眼药水预防感染

569. 面中部最大的骨骼是

A. 鼻骨　B. 额骨　C. 上颌骨

D. 下颌骨　E. 颧骨

570. 颌面部唯一可动的骨骼是

A. 下颌骨　B. 牙槽骨　C. 鼻骨

D. 上颌骨　E. 额骨

571. 乳牙中最早脱落的是

A. 上颌乳侧切牙　B. 下颌乳侧切牙　C. 上颌乳中切牙

D. 下颌乳中切牙　E. 下颌乳尖牙

572. 牙体组织中钙化最高的是

A. 牙冠　B. 牙颈　C. 牙本质

D. 牙釉质　E. 牙骨质

573. 最早萌出的恒牙是

A. 第一磨牙　B. 第一前磨牙　C. 下颌中切牙

D. 上颌中切牙　E. 下颌侧切牙

574. 第一磨牙萌出时，替换的乳牙是

A. 乳尖牙　B. 乳侧切牙　C. 乳中切牙

D. 第二乳磨牙　E. 不替换任何牙

575. 人体颌面部三对大涎腺是
A. 唇腺、颊腺和舌腺
B. 腮腺、颌下腺和舌下腺
C. 腮腺、颌下腺和唇腺
D. 颌下腺、舌下腺和颊腺
E. 腮腺、舌下腺和颊腺

576. 口腔颌面部的感觉神经主要有
A. 三叉神经 B. 面神经 C. 舌神经
D. 上颌神经 E. 下颌神经

577. 口腔颌面部的运动神经主要是
A. 三叉神经 B. 面神经 C. 舌神经
D. 上颌神经 E. 下颌神经

578. 腮腺导管开口正对的是
A. 上颌第一磨牙的颊黏膜上
B. 上颌第一前磨牙的颊黏膜上
C. 上颌第二磨牙的颊黏膜上
D. 上颌第二前磨牙的颊黏膜上
E. 上颌第三磨牙的颊黏膜上

579. 舌的味觉神经支配是
A. 舌神经 B. 舌下神经 C. 舌咽神经
D. 副神经 E. 面神经的股索支

580. 开口肌群有
A. 咬肌、颞肌、翼内肌
B. 咬肌、颞肌、翼外肌
C. 颞肌、翼内肌、二腹肌
D. 二腹肌、下颌舌骨肌、颏舌骨肌
E. 二腹肌、下颌舌骨肌、咬肌

581. 以下乳牙萌出先后顺序正确的是
A. Ⅰ Ⅱ Ⅴ Ⅳ Ⅲ B. Ⅰ Ⅱ Ⅲ Ⅴ Ⅳ
C. Ⅰ Ⅱ Ⅳ Ⅲ Ⅴ D. Ⅵ Ⅱ Ⅲ Ⅳ
E. Ⅰ Ⅱ Ⅴ Ⅲ Ⅳ

582. 下颌骨易发生骨折的薄弱部位不包括
A. 乙状切迹 B. 下颌角 C. 颏孔区
D. 正中联合 E. 髁突颈部

583. 下牙槽神经阻滞麻醉的主要标志是
A. 口腔前庭沟 B. 翼下颌韧带 C. 下后牙颌平面
D. 翼下颌皱襞 E. 腮腺导管口

584. 检查牙齿松动度应选用的器械是
A. 牙用探针 B. 牙用镊子 C. 口镜
D. 刮匙 E. 充填器

585. 使牙髓出现刺激反应的温度是
A. 20～40℃ B. 20～50℃ C. ＜100℃
D. 30～50℃ E. 30～60℃

586. 检查颌下腺导管有无结石的常用方法是
A. 问诊 B. 叩诊 C. 视诊
D. 触诊 E. 探诊

587. 口腔科牙痛的特征一般不出现
A. 自发性剧痛 B. 自发性钝痛 C. 激发痛
D. 咬合痛 E. 游走性疼痛

588. 牙齿松动乃至脱落的最主要原因是
A. 龋病 B. 根尖周病 C. 牙周病
D. 牙釉质损坏 E. 楔状缺损

589. 不属于慢性牙髓炎主要临床表现的是
A. 一般能明确指出患牙 B. 咬合不适或轻叩痛
C. 阵发性钝痛或隐痛 D. 剧烈的自发痛
E. 长期的冷、热刺激痛

590. 与牙周炎发生密切相关的牙菌斑是
A. 光滑面牙菌斑 B. 咬合面牙菌斑 C. 龈上牙菌斑
D. 龈下牙菌斑 E. 邻接面牙菌斑

591. 病理性牙周袋与假性牙周袋的区别是
A. 牙周袋底的位置不同 B. 牙周袋的形状不同
C. 牙周袋的位置不同 D. 牙龈有无炎症
E. 牙龈有无增生或肿胀

592. 减轻急性牙髓炎患者疼痛,最有效的方法是

A. 药物镇痛　B. 心理疏导　C. 拔除患牙
D. 理疗　E. 开髓减压

593. 治疗急性根尖周炎的首要措施是

A. 开髓减压　B. 脓肿切开　C. 拔除患牙
D. 根管治疗　E. 药物镇痛

594. 龋病从早期损害到龋洞形成,一般大约需要的时间是

A. 2 年以上　B. 18 个月　C. 1 年以上
D. 6 个月　E. 3 个月

595. 疱疹性口腔炎最易发生在

A. 老年人　B. 中年人　C. 青少年
D. 6 岁以下的儿童　E. 6 个月至 2 岁的婴幼儿

596. 颌骨牙髓炎的病因中最多见的是

A. 外伤后继发　B. 急性血源性感染
C. 全身感染　D. 牙周脓肿
E. 牙源性感染

597. 拔牙后的护理,错误的是

A. 24h 内局部热敷　B. 24h 内局部冷敷
C. 应用抗生素　D. 镇痛
E. 纱布卷 30min 后吐出

598. 颌骨牙髓炎主要的病原菌是

A. 大肠埃希菌　B. 厌氧菌
C. 金黄色葡萄球菌　D. 溶血性链球菌
E. 铜绿假单胞菌

599. 颌面部损伤并发失血性休克,最首要的处理是

A. 应用血管活性药物　B. 止血处理
C. 抗感染治疗　D. 快速补充血容量
E. 镇痛、镇静治疗

600. 颌面部损伤并发颅脑损伤的患者,出现烦躁不安时禁用

A. 约束带　B. 吗啡　C. 地西泮
D. 醋酸地塞米松　E. 20%甘露醇

601. 唇裂患儿术后安放唇弓的目的是

A. 防止感染　　B. 防止患儿哭闹
C. 防止出血　　D. 保持伤口干净
E. 减小唇部张力

602. 舌癌的临床特点是

A. 能移动　　B. 包膜完整　　C. 浸润性生长
D. 膨胀性生长　　E. 生长缓慢

603. 进行单侧唇裂整复术最佳年龄是

A. 出生后立即进行　　B. 3～6 个月
C. 6～12 个月　　D. 1 岁以上
E. 2 岁以上

604. 为利于语音的正常矫正，腭裂患儿的整复术一般在

A. 1 岁以内　　B. 1.5 岁以上　　C. 1.5～2 岁
D. 2 岁以上　　E. 2.5～3 岁

605. 鼻疖最严重的并发症是

A. 海绵窦血栓性静脉炎　　B. 全身感染
C. 败血症　　D. 颅内感染
E. 面部皮肤损害

606. 鼻阈位于

A. 鼻咽部　　B. 前鼻孔　　C. 后鼻孔
D. 下鼻甲后端与后鼻孔交界处
E. 鼻前庭与固有鼻腔交界处

607. 鼻裂位于

A. 上鼻甲与鼻中隔之间
B. 下鼻甲与鼻中隔之间
C. 中鼻甲与鼻中隔之间
D. 中鼻甲游离缘水平以下的鼻甲与鼻中隔之间
E. 中鼻甲游离缘水平以上的鼻甲与鼻中隔之间

608. 额窦口开口于

A. 下鼻道　　B. 上鼻道　　C. 中鼻道
D. 总鼻道　　E. 蝶筛隐窝

609. 儿童及青少年鼻出血的好发部位是

A. 鼻中隔上部　B. 鼻腔外侧壁下部

C. 鼻中隔前下部　D. 鼻腔顶部

E. 鼻中隔前部

610. 上颌窦穿刺的最佳进针位置是

A. 下鼻道外侧壁中段近下鼻甲附着处

B. 下鼻道外侧壁前段近下鼻甲附着处

C. 下鼻道外侧壁近下鼻甲附着处

D. 中鼻道外侧壁前段近下鼻甲附着处

E. 中鼻道外侧壁中段近下鼻甲附着处

611. 中耳主要包括

A. 鼓室、鼓窦、乳突、咽鼓管

B. 骨迷路、膜迷路、乳突、咽鼓管

C. 鼓室、鼓窦、骨迷路、膜迷路、

D. 骨迷路、膜迷路

E. 前庭、半规管、耳蜗

612. 根据乳突发育程度,可分为

A. 上壁、下壁、前壁、后壁、内壁、外壁

B. 鼓室盖、乳突壁、骨膜

C. 前庭、半规管、耳蜗

D. 气化型、板障型、硬化型、混合型

E. 都不对

613. 小儿喉腔易发生水肿的部位是

A. 喉室　B. 喉前庭　C. 喉中间腔

D. 声门下区　E. 声门部

614. 喉部最狭窄的部位是

A. 喉室　B. 喉前庭　C. 声门裂

D. 声门下　E. 室带间

615. 喉软骨中最大的是

A. 杓状软骨　B. 环状软骨　C. 甲状软骨

D. 会厌软骨　E. 小角软骨

616. 会厌最松弛的组织是

A. 会厌喉面　B. 会厌舌面　C. 会厌茎部

D. 会厌结节　E. 会厌游离缘

617. 软骨受损最易引起喉狭窄的是

A. 杓状软骨　B. 环状软骨　C. 甲状软骨

D. 会厌软骨　E. 小角软骨

618. 喉返神经分支于

A. 迷走神经　B. 膈神经　C. 副神经

D. 舌下神经　E. 交感神经

619. 声音传入内耳的主要途径是

A. 骨传导　B. 压缩式骨传导　C. 空气传导

D. 鼓膜传导　E. 移动式骨传导

620. 检查患者口咽部时,常要求患者发“啊”,目的是

A. 充分显示鼻咽腔　B. 充分显示咽后壁

C. 观察软腭运动情况　D. 充分暴露扁桃体

E. 减轻恶心反射

621. 咽部疾病最常见的症状是

A. 咽痛　B. 咽部干燥感

C. 咽部感觉异常　D. 吞咽困难

E. 声音嘶哑

622. 耳鼻咽喉疾病常见的致病因素不包括

A. 外伤　B. 感染　C. 烟酒刺激

D. 代谢障碍　E. 空气污染

623. 耳鼻咽喉科少见的症状是

A. 呼吸困难　B. 咽痛　C. 耳漏

D. 鼻漏　E. 呕血

624. 检查嗅觉常用测试物质是

A. 汽油、乙醇、香油　B. 醋、汽油、乙醇

C. 水、醋、汽油　D. 水、乙醇、汽油

E. 水、乙醇、醋

625. 咽鼓管吹张法的禁忌证不包括

A. 高血压

B. 急性上呼吸道感染

C. 鼻腔或咽部有肿瘤、溃疡等病变

D. 鼻腔或鼻咽部有脓液

E. 鼻出血

626. 以鼻部疼痛为突出症状的是

A. 鼻疖 B. 急性鼻炎 C. 肥厚性鼻炎

D. 萎缩性鼻炎 E. 变应性鼻炎

627. 变应性鼻炎属于

A. Ⅰ型变态反应 B. Ⅱ型变态反应

C. Ⅲ型变态反应 D. Ⅳ型变态反应

E. Ⅴ型变态反应

628. 鼻窦炎最主要的发病机制是

A. 窦口及鼻道狭窄而弯曲

B. 窦口及邻近鼻道引流和通气障碍

C. 鼻腔黏膜与鼻窦黏膜相延续

D. 各窦口彼此毗邻

E. 鼻窦内存在大量细菌

629. 剧烈鼻腔出血,最有效的止血方法是

A. 冷冻 B. 压迫 C. 填塞

D. 滴鼻 E. 冷敷

630. 中老年鼻出血最常发生的部位是

A. 利特尔动脉丛

B. 克氏静脉丛

C. 内眦静脉

D. 鼻、鼻咽静脉丛及鼻中隔后部动脉

E. 翼静脉丛

631. 对鼻骨骨折最具有诊断意义的是

A. 鼻部开放性伤口 B. 鼻出血多

C. 鼻部塌陷或歪曲畸形 D. 鼻部疼痛剧烈

E. 鼻部肿胀发绀

632. 鼻骨骨折复位后,最常采用防止移位的固定措施是

A. 后鼻孔填塞固定 B. 鼻腔填塞固定

C. 鼻部打石膏　　D. 鼻部绷带包扎
E. 不用特殊固定,须嘱患者勿碰撞鼻部

633. 鼻息肉最主要的诊断依据是
A. 流涕　　B. 鼻塞　　C. 嗅觉减退
D. 鼻腔检查发现鼻甲肥大
E. 鼻腔检查发现有光滑、柔软的赘生物

634. 鼻窦炎中发病率最高的是
A. 蝶窦炎　　B. 额窦炎　　C. 上颌窦炎
D. 筛窦炎　　E. 全鼻窦炎

635. 急性上颌窦炎常见压痛部位是
A. 上唇部　　B. 鼻尖部　　C. 鼻根部
D. 眶下缘　　E. 尖牙窝

636. 急性上颌窦炎的头痛特点是
A. 晨起轻,午后加重
B. 晨起重,午后减轻,晚间消失
C. 晨起、午后轻,晚间最重
D. 晨起重,午后逐渐加重,晚间轻
E. 前额痛,晨起轻,午后重

637. 上颌窦冲洗的作用是
A. 协助诊断　　B. 治疗作用　　C. 消炎作用
D. 诊断及治疗作用　　E. 通畅引流作用

638. 变应性鼻炎最主要的护理诊断是
A. 知识缺乏　　B. 自我形象紊乱　C. 清理气道无效
D. 感知改变　　E. 焦虑

639. 不符合慢性咽炎症状的是
A. 刺激性干咳、无痰　　B. 剧烈咽痛
C. 咽干、咽痒　　D. 咽部异物感
E. 易恶心甚至作呕

640. 急性扁桃体炎首选药物是
A. 甲硝唑　　B. 氧氟沙星　　C. 头孢曲松钠
D. 阿米卡星　　E. 青霉素

641. 鼻咽癌的首选治疗原则是
A. 中医中药治疗
B. 化学药物治疗
C. 放射治疗
D. 免疫治疗
E. 手术为主,放疗为辅

642. 确诊鼻咽癌的依据是
A. 鼻咽镜检查
B. CT 扫描
C. EB 病毒抗体测定
D. 临床表现
E. 病理组织活检

643. 阻塞性呼吸睡眠综合征的处理措施,不正确的是
A. 睡前避免应用镇静药物
B. 减肥
C. 睡前适量饮酒
D. 睡眠时应用持续正压通气
E. 睡眠时侧卧位

644. 急性会厌炎的主要治疗措施是
A. 气管切开
B. 气管内插管
C. 大量皮质激素
D. 足量疗程抗炎
E. 及时足量应用抗生素和皮质激素

645. 小儿急性喉炎的咳嗽特点是
A. 剧烈干咳,夜间加重
B. 剧烈咳嗽,有痰,夜间加重
C. 呈"空"样咳嗽,夜间较重
D. 呈"空"样咳嗽,午间较重
E. 呈"空"样咳嗽,晨起较重

646. 急性喉炎引起的呼吸困难为
A. 混合性呼吸困难
B. 吸气性呼吸困难
C. 呼气性呼吸困难
D. 梗阻性呼吸困难
E. 不典型

647. 喉梗阻引起的呼吸困难为
A. 吸气性喘鸣
B. 吸气时软组织凹陷
C. 声音嘶哑
D. 吸气性呼吸困难
E. 发绀

648. 喉癌最常见的临床症状是
A. 疼痛 B. 咳嗽、咯血 C. 喉阻塞
D. 失声 E. 声音嘶哑

649. 喉癌最常见类型是
A. 声门型 B. 声门上型 C. 声门下型
D. 原位癌 E. 转移癌

650. 喉癌最常见的病理分型为
A. 鳞状细胞癌 B. 腺癌 C. 未分化癌
D. 淋巴肉瘤 E. 纤维肉瘤

651. 临床气管切开的部位一般在
A. 第1～3气管软骨环前正中线处
B. 第2～4气管软骨环前正中线处
C. 第3～5气管软骨环前正中线处
D. 第4～6气管软骨环前正中线处
E. 第3～6气管软骨环前正中线处

652. 气管切开术最常见的并发症是
A. 气胸 B. 出血 C. 皮下气肿
D. 纵隔气肿 E. 拔管困难

653. 喉梗阻护理时尤其应注意的是
A. 镇静 B. 吸氧 C. 卧床休息
D. 密切观察呼吸 E. 做好术前准备

654. 急性会厌炎最危险的护理诊断是
A. 知识缺乏 B. 潜在并发症:窒息
C. 舒适的改变:喉痛 D. 焦虑
E. 吞咽困难

655. 急性喉炎最主要的并发症是
A. 知识缺乏 B. 窒息 C. 喉痛
D. 焦虑 E. 体温过高

656. 确诊气管、支气管异物最可靠的方法是
A. 胸部听诊 B. 胸部叩诊 C. 胸部X线检查
D. 支气管镜检查 E. 伴有喘鸣的特殊声音的咳嗽

657. 食管异物的潜在并发症中，一般没有
A. 感染　B. 食管穿孔　C. 出血
D. 气管食管瘘　E. 休克

658. 外耳道炎的常见致病菌一般没有
A. 金黄色葡萄球菌　B. 链球菌　C. 变形杆菌
D. 铜绿假单胞菌　E. 嗜麦芽杆菌

659. 分泌性中耳炎的主要特征是
A. 耳部剧痛　B. 传导性聋、鼓室积液
C. 持续性耳鸣　D. 感音性耳聋
E. 鼓室导抗图呈B形

660. 外耳道疖的主要症状是
A. 低热　B. 耳鸣　C. 耳痛
D. 耳聋　E. 张口受限

661. 分泌性中耳炎可出现
A. 自听增强　B. 鼓膜穿孔　C. 外耳道分泌物
D. 神经性耳聋　E. 高音调耳鸣

662. 急性化脓性中耳炎的感染途径最常见的为
A. 外耳道鼓膜途径　B. 血缘途径
C. 炎症蔓延　D. 咽鼓管途径
E. 淋巴途径

663. 慢性化脓性中耳炎最常见的类型是
A. 单纯型　B. 骨疡型　C. 胆脂瘤型
D. 混合型　E. 以上均不是

664. 耳源性脑膜炎常由下列哪种疾病引起
A. 外耳道炎　B. 乳突炎　C. 骨疡型中耳炎
D. 单纯型中耳炎　E. 胆脂瘤型中耳炎

665. 耳痛明显、伴耳聋、耳道流脓的患者可诊断为
A. 梅尼埃病　B. 耳硬化症　C. 分泌性中耳炎
D. 急性化脓性中耳炎　E. 慢性化脓性中耳炎

666. 急性化脓性中耳炎治疗，错误的是
A. 及时给予足量、有效抗生素
B. 鼓膜穿孔后用2%苯酚甘油滴耳

C. 鼓膜膨隆明显,症状重者,宜切开引流
D. 使用1%麻黄碱溶液滴鼻,促使咽鼓管引流通畅
E. 鼓膜穿孔后,可用抗生素溶液滴耳

667. 耳部手术后应采取的体位是
A. 半卧位 B. 平卧位 C. 患侧卧位
D. 头低卧位 E. 平卧或向健侧卧位

668. 梅尼埃病出现的耳聋常为
A. 传音性耳聋 B. 感音性耳聋 C. 混合性耳聋
D. 先天性耳聋 E. 以上均不是

669. 梅尼埃病最主要的临床表现为
A. 头痛 B. 耳痛 C. 眩晕
D. 耳流脓 E. 耳聋

670. 确诊胆脂瘤型中耳炎后,应尽快
A. 手术治疗 B. 抗感染治疗
C. 咽鼓管通畅引流 D. 鼓膜修补
E. 保持局部干燥

671. 易引发颅外或颅内并发症的中耳炎是
A. 急性化脓性中耳炎 B. 急性非化脓性中耳炎
C. 慢性化脓性中耳炎 D. 慢性非化脓性中耳炎
E. 慢性胆脂瘤型中耳炎

672. 鼓膜外伤患者的治疗,不恰当的是
A. 禁止洗耳 B. 禁止游泳
C. 抗生素药水滴鼻 D. 防止污水进耳
E. 避免压迫患耳

673. 急诊医学发展最快的国家是
A. 日本 B. 美国 C. 德国
D. 加拿大 E. 芬兰

674. 急诊医学作为一门独立学科在国际上正式公认是
A. 1971年 B. 1982年 C. 1979年
D. 1984年 E. 1986年

675. 院前急救是指
A. 现场救护 B. 专业救护人员到来之前的抢救

C. 途中救护　D. 进入医院前的医疗救护
E. 现场自救、互救

676. 在急诊半径内，市区的反应时间要求为
A. 10min 内　B. 15min 内　C. 20min 内
D. 30min 内　E. 3～5min

677. 反映急救速度的主要客观指标是
A. 急诊半径　B. 救护车速度　C. 平均反应时间
D. 基本设施与装备　E. 急救人员素质

678. 抢救批量患者时，大出血患者颜色标记是
A. 绿色　B. 黄色　C. 红色
D. 棕色　E. 黑色

679. 现场急救区的划分，先送区主要接受的是
A. 所有患者
B. 有红色、黄色标志的危重患者
C. 能行走、病情较轻的患者
D. 死亡患者
E. 需就地抢救的患者

680. 现场评估危重患者病情时，如果触不到桡动脉搏动，提示收缩压
A. <80mmHg　B. <75mmHg　C. <65mmHg
D. <50mmHg　E. <45mmHg

681. 搬运疑有颈椎或脊椎骨折患者时，不正确的是
A. 尽可能用颈托固定颈部
B. 搬运时应固定头部，避免摇摆
C. 保持脊椎的轴线稳定
D. 可用海绵垫抬动
E. 将患者固定在硬板担架上搬运

682. 急救单元的郊区、县的服务半径为
A. 5～10km　B. 10～15km　C. 10～20km
D. 15～20km　E. 25～30km

683. 配备急救运输工具时，错误的是
A. 原则上每 5 万～10 万人口配 1 辆急救车

B. 车辆性能要满足急救需要
C. 车辆应集中停在急救中心,以便于管理
D. 每辆车配备医护人员与驾驶员各5人
E. 定期检查维修,保持完好状态。

684. 在转运患者时,不正确的是
A. 病情不稳定者,应暂缓汽车长途转送
B. 担架在行进途中,患者应头部在后,下肢在前
C. 脊椎受伤者,应保持脊椎轴线稳定
D. 途中要加强生命体征监测
E. 腹胀者去除胃肠减压术后再空运

685. 不属于"生命链"的环节是
A. 早期通路　B. 早期心肺复苏
C. 早期心脏除颤　D. 早期转送
E. 早期高级生命支持

686. 对于急诊科的设置,错误的是
A. 有专门的出入口通道
B. 尽量远离住院部
C. 分诊室设立在入口明显位置
D. 清创室与抢救室、外科诊室相邻
E. 抢救室靠近急诊科的进口处

687. 不属于急救物品的是
A. 除颤器　B. 呼吸机　C. 纤维胃镜
D. 电动洗胃机　E. 心电图机

688. 急诊科观察室床位数占医院总床数的
A. 3%　B. 4%　C. 5%　D. 6%　E. 7%

689. 对于急救药品及器械的管理,错误的是
A. 定人管理　B. 定品种数量　C. 定期检查
D. 外借时一定要登记　E. 定位放置

690. 急诊分诊准确率应达到
A. 75%　B. 80%　C. 85%　D. 90%　E. 95%

691. 急诊科护理工作质量要求不包括
A. 抢救效率高　B. 分诊迅速准确

C. 极易交叉感染　　D. 器材药物完备

E. 抢救组织严密

692. 分诊护士的职责范围不包括

A. 分清患者的轻重缓急

B. 对所有急诊患者进行登记

C. 参与急救

D. 护送患者入病房

E. 维持就诊环境

693. 观察分诊不常用的方法是

A. 视诊和触诊

B. 听诊和嗅诊

C. 问诊了解患者主诉和伴随症状

D. 诱导患者快速说出不适护理

E. 体检查病变部位

694. 复合伤患者同时出现下列情况,首先应处理的是

A. 意识不清　　B. 骨折　　C. 窒息

D. 房颤　　E. 伤口出血

695. 一急诊心前区疼痛患者应用哪种分诊技巧

A. SOAP 分诊公式　　B. PQRST 分诊公式

C. CRAMS 评分法　　D. QRS 分诊公式

E. RSTRS 评分法

696. 急诊成批中毒神志不清患者护士应采用的诊疗识别手段是

A. 应用“腕带”作为诊疗识别手段

B. 应用患者真实姓名

C. 应用患者的年龄和性别

D. 应用患者的单位

E. 在患者手上写上编号

697. 对急诊骨折的患者在复位时,护士正确的做法是

A. 帮助医生用力复位　　B. 让患者喊叫发泄痛苦

C. 与患者交谈分散注意力　　D. 陪同患者一起哭泣

E. 告知注意事项

698. 不属于急诊患者心理特点的是
A. 优先感 B. 陌生感 C. 焦虑感
D. 无助感 E. 沉默感
699. 人工呼吸的方法,下列不正确的是
A. 首先必须通畅气道
B. 吹气时停止闭胸心脏按压
C. 吹气时捏紧患者鼻孔
D. 吹气频率成年人 8～10 次/分
E. 首次吹气 2 次
700. 关于闭胸心脏按压的描述,错误的是
A. 按压部位在胸骨中下 1/3 交界处
B. 按压部位的定位先确定胸骨下切迹
C. 按压比放松的时间长 1 倍
D. 按压频率为 100～120 次/分
E. 按压与放松时,重叠的掌根不能离开胸壁
701. 判断患者有无脉搏,正确的是
A. 同时触摸双侧颈动脉
B. 检查时间不得长于 10s
C. 颈动脉触摸时,要用力
D. 不能触摸股动脉
E. 颈动脉搏动点在胸锁乳突肌外缘
702. 简易呼吸器 1 次可挤入肺的潮气量为
A. 200～300ml B. 300～500ml C. 500～1000ml
D. 800～1200ml E. 1200～1500ml
703. 患者心肺复苏后,脑复苏的主要措施是
A. 维持血液循环 B. 降温和脱水疗法
C. 保持呼吸道通畅 D. 营养支持治疗
E. 治疗原发疾病
704. 快捷确定心搏骤停的指标是
A. 意识丧失,大动脉搏动消失
B. 血压测不到
C. 瞳孔散大

D. 呼吸停止

E. 心电图示直线

705. 判断口对口人工呼吸法有效指征，首先观察的是

A. 口唇发绀转红润　　B. 瞳孔缩小

C. 吹气时阻力小　　D. 看到患者胸廓升起

E. 剑突下隆起

706. 口对口人工呼吸时，患者吸入气体氧浓度约为

A. 16%　B. 21%　C. 25%　D. 30%　E. 33%

707. 非同步直流电除颤时，错误的是

A. 电极板放置位置：心尖部、心底部

B. 除颤电量为 360J

C. 如室颤为细颤，可直接给予电除颤

D. 急性心肌缺血引起的室颤，除颤易于成功

E. 电击时，任何人不得接触患者及病床，以免触电。

708. 结扎止血带时应定时放松，放松间隔时间为

A. 10～30min　B. 30～60min　C. 40～70min

D. 60～90min　E. 90～120min

709. 使用止血带止血，使用时间不超过

A. 1h　B. 1.5h　C. 2h　D. 4h　E. 5h

710. 上臂结扎止血带时，选择部位时宜在

A. 上 1/2 处　B. 下 1/2 处　C. 上 1/3 处

D. 下 1/3 处　E. 以上都不对

711. 大腿结扎止血带时，适宜的部位是

A. 上 2/3 处　B. 下 2/3 处　C. 上 1/3 处

D. 下 1/3 处　E. 以上都不对

712. 绷带包扎顺序原则上应为

A. 从上向下、从左向右、从远心端向近心端

B. 从下向上、从左向右、从远心端向近心端

C. 从上向下、从左向右、从近心端向远心端

D. 从下向上、从左向右、从近心端向远心端

E. 从下向上、从右向左、从远心端向近心端

713. 固定的目的是

A. 镇痛 B. 复位

C. 防止骨折断端移位 D. 防止污染

E. 止血

714. 急性有机磷农药中毒的发病机制最主要的是

A. 高铁血红蛋白蓄积 B. 副交感神经过度兴奋

C. 抑制胆碱酯酶 D. 迷走神经过度兴奋

E. 碳氧血红蛋白蓄积

715. 中毒后不会引起中毒性溶血的是

A. 苯胺 B. 亚硝酸盐 C. 毒蕈

D. 砷化氢 E. 硝基苯

716. 急性CO中毒患者的严重程度取决于

A. 环境中CO浓度

B. 接触CO时间长短

C. 患者血中碳氧血红蛋白的饱和度

D. 患者的抵抗力

E. 患者原有的基础疾病

717. 急性重度CO中毒的治疗，首选

A. 营养脑细胞药物治疗 B. 降温保护脑细胞

C. 中枢兴奋药 D. 面罩给氧

E. 高压氧舱

718. 有机磷农药中毒患者的临床表现不包括

A. 呼气有烂苹果味 B. 意识障碍

C. 腺体分泌增多 D. 瞳孔缩小

E. 肌纤维颤动

719. 对毒物种类不明的急性中毒患者，一般选用的洗胃液是

A. 牛奶 B. 碳酸氢钠

C. 1∶15 000高锰酸钾 D. 生理盐水

E. 鸡蛋清

720. CO中毒时最易受损害的脏器是

A. 肺和脑 B. 脑和心脏 C. 肺和心脏

D. 肾 E. 肾和肺

721. 对口服有机磷农药中毒者，救治的关键是

A. 清除呼吸道分泌物　B. 及时导泻

C. 催吐　D. 彻底洗胃

E. 大剂量使用碘解磷定

722. 抢救有机磷农药中毒时达到阿托品化后，阿托品用法是

A. 立即停药

B. 逐渐减量直至症状消失后停药

C. 继续原剂量治疗直至症状消失后停药

D. 逐渐减量直至症状消失后 24h 再停药

E. 继续原剂量治疗 24h 后停药

723. 患者呼吸气味中有大蒜味，应考虑

A. 尿毒症　B. 低血糖　C. 有机磷农药中毒

D. 酮症酸中毒　E. 支气管感染

724. 有机磷农药中毒发生呼吸衰竭的急救措施是

A. 清除呼吸道分泌物　B. 给氧吸入

C. 必要时行气管切开　D. 气管内插管及人工呼吸

E. 根据病情以上措施均可酌情采用

725. 在喷洒有机磷农药过程中发生急性中毒的患者，首先要采取的急救措施是

A. 清除尚未吸收的毒物　B. 排出体内已吸收的毒物

C. 清洗皮肤　D. 对症治疗

E. 应用特殊解毒药

726. 误服强腐蚀剂的患者，处理措施错误是

A. 洗胃　B. 灌肠　C. 补液

D. 应用中和剂　E. 给氧

727. 适于用牛奶、蛋清洗胃的毒物中毒是

A. 铜中毒　B. 铅中毒　C. 强酸强碱中毒

D. 有机磷农药中毒　E. 氰化物中毒

728. 有机磷农药中毒的主要死因是

A. 呼吸衰竭　B. 肾衰竭　C. 肝性脑病

D. 心力衰竭　E. DIC

729. 可采用催吐法进行治疗的患者是

A. 昏迷 B. 惊厥 C. 胃底静脉曲张

D. 强酸强碱中毒 E. 口服敌敌畏且神志清醒者

730. CO中毒的特征性临床表现是

A. 呼吸困难 B. 恶心、呕吐 C. 头晕

D. 口唇呈樱桃红色 E. 疲乏、无力

731. 阿托品不能解除有机磷农药中毒的症状是

A. 瞳孔缩小 B. 多汗,流涎 C. 肌纤维颤动

D. 肺部湿啰音 E. 平滑肌痉挛

732. 在治疗急性中毒时,首要的措施是

A. 立即终止接触毒物 B. 清除尚未吸收的毒物

C. 促进已吸收毒物排出 D. 特殊解毒药的应用

E. 对症治疗

733. 可产生高铁血红蛋白血症的毒物是

A. 阿托品 B. 亚硝酸盐 C. 有机磷农药

D. 一氧化碳 E. 吗啡

734. 中毒的主要诊断依据是

A. 毒物接触史和临床表现

B. 肝、肾功能检查

C. 现场毒物鉴定

D. 患者排泄中毒代谢产物的检测

E. 心电图检查

735. 吞服强酸中毒时,不能使用的解毒剂是

A. 牛奶 B. 豆浆

C. 50g/L碳酸氢钠液 D. 蛋清

E. 氢氧化铝

736. 引起瞳孔缩小的毒物是

A. 阿托品 B. 乙醇 C. 一氧化碳

D. 有机磷农药 E. 麻黄碱

737. 洗胃时胃管插入的长度是

A. 30～40cm B. 40～50cm C. 45～55cm

D. 50～60cm E. 55～65cm

738. 有机磷农药中毒患者禁用的药物是
A. 阿托品　B. 碘解磷定　C. 尼可刹米
D. 双复磷　E. 吗啡

739. 口服中毒已超过6h也应彻底洗胃的原因是
A. 毒物作用引起肠蠕动加快
B. 毒物作用引起胃蠕动加快
C. 毒物作用引起幽门梗阻
D. 胃排空减慢,毒物仍可滞留在胃
E. 口服中毒者,洗胃是唯一的治疗方法

740. 宜用液状石蜡洗胃的毒物中毒是
A. 浓硫酸　B. 汽油　C. 氢氧化钾
D. 强酸　E. 氰化物

741. 适用于高铁血红蛋白血症解毒的药物是
A. 碘解磷定　B. 阿托品　C. 大剂量亚甲蓝
D. 纳洛酮　E. 小剂量亚甲蓝

742. 急性有机磷农药中毒最先出现的症状是
A. 毒蕈碱样症状　B. 烟碱样症状
C. 中间型综合征　D. 意识障碍
E. 肺水肿

743. 临床判断有机磷农药中毒程度的重要指标是
A. 呕吐物有机磷农药的鉴定　B. 血中胆碱酯酶活力
C. 血中胆碱酯酶含量　D. 尿中三氯乙醇的含量
E. 呼吸道分泌物有机磷农药的鉴定

744. 阿托品治疗有机磷农药中毒的作用机制,错误的是
A. 阻断乙酰胆碱对胆碱能受体
B. 清除毒蕈碱样症状
C. 恢复胆碱酯酶活力
D. 对抗呼吸中枢抑制
E. 减轻、消除汗液过多排出

745. 禁用高锰酸钾洗胃的中毒是
A. 内吸磷　B. 美曲膦酯　C. 敌敌畏
D. 乐果　E. 对硫磷

746. 不能用2%碳酸氢钠洗胃的中毒是
A. 内吸磷 B. 美曲膦酯 C. 敌敌畏
D. 乐果 E. 对硫磷

747. 抢救急性CO中毒昏迷，错误的是
A. 立即原地抢救 B. 高流量吸氧 C. 解除脑血管痉挛
D. 使用脱水药 E. 使用呼吸兴奋药

748. 有机磷农药中毒引起烟碱样作用的临床表现是
A. 大汗 B. 流涎流泪 C. 瞳孔缩小
D. 呼吸肌麻痹 E. 支气管分泌物增多

749. 急性中毒的临床特点不包括
A. 发病急骤 B. 症状严重 C. 变化迅速
D. 病程较长 E. 如不积极治疗，可能危及生命

750. 急性中毒最常见的症状是
A. 昏迷 B. 谵妄 C. 四肢无力
D. 精神异常 E. 肌纤维颤动

751. 具有缺氧和抑制酶的活力双重中毒机制的中毒物质是
A. 硫化氢 B. 汽油 C. 氰化物
D. 棉酚 E. 砒霜

752. 服毒后一般认为宜在多长时间内洗胃效果最好
A. 2h B. 4h C. 6h D. 8h E. 12h

753. 清除进入人体尚未吸收的毒物，错误的是
A. 吞服腐蚀性毒物者不应催吐
B. 昏迷患者插管洗胃可导致吸入性肺炎
C. 清洗皮肤宜用肥皂水或温水
D. 清除肠道内毒物宜用硫酸镁或蓖麻油导泻
E. 清除眼部宜用清水彻底冲洗

754. 不符合有机磷农药中毒临床表现的是
A. 皮肤干燥，无汗 B. 恶心呕吐 C. 肌肉颤动
D. 肺水肿 E. 视物模糊，瞳孔缩小

755. 小剂量亚甲蓝静脉注射用于抢救的患者是
A. 重金属中毒 B. 氰化物中毒 C. 亚硝酸盐中毒
D. 有机磷农药中毒 E. 急性CO中毒

756. 常用氨羧螯合剂(依地酸钙钠)和巯基螯合剂(二硫丙醇、二硫丙磺钠、二巯丁二钠)用于抢救治疗哪项中毒

A. 苯巴比妥中毒　B. 氰化物中毒
C. 亚硝酸盐中毒　D. 重金属中毒
E. 酒精中毒

757. 有机磷农药中毒诊断的最重要的指标为

A. 确切的接触史　B. 毒蕈碱样和烟碱样症状
C. 血胆碱酯酶活力降低　D. 阿托品试验阳性
E. 呕吐物有大蒜味

758. 毒物进入体内后,主要代谢器官是

A. 肾　B. 肺　C. 心　D. 肝　E. 脑

759. 对吞服不明毒物中毒者,采用救治的泻药是

A. 蓖麻油　B. 液状石蜡　C. 甘露醇
D. 肝油　E. 硫酸钠

760. 急性中毒最常见的胃肠道症状是

A. 转氨酶升高　B. 黄疸　C. 恶心
D. 腹痛　E. 呕吐、腹泻

761. 下列陈述正确的是

A. 吞服毒物中毒者,无论中毒轻重,也无论何种毒物,均应积极洗胃
B. 吞服毒物中毒而昏迷者,不可洗胃
C. 洗胃结束后,应予以导泄
D. 洗胃时,每次注入的灌洗液愈多,效果愈好
E. 上陈述都不正确

762. 口服有机磷农药中毒患者,一般出现症状的时间是

A. 10min 至 2h　B. 3～6h　C. 4～7h
D. 5～8h　E. 6～9h

763. 中暑临床上依据症状轻、重分为

A. 热射病　B. 热痉挛　C. 热衰竭
D. 先兆中暑、轻度中暑及重度中暑
E. 热射病、热痉挛、热衰竭

764. 在高热环境中进行繁重体力劳动和剧烈运动，大量出汗后因口渴而大量饮水，缺乏钠的补充而发病，被称为

A. 先兆中暑　B. 热射病　C. 中暑高热
D. 热痉挛　E. 热衰竭

765. 热痉挛的突出表现是

A. 腓肠肌痉挛、疼痛
B. 胸大肌痉挛、疼痛
C. 呼吸肌痉挛、疼痛
D. 肠道平滑肌痉挛、疼痛
E. 肛门括约肌痉挛、疼痛

766. 热衰竭常见于

A. 户外劳动者　B. 青壮年
C. 运动员　D. 中老年
E. 年老体弱、儿童、过度疲劳及有慢性心血管系统疾病的患者

767. 热衰竭患者的突出表现是

A. 脑水肿　B. 呼吸衰竭　C. 心力衰竭
D. 肌肉痉挛　E. 周围循环衰竭

768. 热射病特点是

A. 在高温环境中突然发病，体温高达 40℃ 以上，最高可达 42℃
B. 腓肠肌痉挛
C. 不伴有皮肤干热
D. 无意识障碍表现
E. 多发生于年老体弱者

769. 中暑患者当肛温降至多少时应暂停降温

A. 39℃　B. 38℃　C. 37.5℃
D. 36℃　E. 36.5℃

770. 中暑环境降温时，室内温度宜控制在

A. 16～18℃　B. 18～20℃　C. 18～22℃
D. 19～24℃　E. 22～25℃

771. 中暑体内降温时，从静脉快速输入液体的温度为

A. 4～10℃　B. 8～12℃　C. 10～14℃

D. 12～16℃　E. 0～5℃

772. 淹溺分为两大类

A. 干性淹溺、湿性淹溺　B. 海水淹溺、淡水淹溺

C. 干性淹溺、海水淹溺　D. 湿性淹溺、淡水淹溺

E. 温水淹溺、冷水淹溺

773. 淹溺者救护原则错误的是

A. 迅速将患者救离出水　B. 立即恢复有效通气

C. 施予心肺复苏术　D. 根据病情对症处理

E. 首先考虑电击除颤

774. 海水淹溺时，一般不会发生的是

A. 心律失常　B. 溶血　C. 低氧血症

D. 肺水肿　E. 脑水肿

775. 海水淹溺时，电解质改变一般不会发生的是

A. 钠离子增加　B. 钙离子增加　C. 镁离子增加

D. 氯离子增加　E. 钾离子增加

776. 影响触电损伤程度的因素，错误的是

A. 交流电的危害大于直流电

B. 人体电阻越大，受损越严重

C. 电流强度越强，损伤越大

D. 高频交流电对人体的损害相对较小

E. 高电压比低电压危险

777. 关于环甲膜穿刺术的描述，错误的是

A. 患者去枕平卧，头后仰

B. 气管给药时，针头刺入环甲膜后立即注射药物

C. 注射用药物以等渗盐水配制

D. 若穿刺部位出血，可用消毒干棉球压迫片刻

E. 术后患者咳出带血分泌物现象一般在1～2d会消失

778. 气管内插管时间不宜超过

A. 1d　B. 2d　C. 3d

D. 4d　E. 5d

779. 气管导管管芯在插入导管后其远端距离导管开口应为

A. 0.5cm 以下 B. 0.5～1cm C. 1～1.5cm

D. 1.5～2.0cm E. 2.0～2.5cm

780. 气管内插管患者吸痰的描述,错误的是

A. 根据患者具体情况确定吸痰间隔时间

B. 痰液黏稠时,可先向气管内滴注糜蛋白酶

C. 吸痰前后加大给氧浓度

D. 动作轻柔,不要反复上下提插

E. 每次吸引时间不超过 20s

781. 气管切开时,切口不能低于

A. 第二气管环 B. 第三气管环 C. 第四气管环

D. 第五气管环 E. 第六气管环

782. 不宜行胸腔闭式引流术的是

A. 大量血胸 B. 开胸术后 C. 大量气胸

D. 结核性脓胸 E. 脓胸合并食管支气管瘘者

783. 胸腔闭式引流术水封瓶长管应在液面下

A. 3～4cm B. 3～5cm C. 5～7cm

D. 6～8cm E. 7～10cm

784. 皮肤吸收作用最强的部位是

A. 掌跖 B. 前臂 C. 前额

D. 阴囊 E. 股内侧

785. 不属于角质形成细胞的是

A. 颗粒细胞 B. 基底细胞 C. 棘细胞

D. 朗格汉斯细胞 E. 角质细胞

786. 正常的表皮更替时间是

A. 2d B. 14d C. 28d D. 35d E. 40d

787. 外界温度高于皮温时,机体散热的途径主要是

A. 辐射 B. 传导 C. 出汗

D. 对流 E. 皮肤血管收缩

788. 皮肤附属器不包括

A. 指甲 B. 毛发 C. 皮脂腺

D. 汗腺 E. 皮下脂肪

789. 属于继发皮损的是

A. 水疱　B. 丘疹　C. 风团

D. 结痂　E. 肿瘤

790. 不属于病毒性疾病的是

A. 头癣　B. 体癣　C. 黄癣

D. 足癣　E. 银屑病

791. 皮肤斑贴试验阳性反应是

A. 斑贴部位无反应　B. 瘙痒伴有轻度红斑

C. 红斑、浸润,可能有小丘疹　D. 水肿性红斑、丘疹

E. 显著红肿、斑丘疹、水疱、糜烂

792. 单纯疱疹好发部位是

A. 皮肤、黏膜交界处　B. 四肢

C. 生殖器部位　D. 头皮

E. 腹部

793. 带状疱疹的病原体是

A. 痘状病毒　B. 轮状病毒

C. 水痘-带状疱疹病毒　D. 乳头瘤病毒

E. 单纯疱疹病毒

794. 带状疱疹的临床特征不包括

A. 不超过身体正中线　B. 神经痛

C. 病程 2～3 周　D. 各簇水疱间皮肤正常

E. 皮损沿神经对称排列

795. 丹毒治疗的首选抗生素是

A. 红霉素　B. 庆大霉素　C. 磺胺类

D. 青霉素　E. 头孢曲松钠

796. 花斑癣的致病菌是

A. 马拉色菌　B. 红色毛癣菌

C. 絮状表皮癣菌　D. 犬小孢子菌

E. 许兰毛癣菌

797. 药疹治疗的首要措施是

A. 使用大量糖皮质激素　B. 停用致敏药物

C. 输血加速药物排泄　D. 大量饮水

E. 应用激素同时使用抗生素

798. 诊断变态反应性接触性皮炎最简单而又可靠的办法是

A. 皮肤窗试验 B. 皮内试验
C. 点刺试验 D. 斑贴试验
E. 变应原吸入试验

799. 荨麻疹的基本损害是

A. 结节 B. 风团 C. 丘疹
D. 脓疱 E. 肿瘤

800. 慢性荨麻疹发作持续时间是

A. 2 周以上 B. 4 周以上 C. 6 周以上
D. 8 周以上 E. 10 周以上

801. 最常见的天疱疮类型是

A. 寻常型天疱疮 B. 增殖型天疱疮
C. 落叶型天疱疮 D. 红斑型天疱疮
E. 副肿瘤型天疱疮

802. 尼氏征阳性常见于

A. 湿疹 B. 天疱疮 C. 类天疱疮
D. 疱疹样皮炎 E. 接触性皮炎

803. 天疱疮的治疗首选药物是

A. 免疫抑制药 B. 抗病毒药物
C. 皮质类固醇激素 D. 维 A 酸类药物
E. 丙种球蛋白

804. 扁平湿疣可见于

A. 淋病 B. 梅毒 C. 软下疳
D. 尖锐湿疣 E. 性病性淋巴肉芽肿

805. 脓疱疮最常见的致病菌是

A. 金黄色葡萄球菌 B. 铜绿假单胞菌
C. 表皮葡萄球菌 D. 乙型溶血性链球菌
E. 许兰毛癣菌

806. 累及头皮的寻常型银屑病,特征的表现是

A. 皮损境界清晰 B. 束状发
C. 造成永久脱发 D. 覆有干燥的银白色鳞屑

E. 头发高出皮面即折断

807. 银屑病最常见的型别是

A. 寻常型　B. 脓疱型　C. 关节病型

D. 红皮病型　E. 发疹型

808. 梅毒患者治疗后随访连续观察的时间是

A. 6个月　B. 1年　C. 2年

D. 3年　E. 5年

809. 常用于湿敷的溶液是

A. 3%硼酸溶液　B. 1:2000高锰酸钾

C. 10%盐水　D. 2%聚维酮碘

E. 1:5000小檗碱

810. 湿敷适用于

A. 慢性皮炎时　B. 急性湿疹伴大量渗出时

C. 红斑丘疹时　D. 无皮疹仅瘙痒时

E. 荨麻疹时

811. 皮肤良性肿瘤不包括

A. 粟丘疹　B. 草莓状血管瘤

C. 瘢痕疙瘩　D. 脂溢性角化

E. 日光角化

812. 皮肤恶性肿瘤不包括

A. 皮肤纤维瘤　B. 基底细胞癌

C. 鳞状细胞癌　D. 鲍温病

E. 湿疹样癌

813. 寻常型银屑病的好发部位是

A. 黏膜　B. 头皮　C. 大关节屈侧面

D. 无好发部位　E. 机械摩擦部位——肘、膝、骶部

814. 局限性、实质性、深在性皮损，位置达真皮或皮下称为

A. 结节　B. 斑疹　C. 风团

D. 睡袍　E. 裂隙

815. 痤疮的病因不包括

A. 遗传因素　B. 皮脂腺导管角化过度

C. 皮脂分泌过多　D. 高糖高脂饮食

E. 雌激素

816. 传染病流行过程必须具备的三个环节是

A. 传染源、传播途径、人群易感性

B. 病原体、自然因素、社会因素

C. 病原体毒力、数量及适当的侵入门户

D. 病原体、传播途径、易感人群

E. 病原体、人体及其所处的环境

817. 影响传染病流行过程的两个重要因素是

A. 地理因素、气候因素　B. 社会制度、经济状况

C. 气温、雨量　D. 生活习惯、文化传统

E. 社会因素、自然因素

818. 伤寒患者经环丙沙星治疗体温正常，1 周后又发热，血培养阳性，属于

A. 混合感染　B. 再燃　C. 重复感染

D. 复发　E. 再感染

819. 急性乙型肝炎最迟出现的血清学指标是

A. HBsAg　B. 抗-HBs　C. HBeAg

D. 抗-HBe　E. 抗-HBc

820. 伤寒杆菌致病的主要因素是

A. Vi 抗原　B. 肠毒素　C. 外毒素

D. 内毒素　E. H 抗原

821. 不属于艾滋病病毒感染高危人群的是

A. 同性恋者　B. 性乱交者　C. 静脉吸毒者

D. 医护人员　E. 多次输血者

822. 乙脑惊厥或抽搐最常见的原因是

A. 缺氧　B. 高热　C. 酸中毒

D. 低钙　E. 脑实质炎症及水肿

823. 急性重症肝炎最突出最有诊断价值的临床表现是

A. 显著的消化道症状

B. 中枢神经系统症状如烦躁、谵妄、嗜睡以至昏迷、抽搐等

C. 肝脏进行性缩小

D. 明显的出血倾向

E. 黄疸迅速加深

824. 阿米巴痢疾最严重的并发症是

A. 穿孔性腹膜炎 B. 阑尾炎 C. 肠出血

D. 肝脓肿 E. 结肠肉芽肿

825. 对接触者的日常活动加以限制，并在指定场所每日诊察，测体温，或做必要的检查，以了解有无早期发病征象，称为

A. 隔离观察 B. 患者管理 C. 医学观察

D. 隔离患者 E. 检疫

826. 男性因急性黄疸性肝炎住院，抗-HAV-IgM 阳性，对其妻子的处理，最恰当的是

A. 立即化验肝功能，抗-HAV

B. 人免疫球蛋白＋甲肝疫苗

C. 注射人免疫球蛋白

D. 甲肝疫苗预防接种

E. 接受医学观察 45d

827. 乙脑主要的死亡原因是

A. 中枢性呼吸衰竭 B. 脑水肿、脑疝形成

C. 过高热 D. 外周性呼吸衰竭

E. 休克

828. 伤寒病变最显著的部位是

A. 脾

B. 回肠下段集合淋巴结和孤立淋巴结

C. 骨髓

D. 回肠和空肠

E. 肝

829. 中毒性痢疾最突出的病变是

A. 肠黏膜水肿、增厚、溃疡

B. 肾上腺皮质萎缩

C. 肠黏膜弥漫性纤维蛋白渗出性炎症

D. 脑部特别是脑干神经细胞变性、点状出血

E. 全身小血管内皮细胞肿胀，血浆渗出，周围组织水肿

830. 急性血吸虫病血象检查最突出的特点是
A. 中性粒细胞显著增多
B. 嗜酸粒细胞显著增多
C. 嗜碱粒细胞显著增多
D. 肥大细胞显著增多
E. 血小板显著增多

831. 传染病的基本特征不包括
A. 有病原体
B. 有发热
C. 有流行病学特征
D. 有感染后免疫
E. 有传染源

832. 不需要注射狂犬疫苗的是
A. 破损皮肤被狂犬患者唾液污染
B. 外观正常的家犬、家猫咬伤
C. 野生动物咬伤
D. 狂犬病患者的家庭成员
E. 皮肤黏膜被狂犬唾液污染

833. 目前预防乙型肝炎最有效措施为
A. 隔离患者
B. 注射乙型肝炎疫苗
C. 丙种球蛋白被动免疫
D. 搞好粪便管理及水源防护
E. 消灭蚊蝇

834. 病原体侵入人体后能否引起疾病，主要取决于
A. 机体的保护性免疫
B. 病原体的致病力与机体的免疫功能
C. 病原体的毒力与数量
D. 机体的天然屏障作用
E. 病原体的侵入途径与特异性定位

835. 对于消化道传染病起主导作用的预防措施是
A. 隔离患者
B. 发现、治疗带菌者
C. 疫苗预防接种
D. 切断传播途径
E. 治疗患者

836. 控制麻疹流行最有效可行的措施是
A. 普遍肌内注射丙种球蛋白
B. 普遍接种麻疹减毒活疫苗
C. 切断传播途径

D. 隔离患者

E. 成年人血 10～15ml 两侧臀部深层肌内注射

837. 确定传染病检疫期限的重要依据是

A. 潜伏期　B. 前驱期　C. 传染期

D. 隔离期　E. 免疫期

838. 艾滋病机会性感染最常见的条件致病菌是

A. 结核菌　B. 巨细胞病毒　C. 卡氏肺孢子虫

D. 白念珠菌　E. 新型隐球菌

839. 不适宜 HIV 感染者的消毒方法是

A. 紫外线　B. 75%乙醇　C. 高压湿热消毒法

D. 0.2%的次氯酸钠　E. 以上都不是

840. 流行性乙型脑炎感染途径是

A. 消化道传染　B. 血液传染　C. 虫媒传染

D. 呼吸道传染　E. 皮肤接触传染

841. 麻疹合并肺炎应隔离至

A. 出疹后 3d　B. 出疹后 5d　C. 出疹后 7d

D. 出疹后 10d　E. 出疹后 14d

842. 脊髓灰质炎患者应自起病日起至少隔离

A. 10d　B. 20d　C. 30d　D. 40d　E. 50d

843. 医疗机构应当对传染病实行的制度是

A. 预检、隔离　B. 分诊、消毒　C. 预检、分诊

D. 消毒、隔离　E. 清洁消毒

844. 对传染病患者的皮肤护理，错误的是

A. 瘙痒较重者，可用炉甘石洗剂等涂搽局部

B. 将患者指甲剪短，切勿抓破皮肤

C. 观察皮疹的特点，如形态、大小、分布部位等

D. 出疹期可用肥皂水擦洗皮肤

E. 出疹期病室要安静整洁，避免强光刺激

845. 菌痢的病变部位主要位于

A. 结肠和空回肠　B. 乙状结肠与直肠

C. 回盲部　D. 回肠

E. 结肠

846. 发现传染病病例和疑似病例应报告部门是
A. 急救中心(120)　　B. 当地卫生行政主管部门
C. 当地人民政府　　D. 当地疾病预防控制机构
E. 省卫生厅

847. 风疹的隔离期为
A. 出疹后 5d　　B. 出疹后 10d
C. 出疹后 14d　　D. 出疹后 3 周
E. 出疹后 4 周

848. 属于氧化消毒剂的是
A. 戊二醛　　B. 二氯异氰尿酸钠
C. 氯胺　　D. 高锰酸钾
E. 漂白粉

849. HBV 感染后产生的保护性抗体是
A. 抗-HBcIgG　　B. 抗-HBcIgM
C. 抗-HBs　　D. 抗-HBe
E. 抗-前 S

850. 传染病的特征,最主要的是
A. 有传染性　　B. 有病原体　　C. 有地方性
D. 有季节性　　E. 有感染免疫

851. 关于消化道隔离的描述,错误的是
A. 最好同一病种患者收住同一病室
B. 患者可交换使用物品
C. 患者的用品、餐具、便器、排泄物、呕吐物均须消毒
D. 病室应有防蝇及灭蝇设施
E. 工作人员密切接触患者时应穿隔离衣、戴帽子及口罩、穿隔离鞋

852. 戊型肝炎病毒主要传播途径
A. 注射、输血　　B. 蚊虫叮咬传播
C. 唾液传播　　D. 垂直传播
E. 粪-口传播

853. 被乙型肝炎患者血液污染针头刺破皮肤后主要宜采取的措施是

A. 局部碘酒、乙醇消毒　B. 注射高效价免疫血清
C. 注射干扰素诱生剂　D. 注射胎盘球蛋白
E. 注射干扰素

854. 对 HBeAg 阳性母亲所生下的新生儿行预防乙肝的免疫处理最恰当的方法是

A. 乙肝疫苗
B. 高效价乙肝免疫球蛋白
C. 丙种球蛋白
D. 高效价免疫球蛋白＋ 乙肝疫苗
E. 乙肝疫苗＋丙种球蛋白

855. 我国 1 岁内小儿需完成的基础计划免疫项目不包括

A. 卡介苗
B. 乙型脑炎疫苗
C. 脊髓灰质炎疫苗
D. 百日咳-白喉-破伤风混合疫苗
E. 麻疹疫苗

856. 伤寒患者排菌量最多的时期是

A. 起病前 1 周　B. 起病后第 1 周
C. 起病后第 2～4 周　D. 起病后第 5 周
E. 起病后第 6 周

857. 掌握各种传染病的潜伏期的意义是

A. 追踪传染来源　B. 协助诊断　C. 确定检疫期
D. 有助于院内感染的鉴别　E. 预测流行趋势

858. 属于甲类传染病的是

A. 艾滋病　B. 霍乱　C. 麻疹
D. 炭疽　E. 梅毒

859. 日本血吸虫病的临床分型不包括

A. 急性血吸虫病　B. 慢性血吸虫病　C. 晚期血吸虫病
D. 无症状带虫者　E. 异位损害

860. 日本血吸虫成虫首要寄生的部位是

A. 结肠黏膜下　B. 肝门静脉系统　C. 全身静脉系统
D. 肝动脉　E. 淋巴管

861. 乙型脑炎临床分期不包括

A. 初期　B. 极期　C. 恢复期

D. 后遗症期　E. 发热期

862.《传染病防治法》规定的乙类传染病是

A. 霍乱　B. 流行性感冒　C. 艾滋病

D. 流行性腮腺炎　E. 鼠疫

863. 对疑似甲类传染病患者在明确诊断前,应在指定的场所进行

A. 隔离　B. 留验　C. 回家待检

D. 访视　E. 医学观察

864. 在传染过程的下列表现中,最易识别的是

A. 隐性感染　B. 显性感染　C. 潜伏性感染

D. 病原携带状态　E. 病原体被清除

865. 艾滋病病毒的传播方式不包括

A. 共用针头或注射器　B. 性接触

C. 日常生活接触　D. 母婴传播

E. 输血

866. 目前预防丙型肝炎的最佳措施是

A. 加强医院内消毒隔离及严格筛选献血员

B. 积极治疗患者及病毒携带者

C. 隔离患者

D. 丙种球蛋白被动免疫

E. 密切接触者检疫与药物预防

867. 疫区是指

A. 传染病在人群中流行,其病原体向周围传播时已经传染到的地区

B. 出现过传染病的地区

C. 传染病在人群中流行,其病原体向周围传播时可能波及的地区

D. 发生传染病的那个村子

E. 发生传染病的那个医院

868. 疟疾治疗中控制发作首选药物是

A. 氯喹 B. 奎宁 C. 伯安喹

D. 乙胺嘧啶 E. 甲氟喹

869. 流行性出血热的传染源主要是

A. 急性期患者 B. 猪 C. 啮齿类

D. 犬 E. 病毒携带者

870. 关于痢疾杆菌的描述,正确的是

A. 对化学消毒剂不敏感 B. 产生外毒素和内毒素

C. 在外界生存时间甚短 D. 对理化因素抵抗力强

E. 为革兰阴性杆菌,有鞭毛

871. 细菌性痢疾患者的粪便为

A. 米泔样 B. 豆渣样 C. 果酱样

D. 黏液脓血样 E. 洗肉水样

872. 野犬咬伤后对伤口不应做的处理是

A. 挤出伤口处污血 B. 用肥皂水反复冲洗

C. 碘酒、乙醇消毒 D. 缝合伤

E. 免疫球蛋白浸润注射

873. 确诊菌痢最可靠的依据是

A. 粪便镜检发现大量脓细胞 B. 明显里急后重

C. 粪便培养阳性 D. 免疫检查阳性

E. 典型脓血便

874. 确定一种传染病检疫期的根据是

A. 传染期 B. 平均潜伏期 C. 最长潜伏期

D. 最短潜伏期 E. 前驱期

875. 错觉是指

A. 异常的感觉 B. 感觉的综合性错误

C. 思维的综合性错误 D. 对客观事物歪曲的知觉

E. 对客观事物个别属性的歪曲

876. 幻觉是指

A. 异常的感觉 B. 鲜明生动的想象

C. 知觉的综合性障碍 D. 对客观事物歪曲的知觉

E. 缺乏相应的客观刺激时的知觉体验

877. 妄想是指
A. 不能被说服的个人病理信念
B. 智力缺损时出现的离奇想法
C. 意识障碍时出现的杂乱思维
D. 一种可以被说服的不现实的想法
E. 意识障碍中占主导地位的错误观念

878. 精神发育迟滞时，其智商值低于
A. 50　B. 60　C. 70　D. 80　E. 90

879. 知觉是
A. 大脑对外界事物的感知
B. 大脑对外界事物个别属性的感知
C. 大脑对外界事物整体属性的感知
D. 大脑对外界事物部分属性的感知
E. 躯体的各种感觉

880. 思维贫乏常见的疾病是
A. 躁狂症　B. 抑郁症　C. 强迫性神经症
D. 精神分裂症　E. 神经衰弱

881. 精神分裂症的情感障碍是
A. 欣快　B. 焦虑　C. 情感高涨
D. 情感淡漠　E. 情绪不稳

882. 急性精神分裂症的治疗方法是
A. 心理治疗　B. 工娱治疗
C. 抗精神病药物治疗　D. 镇静催眠药睡眠治疗
E. 胰岛素低血糖治疗

883. 精神障碍分类原则的依据是
A. 诱因　B. 家族史　C. 性格特点
D. 病因学　E. 病因学和症状学

884. 被害妄想常见的疾病是
A. 精神分裂症　B. 老年精神障碍　C. 躁狂症
D. 神经衰弱　E. 焦虑症

885. 躁狂症的思维障碍是
A. 思维贫乏　B. 思维奔逸　C. 强制性思维

D. 病理性赘述　E. 思维散漫

886. 抑郁症的睡眠障碍特点是

A. 入睡困难　B. 易惊醒　C. 多梦

D. 睡眠过多　E. 早醒

887. 抑郁症抑郁情绪的特点是

A. 晨轻晚重　B. 晨重晚轻　C. 上午重下午轻

D. 上午轻下午重　E. 昼轻夜重

888. 躁狂症治疗首选的药物是

A. 苯巴比妥　B. 碳酸锂　C. 卡马西平

D. 氟哌啶醇　E. 氯丙嗪

889. 精神分裂症特征性症状是

A. 被害妄想　B. 关系妄想　C. 嫉妒妄想

D. 被洞悉妄想　E. 夸大妄想

890. 碳酸锂中毒的早期症状是

A. 共济失调　B. 肌肉震颤　C. 胃肠道反应

D. 意识障碍　E. 下肢水肿、多尿

891. 患者吞食骨头,称使自己具有硬骨头精神。其思维障碍是

A. 思维鸣响　B. 思维松弛　C. 思维破碎

D. 思维贫乏　E. 病理性象征性思维

892. 定向力障碍常出现在

A. 神经症　B. 抑郁症　C. 阿尔茨海默病

D. 普通醉酒　E. 精神分裂症

893. 不符合酒精性震颤谵妄的是

A. 在戒酒后发生　B. 全身肌肉有粗大的震颤

C. 有意识障碍　D. 有大量的感知异常

E. 症状多迁延,可持续数月

894. 谵妄综合征的主要特征是

A. 意识障碍昼轻夜重　B. 幻视

C. 注意力涣散　D. 记忆减退

E. 错觉

895. 神经衰弱最主要的症状是

A. 易疲劳　B. 头痛头晕　C. 情绪易烦恼

D. 睡眠障碍 E. 肌肉酸痛

896. 癔症治疗最有效的方法是

A. 行为治疗 B. 镇静药物 C. 暗示治疗

D. 抗精神病药物 E. 抗抑郁药物治疗

897. 属于阴证的是

A. 湿证 B. 表证 C. 热证

D. 虚证 E. 实证

898. 五味中属于阳的是

A. 酸 B. 甜 C. 苦 D. 辛 E. 咸

899. 属于阳证的脉象是

A. 浮脉 B. 微脉 C. 沉脉

D. 迟脉 E. 涩脉

900. "孤阴不生,独阳不长"说明阴阳间的关系是

A. 互相制约 B. 互相消长 C. 互相转化

D. 互相平衡 E. 互根互用

901. 人体组织器官与五行相配,肝属于

A. 金 B. 木 C. 水 D. 火 E. 土

902. 阴阳互损的理论依据

A. 消长平衡 B. 互根互用 C. 对立制约

D. 相互转化 E. 相互拮抗

903. 中医的基本特点是

A. 五行学说和脏腑经络 B. 望闻问切和辨证论治

C. 阴阳学说和脏腑经络 D. 整体观念和辨证论治

E. 以五脏为中心的整体观

904. 脏象的含义是

A. 五脏六腑的形象

B. 五脏的形象

C. 内在组织器官的表象

D. 脏腑藏于内,其生理病理征象于外

E. 六腑的形象

905. 属于奇恒之腑的是

A. 膀胱 B. 小肠 C. 胃

D. 三焦　　E. 胆

906.“水之上源”是指

A. 心　B. 肝　C. 肾　D. 肺　E. 脾

907. 牙的生长与脱落密切相关的是

A. 肺气充沛　B. 肾阴肾阳　C. 肝之阴血

D. 脾气脾阳　E. 肾中精气

908. 肺朝百脉是指

A. 宣散卫气　B. 百脉会聚于肺

C. 其功能与心主血脉一样　D. 肺将血液输送到全身

E. 百脉之血汇聚于肺,经气体交换,输布全身

909. 元气之根为

A. 心　B. 肝　C. 肾　D. 肺　E. 胃

910. 司腠理开合的是

A. 元气　B. 卫气　C. 宗气

D. 精气　E. 营气

911. 人体最基本、最重要的气是

A. 元气　B. 卫气　C. 宗气

D. 精气　E. 营气

912. 气机升降的枢纽是

A. 心肾　B. 肺肾　C. 肝脾

D. 肝肾　E. 脾胃

913. 卫气循行于

A. 上焦　B. 中焦　C. 脉内

D. 脉外　E. 胸中

914. 与人的睡眠有关的气是

A. 元气　B. 中气　C. 宗气

D. 卫气　E. 营气

915. 经络系统的组成是

A. 经脉和络脉　B. 经脉和筋脉

C. 经脉和脏腑　D. 络脉和经筋

E. 经筋和皮部

916. 加强足三阴、足三阳经脉与心脏联系的是
A. 经筋 B. 浮络 C. 孙络
D. 经别 E. 心经

917. 在头面部，手太阳经主要行于
A. 头后 B. 后头部 C. 侧头部
D. 头顶 E. 额部

918. 十二经筋的分布多聚结于
A. 腹部 B. 胸部 C. 关节和骨髓附近
D. 宗筋 E. 体表

919. 具有调节阴经气血，为"阴脉之海"的经脉是
A. 维脉 B. 跷脉 C. 督脉
D. 冲脉 E. 任脉

920. 任脉的终点是
A. 目眦下 B. 下颌部 C. 咽喉
D. 目眶下 E. 上唇部

921. 虚的主要发病机制是
A. 正气不足 B. 气血亏虚 C. 津液亏耗
D. 抗病能力下降 E. 功能减退

922. 外感病的基本传变形式是
A. 表里传变 B. 三焦传变 C. 脏腑传变
D. 六经传变 E. 卫气营血

923. 实的最根本发病机制是
A. 正气旺盛 B. 气血瘀滞 C. 痰浊壅滞
D. 水液蓄积 E. 邪气亢盛

924. 最易导致阴虚阳亢的是
A. 肺肝肾 B. 心肝肾 C. 心脾肾
D. 肺脾肝 E. 肺脾肾

925. 归纳小儿病机特点为"易虚易实，易寒易热"的医学家是
A. 李时珍 B. 李东垣 C. 张仲景
D. 钱乙 E. 巢元方

926. 有"呕家圣药"之称的是
A. 薄荷 B. 生姜 C. 羌活

D. 防风　　E. 紫苏

927. 入汤剂宜先煎的药物是

A. 石膏　　B. 黄连　　C. 青黛

D. 知母　　E. 薄荷

928. 治疗黄疸的中药是

A. 金钱草　　B. 栀子　　C. 茵陈蒿

D. 滑石　　E. 大黄

929. 治湿热痹痛首选的是

A. 独活　　B. 川乌　　C. 威灵仙

D. 防己　　E. 桑枝

930. 人参、西洋参入汤剂时宜

A. 后下　　B. 单煎　　C. 冲服

D. 先煎　　E. 包煎

931. 定喘汤的君药是

A. 苏子　　B. 白果　　C. 麻黄

D. 麻黄与苏子　　E. 麻黄与白果

932. 午后两颧潮红者属

A. 阳虚证　　B. 气虚发热证　　C. 外感发热证

D. 湿热证　　E. 阴虚证

933. 牙龈红肿疼痛属于

A. 外感疫疠　　B. 外感疫疡　　C. 胃火亢盛

D. 肾阳不足　　E. 肾阴不足

934. 五色分属于五脏，黄色属于

A. 心　　B. 肝　　C. 肾　　D. 脾　　E. 肺

935. 提示疾病发展的转折点是

A. 盗汗　　B. 战汗　　C. 冷汗

D. 绝汗　　E. 自汗

936. 诊脉的最佳时间是

A. 上午　　B. 下午　　C. 清晨

D. 中午　　E. 夜间

937. 脾肾阳虚常表现为

A. 里急后重　　B. 大便时干时稀

C. 五更泻　　D. 大便先干后溏
E. 暴注下泻

938. 属于正常脉象的是
A. 紧脉　　B. 实脉　　C. 滑脉
D. 洪脉　　E. 大脉

939. 中医诊断学中辨证的基本纲领是
A. 卫气营血辨证　　B. 气血津液辨证
C. 八纲辨证　　D. 脏腑辨证
E. 病辨证

940. 下列症状中与阴虚关系最小的是
A. 脉象细速　　B. 咳痰清稀　　C. 口燥咽干
D. 舌质嫩红　　E. 形体消瘦

941. 心气虚与心阳虚最主要的共见症是
A. 脉细无力　　B. 心悸气短　　C. 舌质淡白
D. 面白神疲　　E. 形寒肢冷

942. 心悸伴口咽干燥,失眠烦热,舌红少苔,属于
A. 心阴虚证　　B. 心火炽盛证　　C. 痰火扰神证
D. 心血虚证　　E. 心肾不交证

943. 食少纳差,神疲乏力,腹胀便溏,舌淡脉弱,应诊断为
A. 脾气下陷证　　B. 肝郁脾虚证
C. 脾气虚证　　D. 寒湿困脾证
E. 脾阳虚证

944. 对诊断心脾两虚证最有意义的症状是
A. 心悸失眠,便溏舌淡　　B. 心烦不寐,舌红少苔
C. 心悸怔忡,神疲乏力　　D. 食少腹胀,面色萎黄
E. 失眠多梦,舌质淡白

945. 毫针刺入穴位相应深度主要部分是
A. 针柄　　B. 针尖　　C. 针身
D. 针尾　　E. 针根

946. 头项、背腰、臀部、下肢后侧的穴位针刺治疗,宜选用的体位是
A. 侧卧位　　B. 俯卧位　　C. 仰卧位

D. 仰卧坐位　　E. 俯卧坐位

947. 一般病症的留针时间是

A. 25～30min　　B. 20～30min　　C. 15～30min

D. 15～20min　　E. 0～20min

948. 因为医者持续单向捻针，出现滞针后的处理该为

A. 局部循环按摩

B. 嘱患者不要紧张，放松肌肉

C. 向相反的方向捻回

D. 在附件刺一针

E. 弹击针柄

949. 不宜深刺的穴位是

A. 腰部　　B. 腹部　　C. 四肢

D. 臀部　　E. 胸背部

950. 治疗昏厥、休克首选的穴位是

A. 合谷　　B. 水沟　　C. 足三里

D. 丰隆　　E. 血海

951. 间接灸时，治疗初起的肿疡合适应用

A. 回旋灸　　B. 隔盐灸　　C. 隔蒜灸

D. 隔姜灸　　E. 隔附子饼灸

952. 直接受寒所致的腹痛腹泻、呕吐，应选择

A. 温和灸　　B. 温针灸　　C. 隔蒜灸

D. 隔姜灸　　E. 隔附子饼灸

953. 风寒感冒时，护理措施不恰当的是

A. 饮食宜清淡

B. 室内空气新鲜

C. 给予冰袋、冰帽物理降温

D. 鼻塞流涕明显者给予针刺迎香穴

E. 头痛严重时可针刺合谷、列缺、百会穴

954. 风热咳嗽的治疗与护理原则是

A. 健脾燥湿，化痰止咳　　B. 疏风清热，宣肺止咳

C. 解表散寒　　D. 辛凉解表，疏散风热

E. 疏风散寒，宣肺止咳

955. 黄疸中阳黄患者在饮食护理方面,不正确的指导是
A. 多食高热食物 B. 注意饮食隔离
C. 少食肥甘厚腻之品 D. 禁食辛热发散食物
E. 忌食辛辣

956. 黄疸中阴黄患者在饮食护理方面的指导,正确的是
A. 多食甘甜厚腻补益之品 B. 多进补益气血药膳
C. 进食辛热发散食物 D. 少食多餐
E. 进食不需要隔离

957. 泄泻(寒湿证)方药选用
A. 保和丸 B. 大承气汤 C. 葛根芩连汤
D. 参苓白术散 E. 藿香正气丸

958. 中风形成的根本病机是
A. 气血逆乱 B. 肝肾阳虚 C. 外中风邪
D. 肝阳上亢 E. 痰瘀为患

959. 癃闭的主证是
A. 小便浑浊 B. 大便不通 C. 尿频尿急尿痛
D. 小便不通并呕吐 E. 小便量小,点滴而下

960. 疖病发生的主要原因是
A. 肾气亏虚 B. 火毒内盛 C. 正气不足
D. 瘀血阻滞 E. 湿邪缠绵

961. 妊娠病的治疗原则是
A. 先治病后安胎 B. 治病与安胎并举
C. 治病为主 D. 安胎为主
E. 下胎以益母

962. 厌食的主证是
A. 不思乳食,腹部胀满,大便不调
B. 不思乳食,神疲倦怠,肌肉消瘦,时有呕吐
C. 不思乳食,困倦无力,大便溏薄,夜寐不安
D. 长期见食不贪,食欲缺乏,形体瘦小
E. 精神萎靡,不思乳食,脾气急躁,大便不调

963. 小儿泄泻(脾胃虚弱型)的治疗原则是
A. 健脾温肾止泻 B. 健脾化湿止泻

C. 健脾止泻　　D. 调理脾胃，助以利湿
E. 消食化积，和中止泻

964. 麻疹正常情况下，隔离期一般为出疹后
A. 2d　B. 4d　C. 5d　D. 7d　E. 10d

二、A_2 型题

965. 某肺结核患者久治不愈，3d来头痛加重，伴呕吐，查体有头向后仰，颈抵抗。考虑是
A. 肩关节炎　B. 颈肌痉挛　C. 颈椎病
D. 脑膜刺激征　E. 脑血栓

966. 男性，25岁，诊断为肺炎球菌肺炎。目前口渴无尿，四肢厥冷，血压80/60mmHg，心率122次/分。首选的治疗是
A. 静脉滴注糖皮质激素　B. 应用血管活性药物
C. 静脉注射毛花苷C　D. 静脉注射乳酸钠
E. 静脉滴注低分子右旋糖酐

967. 男性，56岁，有长期吸烟史，咳嗽咳痰10余年，曾诊断过慢性支气管炎。近6个月感觉活动后喘憋，来医院就诊。协助诊断最适宜的检查是
A. 肺CT　B. 血常规检查　C. 肺功能
D. 血气分析　E. 支气管碘油造影

968. 男性，18岁，患有哮喘。1d前因感冒受凉再次发作。口唇发绀，呼吸困难，不能平卧。经口服茶碱、阿奇霉素不能控制，来医院急诊。应诊断为
A. 内源性哮喘　B. 外源性哮喘　C. 老年性哮喘
D. 心源性哮喘　E. 哮喘持续状态

969. 男性，62岁，慢性咳嗽、咳痰10余年，活动后气短5年，1周来咳嗽加重，咳黄痰，气短加重，尿少。查体：口唇发绀，颈静脉怒张，双肺干、湿啰音，心率124次/分，律齐，肝大，肋下3cm，双下肢水肿。最重要的治疗措施是
A. 控制肺部感染　B. 解痉、平喘　C. 应用利尿药
D. 营养支持治疗　E. 通畅呼吸道

970. 男性，60岁，咳嗽、咳痰已35年，2d来呼吸困难加重、头痛、

神志恍惚，白天嗜睡，夜间兴奋，有时肌肉抽搐，球结膜充血。考虑是

A. 慢性气管炎 B. 阻塞性肺气肿 C. 肺性脑病

D. 慢性肺源性心脏病 E. Ⅰ型呼吸衰竭

971. 男性，58岁，急起高热、咳嗽、咳黏稠脓痰，量多，胸痛，X线胸片示右上肺叶实变，有多个蜂窝状空洞，叶间隙下坠。最可能的诊断是

A. 肺炎球菌肺炎 B. 克雷伯杆菌肺炎

C. 急性肺脓肿 D. 肺癌

E. 肺炎支原体肺炎

972. 男性，52岁，发现右上叶前段炎症入院。追问病史，近6个月曾2次患右上肺炎。首选的检查是

A. 经皮肺穿刺检查 B. 胸部CT

C. 纤维支气管镜 D. 血癌胚抗原

E. 胸部磁共振成像

973. 男性，68岁，吸烟45余年，每天20～25支，近2个月出现痰中带血。体检：右上肺局限性哮鸣音，咳嗽后无改变。最可能诊断是

A. 右肺炎症 B. 支气管肺癌

C. 支气管哮喘 D. 左肺结核

E. 支气管扩张症

974. 男性，60岁，慢性咳嗽18年，1d前无明显诱因，突感左侧持续性胸痛伴气短，不敢深呼吸。查体：左侧呼吸音减低，未闻及干湿性啰音，心音遥远，心律齐。首选应考虑的诊断是

A. 肋软骨炎 B. 心绞痛

C. 急性心肌梗死 D. 自发性气胸

E. 急性肺血栓栓塞症

975. 女性，62岁，肥胖，有高血脂及高血压病史，血压180/100mmHg，今日上午心前区发生疼痛。如考虑为心绞痛，疼痛持续时间应是

A. 1～3min B. 5～8min C. 超过25min

D. 3～5min E. 10～20min

976. 男性，58岁，无明显诱因心前区剧烈疼痛持续3h，伴烦躁，大汗，恐惧，濒死感，休息及含硝酸甘油无效。考虑是

A. 肠痉挛　B. 胆道蛔虫　C. 肾结石
D. 心肌梗死　E. 心绞痛

977. 男性,65岁,突发急性广泛心肌梗死,咳大量粉红色泡沫痰。其咳痰病因是

A. 突发气胸　B. 急性肺气肿　C. 肺炎
D. 急性肺水肿　E. 突发胸腔积液

978. 某患者大量腹水,有腹壁静脉曲张,脐以上血管血流向上,脐以下血管血流向下。考虑是

A. 右侧心力衰竭　B. 腹膜炎　C. 幽门梗阻
D. 肝硬化　E. 胰腺炎

979. 某患者进行性肝大,质硬,表面凹凸不平,呈结节状,边缘不规则,有触痛。考虑是

A. 肝囊肿　B. 肝脓肿　C. 肝硬化
D. 肝棘球蚴病　E. 肝癌

980. 女性,39岁,每次餐后30～60min上腹部有烧灼感,持续1～2h。考虑是

A. 消化道出血　B. 食管炎　C. 胃溃疡
D. 十二指肠溃疡　E. 胰腺炎

981. 患者有定向力障碍,思维和语言不连贯,有错觉、幻觉、躁动、精神错乱。考虑为

A. 嗜睡　B. 意识模糊　C. 昏睡
D. 晕厥　E. 昏迷

982. 某脑出血患者,处于熟睡状态,压迫眶上神经可勉强使其转醒,醒时答话模糊,答非所问,很快又再入睡。患者的意识状态为

A. 嗜睡　B. 意识模糊　C. 昏睡
D. 浅昏迷　E. 深昏迷

983. 某患者,推之不醒,呼之不应,瞳孔散大,角膜反射消失。考虑是

A. 嗜睡　B. 昏睡　C. 熟睡
D. 浅昏迷　E. 深昏迷

984. 女性,16岁,有癫痫病史,近1周来因感冒后复发,从昨日起出现数次大发作,发作间歇期神志不清楚。考虑是

A. 癫痫大发作　　B. 癫痫持续状态
C. 癫痫小发作　　D. 癔症
E. 癫痫精神运动性发作

985. 男性,58岁,原有高血压、糖尿病、高血脂,近日出现右侧肢体麻木及活动无力,昨夜睡眠好,但今晨起床时突然跌倒,家人扶起后发现患者口眼歪斜,右侧上下肢瘫痪,但神志清醒。考虑是

A. 脑血栓形成　B. 脑出血　C. 脑梗死
D. 蛛网膜下腔出血　E. 短暂脑缺血

986. 女性,20岁,6个月来每于激动后出现四肢抽动,呼之不应,无尿失禁,未曾咬伤,每次持续2～3min,共发作4次,神经系统检查未见异常。为明确诊断首要的辅助检查是

A. 腰椎穿刺　B. 脑电图检查　C. 粪便查虫卵
D. 脑CT检查　E. 脑血流图检查

987. 女性,65岁,晨起发现左侧肢体活动障碍,神清无失语,下午检查发现瘫痪肢体的肌力已恢复正常。出院后为预防再次发作应采取的措施不正确的是

A. 小剂量阿司匹林口服　B. 双嘧达莫口服
C. 丹参片口服　D. 20%甘露醇快速滴入
E. 给予抗凝治疗

988. 女性,44岁,风湿性心脏病病史10余年,突然出现偏瘫,失语。查体:神志清楚,脑脊液正常,心电图示心房颤动。最可能的诊断为

A. 脑出血　B. 脑栓塞　C. 脑血栓形成
D. 蛛网膜下腔出血　E. 短暂性脑缺血发作

989. 男性,60岁,4h前突发右侧肢体活动障碍,晨间查房时发现患者所有症状体征完全消失。考虑是

A. 腔隙性脑梗死　B. 短暂性脑缺血发作
C. 脑栓塞　D. 脑出血
E. 蛛网膜下腔出血

990. 女性,20岁,突发四肢抽搐,两眼上翻,口吐白沫,口唇发绀,抽搐停止后昏睡1h,醒后对发作无记忆,此前有数次发作。可能的诊断是

A. 癔症发作　B. 脑出血　C. 晕厥

D. 癫痫小发作　E. 癫痫大发作

991. 女性，28 岁，每次月经过多，时间长，贫血，面色苍白，疲乏无力、头晕、心悸气短，血常规提示：小细胞低色素性贫血。其贫血为

A. 再生障碍性贫血　B. 巨幼细胞性贫血

C. 缺铁性贫血　D. 肾性贫血

E. 维生素 B_{12} 缺乏

992. 女性，23 岁，因皮肤紫癜 1 个月，牙龈出血不止 2d，高热，贫血进行性加重，伴乏力，头晕、心悸住院，肝、脾、淋巴结不大、胸骨无压痛。实验室检查：血红蛋白、白细胞、血小板低于正常，骨髓增生极度减低。考虑是

A. 急性再生障碍性贫血　B. 急性白血病

C. 血小板减少性紫癜　D. 慢性再生障碍性贫血

E. 过敏性紫癜

993. 男性，24 岁，患胰岛素依赖型糖尿病已 3 年，近日发生恶心、呕吐，头痛，嗜睡，呼吸深快，呼气有烂苹果味。其原因是

A. 酮症酸中毒　B. 呼吸衰竭　C. TIA

D. 低血糖　E. 脑血管意外

994. 女性，26 岁，近 1 年来出现乏力，低热，关节疼痛，免疫学检查，抗 Sm 抗体阳性。考虑是

A. 风湿性关节炎　B. 系统性红斑狼疮

C. 皮肌炎　D. 关节炎

E. 干燥综合征

995. 男性，28 岁，外伤后 1d，患者表现为表情淡漠，皮肤发绀，脉搏 104 次/分，血压 70/50mmHg，中心静脉压＜0.495cmH_2O。考虑是

A. 休克早期　B. 休克期　C. 休克晚期

D. 酸中毒　E. 碱中毒

996. 男性，50 岁，急性肾衰竭少尿期，疲乏无力，神志淡漠，四肢软瘫，心律失常，心动过缓，腹胀。考虑是

A. 高钾血症　B. 低钾血症　C. 水中毒

D. 酸中毒　E. 尿毒症

997. 男性，25 岁，因颈部蜂窝织炎入院。患者颈部肿胀明显，应

特别注意观察的是

A. 呼吸 B. 体温 C. 神志
D. 血压 E. 吞咽

998. 男性，25 岁，破伤风患者，频繁抽搐，为预防抽搐引起窒息、保持呼吸道通畅应采取的措施是

A. 口服水合氯醛 B. 肌内注射苯巴比妥钠
C. 肌内注射地西泮 D. 静脉滴注 TAT
E. 尽早气管切开

999. 男性，51 岁，因严重疾病导致胃肠消化功能丧失，但吸收能力尚好，欲行短期营养疗法，应采用

A. 流食 B. 要素饮食
C. 浅静脉营养疗法 D. 深静脉营养疗法
E. 液化饮食

1000. 男性，28 岁，以颅内肿瘤收入院，拟行肿瘤切除术。术前准备不妥的是

A. 术前 3d 剃头 B. 术前每日洗头
C. 术前 2h 再次剃头 D. 剃头后戴清洁帽子
E. 剃去眉毛

1001. 女性，37 岁，甲状腺功能亢进症行甲状腺大部切除术，术后 3h 突然窒息，面部发绀，颈部切口下肿胀。其原因是

A. 切口血肿压迫气管 B. 黏痰堵塞咽喉部
C. 分泌物堵塞气管 D. 气管塌陷
E. 喉返神经损伤

1002. 男性，36 岁，搬运工人，诊断为腹股沟斜疝，行疝修补术后。恢复工作的时间是

A. 术后至少 2 周 B. 拆线后至少 1 周
C. 术后体力恢复后 D. 术后至少 1 个月
E. 术后至少 3 个月

1003. 男性，30 岁，急性穿孔性阑尾炎术后，出现大便次数增多，里急后重伴发热。考虑是

A. 切口感染 B. 急性胃肠炎 C. 盆腔脓肿
D. 结肠炎 E. 细菌性痢疾

1004. 男性，62 岁，肠穿孔修补术后 2d，肛门未排气，腹胀明显。处理措施最重要的是

A. 胃肠减压　B. 半卧位　C. 禁食
D. 针刺穴位　E. 肛管排气

1005. 男性，30 岁，5d 前被汽车撞伤左上腹，当时腹痛伴局部压痛。今日上厕所时突然晕倒，面色苍白，脉细速。考虑是

A. 肝破裂　B. 脾破裂　C. 胆囊穿孔
D. 肾破裂　E. 肠穿孔

1006. 男性，20 岁，因车祸撞伤右上腹部，其表现有腹腔内出血症状，同时，伴有明显的腹膜刺激征。首先考虑是

A. 脾破裂　B. 肝破裂　C. 肾破裂
D. 胃破裂　E. 胆囊破裂

1007. 男性，69 岁，右侧腹股沟斜疝嵌顿 2h，经手法复位成功。护理观察重点是

A. 疝块有无再次嵌顿　B. 呼吸、脉搏、血压
C. 腹痛、腹膜刺激征　D. 呕吐、腹胀、发热
E. 疝块部位有无红、肿、痛

1008. 8 岁女孩，阵发性剑突下钻顶样痛 4h，伴恶心呕吐，既往有类似发作史。查体：体温 37.5℃，剑突下深压痛，无腹肌紧张。首先考虑为

A. 肝内胆管结石　B. 胆道蛔虫病
C. 胆总管结石　D. 急性胆管炎
E. 胆囊结石

1009. 男性，56 岁，主因 3h 前呕血 800ml，呈鲜红色而急诊入院，既往有肝硬化病史，查体：血压 135/60mmHg，心率 122 次/分。护理措施错误的是

A. 去枕平卧，头偏向一侧
B. 密切观察生命体征及神志变化
C. 给予流质饮食
D. 立即建立静脉通路
E. 备好三腔气囊管备用

1010. 男性，50 岁，因门静脉高压症进行脾肾分流术，出院时进

行预防上消化道出血的健康指导。最重要的是

A. 继续卧床休息

B. 服用护肝药物

C. 少吃脂肪和蛋白质类食物

D. 经常服用维生素 K

E. 饮食细软,不过烫

1011. 1 岁男孩,阵发性哭闹,进乳后呕吐,排果酱样粪便,右中上腹扪及 6cm×5cm×4cm 腊肠样肿块。首先考虑是

A. 肠扭转　B. 肠道畸形　C. 蛔虫性肠梗阻

D. 肠套叠　E. 盲肠肿瘤

1012. 男性,35 岁,长期吸烟,右下肢反复发作静脉炎,并有间歇性跛行。最可能的诊断是

A. 大动脉炎　B. 下肢静脉曲张　C. 动脉栓塞

D. 血栓闭塞性脉管炎　E. 动脉硬化性闭塞症

1013. 男性,52 岁,行胆总管切开取石、T 形管引流术。术后第 3 天,护士查房时发现 T 形管无胆汁流出,患者诉腹部胀痛。首先应采取的处理措施是

A. 用无菌生理盐水冲洗 T 形管

B. 检查 T 形管是否受压扭曲

C. 用注射器抽吸 T 形管

D. 继续观察,暂不处理

E. 准备 T 形管造影

1014. 女性,42 岁,胆道手术后,T 形管引流 2 周,准备拔管。拔管前先试行夹管 1～2d,应注意观察的内容是

A. 大便情况　B. 腹痛、发热、黄疸

C. 神志、腹痛、血压　D. 腹痛、血压、黄疸

E. 饮食、睡眠

1015. 男性,45 岁,下肢静脉曲张行高位结扎及剥脱术后 4h,因站立排尿,小腿部伤口处突然流血不止。紧急处理措施是

A. 于站立位包扎　B. 止血带止血

C. 指压止血　D. 开放静脉通道

E. 嘱患者平卧,抬高患肢,加压包扎

1016. 男性，20岁，因车祸头部撞伤，昏迷20min后清醒，2h后再度昏迷不醒，检查右侧瞳孔散大，对光反应消失，左侧偏瘫。考虑是

A. 硬脑膜下血肿　B. 脑挫裂伤
C. 脑震荡　D. 右侧硬脑膜外血肿
E. 脑内血肿

1017. 患者，女性，33岁，头部被撞伤2h，主诉头痛并伴有恶心、呕吐。可防止患者颅内压骤然增高的措施是

A. 呼吸道通畅　B. 用力咳嗽　C. 高位灌肠
D. 用力排便　E. 大量补液

1018. 男性，36岁，因脑震荡急诊入院，患者呈睡眠状态，可以唤醒随后又入睡，醒后能正确回答问题。患者的意识状态是

A. 浅昏迷　B. 晕厥　C. 嗜睡
D. 意识模糊　E. 谵妄

1019. 男性，20岁，不慎从高处摔下，头部着地，伤后数小时出现头痛、眼睑青紫，鼻孔有血性水样液体流出。诊断为

A. 颅前窝骨折　B. 颅中窝骨折　C. 颅后窝骨折
D. 鼻骨骨折　E. 面部外伤

1020. 男性，42岁，头部撞伤3h，剧烈头痛，频繁呕吐，脉搏缓慢，呼吸深而慢，收缩压较高。目前最重要的是应用

A. 抗生素　B. 镇痛药　C. 糖皮质激素
D. 冬眠药物　E. 脱水药

1021. 男性，59岁，因头晕就诊，CT检查为颅内动脉瘤。应首先告知患者防动脉瘤破裂的相关知识，下列告知内容不正确的是

A. 多运动促进颅内血液循环　B. 控制血压于稳定状态
C. 保持大便通畅　D. 尽量不单独外出活动
E. 避免情绪激动

1022. 男性，37岁，发生车祸致胸部损伤提示为开放性气胸的体征是

A. 口唇发绀　B. 脉搏增快　C. 纵隔摆动
D. 伤口有气体出入的“嘶嘶”声　E. 血压下降

1023. 男性，32岁，胸部受伤后出现极度呼吸困难、口唇发绀，脉搏126次/分，血压80/50mmHg。胸部检查：气管向健侧移位、伤侧

肋间隙增宽、呼吸幅度减低，叩诊呈鼓音，听诊呼吸音消失。首先考虑是

A. 闭合性气胸 B. 张力性气胸 C. 开放性气胸
D. 损伤性血胸 E. 急性脓胸

1024. 男性，58岁，食管癌根治术后，恢复顺利，可以经口进流食的时间一般是在术后

A. 5d左右 B. 7d左右 C. 10d左右
D. 13d左右 E. 15d左右

1025. 女性，28岁，每逢月经来潮前数天自觉两侧乳房胀痛，能触及边界不清的多个小结节状物，月经期过后减轻。考虑是

A. 乳腺癌 B. 乳管内乳头状瘤
C. 乳房慢性炎症 D. 乳房囊性增生病
E. 乳房纤维腺瘤

1026. 男性，36岁，开胸术后出现呼吸快、有窘迫感，继而出现发绀，吸氧后无缓解，肺听诊无啰音，X线检查无变化，动脉血氧分压下降。首先考虑是

A. 肺炎 B. 肺水肿 C. 肺脓肿
D. 肺不张 E. ARDS

1027. 男性，68岁，因肺癌行全肺切除术，术后2h，生命体征尚未平稳。监测生命体征间隔时间为

A. 5min B. 15min C. 30min
D. 45min E. 60min

1028. 男性，69岁，低热、刺激性咳嗽并痰中带血丝4个月。X线胸片示左肺上叶不张，少量胸腔积液。为明确诊断，进一步检查首选

A. 剖胸探查 B. 支气管镜检查
C. 胸部CT D. 胸膜腔镜检查
E. 经胸壁穿刺活组织检查

1029. 男性，52岁，食管癌手术后第3天拔除胃管后口服流质，第5天体温升高39℃，呼吸困难、胸痛、脉速，胸透发现手术侧胸腔积液。首先考虑并发

A. 肺炎 B. 胸膜炎 C. 切口感染

D. 癌肿播散　E. 食管吻合口瘘

1030. 男性,61岁,因进行性吞咽困难入院,确诊为食管癌,拟行食管癌根治术。术前护理错误的是

A. 术前纠正营养不良　B. 嘱患者减少吸烟

C. 每日刷牙、漱口　D. 指导患者练习深呼吸

E. 教会患者有效咳痰方法

1031. 男性,73岁,冠状动脉旁路术后1h,患者麻醉未清醒,气管内插管呼吸机辅助呼吸,体温37.7℃,脉搏87次/分,呼吸18次/分。护理措施错误的是

A. 保持呼吸道通畅　B. 给予半卧位利于呼吸

C. 密切观察呼吸频率、节律　D. 每小时监测尿量

E. 保持心包引流通畅

1032. 男性,38岁,腹部外伤后全腹疼痛及压痛,疑膀胱破裂。最简单可靠的检查方法是

A. 尿常规　B. 导尿　C. 膀胱注水试验

D. 腹腔穿刺　E. 腹腔冲洗

1033. 某患者右腰部被重物击伤,自觉疼痛,查体见右腰部压痛、叩击痛,血压、脉搏正常,尿液镜检红细胞10～15个/HP。考虑是

A. 腰部挫伤　B. 肾挫伤　C. 肾部分裂伤

D. 肾全层裂伤　E. 肾蒂裂伤

1034. 男性,45岁,血尿半月,每次均为初始血尿,出血部位在

A. 前尿道　B. 后尿道　C. 肾

D. 膀胱三角　E. 膀胱颈部

1035. 男性,43岁,诊断腺性膀胱炎,就诊时医生告知患者应尽早手术治疗,因为易发生

A. 感染　B. 结石　C. 出血

D. 尿潴留　E. 恶变

1036. 男性,55岁,2个月前发现血尿,用药后好转,近2d再次发现全程血尿,无尿痛,为明确诊断,最可靠的检查方法是

A. 实验室检查　B. 膀胱镜检查　C. B超检查

D. CT检查　E. X线检查

1037. 男性,39岁,发生车祸致骨盆骨折及后尿道断裂。患者手

术后3周发生排尿困难,尿线变细。处理措施正确的是

A. 尿道扩张术 B. 尿道会师术 C. 膀胱造口术

D. 经会阴部尿道狭窄段切除吻合术

E. 经尿道镜狭窄段切除术

1038. 男性,62岁,主诉尿频、排尿时间延长、尿不尽约3年,今下午排不出尿,下腹部胀痛来院就诊。首先应采取的处理措施是

A. 穿刺抽尿 B. 膀胱造口

C. 导尿并留置导尿管 D. 压腹部排尿

E. 急诊做前列腺摘除术

1039. 男性,63岁,前列腺增生多年,逐年加重,于昨日入院,拟手术治疗,今测得残余尿60ml。告知患者手术指征是

A. 残余尿＞20ml B. 残余尿＞30ml

C. 残余尿＞40ml D. 残余尿＞50ml

E. 残余尿＞60ml

1040. 男性,38岁,行肾移植术,术中肾血液循环恢复15min后,移植的肾脏由红转为暗红,出现发绀、坏死。患者出现了

A. 休克 B. 超急排异反应

C. 加速性排异反应 D. 急性排异反应

E. 慢性排异反应

1041. 男性,55岁,近2个月来发现夜间排尿次数较前增多,无其他不适。首先考虑是

A. 肾结核 B. 肾结石 C. 前列腺增生

D. 膀胱炎 E. 尿道炎

1042. 男性,68岁,因进行性排尿困难2年、加重10d就诊,诊断为前列腺增生收入院。为预防急性尿潴留的发生,应告知患者诱发急性尿潴留的因素。告知内容不正确的是

A. 禁饮酒 B. 避免着凉 C. 禁辛辣食物

D. 避免便秘 E. 服用利尿药

1043. 男性,35岁,体检时发现右肾结石伴肾积水。首选的治疗方法是

A. 肾切开取石术 B. 体外震波碎石术

C. 经皮肾镜气压弹道碎石术 D. 服用排石药物

E. 大量饮水

1044. 男性,30岁,近2个月来左侧腰部隐痛,今天上午7时突然发生左侧腰腹部阵发性刀割样疼痛,患者辗转不安,痛苦面容,面色苍白,镜下血尿。考虑为

A. 肾结石,肾绞痛　B. 阑尾炎
C. 肠扭转　D. 胆囊炎
E. 肾肿瘤

1045. 男性,65岁,前列腺增生切除术后,短期内禁止肛管排气和灌肠,是为防止

A. 疼痛　B. 出血　C. 肠穿孔
D. 感染　E. 大便失禁

1046. 女性,45岁,行腰麻术后4h,烦躁不安,测血压、脉搏、呼吸均正常,查体:下腹部膨隆,叩诊浊音。首先考虑是

A. 肠梗阻　B. 急性胃扩张　C. 腹腔内出血
D. 急性腹膜炎　E. 尿潴留

1047. 女性,37岁,运动后突发右下腹阵发性剧痛,向会阴部放射,伴恶心呕吐。既往有"慢性阑尾炎"史,未做特殊处理。查体:体温正常,心肺无异常,全腹软,右下腹有深度压痛,镜下血尿(++)。首先考虑是

A. 慢性阑尾炎急性发作　B. 右侧附件炎
C. 右输尿管结石　D. 胃、十二指肠溃疡穿孔
E. 急性胆囊炎

1048. 3岁男孩,腹部肿物诊断为肾肿瘤。患儿的肾肿瘤常见的是

A. 肾母细胞瘤　B. 肾癌　C. 肾盂癌
D. 肾盂乳头状瘤　E. 肾盏乳头状瘤

1049. 男性,60岁,无痛性肉眼血尿10d,检查发现左精索静脉曲张,平卧时不消失。考虑为

A. 膀胱癌　B. 肾癌　C. 肾盂癌
D. 输尿管癌　E. 前列腺癌

1050. 男性,16岁,从4m高的树上跌下,左股骨干中、上1/3交界处骨折,住院后行持续骨牵引且同时用小夹板固定。护理措施错

误的是

A. 做好皮肤护理

B. 针孔局部血痂要及时清除

C. 保持有效牵引

D. 抬高患肢

E. 注意患肢末端血供及感觉

1051. 男性，30岁，不慎从高处跌下，怀疑有脊柱骨折，现场处理措施错误的是

A. 判断有无其他损伤 B. 放在硬板床上抬运

C. 立即背起患者迅速转运 D. 保持脊柱中立位

E. 防止继续损伤

1052. 男性，43岁，乘车时盘腿而坐，突然刹车时右膝关节受撞击，致右髋关节疼痛不能活动6h，查体：患肢缩短，右髋关节屈曲、内收、内旋畸形。若X线片未见明显的骨折征象，应选择哪种治疗方法

A. 骨牵引4周 B. 切开复位石膏托外固定

C. 单纯手法复位 D. 手法复位后卧床4周

E. 手法复位后患肢皮牵引3～4周

1053. 一患儿跌倒后手掌着地，诉肘部疼痛，X线片示肱骨髁上骨折。骨折的原因是

A. 直接暴力 B. 间接暴力 C. 肌拉力

D. 积累性劳损 E. 骨骼疾病

1054. 女性，70岁，被车撞伤后右髋痛，但仍能行走，今日疼痛加重，查体：右足外旋。最可能的诊断是

A. 大粗隆骨折 B. 关节扭伤 C. 组织损伤

D. 股骨颈骨折 E. 髋骨骨折

1055. 女性，20岁，右胫骨骨折行石膏固定术，指导患者骨折固定后1～2周功能锻炼的方法是

A. 骨折部以上关节活动 B. 骨折部以下关节活动

C. 床上翻身活动 D. 伤肢肌肉进行舒缩活动

E. 全身各部肌肉及关节活动

1056. 男性，40岁，胫骨骨折石膏管型固定后8h，诉患肢疼痛难忍，检查：肢端苍白，温度降低，足趾不能主动活动。考虑是

A. 衬垫不妥　B. 体位不当　C. 继发感染
D. 血管受压　E. 骨折端移位

1057. 男性，15岁，左小腿外伤后2个月，局部红肿热痛，破溃伴脓性渗出液，X线片见左胫骨骨膜反应，内有小片状游离骨片。考虑诊断为

A. 胫骨骨折　B. 急性骨膜炎　C. 尤因肉瘤
D. 胫骨结核　E. 慢性化脓性骨髓炎

1058. 女性，18岁，瘦弱，脊椎后凸畸形，弯腰活动受限，腹股沟区有肿物，行肿物穿刺抽出灰白色脓液。考虑是

A. 股疝　B. 腹股沟脓肿　C. 骨肿瘤
D. 脊椎结核　E. 化脓性骨髓炎

1059. 女性，49岁，3个月前出现左肩部疼痛，逐渐加重，且夜间疼痛明显，左肩外展、外旋及后伸受限，左手不能梳头，无手臂麻木感，最可能的诊断是

A. 风湿性关节炎　B. 肩关节结核　C. 肩部肿瘤
D. 肩周炎　E. 颈椎病

1060. 患儿5岁，奔跑摔倒后左肩部疼痛，左上肢活动受限，头向患侧倾斜，Dugas征阴性，最有可能的诊断是

A. 臂丛神经损伤　B. 锁骨骨折
C. 肩关节脱位　D. 桡骨小头半脱位
E. 颈部假性动脉瘤

1061. 某妇女宫颈重度糜烂，接触性出血，子宫正常大小，两附件正常，为排除宫颈癌，首先应做的辅助检查是

A. 宫颈刮片　B. 宫颈检查　C. 宫颈碘试验
D. 宫腔镜检查　E. 阴道分泌物检查

1062. 某女，30岁，因外阴奇痒难忍，严重时坐立不安，到妇科门诊就诊，检查见阴道豆渣样白色膜状物，擦拭后露出红肿黏膜。最可能的诊断为

A. 滴虫阴道炎　B. 细菌性阴道炎
C. 外阴阴道假丝酵母菌病　D. 老年性阴道炎
E. 前庭大腺炎

1063. 丁某，46岁，近1年来月经不规则，现停经48d，发现阴道

大出血。妇检:宫颈中度糜烂,子宫饱满,稍软。首选的止血方法是

A. 雄激素　B. 孕激素　C. 雌激素

D. 刮宫　E. 止血+补血药

1064. 女性,29岁,妇科普查时发现卵巢囊性肿物直径3cm,月经正常,无不适主诉。处理措施恰当的是

A. 预防性化疗　B. 行腹腔镜探查术

C. 服用激素类药物　D. 患侧卵巢切除术

E. 每3个月复查1次

1065. 女性,41岁,6个月来性交后出血,妇科检查见宫颈菜花状赘生物。最可能的诊断是

A. 宫颈癌　B. 宫体癌　C. 阴道癌

D. 输卵管癌　E. 子宫内膜癌

1066. 女性,65岁,绝经18年,现阴道出血3个月,妇科检查:子宫稍大,较软,双附件阴性。应主要怀疑的疾病是

A. 老年性阴道炎　B. 子宫肌瘤

C. 宫颈糜烂　D. 子宫内膜癌

E. 卵巢浆液性囊腺瘤

1067. 女性,60岁,用力屏气时,子宫颈已脱出阴道口外,宫体尚在阴道内。临床诊断为

A. 子宫脱垂Ⅰ度轻　B. 子宫脱垂Ⅰ度重

C. 子宫脱垂Ⅱ度轻　D. 子宫脱垂Ⅱ度重

E. 子宫脱垂Ⅲ度

1068. 女性,28岁,已婚,葡萄胎清宫术后5个月,不规则阴道出血3个月,伴咳嗽、咯血1周,尿HCG阳性。考虑诊断是

A. 宫外孕　B. 功血

C. 侵蚀性葡萄胎　D. 肺结核

E. 流产

1069. 毕女士,会阴左侧切开术分娩,产后第4天,伤口红肿、疼痛,出现脓性分泌物。处理措施错误的是

A. 嘱右侧卧位　B. 拆线引流　C. 会阴擦洗

D. 红外线照射　E. 坐浴

1070. 一妊娠50d的孕妇,咨询孕期何时应禁止性生活,正确

的是

A. 最初 2 个月及最后 1 个月
B. 最初 2 个月及最后 2 个月
C. 最初 2 个月及最后 3 个月
D. 最初 3 个月及最后 3 个月
E. 最初 3 个月及最后 2 个月

1071. 初孕妇,第 1 胎,妊娠 39 周来院检查,医生以先兆临产收住院。最可靠的依据是

A. 宫缩强度增加　　B. 胎儿下降感
C. 腹部舒适感　　D. 见红
E. 尿频

1072. 某女士,产后会阴部伤口疼痛剧烈或有肛门坠胀感。考虑是

A. 会阴部伤口水肿　　B. 会阴部伤口血肿
C. 产后出血　　D. 胎盘残留
E. 体位不妥

1073. 张某,初产妇,孕 1 产 0,孕 39 周,于 9d 前常在夜间出现不规则宫缩,半小时前“见红”来院检查。估计孕妇宫缩发动时间在

A. 12h　　B. 1～2d　　C. 4～5d
D. 3～4d　　E. 5～6d

1074. 张某,初产妇,26 岁,妊娠 39 周,规律宫缩 8h,宫口开大 3cm,胎心 136 次/分,宫缩持续 50s,间歇 3～4min,产妇精神非常紧张。首要的护理措施是

A. 鼓励进食　　B. 心理调适　　C. 按时听胎心
D. 按时做肛查　　E. 严密观察产程

1075. 初产妇,25 岁,产后 3d,一直坚持母乳喂养,现乳头红、皲裂、哺乳时疼痛。最可能的原因是

A. 产前乳房护理不足　　B. 新生儿吸吮次数过多
C. 新生儿吸吮用力过大　　D. 新生儿含接姿势不正确
E. 乳汁分泌不足

1076. 某女,孕 1 产 0,孕 34 周,诊断为重度先兆子痫,应用硫酸镁治疗过程中,出现膝腱反射消失,呼吸 13 次/分。除停用硫酸镁

外,还应给予

A. 肼屈嗪 B. 尼可刹米

C. 去乙酰毛花苷注射液 D. 低分子右旋糖酐

E. 10%葡萄糖酸钙注射液

1077. 谢某,24岁,孕1产0。因重度子痫前期收入院,应用硫酸镁治疗,首先出现的毒性反应是

A. 膝腱反射消失 B. 呼吸减慢 C. 血压下降

D. 心率缓慢 E. 尿量减少

1078. 某女,30岁,停经56d,下腹坠痛伴阴道出血3d,量多,妇科检查发现:宫口松,宫颈可见胚胎样组织。首选的治疗是

A. 给予宫缩药 B. 给予镇静药

C. 尽快行刮宫术 D. 肌内注射黄体酮

E. 肌内注射维生素E

1079. 患者,28岁,突然下腹剧痛伴阴道点滴出血6h,有停经史,已婚未避孕,高度怀疑输卵管妊娠破裂。确诊的主要方法是

A. 查血常规 B. 妊娠试验

C. 子宫颈黏液检查 D. 阴道后穹窿穿刺

E. 阴道脱落细胞检查

1080. 25岁初产妇,妊娠38周,身高150cm,骨盆入口相对狭窄,估计胎儿体重2000g,产力好。目前应选择

A. 先试产2～3h

B. 立即剖宫产

C. 不应试产

D. 监护胎心,胎心正常行剖宫产

E. 做术前准备

1081. 齐女士,26岁,胎儿胎盘娩出后,出现间歇性阴道出血,量较多,检查子宫体轮廓清楚、柔软。最可能的出血原因是

A. 软产道损伤 B. 子宫破裂

C. 子宫收缩乏力 D. 胎盘剥离不全

E. 凝血功能障碍

1082. 王女士,30岁,第1胎,足月顺产,胎儿娩出后,阴道出血约400ml,色鲜红同时伴有血凝块。最可能的出血原因是

A. 宫缩乏力 B. 软产道损伤 C. 胎盘滞留
D. 子宫破裂 E. 凝血功能障碍

1083. 患儿,1 岁,未接种过麻疹疫苗,半个月前曾接触过麻疹患儿,近 4d 发热,流涕,打喷嚏,咳嗽,今日耳后发际部出现红色斑丘疹,疹间有健康皮肤,末梢血白细胞 4.5×10^{9}/L。最可能的诊断是

A. 猩红热 B. 风疹 C. 幼儿急疹
D. 麻疹 E. 荨麻疹

1084. 男孩,8 个月,已添加辅食,腹泻 3d,5 次/日左右,含有奶瓣,无呕吐,无眼窝、前囟凹陷,饮食护理正确的是

A. 暂禁食 6h,减轻肠道负担
B. 增加营养,补充丢失
C. 暂停添加辅食,只给母乳喂养
D. 维持原来饮食
E. 以上都正确

1085. 女孩,8 岁。发热,咽痛 1d 就诊,体检:体温 39℃,咽部充血,双侧扁桃体肿大,有脓性分泌物,舌红,颈部及躯干见红色鸡皮疹,压之褪色,腋窝处明显,心肺正常。考虑是

A. 荨麻疹 B. 猩红热 C. 幼儿急疹
D. 麻疹 E. 风疹

1086. 患儿,10 个月,以"支气管肺炎"收住院,入院后 4h,患儿突然出现呼吸困难,呼吸 66 次/分,心率 188 次/分,烦躁,肝右肋缘下 3cm。最重要的应急处理是

A. 使用强心药
B. 镇静
C. 清理呼吸道
D. 立即改变体位利于痰液引流
E. 加大吸氧流量

1087. 5 个月患儿,发热,咳嗽 2d。体温 39.5℃,心率 150 次/分,呼吸 35 次/分。患儿首优的护理诊断/问题是

A. 营养缺乏 B. 体温过高 C. 体液不足
D. 气体交换受损 E. 清理呼吸道低效

1088. 3 岁小儿,化验 Hb70g/L,其贫血程度为

A. 不贫血　B. 轻度贫血　C. 中度贫血
D. 重度贫血　E. 极重度贫血

1089. 一健康小儿,体重12kg,身高85cm,其年龄为

A. 10个月　B. 12个月　C. 18个月
D. 24个月　E. 36个月

1090. 9个月患儿,人工喂养,平时外出少,近1个月来烦躁、易哭、多汗;有方颅,肋骨串珠;碱性磷酸酶升高。护理措施错误的是

A. 合理添加辅食　B. 多晒太阳
C. 使用维生素D　D. 进行站立、行、走锻炼
E. 加强皮肤护理

1091. 男孩,6岁。发热、咳嗽、咳痰5d入院。查体:38.2℃,呼吸24次/分,肺部听诊有少量湿啰音。痰液黏稠,不易咳出。护理措施最适宜的是

A. 立即物理降温
B. 对家长患儿健康指导
C. 室内湿度宜在60%左右
D. 保持呼吸道通畅,雾化吸入
E. 给予镇咳药

1092. 患儿,8岁,注射乙脑疫苗20h后,出现注射部位红、肿、热、痛,伴有局部淋巴结肿大。考虑是

A. 过敏反应　B. 局部反应　C. 全身感染
D. 扩散　E. 晕针

1093. 早产儿,出生后4d,不吃、不哭、体温不升,呼吸浅表,体检下肢、面颊部皮肤发硬,呈紫红色,伴凹陷性水肿。首先考虑是

A. 新生儿败血症　B. 新生儿硬肿症
C. 新生儿破伤风　D. 新生儿脑膜炎
E. 新生儿颅内出血

1094. 女孩,体格检查:体重10.5kg,身长80cm,前囟已闭,出牙12颗,胸围大于头围。下列动作尚不能进行的是

A. 能蹲着玩　B. 能爬台阶　C. 能跑
D. 独走　E. 弯腰拾东西

1095. 女性,35岁,主因不慎被硬物击中左眼,疼痛、视力减退。

检查:左眼指数/20cm,左眼前房积血,右眼1.0,指测左眼眼压为T_{+2},说明眼压是

A. 轻度升高　B. 中度升高　C. 重度升高
D. 高眼压　E. 正常

1096. 男性,63岁,有15年的高血压病史,3d前突然右眼视力减退,医院经查考虑为:左眼底出血,查:左眼远视力1.0,右眼在2m处能看清视标0.1,其右眼视力为

A. 0.04　B. 0.05　C. 0.06
D. 0.07　E. 0.08

1097. 男性,39岁,左眼流泪1年余,3d前左眼忽然疼痛难耐到医院就诊,检查可见患者左眼充血、流泪,有脓性分泌物,泪囊区皮肤红肿、触诊坚实,压痛明显,诊断为

A. 慢性泪囊炎　B. 急性泪囊炎　C. 泪道肿瘤
D. 泪道狭窄　E. 泪道囊肿

1098. 一新生儿,双眼睑高度水肿,眼球结膜充血、水肿,大量脓性分泌物,角膜发暗。可能是

A. 变应性结膜炎　B. 急性卡他性结膜炎
C. 淋球菌性结膜炎　D. 流行性出血性结膜炎
E. 沙眼

1099. 男性,68岁,左眼无痛性渐进性视力减退约6年,视力0.1,不能矫正,晶状体混浊呈棕黑色,眼后端无法查见。最可能的诊断是

A. 巩膜炎　B. 白内障
C. 虹膜睫状体炎　D. 急性闭角型青光眼
E. 视网膜脱离

1100. 女性,46岁,不慎跌倒,下颌部着地,致颌面部外伤,其最易发生骨折的部位是

A. 上颌骨　B. 下颌骨体
C. 下颌骨上缘即牙槽突　D. 下颌骨髁状突颈部
E. 下颌骨体下缘

1101. 男性,27岁,前牙外伤就诊,检查后记作牙齿松动度Ⅱ度,正确的描述是

A. 前牙松动度<1mm

B. 前牙唇舌向近远中向及垂直向均松动

C. 前牙松动度>3mm

D. 前牙唇舌向及近远中向松动

E. 前牙唇舌向松动

1102. 男性，主因右下后牙有洞要求治疗，检查：右下第一磨牙深龋洞，探查敏感，叩诊(—)，冷测一过性敏感。不恰当的护理诊断为

A. 焦虑　B. 社交障碍　C. 组织完整性受损

D. 潜在并发症　E. 知识缺乏

1103. 女性，40岁，因口内出现溃疡，疼痛不能正常进食就诊。检查：右颊部小米粒大小溃疡数十个，单个直径<2mm，部分融合成片，黏膜充血发红。以往反复发作。考虑是

A. 疱疹性咽峡炎　B. 口腔单纯疱疹

C. 疱疹样复发性阿弗他溃疡　D. 白塞病

E. 重型复发性阿弗他溃疡

1104. 患儿，4个月，烦躁不安、哭闹、拒奶就诊，检查唇颊、舌处散在白如雪的柔软小斑点，部分融合成白色斑片，有白色凝乳状斑块，稍用力擦除后，可见其下有潮红溢血的创面。诊断为

A. 口腔白斑病　B. 口腔单纯性疱疹

C. 口腔细菌感染　D. 白塞病

E. 口腔念珠菌感染(鹅口疮)

1105. 男性，53岁，主因交通事故造成下颌外伤约2h就诊。检查：神清、四肢活动自如，生命体征正常，下颌部可见一长约7cm的伤口，口腔内左颊侧有一长约4.0cm伤口，X线片示下颌骨骨折，CT正常，即刻行清创缝合术。护理观察重点不包括

A. 心理状态　B. 伤口有无渗血

C. 有无流涎，及时清除　D. 饮食是否正常

E. 有无呼吸困难

1106. 男婴，3个月，主因左侧Ⅱ度唇裂入院，查体：体温36.7℃，神志清楚，活动正常，各项辅助检查指标正常，拟行唇裂整复术。术前的主要护理措施为

A. 保持呼吸道通畅　B. 保持大便通畅

C. 保持口腔卫生　　D. 改变喂养方式

E. 观察体温及肢体活动情况

1107. 女性，31 岁，鼻痒、打喷嚏、流清涕伴鼻塞 1 年余，为明确是否为变应性鼻炎，检查方法比较可靠的是

A. 变应原试验

B. 实验性激素治疗

C. 鼻分泌物嗜酸粒细胞计数

D. 检查鼻黏膜

E. 根据鼻痒、打喷嚏等症状

1108. 男性，24 岁，反复感冒，今日出现全身不适，鼻塞加重，伴有大量脓涕，并头痛，前额部明显，晨起后逐渐加重，中午为甚，午后减轻，夜间消失。考虑为

A. 急性鼻炎　B. 急性额窦炎　C. 急性上颌窦炎

D. 急性筛窦炎　E. 急性蝶窦炎

1109. 患儿，3 岁，5d 前因急性咽后脓肿住院治疗，行脓肿切开引流术后病情明显好转。今日体温突然升高达 39℃，烦躁，哭闹后出现呼吸困难，咽部检查可见咽后壁充血明显，左侧向前膨隆，咽腔狭窄。目前最主要的治疗是

A. 氧疗　B. 气管内插管　C. 气管切开

D. 行药敏检查、增加抗生素剂量

E. 彻底切开脓肿，保持引流通畅

1110. 男性，39 岁，电视导播员，声音嘶哑 2d，检查：双声带弥漫性充血性水肿。诊断急性喉炎，最主要的护理措施是

A. 吸氧　B. 进流食　C. 忌烟酒

D. 密切观察呼吸情况　E. 适当休息，禁声或少发声

1111. 患儿，5 岁，主因听力减退和耳痛 1 周就诊。主诉 7d 前左耳痛明显，为搏动性跳痛，体温：38℃，昨日疼痛减轻，耳道有脓液流出。查见鼓膜紧张部穿孔，外耳道有脓性分泌物，无臭味，听力减退，传导性耳聋。可能的诊断是

A. 外耳道炎　　B. 分泌性中耳炎

C. 急性化脓性中耳炎　　D. 慢性化脓性中耳炎

E. 外耳道疖

1112. 患者孙某，冠心病史5年，在办公室里突然出现四肢抽搐，两眼上翻，呼吸心搏减弱，同事立即送到急诊科。分诊护士处理正确的是

A. 立即协助医生进行心肺复苏
B. 立即开通绿色通道医护人员进行抢救
C. 立即进行心肺复苏
D. 立即协同其他护士进行心肺复苏
E. 立即呼叫医生进行抢救

1113. 女性，19岁，无家属陪伴，上呼吸道感染，体温39℃，静脉输液后体温没有下降，护士在肌内注射降温药时，心理护理措施正确的是

A. 立即注射
B. 指导患者高热量饮食
C. 与患者交谈分散注意力
D. 用手触摸患者头部，安慰患者再注射
E. 注射后告知患者不要着急

1114. 患儿6岁，在河边玩耍时不慎溺水窒息，急救的首要步骤是

A. 闭胸心脏按压　　B. 清除呼吸道异物
C. 挤压简易呼吸器　　D. 肌内注射呼吸兴奋药
E. 口对口人工呼吸

1115. 患儿王某，进食中突发吸气性呼吸困难伴刺激性干咳。可能的原因是

A. 哮喘发作　B. 急性喉炎　C. 气管异物
D. 呼吸道感染　E. 心力衰竭

1116. 患者吕某，无意识和呼吸，确保心肺复苏时呼吸道通畅的正确体位是

A. 头后仰颈项过伸　　B. 去枕平卧位
C. 平卧位，头向一侧　　D. 头低足高位
E. 侧卧位

1117. 患者李某在野外作业时发生触电，判断心搏是否停止，最快捷有效的方法是

A. 听心音　B. 观察心尖搏动　C. 呼叫患者
D. 做心电图　E. 摸颈动脉搏动

1118. 患者曹某因冠心病发生心搏骤停,10～15s 后意识丧失,呼吸停止一般在

A. 15～30s 后　B. 25～40s 后　C. 30～45s 后
D. 40～55s 后　E. 45～60s 后

1119. 患者张某,在车祸事故现场,肠管外露、面色苍白,大汗淋漓,护士操作正确的是

A. 回纳肠管　B. 结扎肠管
C. 立即手术　D. 外置肠管
E. 先用大块无菌纱布覆盖,然后用治疗碗等凹形容器扣在暴露器官上包扎

1120. 患者在烈日下工作 2h 后,出现头晕、头痛、口渴、多汗、全身疲乏、心悸、注意力不集中、动作不协调等症状,血压 90/60mmHg。最佳的急救措施为

A. 立即将患者搬离高温环境到通风阴凉处休息
B. 冷水浸浴 30min
C. 即饮大量清凉饮料
D. 静脉滴注葡萄糖盐水
E. 快速静脉滴入甘露醇。

1121. 女性,28 岁,夏天高温季节,在闷热的车间里劳动后出现头痛、恶心、呕吐,体温 40℃,心率 129 次/分,血压 100/50mmHg,疑"中暑"将躯体浸入水中降温治疗。适宜的水温是

A. 37℃　B. 38℃　C. 15℃
D. 38～39℃　E. 35～36℃

1122. 患者王某,患破伤风,频繁抽搐,呼吸道分泌物较多,有窒息的危险,为保持呼吸道通畅,应采取的措施是

A. 吸痰、给氧　B. 超声雾化吸入
C. 气管内插管、辅助呼吸　D. 气管切开
E. 环甲膜穿刺

1123. 男性,25 岁,在甲状腺次全切除术后 4h,突感呼吸困难、颈部肿胀,口唇发绀。紧急处理的第一步是

A. 吸氧

B. 立即拆开颈部缝线，去除血块

C. 气管切开

D. 注射呼吸兴奋药

E. 请麻醉医师插管

1124. 某胸腔手术后患者，胸腔引流管不慎自胸壁伤口脱出。急救措施正确的是

A. 立即通知医生

B. 将引流管重新插入胸腔

C. 手指捏紧引流口皮肤

D. 到换药室取凡士林纱布堵塞引流口

E. 急送手术室

1125. 3岁以下小孩不宜行

A. 环甲膜穿刺　B. 气管内插管　C. 气管切开

D. 环甲膜切开　E. 胸腔闭式引流

1126. 女性，25岁，农民，入院前15h误服美曲膦酯，经当地用阿托品治疗后送来，患者昏迷，瞳孔散大，皮肤干燥，抽搐，呼吸不规则，8h未排尿，心率175次/分，血胆碱酯酶活力为5。患者除有机磷农药中毒外，还考虑有

A. 急性肾衰竭　B. 肺水肿　C. 阿托品中毒

D. 脑水肿　E. 肺炎

1127. 女性，28岁，因口服"农药"来院就诊。检查：浅昏迷，呼气有大蒜味，瞳孔3.5mm，血压及脉搏正常，心肺无异常，尿潴留。护理措施错误的是

A. 用茶叶水洗胃　B. 平卧位，头偏向一侧

C. 氧气吸入　D. 留置导尿

E. 随时清除呼吸道分泌物

1128. 女性，65岁，左侧肋间神经支配区域出现红斑、群集性小水疱，绿豆大小，基底潮红伴明显神经痛，夜间不能入睡。最可能患的疾病是

A. 寻常疣　B. 扁平疣　C. 单纯疱疹

D. 带状疱疹　E. 传染性软疣

1129. 女性，36岁，足癣病史3年，反复发作，夏季加重。护理措施错误的是

A. 不用热水烫足
B. 不公用拖鞋
C. 可采用内服抗真菌药
D. 伴感染时先抗感染再治癣
E. 痒感消失，无皮疹时可停止使用外用药

1130. 女性，18岁，面部有数十个白头粉刺和黑头粉刺。护理措施错误的是

A. 避免精神紧张、情绪激动
B. 常用温水洗脸
C. 避免高糖、高脂饮食
D. 白头粉刺和黑头粉刺可用粉刺挤压器常规消毒后挤出内含物质
E. 使用碱性的清洁剂清洁面部

1131. 女性，45岁，左下肢丹毒收住院。护理措施正确的是

A. 丹毒是由病毒感染引起的
B. 多走路有利于下肢血液循环
C. 尽量减少活动，左下肢稍抬高
D. 伴足癣者先治足癣再治丹毒
E. 丹毒不具有传染性，不必床旁隔离

1132. 男性，40岁，梅毒二期住院治疗，青霉素皮试阳性。可选用的替代药物是

A. 红霉素 B. 庆大霉素 C. 卡那霉素
D. 阿昔洛韦 E. 先锋霉素

1133. 患儿2岁，4d前发热，流涕、咳嗽，结膜充血，畏光，今晨发现耳后及颈部有淡红色斑丘疹，体温38.9℃，两颊黏膜充血。最可能的诊断是

A. 风疹 B. 幼儿急疹 C. 猩红热
D. 肠道病毒感染 E. 麻疹

1134. 患儿，6岁，突然高热，发病5h后反复抽搐，四肢凉，血压下降，项强(±)，血白细胞计数21×10^9/L。最可能的诊断为

A. 流行性乙型脑炎 B. 恶性疟疾
C. 高热惊厥 D. 中毒性菌痢
E. 病毒性脑膜炎

1135. 男孩,2岁,发热1d出现皮疹,为红色斑丘疹,由面部开始1d遍及全身,伴枕部、耳后及颈部淋巴结肿大。最可能的诊断为

A. 麻疹 B. 猩红热 C. 幼儿急疹
D. 风疹 E. 荨麻疹

1136. 男性,20岁,无任何不良反应,体检时,发现血清HBsAg阳性,转氨酶等其他肝功能检查均正常。以下叙述正确的是

A. 既往感染过 B. 病原体携带 C. 潜在性感染
D. 显性感染 E. 重复感染

1137. 女孩,6岁,昨日开始发热,咽痛,口服速效感冒冲剂,热退,今晨又发热。体检:颜面潮红,口周苍白圈,咽部充血,双侧扁桃体肿大,躯干皮肤见红色细小丘疹,压之褪色,心肺正常。最可能的诊断为

A. 麻疹 B. 风疹 C. 猩红热
D. 肠道病毒感染 E. 药疹

1138. 女性,28岁,因急性肝炎住传染科,入院时带的票证及书信消毒的方法是

A. 食醋熏蒸 B. 乙醇熏蒸 C. 乳酸熏蒸
D. 甲醛熏蒸 E. 高压蒸汽法

1139. 某村有2.5万人,过去无甲肝发生,但上月一共发生30例甲肝。考虑是

A. 散发 B. 流行 C. 大流行
D. 暴发 E. 集体感染

1140. 5月份一来自林区患者,发热、头痛、呕吐5d后体温下降,腋下有少许点条状出血点,血压80/60mmHg,血小板$30\times10^9/L$,白细胞$21.3\times10^9/L$,中性粒细胞65%,杆状核8%,异型淋巴细胞12%。最可能的诊断是

A. 急性重症肝炎 B. 斑疹伤寒
C. 流行性出血热 D. 钩端螺旋体病
E. 败血症

1141. 男性，腹泻 2d，4～5 次/日水样便，无明显里急后重，粪便常规：白细胞 0～2 个/HP，红细胞 1～3 个/HP，涂片染色可见革兰阴性排列呈鱼群状细菌，悬滴法检查见运动迅速的细菌。可能性大的诊断是

A. 霍乱　　B. 阿米巴性痢疾
C. 细菌性痢疾　　D. 肠滴虫病
E. 急性肠炎

1142. 男性，19 岁，被犬咬伤右小腿，伤口深，咬伤面积大，在当地行伤口缝合。对伤口最好的处理方法是

A. 切开伤口，用肥皂水冲洗，碘酒、乙醇消毒，免疫球蛋白浸润注射
B. 伤口已缝合，不必再处理
C. 切开伤口，用肥皂水冲洗后再缝合
D. 切开伤口，用肥皂水冲洗，碘酒、乙醇消毒
E. 对伤口表面用碘酒、乙醇消毒

1143. 女孩，4 岁，病程半月，先低热 6d，3d 后出现肢体疼痛，继而出现左侧肢体运动障碍。查体，左下肢膝腱反射消失，肌力Ⅲ级。脑脊液生化常规蛋白阳性，细胞数为 12 个。考虑诊断为

A. 病毒性脑炎　　B. 结核性脑炎
C. 化脓性脑膜炎　　D. 脊髓灰质炎
E. 吉兰-巴雷综合征

1144. 男孩，2 岁，高热、抽搐、昏迷 2d 急诊入院，疑为乙脑和中毒性痢疾，为及时诊断，应立即进行的检查是

A. 乙脑特异性 IgM 测定
B. 肛拭子或盐水灌肠镜检
C. 脑脊液常规
D. 头颅 CT
E. 粪便培养

1145. 男性，17 岁，低热，乏力，恶心，烦躁不安 2d，继而出现对声、光刺激敏感，不能进食，查体：体温 38.5℃，脉搏 110 次/分，神志清楚，呈极度恐怖状态，声嘶，流涎，见水、煽风可致咽肌痉挛。最可能的诊断是

A. 疫苗接种后反应 B. 破伤风
C. 散发性病毒性脑炎 D. 脊髓灰质炎
E. 狂犬病

1146. 女性,28 岁,诊断为病毒性肝炎,其使用的票证、书信等物品宜采用的消毒方法是

A. 浸泡法 B. 熏蒸法 C. 擦拭法
D. 喷雾法 E. 压力蒸汽灭菌法

1147. 男性,55 岁,意识清晰,智能相对良好,但有近事记忆障碍和言谈虚构倾向,最可能的综合征是

A. 谵妄综合征 B. 遗忘综合征
C. 急性脑病综合征 D. 慢性脑病综合征
E. 精神发育迟滞

1148. 女性,30 岁,自觉脑子特别好,口若悬河,出口成章,说话的主体极易随环境改变。最可能的思维障碍是

A. 思维奔逸 B. 思维迟缓 C. 思维贫乏
D. 思维破裂 E. 思维插入

1149. 男性,35 岁,因精神分裂症进行氯丙嗪治疗,起床时突然摔倒,面色苍白,测脉搏 126 次/分,血压 80/50mmHg。首选的护理措施是

A. 注射高渗葡萄糖 B. 注射肾上腺素
C. 立即让患者平卧 D. 建立静脉通路
E. 注射东莨菪碱

1150. 女性,48 岁,面色无华,爪甲干枯,肢体麻木,眩晕耳鸣,视物模糊,舌淡苔白脉细,月经少色淡。诊断为

A. 肝血虚证 B. 肾阴虚证 C. 心气虚证
D. 心血虚证 E. 心阴虚证

1151. 男性,33 岁,少气懒言,倦怠无力,食少腹满,大便溏薄,脉缓弱,舌淡苔白。可诊断为

A. 脾阳虚证 B. 脾虚气陷证 C. 脾气虚证
D. 寒湿困脾证 E. 食滞胃脘证

1152. 女性,咳嗽无痰,有时痰少而黏,口干咽燥,舌红少苔,形体消瘦,盗汗颧红,五心烦热,声音嘶哑,脉细速。可诊断为

A. 肺肾阴虚证　B. 肺阴虚证　C. 痰热壅肺证
D. 风热犯肺证　E. 燥邪伤肺证

1153. 男性，腹胀纳少，腹痛喜温、喜按，大便稀溏，小便不利，舌淡胖、苔白滑，脉沉迟而无力。证属

A. 肾阳虚证　B. 脾阳虚证　C. 寒湿困脾证
D. 寒凝胃脘证　E. 脾气虚证

1154. 女性，49 岁，头目眩晕，腰膝酸软，形寒肢冷，下肢尤甚，小便清但排尿无力，少腹胀满，脉沉细。证属

A. 肾气不固证　B. 肾虚水泛证　C. 肾阳虚证
D. 肾阴虚证　E. 膀胱湿热证

1155. 女性，18 岁，心悸健忘，失眠多梦，面色萎黄，食欲缺乏，腹胀便溏，舌淡，脉细弱。证属

A. 心肾阳虚证　B. 心阳虚证　C. 肾阳虚证
D. 脾阳虚证　E. 心脾虚证

1156. 男性，恶寒发热，头痛身痛，鼻塞流涕明显，辨属风寒表证。药物宜

A. 温服　B. 热服　C. 凉服
D. 不拘时刻服用　E. 少量频服

1157. 女性，外感热证，腹硬满痛，大便燥结，口干渴，舌燥苔焦黄，脉细。治疗为

A. 急则治其标　B. 缓则治其本　C. 标本兼治
D. 滋阴补养与邪热通便结合　E. 调理肝脾为主

1158. 男性，36 岁，恶寒发热、无汗、头痛，肢体酸楚，鼻塞清涕，舌苔薄白，脉浮。按脏腑辨证属

A. 体虚感冒　B. 风寒感冒　C. 风热感冒
D. 暑湿感冒　E. 表寒里热感冒

1159. 女性，52 岁，小便频数灼痛，见小便频数，灼热涩痛，尿少赤黄，腰痛拒按，舌苔黄腻，脉濡数。饮食护理不合理的是

A. 忌油腻、辛辣肥甘之品　B. 多食绿豆赤小豆粥
C. 饮食清淡　D. 清利湿热的食品
E. 多进滋补食品

1160. 男性，胸痛彻背，感寒痛甚，胸闷、心悸气短，重则喘息不能

平卧，面色苍白，四肢厥冷，舌苔白，脉沉细。按脏腑辨证属

A. 心肾阴虚　B. 心血瘀阻　C. 气阴两虚
D. 阴寒凝滞　E. 痰浊拥塞

1161. 男性，突发呕吐，胸脘满闷，发热恶寒，头痛身痛，舌苔白腻，脉象濡缓，为外邪犯胃型呕吐。治疗、护理的原则为

A. 疏肝理气，和胃降逆　B. 消食导滞，和胃降逆
C. 温中健脾，和胃降逆　D. 解表疏邪，和胃降逆
E. 温化痰饮，和胃降逆

1162. 男性，68岁，眩晕耳鸣，头目胀痛，急躁易怒，颜面潮红，口干、苦，舌红苔黄，脉细数。治疗的最佳方剂为

A. 六味地黄丸　B. 知柏地黄丸　C. 龙胆泻肝丸
D. 天麻钩藤饮　E. 镇肝息风汤

1163. 女性，38岁，因遇雨头胀痛，伴发热、恶寒，口渴，面红目赤，便秘尿黄，舌红苔黄，脉浮数。中医辨证为

A. 风热头痛　B. 风寒头痛　C. 风湿头痛
D. 肝阳头痛　E. 瘀血头痛

1164. 女性，48岁，6年前因人流术后出血多，营养不良，导致下肢痿弱无力，现不能站立，兼腰脊酸软，眩晕耳鸣，头发脱落，舌红少苔，脉沉细数，中医诊断为痿症。辨证属于

A. 气血不足　B. 脾胃亏虚　C. 肝肾阴虚
D. 湿热浸淫　E. 肺热津伤

1165. 男性，35岁，颈旁结块1周，红肿热痛，恶寒发热，头痛口干，咽痛，舌红苔薄黄，脉滑数，诊断为颈痈。调护原则为

A. 清热解毒，消肿止痛　B. 清热凉血，解毒止痛
C. 清热通腑，消肿止痛　D. 散风清热，化痰消肿
E. 活血凉血，疏血止痛

1166. 女性，近日全身起红色风团，灼热剧痒，预热时皮疹加重，苔薄黄，脉浮数。治疗方剂宜选择

A. 当归饮子　B. 消风散　C. 麻桂各半汤
D. 麻黄汤　E. 桂枝汤

1167. 男性，69岁，糖尿病10余年，6个月来颈部近发际处常出现红肿块，灼热疼痛，出脓后即愈合，触之突起根浅，服用消炎药无

效，常口渴唇燥，舌红苔薄，脉细数。中医诊断为

A. 粉刺　B. 疖病　C. 蝼蛄疖

D. 有头疽　E. 无头疽

1168. 妊娠初期，呕吐不食，或吐清水，头晕体倦，舌淡苔白，脉缓滑。诊断是

A. 气阴两虚　B. 痰湿阻滞　C. 脾胃虚弱

D. 肝胃不和　E. 脾肾阳虚

1169. 经行小腹冷痛，得热则好，经量小，色紫黯有块，伴形寒肢冷，小便清长，太白舌红，脉细或沉紧。诊断为

A. 气血亏虚　B. 气血瘀滞　C. 寒邪凝滞

D. 肝郁湿热　E. 肝肾亏损

1170. 患儿，4 岁，鼻塞流涕，咳嗽打喷嚏，咽部充血红肿，声音嘶哑，眼泪汪汪，倦怠思睡，食欲缺乏，口内出现麻疹黏膜斑，小便短赤，舌红苔薄黄，脉浮数。其调护原则是

A. 温肾健脾，生津和胃　B. 清热解毒，凉血活血

C. 养阴清热，生津和胃　D. 辛凉透表，清热解毒

E. 辛凉透表，凉血活血

1171. 患儿，3 岁，重型泄泻，呕吐频繁，腹胀明显，需要禁食时间一般不超过

A. 6h　B. 8h　C. 10h　D. 12h　E. 24h

三、A_3 型题

（1172－1174 题共用题干）

女性，69 岁，有慢性阻塞性肺气肿病史，咳嗽、咳脓痰的同时伴气急加重 2 周，今晨出现神志恍惚。体检：嗜睡，口唇发绀，两肺听诊肺底有湿性啰音，心率 118 次/分，血压 180/108mmHg。

1172. 最可能的诊断是

A. 左侧心力衰竭　B. 高血压危象

C. 脑血管意外　D. 右侧心力衰竭

E. 呼吸衰竭

1173. 为进一步明确诊断需做的检查是

A. 动脉血气分析　B. 脑电图　C. 肺 CT

D. 心电图 E. 气管镜检查

1174. 主要的治疗是

A. 纠正缺氧和二氧化碳潴留 B. 应用抗生素

C. 应用利尿药 D. 应用降压药

E. 去除诱因

(1175－1177 题共用题干)

男性,60 岁,咳嗽 2 个月,干咳为主,有午后低热,今上午突然咯血 400ml 来院急诊。

1175. 病情观察尤其要密切注意的是

A. 有无窒息先兆 B. 脉搏变化 C. 呼吸变化

D. 体温变化 E. 有无休克早期表现

1176. 咯血时,患者采取的体位是

A. 端坐位 B. 俯卧位 C. 仰卧位

D. 健侧卧位 E. 患侧卧位

1177. 提示病情严重的表现是

A. 盗汗 B. 疲乏无力 C. 食欲缺乏

D. 高热持续不退,呼吸急促,脉搏加速

E. 胸闷、胸痛、咳嗽

(1178－1179 题共用题干)

女性,78 岁。慢性咳嗽、咳痰 20 余年。近 5 年活动后气急。1 周前感冒后痰多,气急加剧。近 2d 嗜睡。化验:白细胞计数 18.6×10^9/L,中性粒细胞 0.9,动脉血 pH 7.29,$PaCO_2$ 80mmHg, PaO_2 48mmHg。

1178. 患者呼吸衰竭类型为

A. Ⅰ型呼吸衰竭 B. Ⅱ型呼吸衰竭

C. 呼吸窘迫综合征 D. 支气管哮喘急性发作

E. 代偿性呼吸性酸中毒

1179. 患者经药物治疗无效,自主呼吸停止,应立即

A. 气管切开 B. 经鼻气管内插管

C. 经口气管内插管 D. 高浓度吸氧

E. 快速补液

(1180－1182 题共用题干)

男性,26 岁,心慌气短 7 年,反复咯血 3 年,近 3d 咯血不止就诊。

查体：口唇发绀，双颊紫红，呼吸困难，两肺底满布湿啰音，心率 120 次/分，脉搏强弱交替，心尖区有舒张期杂音，肝脾不大，下肢不肿。

1180. 两肺底布满湿性啰音及脉搏强弱交替，说明有

A. 心肌炎　B. 全心衰竭　C. 右侧心力衰竭

D. 左侧心力衰竭　E. 右心房衰竭

1181. 患者不断咯血的原因是

A. 肺炎　B. 肺癌　C. 肺淤血严重

D. 肺结核　E. 支气管扩张症

1182. 心尖区舒张期杂音原因是

A. 心包炎　B. 主动脉瓣狭窄

C. 二尖瓣狭窄　D. 二尖瓣关闭不全

E. 肺动脉瓣狭窄

（1183－1184 题共用题干）

女性，66 岁，夜间突然呼吸困难、咳嗽、咳白色泡沫痰，呈端坐位，查体：心率 120 次/分，律齐，听诊双肺底有湿啰音，两肺哮鸣音。

1183. 可能的诊断是

A. 支气管哮喘　B. 右侧心力衰竭

C. 肺炎　D. 全心衰竭

E. 急性左侧心力衰竭

1184. 护理措施正确的是

A. 立即通知医师

B. 即刻给予心电监护

C. 皮下注射吗啡 5mg

D. 毛花苷 C 0.2mg 缓慢静脉推注

E. 使患者两腿下垂坐位或半坐位，6～8L/min 氧气吸入

（1185－1187 题共用题干）

男性，38 岁，晨起及午夜有上腹痛，进食后缓解已经 2 个月。既往 2 年每到秋冬季均有发作，经胃镜检查确诊为十二指肠溃疡。

1185. 本病发生的主要因素是

A. 促胃液素分泌增加　B. 胃酸

C. 胃蛋白酶增加　D. 胆汁反流

E. 精神紧张

1186. 本病的重要致病菌是

A. 草绿色链球菌 B. 金黄色葡萄球菌
C. 幽门螺杆菌 D. 铜绿假单胞菌
E. 厌氧菌

1187. 治疗本病采用三(四)联疗法,主要目的是

A. 缓解胃痉挛 B. 促进溃疡愈合
C. 减少胃酸分泌 D. 杀灭幽门螺杆菌
E. 促进胃蠕动

(1188－1190 题共用题干)

男性,52 岁,患肝炎后肝硬化已 5 年,近日牙龈出血就诊,查体腹水征(＋),查红细胞 3.0×10^{12}/L,白细胞 3.2×10^{9}/L,血小板 62×10^{9}/L,粪便隐血试验(＋),腹水化验为渗出液,尿量 500ml/d,血尿素氮及血肌酐均高。

1188. 根据血常规化验结果可考虑为

A. 缺铁性贫血 B. 血小板减少性紫癜
C. 急性再障 D. 慢性再障
E. 脾功能亢进

1189. 腹水化验为渗出性,其原因是

A. 清蛋白减少 B. 细菌感染 C. 血钠增高
D. 肾功能不全 E. 球蛋白过多

1190. 血尿素氮及血肌酐增高考虑是

A. 肝肾综合征 B. 脾功能亢进 C. 肝功能不良
D. 心力衰竭 E. 肾功能不良

(1191－1192 题共用题干)

女性,28 岁,主因头晕、乏力 2 个月,查红细胞 3.0×10^{12}/L,血红蛋白 80g/L,诊断为缺铁性贫血。

1191. 缺铁性贫血的发生机制是

A. 蛋白质太少 B. 缺乏维生素 B_{12}
C. 缺乏叶酸 D. 缺乏胃酸
E. 储存铁缺乏

1192. 储存铁指的是

A. 总铁结合力 B. 血红蛋白 C. 运铁蛋白

D. 血清铁　　　E. 骨髓含铁血黄素

(1193－1194 题共用题干)

男性,30 岁,2 年前做过“胃切除术”。近 6 个月来经常头晕、心悸,体力逐渐下降,诊断为缺铁性贫血。

1193. 患者贫血的原因可能是

A. 铁摄入不足　　B. 铁吸收不良

C. 铁需要量增加　　D. 铁消耗过多

E. 铁不能利用

1194. 给患者口服铁剂的护理,不正确的是

A. 宜于进餐后服用

B. 可与维生素 C 同服

C. 餐后不要即刻饮茶

D. 如有消化道反应可与牛奶同服

E. 血红蛋白正常后,应继续治疗数月

(1195－1197 题共用题干)

女性,28 岁,不规则发热 5 个月,有全身关节肿痛,面部红斑,检查尿液有蛋白及管型。

1195. 最可能的诊断是

A. 类风湿关节炎　　B. 急性风湿病

C. 急性肾炎　　D. 慢性肾炎

E. 系统性红斑狼疮肾损害

1196. 有助于诊断的检查是

A. 脑电图　　B. 肌电图　　C. 肾图

D. 红细胞沉降率　　E. 抗 Sm 抗体阳性

1197. 首选的治疗药物是

A. 糖皮质激素　　B. 抗生素

C. 免疫抑制药　　D. 非甾体类抗炎药

E. 抗病毒药物

(1198－1200 题共用题干)

男性,35 岁,因小腿严重外伤处理不当,发生气性坏疽,于今日入院。

1198. 首要的措施是

A. 紧急清创　B. 补液　C. 给氧
D. 高压氧治疗　E. 加强营养

1199. 外伤后可避免发生气性坏疽的措施是
A. 高压氧治疗　B. 彻底清创缝合
C. 清创后伤口敞开　D. 应用甲硝唑
E. 应用 TAT

1200. 不必要的处理是
A. 隔离　B. 手术　C. 高压氧治疗
D. 支持疗法　E. 绝对卧床

(1201－1202 题共用题干)

男性,45 岁,饭后出现脐周阵发性疼痛,并有腹胀、呕吐、肛门停止排便排气,自诉曾做过阑尾切除手术,诊断为单纯性粘连性肠梗阻。

1201. 与上述诊断相符的体征是
A. 移动性浊音阳性　B. 全腹压痛和肌紧张
C. 肠鸣音亢进　D. 腹式呼吸消失
E. 不对称性腹胀

1202. 经治疗后,肠梗阻解除的主要标志是
A. 腹胀减轻　B. 呕吐减少　C. 肠鸣音减弱
D. 腹痛减轻　E. 肛门排便排气

(1203－1204 题共用题干)

男性,50 岁,早期肝癌,拟行肝叶切除术

1203. 术前肠道准备正确的是
A. 不灌肠
B. 术前 1d 碱性液清洁灌肠
C. 术前 1d 酸性液清洁灌肠
D. 术前 3d 肥皂水灌肠
E. 术前 3d 清洁灌肠

1204. 术后病情平稳后,处理措施正确的是
A. 平卧位,避免过早活动　B. 平卧位,尽早活动
C. 半卧位,尽早活动　D. 半卧位,避免活动
E. 活动不限

（1205－1208 题共用题干）

女性，62 岁，患胆石症多年，2d 前突发剑突下绞痛，继而寒战、高热，恶心、呕吐，出现黄疸急诊入院，查体：体温 39.6℃，脉搏 100 次/分，血压 80/50mmHg，患者神志不清，右上腹压痛，反跳痛，肌紧张。

1205. 首先考虑的诊断是

A. 急性梗阻性化脓性胆管炎 B. 急性胰腺炎
C. 胆道蛔虫伴感染 D. 胆囊穿孔合并腹膜炎
E. 慢性胆囊炎急性发作

1206. 该患者的休克属于

A. 过敏性休克 B. 心源性休克
C. 神经性休克 D. 感染性休克
E. 低血容量性休克

1207. 治疗首先要考虑的是

A. 抗感染 B. 解痉镇痛
C. 抢救休克 D. 利胆驱虫
E. 抢救休克的同时立即手术

1208. 术后 T 形管引流的护理，不正确的是

A. 妥善固定 B. 保持有效引流
C. 术日引流量约为 100ml D. 防止胆汁丢失过多
E. 术后 2 周可试行拔管

（1209－1210 题共用题干）

男性，42 岁。与朋友聚餐饮酒后 6h 出现剧烈而持续的中上腹痛，并向腰背部呈带状放射，伴有恶心、呕吐，吐出食物和胆汁。查体：体温 38℃，脉搏 90 次/分，血压 105/75mmHg，上腹部有压痛，临床诊断为急性胰腺炎。

1209. 患者的主要病因为

A. 胆道疾病 B. 高脂血症 C. 高钙血症
D. 暴饮暴食 E. 并发于流行性腮腺炎

1210. 非手术治疗方法不正确的是

A. 禁食、胃肠减压
B. 补液、防治休克
C. 镇静、解痉，可用吗啡

D. 抑制胰腺分泌及抑制胰酶活性

E. 应用抗生素防治感染

(1211－1212 题共用题干)

男性，65 岁，头痛伴癫痫发作 6 个月余，以额叶肿瘤收入院。

1211. 额叶肿瘤最常见的症状是

A. 听力减退　B. 视野改变

C. 痴呆、癫痫发作　D. 感觉障碍

E. 尿崩

1212. 对该患者目前的护理最重要的是

A. 保持呼吸道通畅　B. 注意口腔护理

C. 记录出入量　D. 协助患者完成各项检查

E. 定时给抗癫痫药物并安排家属陪护

(1213－1215 题共用题干)

男性，50 岁，主因进行性吞咽困难 6 个月入院，X 线钡剂透视诊断为食管癌。

1213. 为了解肿瘤向外扩展情况，还需进行的检查是

A. B 超　B. 摄胸部 X 线正侧位片

C. CT　D. 食管纤维镜检查

E. 食管拉网

1214. 关于治疗不正确的是

A. 放疗加化疗为首选方法

B. 手术治疗为首选方法

C. 根治性手术适用于早期病例

D. 非根治性手术适用于中、晚期病例

E. 减症手术适用于晚期不能彻底切除肿瘤的病例

1215. 手术后的护理措施，不正确的是

A. 术后 48h 内吸氧

B. 镇痛

C. 尽量防止咳嗽

D. 病情平稳后取半卧位

E. 拔除胸腔引流管后尽早下床

(1216－1218 题共用题干)

2 岁男孩,体格瘦小,平日口唇、甲床发绀,活动、哭闹时加重,活动时喜下蹲,诊断为法洛四联症。

1216. 患儿胸部 X 线检查,可见

A. 靴形心　B. 肺门舞蹈症

C. 左心室明显增大　D. 左心房明显增大

E. 肺纹理明显增多

1217. 护理患儿要注意液体输入速度,原因是

A. 避免发生休克　B. 避免发生便秘

C. 避免发生血栓栓塞　D. 避免发生心力衰竭

E. 避免发生肾衰竭

1218. 患儿如突然出现呼吸困难、发绀加重,应首先采取的体位是

A. 平卧位　B. 端坐卧位　C. 中凹卧位

D. 膝胸卧位　E. 头低足高位

(1219－1221 题共用题干)

男性,25 岁,从高处摔下,发生耻骨、坐骨骨折。

1219. 骨盆骨折并发的损伤是

A. 肾挫伤　B. 肾蒂损伤　C. 前尿道损伤

D. 后尿道损伤　E. 肾裂伤

1220. 后尿道损伤的主要表现是

A. 尿外渗至膀胱周围、耻骨后间隙

B. 尿外渗至会阴、阴囊及阴茎

C. 腰部钝痛

D. 尿道滴血

E. 排尿困难

1221. 泌尿系损伤的治疗原则,错误的是

A. 纠正休克、引流尿液　B. 恢复尿道连续性

C. 应用抗生素防治感染　D. 预防尿道狭窄

E. 用气囊导尿管压迫止血

(1222－1223 题共用题干)

男性,29 岁,尿频、尿急、尿痛 6 个月余,间歇性血尿,多种抗生素

治疗无效，最后诊断为右肾结核，辅助检查示右肾破坏严重，但左肾功能尚好，决定行右肾切除术。

1222. 术前护理不正确的是

A. 给患者讲述手术治疗的目的、意义

B. 术前进行 2 周的抗结核治疗

C. 鼓励患者进食营养丰富的食物

D. 嘱患者少饮水

E. 保证充分休息

1223. 术后护理观察内容，最关键的是

A. 白细胞计数变化

B. 引流液的量

C. 引流液的颜色、性状

D. 左侧肾脏能否完成代谢的需要

E. 患者的体温

(1224－1228 题共用题干)

男性，58 岁，因间断性肉眼血尿 6 个月就诊，以膀胱癌收入院。经相关检查，确定治疗方案为经尿道肿瘤切除术。

1224. 导致膀胱癌的相关因素不包括

A. 吸烟　　B. 长期接触联苯胺类物质

C. 色氨酸和烟酸代谢异常　　D. 尿量减少

E. 腺性膀胱炎

1225. 膀胱癌最常见的转移途径是

A. 深部浸润　　B. 血行转移　　C. 淋巴转移

D. 种植转移　　E. 直接蔓延

1226. 对本病临床诊断有决定性意义的检查是

A. B 超　　B. CT　　C. X 线

D. 膀胱镜检查　　E. 膀胱造影

1227. 术后预防肿瘤复发最重要的措施是

A. 积极治疗泌尿系感染　　B. 定期复查膀胱镜

C. 禁止吸烟　　D. 避免接触致癌物质

E. 定期膀胱内灌注化疗药物

1228. 术后 1 年内膀胱镜复查的间隔时间是

A. 每半个月1次　B. 每个月1次
C. 每2个月1次　D. 每3个月1次
E. 每6个月1次

(1229－1230题共用题干)

男性，31岁，塌方事故中骨盆多处骨折，胫腓骨上1/3骨折，急诊入院。

1229. 若行骨牵引，护理措施不妥的是
A. 抬高床尾15～30cm　B. 测患肢长度
C. 足部不抵挡床档　D. 牵引绳不可随意放松
E. 牵引重量可随意增减

1230. 患者骨折后，早期不会出现的并发症是
A. 休克　B. 腘动脉损伤
C. 腓总神经损伤　D. 骨盆骨折端刺伤膀胱
E. 缺血性肌痉挛

(1231－1233题共用题干)

女性，40岁，查出右下腹肿物多年，为囊性，表面光滑，活动，B超提示卵巢肿瘤。昨天剧烈运动后突感右下腹剧烈疼痛，伴恶心、呕吐。

1231. 患者最可能发生了
A. 恶性变　B. 蒂扭转　C. 囊内感染
D. 囊肿破裂　E. 急性阑尾炎

1232. 目前最适当的治疗是
A. 化疗　B. 放疗　C. 手术＋化疗
D. 手术切除　E. 中药治疗

1233. 若患者手术治疗后出院，健康指导应除外
A. 按医嘱定期复查
B. 禁性生活1个月
C. 宣传防癌普查的重要性
D. 督促患者每年接受妇科检查
E. 术后避免重体力劳动2个月

(1234－1236题共同题干)

女性，28岁，停经56d，阴道出血伴阵发性腹痛7d，妇检：子宫如

孕 4 个月大小，宫颈着色，宫口闭，双附件未见异常，血 HCG 异常增高。

1234. 为明确诊断，首选的辅助检查为

A. B超检查　　B. 多普勒听胎心
C. 诊断性刮宫　　D. 血 HCG 测定
E. 腹部 X 线平片

1235. 一旦确诊为葡萄胎，首选的治疗方案为

A. 化疗　　B. 放疗　　C. 清宫术
D. 随访观察　　E. 子宫切除术

1236. 葡萄胎清宫时应注意的事项，错误的是

A. 采取吸刮术
B. 吸宫前充分扩张宫颈
C. 选用大号吸管吸引
D. 尽量选取宫腔中央的组织送病理
E. 清宫前备血，建立静脉通路

(1237－1239 题共用题干)

女性，46 岁，孕 3 产 2，既往体检。自述有肿物脱出于阴道 2 年，经常有下坠感和腰背酸痛。查体：宫颈及部分宫体已脱出阴道口外，双附件无异常。追问病史 7 年前有难产史。

1237. 患者子宫脱垂为

A. Ⅰ度轻　　B. Ⅰ度重　　C. Ⅱ度轻
D. Ⅱ度重　　E. Ⅲ度

1238. 子宫脱垂的主要病因应该为

A. 难产产伤　　B. 产褥感染　　C. 营养缺乏
D. 盆底组织松弛　　E. 长期腹压增加

1239. 适合该患者的治疗方法是

A. 非手术治疗，使用子宫托
B. 非手术治疗，使用子宫收缩药物
C. 一般支持疗法
D. 手术治疗，经腹切除子宫
E. 手术治疗，行曼氏手术

（1240－1241 题共用题干）

杨某，25 岁，初产妇，有规律宫缩 6h，检查胎心音 140 次/分，肛查：宫口开大 6cm，先露 S^{+1}，无胎膜破裂。

1240. 初产妇的活跃期最大时限为

A. 2h　B. 4h　C. 6h　D. 8h　E. 10h

1241. 该产妇处于

A. 潜伏期　B. 活跃期的加速期

C. 活跃期的最大加速期　D. 活跃期的减速期

E. 第二产程

（1242－1244 题共用题干）

女性，26 岁，孕 1 产 0，孕 36 周，现宫口已开全，胎头最低点在坐骨棘下 3cm，宫缩持续 50s，间歇 1～2min，胎膜已破，胎心 134 次/分，决定行会阴侧切术。

1242. 其原因是

A. 胎儿窘迫　B. 早产儿　C. 第二产程延长

D. 需要助产　E. 羊水污染

1243. 会阴切开的时机是

A. 胎头拨露　B. 胎头着冠　C. 子宫收缩时

D. 子宫收缩间歇期　E. 胎心低于 80 次/分

1244. 当胎头枕骨从耻骨弓下露出时，嘱产妇

A. 宫缩间歇时休息

B. 宫缩时张口哈气

C. 宫缩时向下屏气用力

D. 宫缩时吸口长气向下屏气

E. 宫缩时尽量用全身力气

（1245－1247 题共用题干）

张某，孕 1 产 0，孕 39 周，于 4d 前顺产一男婴。

1245. 产后第 4 天一侧乳房胀痛，体温 38℃。护理措施不妥的是

A. 尽早哺乳

B. 按摩乳房

C. 两次哺乳期间，冷敷乳房，减少充血

D. 哺乳后热敷患侧乳房,使乳腺管通畅

E. 用吸奶器吸净余奶

1246. 产后早期活动的优点不包括

A. 促进子宫复旧　B. 防止子宫脱垂

C. 促进盆底肌肉张力恢复　D. 利于月经周期恢复

E. 防止静脉血栓形成

1247. 对该产妇进行计划生育指导,适宜的避孕方法为

A. 避孕套　B. 安全期避孕　C. 探亲避孕药

D. 长效口服避孕药　E. 短效口服避孕药

(1248－1250 题共用题干)

孕妇,28 岁,孕 3 产 0,孕 32 周,既往有 2 次人工流产史,突然阴道出血约 100ml,检查血压 108/60mmHg,腹软,无压痛。宫高 21cm,先露头高浮,胎心 136 次/分。

1248. 首要的诊断是

A. 胎盘早剥　B. 前置胎盘　C. 宫颈息肉

D. 帆状胎盘　E. 先兆子宫破裂

1249. 为进一步明确诊断,首选的辅助检查是

A. 宫颈指检　B. B 超检查　C. 阴道穹扪诊

D. 腹部 X 线片检查　E. 阴道窥器检查

1250. 入院后处理应选择

A. NST　B. 期待疗法

C. 立即行剖宫产　D. 测定 L/S 比值

E. 人工破膜及静脉滴注缩宫素

(1251－1252 题共用题干)

王女士,30 岁,孕 15 周,下腹阵发性疼痛伴阴道大量出血,阴道排出一大块肉样组织,贫血貌。妇科检查:宫口已开,有组织堵塞宫口,子宫较孕周小。

1251. 首先考虑是

A. 先兆流产　B. 不全流产　C. 难免流产

D. 稽留流产　E. 感染性流产

1252. 护理措施正确的是

A. 取头高足低位

B. 做好刮宫术前准备

C. 通知医生紧急抢救

D. 需要输血时让患者家属去血库取血

E. 术后严密监测血压、脉搏、呼吸

(1253－1254 题共用题干)

孕妇,28 岁,孕 1 产 0,孕 32 周,因车祸出现持续性腹痛。查体:子宫硬如木板,有压痛,宫高大于妊娠月份,阴道少量出血,胎心、胎动消失。诊断为胎盘早剥。

1253. 处理措施正确的是

A. 纠正休克,剖宫产终止妊娠

B. 胎儿已死亡,等待自然分娩

C. 缩宫素引产

D. 水囊引产

E. 产钳助产

1254. 孕妇最易出现的并发症是

A. 子宫破裂　B. 胎膜早破　C. 羊水过少

D. 呼吸窘迫综合征　E. 弥散性血管内凝血

(1255－1257 题共用题干)

某孕妇,28 岁,孕 31 周,妊娠合并心脏病,心功能Ⅱ级,活动时有心悸、气短、心动过速等症状,听诊有舒张期杂音,无心力衰竭症状。

1255. 妊娠期最易发生心力衰竭的时期为

A. 孕 28～30 周　B. 孕 30～32 周　C. 孕 32～34 周

D. 孕 34～36 周　E. 孕 36～38 周

1256. 妊娠期护理措施不正确的是

A. 进食营养丰富的食物

B. 每天食盐不超过 4～5g

C. 多休息,睡眠取左侧卧位

D. 监测体重,观察有无水肿

E. 多运动,以增加机体的抵抗力

1257. 分娩期护理措施,正确的是

A. 分娩过程中尽量避免使用抗生素

B. 第二产程鼓励产妇用力屏气,缩短产程

C. 如产后出血要立刻快速输血

D. 预防心力衰竭，遵医嘱使用强心药物

E. 如产后子宫收缩不良可注射麦角新碱

(1258－1259 题共用题干)

某初产妇，29 岁，孕足月临产，阵发性腹痛 3h 伴见红，检查：枕左前位，胎心 130 次/分，宫缩不规律，肛诊宫口开大 2cm，先露平棘，产妇呈痛苦面容，3h 后肛诊宫口仍为 2cm，先露棘平，宫缩时宫底不硬，胎心 120 次/分。

1258. 最可能的诊断是

A. 继发性宫缩乏力　　B. 不协调性宫缩乏力

C. 原发性宫缩乏力　　D. 先兆子宫破裂

E. 子宫收缩过强

1259. 对该产妇的正确处理是

A. 阴道助产　　B. 人工破膜　　C. 针刺穴位

D. 肌内注射哌替啶　　E. 静脉滴注缩宫素

(1260－1261 题共用题干)

女孩，3 岁，全身严重水肿，呈指凹性，24h 尿蛋白定量 0.15g/kg，血清蛋白 10g/L，诊断为单纯性肾病。

1260. 患儿最易发生的并发症是

A. 低钠血症　　B. 感染　　C. 心力衰竭

D. 低钾血症　　E. 静脉血栓形成

1261. 对患儿的护理，正确的是

A. 绝对制动　　B. 不限制饮食

C. 禁用环磷酰胺　　D. 尽量避免皮下注射

E. 口服泼尼松龙总疗程不超过 6 周

(1262－1263 题共用题干)

患儿，11 个月龄，呕吐、腹泻稀水便 2d，1d 来尿量极少，前囟及眼窝极度凹陷，精神萎靡，皮肤弹性差，四肢凉，血清钠 135 mmol/L。

1262. 患儿脱水程度与性质属于

A. 中度低渗性脱水　　B. 重度低渗性脱水

C. 中度等渗性脱水　　D. 重度等渗性脱水

E. 中度高渗性脱水

1263. 根据患儿脱水程度和性质，应首先给予的液体是

A. 2:1等张含钠液　B. 1/5 张含钠液

C. 1/4 张含钠液　D. 1/3 张含钠液

E. 1/2 张含钠液

(1264－1267 题共用题干)

男孩，1 岁，来医院查体，经检查体格发育正常。

1264. 测得头围应约是

A. 40cm　B. 46cm　C. 48cm

D. 50cm　E. 52cm

1265. 身高应约为

A. 65cm　B. 70cm　C. 75cm

D. 80cm　E. 85cm

1266. 其体重约为

A. 9kg　B. 10kg　C. 11kg

D. 12kg　E. 13kg

1267. 牙齿数为

A. 2～4 个　B. 4～6 个　C. 6～8 个

D. 8～12 个　E. 12～14 个

(1268－1269 题共用题干)

患儿，9 个月，以发热、咳嗽、气促、发憋来院就诊，查体：体温 39.5℃，心率 145 次/分，呼吸 54 次/分，口周发绀，两肺有细湿啰音，诊断为肺炎。

1268. 立即采取的护理措施是

A. 调节病室的温、湿度　B. 取舒适的平卧位

C. 进行雾化吸入　D. 进行物理降温

E. 翻身、拍背、吸痰

1269. 患儿入院时，对其家长的健康指导特别重要的是

A. 介绍保持呼吸道通畅知识

B. 患儿的体位

C. 说明保持患儿安静的重要性

D. 指导合理喂养

E. 讲解肺炎的预防知识

(1270－1272 题共用题干)

男性，50 岁，左眼流泪 1 年，泪囊区稍隆起，压迫泪囊区有脓性分泌物自下泪小点溢出。

1270. 最可能的诊断是

A. 慢性泪囊炎 B. 急性泪囊炎 C. 泪道肿瘤

D. 泪道狭窄 E. 泪道囊肿

1271. 行泪道冲洗时，冲洗液自上、下泪点流出，其阻塞部位可能是

A. 上泪点 B. 上泪小管 C. 下泪点

D. 下泪小管 E. 泪总管阻塞

1272. 最恰当的治疗方案是

A. 泪道冲洗 B. 局部清洁 C. 泪道探痛术

D. 泪囊摘除术 E. 鼻腔泪囊吻合术

(1273－1274 题共用题干)

女性，10 岁，检查：左眼睑结膜肥厚，血管模糊不清，大小不等的乳头滤泡增生，血管翳遮盖角膜上 1/4。

1273. 患者最可能是患有

A. 巩膜炎 B. 沙眼 C. 急性结膜炎

D. 慢性结膜炎 E. 结膜滤泡症

1274. 主要治疗措施是

A. 局部烧灼治疗 B. 口服药物

C. 手术治疗 D. 局部滴眼药水

E. 理疗

(1275－1277 题共用题干)

男性，工人，左眼视物模糊 2 个月余，有外伤史，检查：左眼视力 0.1，混合充血，角膜有一黄白色病灶，污秽有伪足，前房积脓 1mm，角膜水肿。

1275. 最可能的诊断是

A. 铜绿假单胞菌性角膜溃疡 B. 真菌性角膜溃疡

C. 病毒性角膜溃疡 D. 蚕食性角膜溃疡

E. 结膜滤泡症

1276. 最有诊断意义需要迅速进行的辅助检查是

A. 电生理检查 B. X线检查 C. 细菌培养
D. 刮片找菌丝 E. 细胞学检查

1277. 首选的滴眼液是
A. 利巴韦林 B. 阿昔洛韦 C. 庆大霉素
D. 多黏菌素 E. 两性霉素 B

(1278－1281 题共用题干)

男性,35 岁,双眼高度近视,打球时不慎被足球击中。5h 后自觉左眼视力突然减退,急来医院救治,查体:左眼裸眼光感/30cm,散瞳后查眼底,后极部视网膜有一圆形裂孔。

1278. 患者可能出现了
A. 左眼视神经炎 B. 左眼视网膜脱离
C. 左眼中央动脉阻塞 D. 左眼视网膜炎
E. 左眼中央动脉阻塞

1279. 最根本的治疗原则是
A. 激素治疗 B. 抗感染治疗 C. 手术封孔治疗
D. 加压包扎 E. 改善微循环治疗

1280. 患者在手术前应采取的卧位是
A. 视网膜裂孔处于最低位
B. 视网膜裂孔处于最高位
C. 仰卧位
D. 俯卧位
E. 无体位限制

1281. 术后患者继续戴小孔眼镜 3 个月,其目的是
A. 提高视力 B. 方便眼底检查
C. 避免光线刺激 D. 使眼球处于安静状态
E. 美容

(1282－1284 题共用题干)

女性,48 岁,反复发作口腔溃疡 30 余年,多发于颊、舌、唇等部位,每次 10 余个不等,近 3 年来发作频繁,几乎无间歇期。溃疡面直径可达 1.5cm,愈合时间长,颊部有瘢痕形成。此次腭垂出现一大溃疡已 4 周余,疼痛影响进食、休息。眼、外阴、生殖器无病损。

1282. 应诊断为

A. 唇疱疹 B. 腺周口疮 C. 口炎型口疮
D. 白塞病 E. 轻型口疮

1283. 不恰当的护理诊断是

A. 知识缺乏 B. 体温升高 C. 口腔黏膜改变
D. 舒适改变 E. 焦虑

1284. 不恰当的护理措施是

A. 食物宜清淡
B. 口服制真菌素类药物
C. 0.5%达克罗宁液涂溃疡面
D. 10%硝酸银烧灼
E. 养阴生肌散局部外敷

(1285－1286 题共用题干)

女性,27 岁,未婚,主因车祸致颌面外伤 8h 入院。查体:神志清楚,生命体征正常,左侧面部有长约 4.0cm、2.3cm、5.5cm 3 个伤口,已经缝合,伤口部位敷料包扎。X 线及 CT 检查均正常。

1285. 护理诊断不恰当的是

A. 语言沟通障碍 B. 有感染的危险
C. 自我形象紊乱 D. 伤口疼痛
E. 焦虑

1286. 患者入院后,给予抗感染、止血治疗,不正确的是

A. 取半卧位 B. 心理护理
C. 用滴管喂养流食 D. 密切观察病情变化
E. 观察药效及不良反应

(1287－1288 题共用题干)

女性,35 岁,右侧后牙咀嚼时不适 1 周,喝冷、热水有疼痛感。近 3d 来,夜间疼痛影响睡眠,痛牙不能确定。检查时可见右侧上、后牙多个充填体,继续检查。

1287. 下列检查最有可能出现异常的是

A. 牙周袋探诊 B. 咬合关系 C. 牙齿活动度
D. 温度试验 E. 张口度检查

1288. 最有效的治疗措施是

A. 服消炎镇痛药 B. 局部麻醉封闭治疗

C. 开髓治疗　　D. 针灸合谷穴、平安穴

E. 以上措施均无效

(1289－1290 题共用题干)

女性,62 岁,晨起擤鼻时出现血性鼻涕 10 余天到医院就诊,内镜下见左侧鼻咽部隐窝饱满,黏膜表面粗糙不平,局部呈小结节状,有少量血凝块黏附。

1289. 根据患者的表现,最有可能的诊断是

A. 鼻息肉　　B. 鼻咽癌

C. 鼻咽部纤维血管瘤　　D. 慢性鼻咽炎

E. 鼻咽部黏膜溃疡

1290. 为明确诊断,最有意义的检查是

A. 颅脑 CT 检查

B. 结核菌素试验

C. 血液常规检查

D. 颈部淋巴结穿刺细胞学检查

E. 取左侧咽隐窝活组织做病理学检查

(1291－1292 题共用题干)

男性,45 岁,吸烟史 25 年,咽部异物感 1 年,自感有逐渐增大的异物阻塞于下咽部,吐不出而咽不下,进食无影响,吞咽动作时症状明显。多家医院行 X 线钡剂、胃镜、纤维喉镜检查无异常发现。曾服用中药 2 个月,症状减轻,近日又加重而到医院就诊,要求手术治疗。问家族史时,主诉其叔叔 6 个月前咽癌去世。

1291. 对患者护理观察的重点是

A. 进食是否有梗阻感　　B. 咽痛是否消失

C. 是否戒烟　　D. 是否积极配合治疗

E. 是否情绪稳定、消除恐癌心理

1292. 主要的护理诊断是

A. 恐惧　　B. 疼痛　　C. 感知改变

D. 知识缺乏　　E. 潜在并发症

(1293－1294 题共用题干)

男性,54 岁,间歇性鼻塞 4～5 年,持续鼻塞 1 年余,伴黏涕及嗅觉减退。检查:双侧下鼻甲肥厚,表面结节状,后端明显,麻黄碱收敛

效果不明显，中鼻道及嗅裂未见脓液及新生物。

1293. 最可能的诊断是

A. 萎缩性鼻炎　　B. 慢性肥厚性鼻炎

C. 变应性鼻炎　　D. 慢性上颌窦炎

E. 慢性单纯性鼻炎

1294. 首要的护理诊断是

A. 焦虑

B. 知识缺乏

C. 体温升高

D. 潜在并发症：鼻窦炎、中耳炎等

E. 感知异常：鼻塞

(1295－1296 题共用题干)

患儿，12 岁，诉右耳疼痛 2d，伴发热、耳鸣、听力减退就诊，2d 前曾下河游泳，检查：体温 38.7℃，鼓膜充血明显，外凸，标志不清，听力为传音性耳聋。

1295. 最可能的诊断是

A. 外耳道疖　　B. 外耳道炎

C. 急性分泌性中耳炎　　D. 胆脂瘤型中耳炎

E. 急性化脓性中耳炎

1296. 目前，适宜给予的滴耳剂为

A. 0.3%氧氟沙星滴耳液　　B. 5%氯霉素甘油

C. 3%硼酸乙醇　　D. 2%苯酚甘油

E. 复方新霉素滴耳剂

(1297－1299 题共用题干)

患者吴某，48 岁，住院期间出现了心搏骤停。

1297. 首选的药物是

A. 肾上腺素　　B. 碳酸氢钠　　C. 利多卡因

D. 血管加压素　　E. 阿托品

1298. 目前主张在成功复苏、重建正常心脏节律前，避免过早应用的药物为

A. 肾上腺素　　B. 碳酸氢钠　　C. 利多卡因

D. 溴苄胺　　E. 阿托品

1299. 对其行体外电除颤时，选择能量水平，首次常为

A. 50J　B. 100J　C. 200J

D. 300J　E. 360J

(1300－1302 题共用题干)

男性，46 岁，清晨被邻居发现其昏迷不醒，其屋内有煤火，送入医院，查体：血压 90/50mmHg，体温 38.9℃，呼吸 29/min，心率 110/min，面色苍白，口唇呈樱桃红色。

1300. 患者最可能的诊断是

A. 有机磷农药中毒　B. 误服强酸溶液

C. 误服不洁食物　D. 一氧化碳中毒

E. 酒精中毒

1301. 给予的护理措施不妥的是

A. 持续低流量吸氧

B. 物理降温

C. 密切观察神志变化

D. 及时采血测定碳氧血红蛋白

E. 根据医嘱及时给予甘露醇

1302. 患者经抢救清醒 6d 后，突然出现癫痫发作。最可能出现的情况是

A. 酸中毒　B. 药物过量　C. 迟发性脑病

D. 脑血栓形成　E. 脑出血

(1303－1305 题共用题干)

男性，65 岁，反复心绞痛 1 年，今晨突然胸骨后持续疼痛，休息、含服硝酸甘油均无缓解，持续 2h，伴有烦躁、出汗，家属搀扶步入急诊室。查体：面色苍白，血压 96/64mmHg，心率 90 次/分，心电图 V_1～V_5 导联 ST 段弓背上抬 0.3～0.5mV。

1303. 患者正确的诊断是

A. 心绞痛发作　B. 急性左侧心力衰竭

C. 急性前壁心肌梗死　D. 急性下壁心肌梗死

E. 急性前间壁心肌梗死

1304. 处理措施正确的是

A. 立即送入心血管内科病房

B. 立即嘱患者卧床，给予吸氧、心电监护
C. 协助患者立即补液
D. 立即闭胸心脏按压
E. 分诊护士立即给患者吸氧、监护

1305. 护士健康教育正确的是
A. 指导家属正确就诊和急救措施
B. 指导患者活动
C. 指导家属饮水
D. 指导患者口腔护理
E. 指导家属心外按压

（1306－1308 题共用题干）

女性，24 岁，高热 1d，最高体温 39.2℃，来院急诊室就诊。查体：神清，胸前、耳后出现散在水痘，无鼻塞，咳嗽症状。

1306. 分诊护士处理正确的是
A. 按高热患者分诊　　B. 按急重患者分诊
C. 安排隔离室就诊　　D. 按轻患者分诊
E. 安排儿科就诊

1307. 护士协助医生处理正确的是
A. 护士替医生填写传染病疫情卡
B. 分诊护士替医生填写传染病疫情卡
C. 分诊护士替医生下医嘱，医生报卡
D. 护士协助医生填写传染病疫情卡
E. 分诊护士填写传染病疫情卡

1308. 护士对患者健康教育不正确的是
A. 指导隔离相关知识
B. 指导皮肤护理知识
C. 指导用药的注意事项
D. 告知患者体温降至正常即可上班
E. 指导患者饮食

（1309－1312 题共用题干）

男性，37 岁。口腔溃烂 4 个月、全身皮肤起红斑、水疱半个月，尼氏征阳性，皮肤大面积糜烂，渗出明显，有腥臭味，部分糜烂面有

结痂。

1309. 考虑诊断为

A. 体癣　B. 天疱疮　C. 类天疱疮
D. 药疹　E. 湿疹

1310. 为进一步明确诊断需做的辅助检查是

A. 血常规　B. 病理检查、免疫荧光
C. 真菌镜检　D. 分泌物培养
E. 抗核抗体

1311. 明确诊断为天疱疮，首选的治疗药物是

A. 甲氨蝶呤　B. 大剂量丙种球蛋白
C. 糖皮质激素　D. 抗生素
E. 环孢素

1312. 护士对患者进行健康教育的内容，不包括

A. 增加营养，提高身体抵抗力
B. 避免着凉、感冒
C. 遵医嘱服药，不可随意减药、停药
D. 进食高蛋白质、多维生素饮食
E. 积极锻炼身体，加大活动量

(1313－1315 题共用题干)

女性，30 岁，因面部红肿、瘙痒 3d 就诊，专科体检：面部弥漫红斑、脱屑；躯干和四肢未见明显皮疹，浅表淋巴结未触及。

1313. 考虑诊断是

A. 丹毒　B. 湿疹　C. 药疹
D. 脓疱疮　E. 接触性皮炎

1314. 为了进一步明确诊断应进行的辅助检查是

A. 血常规　B. 真菌镜检　C. 斑贴试验
D. 病理检查　E. 抗核抗体

1315. 治疗接触性皮炎最关键的是

A. 尽早使用抗组胺药
B. 尽早使用皮质类固醇激素
C. 立即清水冲洗
D. 立即停用或去除接触致敏物

E. 抗生素预防感染

(1316－1317 题共用题干)

男性，25 岁，驾驶员，阴茎皮肤溃破 3d。曾有不洁性交史。检查：尿道口无明显红肿，阴茎包皮上有一溃疡，质地较硬，少许分泌物。

1316. 最可能患的疾病是

A. 梅毒　B. 淋病　C. 性病肉芽肿
D. 尖锐湿疣　E. 艾滋病

1317. 首选的治疗药物是

A. 红霉素　B. 青霉素　C. 庆大霉素
D. 卡那霉素　E. 头孢曲松钠

(1318－1319 题共用题干)

女性，44 岁，打工人员，因反复腹泻 2 年，有时粪便带黏液脓血。查体：心肺无异常，肝剑下 3cm，质中，脾肋下 3.5cm，质硬。化验：血常规白细胞计数 7.6×10^9/L，中性粒细胞 62%，嗜酸性粒细胞 10%，粪便常规为黏液脓血便。

1318. 第一诊断考虑是

A. 慢性细菌性痢疾　B. 疟疾
C. 丝虫病　D. 慢性血吸虫病
E. 溃疡性结肠炎

1319. 进一步的检查不包括

A. 骨髓穿刺，检查骨髓象
B. 血清血吸虫抗体检查
C. 超声检查或腹部 CT 检查
D. 粪便检查虫卵或孵育毛蚴
E. 肝脾检查

(1320－1323 题共用题干)

男性，48 岁，发热、呕吐、腹泻 2d，意识模糊、烦躁不安半天急诊入院。查体：血压 120/75mmHg，神志恍惚，巩膜中度黄染，颈部可见散在分布的蜘蛛痣，心肺未见异常，腹软，肝肋下未触及，脾肋下 4cm，双上肢散在出血点。血红蛋白 90g/L，白细胞 3.2×10^9/L；血糖 7.0mmol/L，尿糖（－），尿镜检（－）。

1320. 最可能的诊断是

A. 肝性脑病　B. 脑血管病
C. 尿毒症　D. 糖尿病酮症酸中毒
E. 高渗性非酮症糖尿病昏迷

1321. 确诊最有价值的辅助检查是

A. 血气分析　B. 腹部CT　C. 颅脑CT
D. 血氨测定　E. 肾功能检查

1322. 如果患者躁动不安,不宜选用

A. 东莨菪碱　B. 氯苯那敏　C. 地西泮
D. 水合氯醛　E. 异丙嗪

1323. 治疗措施不正确的是

A. 禁食蛋白质　B. 口服乳果糖　C. 肥皂水灌肠
D. 精氨酸静脉滴注　E. 补充支链氨基酸

(1324－1326题共用题干)

某幼儿班近半个月来连续发现10余名3～4岁幼儿精神不振,食欲减退,其中2人巩膜发黄,发热。

1324. 为尽快做出诊断,应立即进行的检查项目是

A. 血清谷丙转氨酶　B. 血清胆红素
C. 血清碱性磷酸酶　D. 血清胆固醇
E. 血清胆碱酯酶

1325. 患者最可能是

A. 戊型肝炎　B. 丁型肝炎　C. 丙型肝炎
D. 乙型肝炎　E. 甲型肝炎

1326. 对于该幼儿班未患病幼儿,下列处理较为合适的是

A. 立即疏散该班
B. 立即注射免疫球蛋白和甲肝疫苗
C. 立即注射甲肝疫苗
D. 立即检查肝功能
E. 立即注射乙肝疫苗

(1327－1329题共用题干)

女性,24岁,10d来间歇性畏寒,寒战,高热,大汗后缓解,隔日1次。查体:脾肋下2cm,余未见异常。血象:血红蛋白110g/L,白细胞

计数 0.5×10^{9}/L,中性粒细胞 0.65,淋巴细胞 0.35。患者已婚,平素月经正常,目前停经 3 个月,有蚕豆病史。

1327. 患者发热最可能的原因是

A. 伤寒　　B. 革兰阴性杆菌败血症

C. 急性血吸虫病　　D. 疟疾

E. 恶性组织细胞增多性疾病

1328. 为确诊,应首先进行的项检查是

A. 血涂片　　B. 血培养　　C. 骨髓培养

D. 肥达反应　　E. 骨髓涂片

1329. 最适宜的治疗药物是

A. 奎宁+伯氨喹　　B. 氯喹+伯氨喹　　C. 奎宁

D. 乙胺嘧啶　　E. 氯喹

(1330－1331 题共用题干)

男性,22 岁,大四学生。自诉近 1 年来学习成绩下降,注意不能集中,记忆力下降;失眠严重,主要为入睡困难、多梦;容易疲劳、精力下降,有时出现头晕眼花、心慌、胸闷、腹胀、多汗及肌肉酸痛不适等症状。

1330. 首先考虑是

A. 癔症　　B. 焦虑症　　C. 神经衰弱

D. 心境恶劣　　E. 精神分裂症早期症状

1331. 适宜的治疗方法为

A. 丁螺环酮+心理治疗　　B. 阿普唑仑+心理治疗

C. 利培酮+心理治疗　　D. 吡拉西坦+心理治疗

E. 单用心理治疗

(1332－1333 题共用题干)

男性,36 岁,在高温作业时突然神志不清,高热,体温 39.9℃,无汗,面红耳赤,口唇干燥,烦躁不安,手足抽搐,舌红苔黄少津,脉洪数,CT 检查无异常。既往体健。

1332. 最可能的诊断是

A. 脑卒中　　B. 中暑　　C. 癫痫

D. 颅内感染　　E. 湿热感冒

1333. 治疗与护理原则是

A. 清凉解表　B. 清暑凉营开窍
C. 清暑解表化湿　D. 益气回阳,开窍定痫
E. 涤痰息风,开窍定痫

(1334－1336 题共用题干)

女性,17 岁,近 3 个月来干咳,少痰,痰中时有血丝,夜间咳嗽明显,盗汗,伴有口干舌燥,手足心热,形体消瘦,神疲无力,舌红少津,苔少,脉细数,诊断为肺结核。

1334. 中医证候类型属于
A. 风热犯肺　B. 风燥伤肺　C. 肺阴亏耗
D. 热邪袭肺　E. 痰热蕴肺

1335. 患者日常饮食应避免
A. 高蛋白质饮食　B. 高营养饮食　C. 易消化饮食
D. 清淡饮食　E. 辛辣饮食

1336. 最危险的并发症是
A. 肺性脑病　B. 肺部感染　C. 大咯血窒息
D. 电解质紊乱　E. 心力衰竭

(1337－1340 题共用题干)

男性,63 岁,因劳累后出现胸痛胸闷,遇寒甚痛,伴气短、心悸、气喘,发憋明显,活动时加剧,面色苍白,四肢厥冷,苔白,脉沉弦而涩,心电图提示心肌缺血。

1337. 根据中医辨证该患者的诊断是
A. 心悸　B. 真心痛　C. 喘证
D. 胸痹　E. 肺胀

1338. 其调护不恰当的是
A. 保持大便通畅　B. 卧床休息
C. 忌生冷硬食物　D. 避免七情过极
E. 运动锻炼

1339. 其证候是
A. 心肾阴虚　B. 心血瘀阻　C. 阴寒凝滞
D. 气阴两虚　E. 痰浊壅塞

1340. 该患者病情发展,出现了胸痛彻背,冷汗,神倦畏寒,四肢不温,面色苍白,唇甲淡白,舌淡白,脉沉细,其中医证候类型是

A. 心脉瘀阻　B. 心肾阴虚　C. 阳气虚衰
D. 阴寒凝滞　E. 痰浊瘀滞

(1341－1343 题共用题干)

男性，15 岁，因面目皆黄，伴食欲缺乏、乏力 3d 入院，主证：面目皆黄，食欲缺乏，恶心，乏力倦怠，发热，诉口渴、口苦，小便短黄，大便秘结。舌红苔黄腻，脉滑数。

1341. 中医诊断考虑为
A. 黄疸　B. 萎黄　C. 湿病
D. 呕吐　E. 虚证

1342. 护理措施不正确的是
A. 观察患者体温、黄疸颜色变化
B. 勿口腔护理
C. 禁食辛辣刺激性食物
D. 不宜食肥甘油腻
E. 中药汤剂以微凉服用

1343. 生活护理中的护理措施不包括
A. 安静卧床休息　B. 保持室内安静，空气流通
C. 安心静养，加强精神调护　D. 向患者宣传隔离知识
E. 适当早活动

(1344－1346 题共用题干)

女性，28 岁，因工作不顺利，心情郁闷，出现咽中不适，咳不出，咽不下，胸中满闷，胸胁胀痛，苔白腻，脉弦滑。

1344. 调护原则是
A. 理气化痰解郁　B. 养心安神解郁
C. 健脾养心解郁　D. 清热化痰解郁
E. 疏肝理气解郁

1345. 护理中尤其重要的是
A. 生活护理　B. 饮食护理　C. 药物治疗
D. 针灸治疗　E. 情志护理

1346. 正确的护理方法是
A. 饮食护理不重要
B. 避免过度思虑

C. 中药汤剂凉服

D. 戒郁怒并及早做咽部及食管部位检查,消除疑虑

E. 针灸方法,用泻法

(1347－1349 题共用题干)

女性,46 岁,皮肤反复起皮疹。2d 前吃鱼虾后皮疹加重,瘙痒剧烈,尿黄便干。查双耳及全身有数块红斑,局部有丘疱疹、水疱、糜烂,有渗液,对称分布。舌红苔薄黄,脉滑数。

1347. 较为合适的诊断为

A. 慢性湿疮 B. 急性湿疮 C. 亚急性湿疮

D. 慢性湿疮急性发作 E. 过敏

1348. 调护原则为

A. 活血清热利湿 B. 清热利湿止痒

C. 滋阴清热利湿 D. 养血清热利湿

E. 健脾利湿

1349. 本病的调护不合适的是

A. 避免搔抓 B. 避免热水烫洗

C. 忌用肥皂水洗患处 D. 忌食辛辣食物

E. 可注射各种疫苗预防复发

(1350－1351 题共用题干)

女性,28 岁,产后恶露不止,量多少不均,色黯紫,有块,小腹疼痛拒按,舌有斑点,脉弦涩。

1350. 生活护理不正确的是

A. 半卧位,卧床休息 B. 保持外阴清洁

C. 避免腹部受凉 D. 病室通风凉爽

E. 忌盆浴,戒房事

1351. 对药物治疗的叙述正确的是

A. 可以温热行气、活血止痛等药物研沫外敷腹部

B. 偏血热恶露臭秽者可加清热攻下药物

C. 选保阴煎加味

D. 偏腹胀痛为主者,可加当党参、黄芪补中益气

E. 汤剂宜凉服加强清热疗效

四、B_1 型题

(1352－1353 题共用备选答案)

A. 大量脓性痰　B. 少量白色黏痰
C. 铁锈色痰　D. 粉红泡沫痰
E. 血痰

1352. 肺炎球菌性肺炎患者咳
1353. 急性肺水肿患者咳

(1354－1358 题共用备选答案)

A. 患侧卧位　B. 端坐位
C. 头低足高位，头偏向一侧　D. 平卧位，头偏向一侧
E. 去枕平卧位

1354. 休克型肺炎患者取
1355. 结核性胸膜炎胸痛时取
1356. 大咯血窒息时取
1357. 支气管哮喘发作患者取
1358. 肺结核大咯血患者取

(1359－1361 题共用备选答案)

A. 实音　B. 浊音　C. 清音
D. 过清音　E. 鼓音

1359. 大量胸腔积液患者患侧肺部叩诊音为
1360. 肺气肿患者叩诊音为
1361. 肺与心脏重叠部位的叩诊音为

(1362－1365 题共用备选答案)

A. 沙丁胺醇　B. 氨茶碱　C. 氢化可的松
D. 色甘酸钠　E. 毛花苷 C

1362. 支气管哮喘轻度发作首选
1363. 支气管哮喘中度发作宜选用
1364. 心源性哮喘宜选用
1365. 哮喘原因未明时应选用

(1366－1369 题共用备选答案)

A. 细数脉　B. 无脉　C. 交替脉

D. 水冲脉　　E. 奇脉

1366. 主动脉瓣关闭不全患者的脉搏是

1367. 缩窄性心包炎患者的脉搏是

1368. 甲状腺功能亢进症患者的脉搏是

1369. 休克患者的脉搏是

(1370－1374 题共用备选答案)

A. 心率 101～140 次/分,律齐

B. 心率 160～220 次/分,律齐,突发突止

C. 心率 30～40 次/分,常有晕厥

D. 心率 50～59 次/分,自觉无不适

E. 心律失常,有心音脱漏现象

1370. 窦性心动过缓

1371. 窦性心动过速

1372. 二度房室传导阻滞

1373. 三度房室传导阻滞

1374. 阵发性室上性心动过速

(1375－1376 题共用备选答案)

A. 可进行日常活动,避免体力活动和重体力活动

B. 加强锻炼,提高耐力

C. 逐步离床,室内缓慢走动

D. 绝对卧床休息,限制探视

E. 限制活动,以卧床休息为主

1375. 急性心肌梗死第 1 周内应

1376. 心功能Ⅰ级患者

(1377－1378 题共用备选答案)

A. 枸橼酸铋钾　B. 法莫替丁　C. 吲哚美辛

D. 硫糖铝　E. 阿托品

1377. 可破坏胃黏膜屏障的药物是

1378. 可保护胃黏膜杀灭幽门螺杆菌的药物是

(1379－1380 题共用备选答案)

A. 增高最早　B. 增高稍晚　C. 增高最晚

D. 不增高　E. 增高不明显

1379. 急性胰腺炎,尿淀粉酶
1380. 急性胰腺炎,血淀粉酶

(1381－1382 题共用备选答案)

A. 甲胎蛋白增高　B. 癌胚抗原增高
C. 淀粉酶增高　D. 碱性磷酸酶增高
E. 酸性磷酸酶增高

1381. 原发性肝癌主要有意义的化验检查是
1382. 急性胰腺炎主要有意义的化验检查是

(1383－1384 题共用备选答案)

A. 暴饮暴食　B. 遗传因素　C. 胆汁反流
D. 慢性肝炎　E. 循环障碍

1383. 与急性胰腺炎的发病有关的是
1384. 与肝硬化的发病有关的是

(1385－1387 题共用备选答案)

A. 暂禁食　B. 温凉流质饮食
C. 禁蛋白质饮食　D. 低蛋白质饮食
E. 低盐饮食

1385. 肝硬化腹水选择
1386. 溃疡病伴小量出血选择
1387. 肝性脑病昏迷期选择

(1388－1391 题共用备选答案)

A. 腹部叩击移动性浊音　B. 呕吐咖啡色液体
C. 昏迷患者呼气有烂苹果味　D. 脑膜刺激征
E. 不能唤醒,但有浅反射

1388. 浅昏迷表现为
1389. 酮症酸中毒表现为
1390. 上消化道大出血表现为
1391. 大量腹水表现为

(1392－1394 题共用备选答案)

A. 水冲脉　B. 全血细胞减少
C. 大肠埃希菌感染　D. 间歇呼吸
E. 深大呼吸

1392. 酸中毒时呼吸为
1393. 主动脉瓣关闭不全表现为
1394. 肾盂肾炎常见病因是
(1395－1396 题共用备选答案)

A. 大细胞贫血 B. 正细胞性贫血
C. 单纯小细胞性贫血 D. 大细胞低色素性贫血
E. 小细胞低色素性贫血

1395. 营养性巨幼红细胞性贫血临床又称为
1396. 营养性缺铁性贫血临床又称为
(1397－1400 题共用备选答案)

A. 白消安 B. 泼尼松龙 C. 硫酸亚铁
D. 叶酸 E. 丙酸睾酮

1397. 慢性再生障碍性贫血治疗首选
1398. 慢性粒细胞白血病治疗首选
1399. 缺铁性贫血治疗首选
1400. 特发性血小板减少性紫癜治疗首选
(1401－1403 题共用备选答案)

A. 全血细胞减少
B. 红细胞及血小板正常
C. 红细胞及血红蛋白均减少
D. 血小板减少并有形态异常
E. 周围血大量原始和幼稚白细胞

1401. 再生障碍性贫血的表现是
1402. 急性白血病的表现是
1403. 特发性血小板减少性紫癜的表现是
(1404－1406 题共用备选答案)

A. 环磷酰胺 B. 柔红霉素 C. 甲氨蝶呤
D. 长春新碱 E. 全反式维 A 酸

1404. 能引起周围神经炎的药物是
1405. 能引起出血性膀胱炎的是
1406. 心脏毒性最强的药物是

(1407－1408 题共用备选答案)

A. 甲状腺功能亢进症患者

B. 糖尿病患者

C. 肾上腺皮质功能减退症患者

D. 尿崩症患者

E. 皮质醇增多症患者

1407. 高热量饮食宜

1408. 饮食治疗作为基础治疗宜

(1409－1411 题共用备选答案)

A. 累及少数或单一关节

B. 多呈游走性大关节肿痛，极少出现畸形

C. 对称性小关节，可有畸形

D. 大小关节均可受累，呈对称性，很少出现畸形

E. 全身关节酸痛伴明显胸骨下段压痛

1409. 系统性红斑狼疮的表现是

1410. 类风湿关节炎的表现是

1411. 风湿性关节炎的表现是

(1412－1413 题共用备选答案)

A. 低血钾症　B. 高血钾症　C. 低渗性缺水

D. 等渗性缺水　E. 高渗性缺水

1412. 慢性腹泻、每日静脉滴注葡萄糖溶液会造成

1413. 长期禁食，每日静脉滴注葡萄糖出现四肢软瘫、腹胀为

(1414－1418 题共用备选答案)

A. 低钾血症　B. 高钾血症　C. 低钠血症

D. 高钠血症　E. 低钙血症

1414. 以肌无力为最早临床表现的是

1415. 可致心脏停搏于舒张期的是

1416. 可致心脏停搏于收缩期的是

1417. 手足抽搐是

1418. 治疗低钾血症应严格遵守静脉补钾的原则，以免发生

(1419－1422 题共用备选答案)

A. 经口进食　B. 经鼻胃管　C. 空肠造口

D. 经周围静脉　E. 经中心静脉

1419. 适用于短期肠内营养的是

1420. 适用于长期肠内营养的是

1421. 适用于短期肠外营养的是

1422. 适用于长期肠外营养的是

(1423－1425 题共用备选答案)

A. 及时手术治疗

B. 及时放疗或化疗

C. 针对致癌因素积极采取措施

D. 及时处理癌前病变

E. 预防术后及放、化疗后并发症

1423. 肿瘤的一级预防是

1424. 肿瘤的二级预防是

1425. 肿瘤的三级预防是

(1426－1429 题共用备选答案)

A. 同种异体移植　B. 自体移植

C. 异种异体移植　D. 同质移植

E. 游离移植

1426. 王某的肝移植给陈某属于

1427. 双胞胎之间的移植属于

1428. 断指再植属于

1429. 猪皮移植到人的烧伤创面属于

(1430－1433 题共用备选答案)

A. 严重的呼吸困难　B. 声音嘶哑

C. 声调降低　D. 手足抽搐

E. 误咽

1430. 单侧喉返神经损伤表现为

1431. 双侧喉返神经损伤表现为

1432. 喉上神经外支损伤表现为

1433. 甲状旁腺损伤表现为

(1434－1436 题共用备选答案)

A. 难复性疝　B. 易复性疝　C. 嵌顿性疝

D. 绞窄性疝 E. 滑动性疝

1434. 疝块站立时出现,平卧后消失的是

1435. 疝块不能回纳,但未发生血液循环障碍的是

1436. 疝块突然增大,不能回纳,伴有疼痛并引起肠坏死的是

(1437—1439 题共用备选答案)

A. 脐环 B. 内环 C. 股环

D. 腹股沟三角 E. 外环

1437. 腹股沟斜疝突向阴囊,所穿过的环为

1438. 股疝的疝环是

1439. 腹股沟直疝的疝环位置在

(1440—1443 题共用备选答案)

A. 成年 B. 青壮年 C. 2 岁以下

D. 3～10 岁儿童 E. 老年男性

1440. 小肠扭转常见于

1441. 蛔虫团性肠梗阻多见于

1442. 小肠套叠常见于

1443. 乙状结肠扭转常见于

(1444—1446 题共用备选答案)

A. 不凝血液 B. 稀脓性略带臭味

C. 血性,胰淀粉酶含量高 D. 血性脓液臭味明显

E. 胆汁或食物残渣

1444. 急性阑尾炎穿孔的腹穿液为

1445. 胃十二指肠穿孔的腹穿液为

1446. 实质性脏器破裂的腹穿液为

(1447—1448 题共用备选答案)

A. 机械性单纯性肠梗阻 B. 机械性绞窄性肠梗阻

C. 麻痹性肠梗阻 D. 痉挛性肠梗阻

E. 血供性肠梗阻

1447. 慢性铅中毒引起的肠梗阻多属于

1448. 单纯肠系膜血管栓塞引起的肠梗阻是

(1449—1452 题共用备选答案)

A. 术后当天 B. 术后 4～6d

C. 食后 2～4h　　D. 术后数天至1周

E. 术后 6～12 个月

1449. 倾倒综合征的发生时间是

1450. 倾倒综合征的消失时间是

1451. 十二指肠残端破裂的发生时间是

1452. 胃大部切除术后出血的发生时间是

(1453－1457 题共用备选答案)

A. 排便时痔核不脱出肛门,便后滴血

B. 痔核长期脱出在外,不能还纳,还纳后还脱出

C. 排便时痔核可脱出肛门,便后痔核自行复位

D. 痔核反复脱出,且不能自行回位

E. 肛门处有暗紫色圆形肿块突出伴剧痛异物感,并有触痛

1453. Ⅱ期内痔的特点是

1454. Ⅲ期内痔的特点是

1455. Ⅰ期内痔的特点是

1456. Ⅳ期内痔的特点是

1457. 血栓性外痔的特点是

(1458－1460 题共用备选答案)

A. 急症手术引流胆总管　　B. 急症手术引流腹腔

C. 胆囊切除　　D. 胆囊造口

E. 给予解痉镇痛药

1458. 慢性胆囊炎需要

1459. 急性重症胆管炎需要

1460. 坏疽性胆囊炎胆囊穿孔,病情危重需要

(1461－1463 题共用备选答案)

A. 双侧瞳孔散大

B. 瞳孔无异常,短暂意识丧失

C. 单侧散瞳,睑下垂,神志清醒

D. 双侧散瞳,对光反应消失

E. 一侧散瞳,对侧肢体瘫痪

1461. 脑震荡表现为

1462. 濒死现象表现为

1463. 颅内血肿表现为

(1464－1465 题共用备选答案)

A. 意识障碍进行性加重、瞳孔散大
B. 意识障碍出现较晚、瞳孔忽大忽小
C. 癫痫持续状态
D. 血压升高
E. 肢体痉挛

1464. 枕骨大孔疝的症状是

1465. 小脑幕切迹疝的症状是

(1466－1467 题共用备选答案)

A. 腰穿 B. 脱水 C. 冬眠
D. 抗感染 E. 补液

1466. 脑脊液漏患者忌

1467. 有脑疝现象忌

(1468－1470 题共用备选答案)

A. 沿乳房下皱褶处做弧形切口
B. 沿乳晕边缘做弧形切口
C. 循乳管方向,做放射状切口
D. 在乳房中部做横行切口
E. 脓肿部位做十字切口

1468. 乳房脓肿的切口应在

1469. 深部或乳房后脓肿切口的位置应在

1470. 乳晕下脓肿切口应在

(1471－1475 题共用备选答案)

A. 骑跨伤 B. 枪弹、锐器伤 C. 骨盆骨折
D. 腰部撞击伤 E. 盆腔手术或腹膜后手术

1471. 尿道球部损伤多见于

1472. 后尿道损伤多见于

1473. 肾损伤多见于

1474. 输尿管损伤多见于

1475. 泌尿系开放性损伤多见于

(1476－1478 题共用备选答案)

A. 排尿困难伴尿痛

B. 尿流突然中断伴剧痛

C. 肾绞痛和活动后镜下血尿

D. 间歇性、无痛性血尿，腰部肿块

E. 间歇性、无痛性血尿，尿路刺激征

1476. 膀胱结石的主要临床表现是

1477. 肾、输尿管结石的主要临床表现是

1478. 尿道结石的主要临床表现是

(1479－1482 题共用备选答案)

A. 膀胱刺激症状出现之后发生全程血尿、终末加重

B. 间歇性、无痛性全程血尿，腰部肿块，疼痛

C. 肾绞痛和活动后出现镜下血尿

D. 腰腹部受撞击后出现肉眼血尿

E. 间歇性、无痛性血尿，可有尿路刺激征和排尿困难

1479. 膀胱肿瘤的血尿特点是

1480. 肾肿瘤的血尿特点是

1481. 肾损伤的特点是

1482. 膀胱结核的血尿特点是

(1483－1484 题共用备选答案)

A. 侧面观"餐叉样"畸形　　B. 猿手畸形

C. 足下垂畸性　　D. 爪形手畸性

E. 腕下垂畸形

1483. 胫腓骨骨折易发生

1484. 肱骨髁上骨折易发生

(1485－1486 题共用备选答案)

A. 青枝骨折　　B. 横形骨折　　C. 压缩骨折

D. 螺旋骨折　　E. 嵌插骨折

1485. 属于不稳定性骨折的是

1486. 属于不完全性骨折的是

(1487－1491 题共用备选答案)

A. X线片呈现肥皂泡沫样骨质破坏阴影

B. X线片呈 Codman 三角及放射状的骨纹
C. 侧面观“餐叉样”畸形
D. 肘后三点关系失常
E. 方肩畸形

1487. Colles 骨折的表现是
1488. 肘关节脱位的表现是
1489. 肩关节脱位的表现是
1490. 骨巨细胞瘤的表现是
1491. 骨肉瘤的表现是

(1492－1494 题共用备选答案)

A. 病理性骨折 B. 疲劳骨折 C. 压缩性骨折
D. 撕脱骨折 E. 粉碎性骨折

1492. 肌肉拉力作用可引起
1493. 直接暴力可引起
1494. 骨组织疾病可引起

(1495－1496 题共用备选答案)

A. 良性，发生于长骨的干骺端，生长缓慢，长期无自觉症状
B. 原发性骨肿瘤，主要表现为疼痛、局部肿胀及压痛
C. 最常见的原发性恶性骨肿瘤，主要症状是疼痛，夜间尤重
D. 属于一种潜在恶性或介于良、恶性之间的溶骨性肿瘤
E. 由身体其他部位恶性肿瘤转移而来

1495. 骨肉瘤是
1496. 骨软骨瘤是

(1497－1499 题共用备选答案)

A. 侧面观“餐叉样”畸形 B. 肘后三点关系失常
C. 易合并正中神经损伤 D. 易发生骨折不愈合
E. 搭肩试验阳性

1497. 股骨颈骨折
1498. 肩关节脱位
1499. 肱骨髁上骨折

(1500－1502 题共用备选答案)

A. 雌激素 B. 孕激素 C. 雄激素
D. FSH E. LH

1500. 使子宫内膜呈增生期变化的激素是
1501. 使子宫内膜呈分泌期变化的激素是
1502. 有合成蛋白质作用的激素是

(1503－1506 题共用备选答案)

A. 儿童期 B. 青春期 C. 性成熟期
D. 围绝经期 E. 绝经后期

1503. 从月经初潮到生殖器官发育成熟的时期,称为
1504. 卵巢功能成熟并有性激素分泌及周期性排卵的时期,称为
1505. 卵巢功能进一步衰退,生殖器官逐渐萎缩的时期,称为
1506. 从性成熟期逐渐进入老年期的过渡时期,称为

(1507－1510 题共用备选答案)

A. 外阴炎 B. 老年性阴道炎
C. 外阴阴道假丝酵母菌病 D. 滴虫阴道炎
E. 前庭大腺炎

1507. 妊娠期、糖尿病患者及大量使用雌激素的患者容易发生
1508. 用碱性溶液冲洗阴道的患者见于
1509. 由于体内雌激素水平下降所致的是
1510. 用酸性溶液冲洗阴道的患者见于

(1511－1514 题共用备选答案)

A. 内胚窦瘤 B. 成熟畸胎瘤
C. 子宫平滑肌瘤 D. 浆液性囊腺癌
E. 浆液性囊腺瘤

1511. 最常见的卵巢肿瘤是
1512. 女性生殖系统最常见的肿瘤是
1513. 最常见的卵巢恶性肿瘤是
1514. 女性最常见的生殖细胞肿瘤是

(1515－1517 题共用备选答案)

A. 下丘脑性闭经 B. 垂体性闭经 C. 卵巢性闭经
D. 子宫性闭经 E. 甲状腺功能亢进症

1515. 席汉综合征属于
1516. 子宫内膜炎属于
1517. 多囊卵巢综合征属于

(1518－1520 题共用备选答案)

A. 孕 7 周内　B. 孕 10 周内　C. 孕 11～14 周
D. 孕 15～24 周　E. 孕 15～28 周

1518. 药物流产适用于
1519. 药物引产适用于
1520. 吸宫术适用于

(1521－1522 题共用备选答案)

A. 雌激素　B. 孕激素　C. 黄体生成素
D. 尿促卵泡素　E. 绒毛膜促性腺激素

1521. 引起排卵的激素是
1522. 使宫颈黏液分泌增加,拉丝度达 10cm 的激素是

(1523－1524 题共用备选答案)

A. 跨耻征　B. 黑加征　C. Hicks 收缩
D. 蒙氏结节　E. 仰卧位低血压综合征

1523. 乳晕着色,乳晕上皮脂腺肥大形成小隆起
1524. 妊娠 6～8 周,双合诊检查感觉宫颈与宫体之间似不相连

(1525－1527 题共用备选答案)

A. 总产程少于 3h 者
B. 总产程超过 24h 者
C. 宫口开大 3cm 至宫口开全超过 8h 者
D. 宫口开全后初产妇超过 2h,经产妇超过 1h 尚未分娩者
E. 从临产至宫口开大 3cm,超过 16h 者

1525. 滞产是指
1526. 潜伏期延长是指
1527. 活跃期延长是指

(1528－1532 题共用备选答案)

A. 产后 10d　B. 产后 3 周　C. 产后 3～4 周
D. 产后 4～6 周　E. 产后 6 周

1528. 除胎盘附着处外，子宫腔表面内膜修复所需时间为

1529. 正常产褥期的时间为

1530. 产后红细胞沉降率恢复的时间为

1531. 产后子宫进入盆腔，在腹部摸不到宫底的时间为

1532. 正常恶露的持续时间为

(1533－1536 题共用备选答案)

A. 急性胎儿窘迫　B. 轻度新生儿窒息

C. 慢性胎儿窘迫　D. 重度新生儿窒息

E. 新生儿产伤

1533. 胎儿娩出后 1min 有心搏而呼吸表浅，Apgar 评分 4～7 分

1534. 胎儿娩出后 1min 仅有心搏而无呼吸，Apgar 评分 0～3 分

1535. 胎儿在宫内有缺氧现象危及胎儿健康和生命，多发生在临产过程中

1536. 胎儿在宫内有缺氧现象危及胎儿健康和生命，多发生在妊娠末期

(1537－1539 题共用备选答案)

A. 宫缩乏力　B. 软产道撕裂伤

C. 胎盘植入　D. 先兆子宫破裂

E. 凝血功能障碍

1537. 产后出血最常见的原因是

1538. 产后出血应考虑子宫全切的是

1539. 胎儿过大，产程进展过快，娩出时易导致

(1540－1542 题共用备选答案)

A. 乙肝疫苗　B. 麻疹疫苗

C. 流脑疫苗　D. 白、百、破混合制剂

E. 脊髓灰质炎疫苗

1540. 新生儿期应接种

1541. 3 个月应首次接种

1542. 8 个月以上小儿需初种

(1543－1545 题共用备选答案)

A. 6 个月　B. 9 个月　C. 12 个月

D. 18 个月　E. 36 个月

1543. 能独坐一会儿的年龄约为

1544. 能爬台阶,会表示大小便的年龄是

1545. 小儿前囟闭合的年龄约为

(1546－1548 题共用备选答案)

A. 流行性乙型脑炎　　B. 脊髓灰质炎

C. 中毒性痢疾　　D. 乙型肝炎

E. 腮腺炎

1546. 由虫媒传播的是

1547. 由飞沫呼吸道传播的是

1548. 由肠道传播的是

(1549－1551 题共用备选答案)

A. 等渗性脱水　B. 高渗性脱水　C. 低渗性脱水

D. 中度脱水　E. 重度脱水

1549 水的丢失多于电解质的丢失,血钠浓度＞150mmol/L 的为

1550. 水的丢失少于电解质的丢失,血钠浓度＜130mmol/L 的为

1551. 皮肤弹性差,口腔黏膜干燥,眼窝和前囟凹陷,无尿,由脱水所致,为

(1552－1553 题共用备选答案)

A. 新生儿黄疸　　B. 新生儿败血症

C. 新生儿破伤风　　D. 新生儿颅内出血

E. 新生儿寒冷损伤综合征

1552. 臀位出生的新生儿易发生

1553. 护理中暖箱起关键作用的疾病是

(1554－1557 题共用备选答案)

A. 绝对卧床休息　　B. 绝对卧床 2 周

C. 卧床休息　　D. 卧床休息 4 周

E. 室内轻度活动

1554. 急性肾炎起病 2 周内

1555. 急性肾炎有高血压和心力衰竭者

1556. 急性肾炎水肿消退、血压正常、肉眼血尿消退者

1557. 肾病综合征水肿严重者

(1558－1560 题共用备选答案)

A. 黄斑 B. 视盘 C. 视细胞

D. 双极细胞 E. 生理盲点

1558. 视觉最敏锐部位是

1559. 视网膜上第一级神经元是

1560. 视神经纤维汇集穿出眼处

(1561－1563 题共用备选答案)

A. 基质层 B. 前弹力层 C. 后弹力层

D. 内皮细胞层 E. 上皮细胞层

1561. 具有角膜-房水屏障功能，受损后依靠周围细胞扩展和移行来填补的是

1562. 再生能力强，正常情况下不角化，不遗留瘢痕的是

1563. 损伤后不能再生 且遗留瘢痕，占角膜厚度 90%的是

(1564－1567 题共用备选答案)

A. 变态反应性结膜炎 B. 淋球菌感染性结膜炎

C. 急性细菌性结膜炎 D. 病毒性结膜炎

E. 沙眼

1564. 俗称“红眼病”，好发于春秋季节，具有流行性，且双眼发病的是

1565. “脓漏眼”通常指的是

1566. 传染性强，由多种病毒引起，好发于夏秋季，有自限性的是

1567. 后遗症及并发症有睑内翻及倒睫的结膜病是

(1568－1571 题共用备选答案)

A. 真菌性角膜溃疡 B. 角膜基质炎

C. 病毒性角膜炎 D. 角膜软化

E. 铜绿假单胞菌性角膜溃疡

1568. 分泌物为牙膏状脓性的是

1569. 临床角膜深层血管翳由角膜缘呈刷状伸向角膜中央，角膜浑浊的是

1570. 临床典型形态为树枝状、盘状、地图状的是

1571. 发病凶猛，角膜刺激征明显，前房大量黏稠脓液的是

(1572－1576 题共用备选答案)

A. 先兆期　B. 临床前期　C. 慢性期
D. 急性发作期　E. 绝对期

1572. 表现为眼压持续升高,视觉功能完全丧失的是
1573. 表现为青光眼一过性或反复小发作的是
1574. 当一眼急性发作确诊,另一眼没有任何症状时,也可以诊断为
1575. 表现为急性闭角型青光眼的典型症状、体征的是
1576. 急性大发作后,前房角广泛粘连,视力进行性减退和视野缺损

(1577－1580 题共用备选答案)

A. 清洁口腔
B. 每日口腔护理 2 次
C. 术前用药
D. 做好普鲁卡因及抗生素过敏试验
E. 椅旁护理

1577. 口腔科手术前一般护理是
1578. 口腔科手术前 1d 护理是
1579. 口腔科手术早晨护理是
1580. 口腔科手术后护理是

(1581－1582 题共用备选答案)

A. 开髓引流　B. 安抚镇痛　C. 龋洞充填
D. 直接盖髓　E. 切开排脓,开髓引流

1581. 急性化脓性根尖周炎黏膜下脓肿的应急处理是
1582. 急性牙髓炎的应急处理是

(1583－1586 题共用备选答案)

A. 10%硝酸银烧灼
B. 5%阿昔洛韦软膏涂布
C. 2%～4%碳酸氢钠擦拭
D. 龈上洁治术和龈下刮治术
E. 维 A 酸软膏

1583. 疱疹性口腔炎的护理措施是

1584. 复发性阿弗他溃疡的护理措施是
1585. 口腔白斑病的护理措施是
1586. 口腔念珠菌病的护理措施是
(1587－1591 题共用备选答案)

A. 鼻腔填塞止血法
B. 压迫下颌角前切迹处的颌外动脉
C. 用示指或拇指压迫颧弓处的耳屏部
D. 直接压迫患侧的颈总动脉
E. 应用血管钳钳夹止血

1587. 鼻出血患者明确无脑脊液渗漏时,应采用的方法是
1588. 口腔、口咽部严重出血时,可选用
1589. 可用于颞浅动脉供应区出血的是
1590. 可用于颜面创口止血的是
1591. 创口内活动性出血的血管断端可采用的方法是
(1592－1594 题共用备选答案)

A. 林纳实验(气骨导比较实验)为(－)
B. 施瓦巴核实验为(＋),韦伯实验→健耳
C. 施瓦巴核实验为(－),韦伯实验→患耳
D. 施瓦巴核实验(骨导比较实验)为(－)
E. 韦伯实验(骨导偏向实验)居中,即两侧相等

1592. 正常听力表现为
1593. 传导性耳聋表现为
1594. 感音神经性耳聋表现为
(1595－1599 题共用备选答案)

A. 发热、寒战、吞咽困难,咽后壁一侧隆起,触之有波动感
B. 起病急,局部症状明显,全身症状严重,咽痛剧烈,咽后壁无肿胀
C. 有急性咽炎反复发作转变而来
D. 多由病毒感染引起,病变轻,仅表现为扁桃体表面黏膜充血
E. 病程长,咽痛轻,多数伴有全身结核中毒症状

1595. 急性卡他性扁桃体炎表现为
1596. 急性咽后壁脓肿表现为
1597. 急性化脓性扁桃体炎表现为
1598. 慢性咽炎表现为
1599. 慢性咽后壁脓肿表现为

(1600－1601 题共用备选答案)

A. 颈动脉 B. 股动脉 C. 肱动脉
D. 桡动脉 E. 足背动脉

1600. 判断是否出现心搏骤停，成年人最常触摸的动脉是
1601. 婴儿有双上肢烧伤，为了解其是否有心搏可以触摸

(1602－1604 题共用备选答案)

A. 15∶2 B. 5∶1 C. 30∶2
D. 5∶2 E. 15∶1

1602. 婴儿单人复苏按压与呼吸的比例是
1603. 儿童双人复苏按压与呼吸的比例是
1604. 成年人双人复苏按压与呼吸的比例是

(1605－1607 题共用备选答案)

A. 安排在隔离室就诊 B. 开通绿色通道
C. 交通事故患者 D. 一般高热的患者
E. 药疹患者

1605. 传染病患者分诊正确的是
1606. 急危重患者分诊正确的是
1607. 按特殊患者分诊的是

(1608－1610 题共用备选答案)

A. 茶叶水 B. 阿托品 C. 清水
D. 蛋清 E. 硫代硫酸钠

1608. 不明药物中毒时洗胃用
1609. 氰化物中毒用
1610. 有机磷农药所致急性肺水肿用

(1611－1614 题共用备选答案)

A. 溶血性链球菌 B. 金黄色葡萄球菌
C. 单纯疱疹病毒 D. 水痘-带状疱疹病毒

E. 大肠埃希菌

1611. 脓疱疮的常见病原菌是

1612. 丹毒的常见病原菌是

1613. 毛囊炎的常见病原菌是

1614. 带状疱疹的病原菌是

(1615－1618 题共用备选答案)

A. 暗绿色荧光 B. 亮绿色荧光 C. 棕色荧光
D. 红色荧光 E. 无荧光

1615. 白癣在 Wood 灯下呈

1616. 黄癣在 Wood 灯下呈

1617. 花斑癣在 Wood 灯下呈

1618. 黑点癣在 Wood 灯下呈

(1619－1622 题共用备选答案)

A. 窄谱中波紫外线 B. 局部手术切除
C. 抗病毒治疗 D. 液氮冷冻治疗
E. 足量糖皮质激素治疗

1619. 鲍温病可采用

1620. 草莓状血管瘤可采用

1621. 银屑病可采用

1622. 重型药疹可采用

(1623－1624 题共用备选答案)

A. 4h 上报 B. 6h 上报 C. 12h 上报
D. 18h 上报 E. 24h 上报

1623. 城市发生甲类传染病要求上报时间是

1624. 农村发生甲类传染病要求上报时间是

(1625－1626 题共用备选答案)

A. 经吸血节肢动物传播
B. 经水、食物、苍蝇传播
C. 经手、用具、玩具传播
D. 经血液、体液、血制品传播
E. 经空气、飞沫、尘埃传播

1625. 艾滋病是

1626. 戊型病毒性肝炎是

(1627－1629 题共用备选答案)

A. 7～21d,平均 14d
B. 15～45d,平均 30d
C. 10～70d,平均 40d
D. 15～150d,平均 50d
E. 30～180d,平均 70d

1627. 甲型肝炎潜伏期为

1628. 戊型肝炎潜伏期为

1629. 丙型肝炎潜伏期为

(1630－1632 题共用备选答案)

A. 尿量＜50ml/d
B. 尿量＜500ml/d
C. 尿量＜500ml/d 增至 2000ml
D. 尿量＞3000ml/d
E. 尿量＞8000ml/d

1630. 流行性出血热移行期表现为

1631. 流行性出血热多尿期表现为

1632. 流行性出血热少尿期无尿状态表现为

(1633－1635 题共用备选答案)

A. 家鼠
B. 鼠蚤
C. 体虱
D. 患者
E. 恙螨

1633. 流行性斑疹伤寒的主要传播媒介是

1634. 地方性斑疹伤寒的主要传播媒介是

1635. 恙虫病的主要传播媒介是

(1636－1638 题共用备选答案)

A. 抗-HEV 阳性
B. 抗核抗体(ANA)阳性
C. 抗-HCV 阳性
D. HBsAg 阳性
E. 抗-HAVIgM 阳性

1636. 甲型肝炎患者,血清学检查表现为

1637. 乙型肝炎患者,血清学检查表现为

1638. 丙型肝炎患者,血清学检查表现为

(1639－1641 题共用备选答案)

A. 病原体被清除
B. 隐性感染
C. 显性感染
D. 病原携带状态
E. 潜伏性感染

1639. 对于多数感染来说,最常见的感染过程的表现是

1640. 对多数感染来说,最少见的感染过程的表现是

1641. 上述五种表现中,最易识别的是

(1642－1644 题共用备选答案)

A. 直接涂片　B. 沉渣涂片　C. 直肠活检
D. 粪便孵化　E. 嗜酸性细胞计数

1642. 对急性血吸虫病的诊断和鉴别有重要价值但不能确诊的是

1643. 发现虫卵阳性率高,但不宜做常规应用的是

1644. 确定治疗后是否重复感染的是

(1645－1648 题共用备选答案)

A. 地西泮　B. 哌替啶　C. 尼古丁
D. 甲基苯丙胺　E. 麦角酸二乙酰胺

1645. 属于致幻药的是

1646. 属于兴奋药的是

1647."冰毒"是指

1648. 属于阿片类的药物是

(1649－1650 题共用备选答案)

A. 利培酮　B. 卡马西平　C. 盐酸丙米嗪
D. 盐酸阿米替林　E. 阿普唑仑

1649. 主要治疗精神分裂症的药物是

1650. 治疗心血管疾病伴发焦虑的药物是

(1651－1652 题共用备选答案)

A. 湿寒证　B. 虚寒证　C. 虚热证
D. 实热证　E. 寒热错杂证

1651. 阳病治阴适用于

1652. 阴病治阳适用于

(1653－1654 题共用备选答案)

A."六七"　B."五七"　C."四七"
D."三七"　E."二七"

1653."肾气平均,故真牙生而长极"是指女子哪个阶段的生理表现

1654.“筋骨坚,发长极,身体盛壮”是指女子哪个阶段的生理表现

(1655－1656 题共用备选答案)

A. 上出息道,下走气街
B. 与血同行,循脉上下,环周不休
C. 上荣于头目
D. 通过 ,流行全身
E. 熏于肓膜,散于胸腹

1655. 营气的分布是
1656. 卫气的分布是

(1657－1658 题共用备选答案)

A. 经筋 B. 经别 C. 孙络
D. 浮络 E. 别络

1657. 属于经络系统连属的是
1658. 属于经脉的是

(1659－1660 题共用备选答案)

A. 任脉 B. 带脉 C. 督脉
D. 冲脉 E. 阳维脉

1659. 主胞胎作用的是
1660. 主司妇女带下作用的是

(1661－1662 题共用备选答案)

A. 虚证 B. 实证 C. 虚实真假证
D. 虚实错杂证 E. 虚实转化证

1661. 邪气盛为矛盾主要两方面的病理变化是
1662. 正虚邪胜同在的病理变化形成

(1663－1664 题共用备选答案)

A. 芍药汤 B. 麻黄汤 C. 理中丸
D. 茯苓散 E. 白虎汤

1663. 属于清法的方剂是
1664. 属于汗法的方剂是

(1665－1666 题共用备选答案)

A. 心肺 B. 肝 C. 肾

D. 脾胃　　E. 胆

1665. 以五脏划分,舌根属于

1666. 以五脏划分,舌中心属于

(1667－1668 题共用备选答案)

A. 对刺　　B. 直刺　　C. 斜刺

D.`横刺　　E. 透刺

1667. 适用于肌肉较为丰厚的大部分腧穴进针的角度是

1668. 皮包肉少的腧穴多采用的针刺角度是

参考答案

1. C	2. B	3. A	4. D	5. E	6. B
7. D	8. B	9. E	10. D	11. E	12. C
13. A	14. D	15. D	16. E	17. C	18. D
19. D	20. B	21. A	22. D	23. B	24. E
25. D	26. E	27. E	28. C	29. B	30. C
31. C	32. B	33. A	34. D	35. B	36. D
37. A	38. B	39. B	40. D	41. C	42. B
43. D	44. C	45. C	46. D	47. D	48. B
49. A	50. A	51. C	52. E	53. C	54. B
55. D	56. E	57. E	58. C	59. A	60. A
61. C	62. E	63. C	64. A	65. E	66. C
67. D	68. A	69. D	70. B	71. C	72. E
73. E	74. E	75. D	76. C	77. B	78. B
79. D	80. C	81. B	82. A	83. C	84. D
85. E	86. A	87. B	88. B	89. C	90. E
91. A	92. B	93. B	94. B	95. D	96. E
97. E	98. A	99. E	100. C	101. A	102. B
103. B	104. A	105. A	106. B	107. B	108. A
109. B	110. C	111. B	112. E	113. B	114. E
115. C	116. C	117. D	118. B	119. A	120. E
121. B	122. D	123. A	124. A	125. E	126. D
127. D	128. B	129. B	130. D	131. A	132. C

133. B　134. B　135. B　136. A　137. A　138. B
139. A　140. E　141. B　142. D　143. C　144. B
145. E　146. C　147. D　148. E　149. B　150. B
151. C　152. D　153. C　154. B　155. C　156. D
157. E　158. C　159. B　160. D　161. E　162. B
163. E　164. C　165. E　166. D　167. C　168. A
169. B　170. C　171. E　172. B　173. D　174. D
175. C　176. E　177. A　178. B　179. C　180. D
181. A　182. E　183. A　184. A　185. D　186. B
187. A　188. C　189. C　190. A　191. A　192. A
193. A　194. D　195. B　196. B　197. B　198. A
199. C　200. E　201. D　202. A　203. E　204. D
205. A　206. C　207. B　208. B　209. B　210. E
211. E　212. B　213. B　214. B　215. C　216. E
217. E　218. A　219. C　220. D　221. C　222. E
223. E　224. A　225. E　226. E　227. A　228. D
229. D　230. E　231. D　232. D　233. C　234. D
235. C　236. E　237. D　238. E　239. B　240. B
241. C　242. D　243. C　244. D　245. B　246. A
247. C　248. C　249. C　250. B　251. D　252. A
253. D　254. E　255. C　256. A　257. C　258. B
259. C　260. C　261. B　262. E　263. E　264. D
265. D　266. A　267. C　268. E　269. D　270. E
271. E　272. D　273. E　274. A　275. C　276. D
277. E　278. D　279. A　280. C　281. B　282. E
283. C　284. D　285. D　286. C　287. E　288. C
289. D　290. C　291. C　292. E　293. B　294. A
295. C　296. D　297. C　298. B　299. E　300. D
301. D　302. C　303. A　304. D　305. D　306. B
307. D　308. D　309. D　310. C　311. E　312. D
313. D　314. E　315. D　316. D　317. A　318. E
319. B　320. C　321. E　322. C　323. B　324. C

325. C　326. E　327. D　328. D　329. D　330. A
331. B　332. C　333. B　334. C　335. E　336. D
337. C　338. B　339. C　340. B　341. E　342. D
343. A　344. A　345. A　346. B　347. A　348. E
349. E　350. E　351. B　352. A　353. E　354. E
355. C　356. B　357. C　358. C　359. A　360. D
361. C　362. D　363. C　364. E　365. D　366. C
367. D　368. D　369. B　370. B　371. B　372. A
373. E　374. E　375. B　376. C　377. D　378. E
379. D　380. B　381. E　382. C　383. B　384. B
385. D　386. D　387. C　388. B　389. B　390. A
391. E　392. E　393. B　394. A　395. B　396. C
397. A　398. A　399. B　400. A　401. C　402. E
403. B　404. A　405. A　406. D　407. B　408. D
409. D　410. C　411. C　412. A　413. B　414. B
415. D　416. D　417. A　418. B　419. D　420. E
421. C　422. B　423. C　424. C　425. A　426. A
427. A　428. B　429. C　430. D　431. C　432. B
433. C　434. B　435. A　436. E　437. E　438. B
439. D　440. E　441. A　442. D　443. B　444. A
445. B　446. B　447. C　448. C　449. B　450. E
451. C　452. B　453. C　454. C　455. B　456. B
457. A　458. C　459. D　460. C　461. D　462. B
463. B　464. E　465. A　466. E　467. B　468. B
469. B　470. A　471. B　472. C　473. A　474. A
475. D　476. D　477. D　478. C　479. A　480. A
481. C　482. C　483. B　484. C　485. D　486. B
487. B　488. E　489. E　490. C　491. A　492. C
493. D　494. A　495. B　496. B　497. E　498. D
499. A　500. C　501. E　502. C　503. C　504. C
505. C　506. A　507. B　508. D　509. E　510. A
511. E　512. D　513. A　514. D　515. D　516. D

517. C	518. A	519. B	520. B	521. E	522. D
523. D	524. B	525. E	526. C	527. A	528. A
529. D	530. B	531. C	532. E	533. E	534. A
535. A	536. A	537. E	538. E	539. A	540. B
541. A	542. B	543. D	544. C	545. E	546. D
547. C	548. A	549. C	550. D	551. E	552. E
553. B	554. D	555. B	556. C	557. E	558. E
559. D	560. D	561. A	562. E	563. B	564. B
565. E	566. A	567. D	568. A	569. B	570. A
571. D	572. D	573. A	574. E	575. B	576. A
577. B	578. C	579. E	580. D	581. C	582. A
583. D	584. B	585. C	586. D	587. E	588. C
589. D	590. D	591. A	592. E	593. A	594. B
595. E	596. E	597. A	598. C	599. D	600. B
601. E	602. C	603. B	604. C	605. A	606. E
607. E	608. C	609. C	610. B	611. A	612. D
613. D	614. C	615. C	616. B	617. B	618. A
619. C	620. B	621. A	622. D	623. E	624. E
625. A	626. A	627. A	628. B	629. C	630. D
631. C	632. B	633. E	634. C	635. E	636. A
637. D	638. D	639. B	640. E	641. E	642. E
643. C	644. E	645. C	646. B	647. D	648. E
649. A	650. A	651. C	652. C	653. D	654. B
655. B	656. D	657. E	658. E	659. B	660. C
661. A	662. D	663. A	664. E	665. D	666. B
667. E	668. B	669. C	670. A	671. E	672. C
673. B	674. C	675. D	676. B	677. C	678. C
679. B	680. A	681. D	682. B	683. C	684. E
685. D	686. B	687. C	688. C	689. D	690. D
691. C	692. C	693. D	694. C	695. B	696. A
697. C	698. E	699. D	700. C	701. B	702. C
703. B	704. A	705. D	706. A	707. C	708. B

709. D	710. A	711. A	712. B	713. C	714. C
715. B	716. C	717. E	718. A	719. D	720. A
721. D	722. D	723. C	724. E	725. C	726. A
727. C	728. A	729. E	730. D	731. C	732. A
733. B	734. A	735. C	736. D	737. C	738. E
739. D	740. B	741. E	742. A	743. B	744. C
745. E	746. B	747. A	748. D	749. D	750. A
751. C	752. C	753. C	754. A	755. C	756. D
757. C	758. D	759. E	760. E	761. C	762. A
763. D	764. D	765. A	766. E	767. E	768. A
769. B	770. E	771. A	772. A	773. E	774. B
775. E	776. B	777. B	778. C	779. B	780. E
781. D	782. D	783. A	784. D	785. D	786. C
787. C	788. E	789. D	790. E	791. C	792. A
793. C	794. E	795. D	796. A	797. B	798. D
799. B	800. C	801. A	802. B	803. C	804. B
805. A	806. B	807. A	808. D	809. A	810. B
811. E	812. A	813. E	814. A	815. E	816. A
817. E	818. D	819. B	820. D	821. D	822. E
823. B	824. A	825. A	826. B	827. A	828. B
829. E	830. B	831. B	832. D	833. B	834. B
835. D	836. B	837. A	838. C	839. A	840. C
841. D	842. D	843. C	844. D	845. B	846. D
847. A	848. D	849. C	850. B	851. B	852. E
853. B	854. D	855. B	856. C	857. C	858. B
859. D	860. B	861. E	862. C	863. A	864. B
865. C	866. A	867. C	868. A	869. C	870. B
871. D	872. D	873. C	874. C	875. D	876. E
877. A	878. C	879. C	880. D	881. D	882. C
883. E	884. A	885. B	886. E	887. B	888. B
889. D	890. C	891. E	892. C	893. E	894. E
895. A	896. C	897. D	898. D	899. A	900. E

901. B	902. B	903. D	904. D	905. E	906. D
907. E	908. E	909. C	910. B	911. A	912. E
913. D	914. D	915. A	916. D	917. C	918. C
919. E	920. D	921. A	922. A	923. E	924. B
925. D	926. B	927. A	928. C	929. E	930. B
931. E	932. E	933. C	934. D	935. B	936. C
937. C	938. C	939. C	940. B	941. B	942. A
943. C	944. A	945. C	946. D	947. E	948. C
949. E	950. B	951. C	952. D	953. C	954. B
955. A	956. D	957. E	958. A	959. E	960. C
961. B	962. D	963. D	964. C	965. D	966. E
967. C	968. E	969. A	970. C	971. B	972. C
973. B	974. D	975. D	976. D	977. D	978. D
979. E	980. C	981. B	982. C	983. E	984. B
985. A	986. B	987. D	988. B	989. B	990. E
991. C	992. A	993. A	994. B	995. B	996. A
997. A	998. E	999. B	1000. E	1001. A	1002. E
1003. C	1004. A	1005. B	1006. B	1007. C	1008. B
1009. C	1010. E	1011. D	1012. D	1013. B	1014. B
1015. E	1016. D	1017. A	1018. C	1019. A	1020. E
1021. A	1022. D	1023. B	1024. A	1025. D	1026. E
1027. B	1028. B	1029. E	1030. B	1031. B	1032. C
1033. B	1034. A	1035. E	1036. B	1037. A	1038. C
1039. D	1040. B	1041. C	1042. E	1043. C	1044. A
1045. B	1046. E	1047. C	1048. A	1049. B	1050. B
1051. C	1052. E	1053. B	1054. D	1055. D	1056. D
1057. E	1058. D	1059. D	1060. B	1061. A	1062. C
1063. D	1064. E	1065. A	1066. D	1067. C	1068. C
1069. E	1070. D	1071. D	1072. B	1073. B	1074. B
1075. D	1076. E	1077. A	1078. C	1079. D	1080. A
1081. C	1082. B	1083. D	1084. C	1085. B	1086. A
1087. B	1088. C	1089. D	1090. D	1091. D	1092. B

1093. B 1094. C 1095. B 1096. E 1097. B 1098. C
1099. B 1100. C 1101. D 1102. B 1103. C 1104. E
1105. E 1106. D 1107. A 1108. B 1109. E 1110. E
1111. C 1112. B 1113. D 1114. B 1115. C 1116. A
1117. E 1118. C 1119. E 1120. D 1121. C 1122. D
1123. B 1124. C 1125. D 1126. C 1127. A 1128. D
1129. E 1130. E 1131. C 1132. A 1133. E 1134. D
1135. D 1136. B 1137. C 1138. D 1139. D 1140. C
1141. A 1142. A 1143. D 1144. B 1145. E 1146. B
1147. C 1148. A 1149. C 1150. A 1151. C 1152. B
1153. B 1154. C 1155. E 1156. B 1157. A 1158. B
1159. E 1160. D 1161. D 1162. D 1163. A 1164. C
1165. D 1166. B 1167. B 1168. D 1169. C 1170. D
1171. E 1172. E 1173. A 1174. A 1175. A 1176. E
1177. D 1178. B 1179. C 1180. D 1181. C 1182. C
1183. E 1184. E 1185. B 1186. C 1187. D 1188. E
1189. B 1190. A 1191. E 1192. E 1193. B 1194. D
1195. E 1196. E 1197. A 1198. A 1199. C 1200. E
1201. C 1202. E 1203. C 1204. D 1205. A 1206. D
1207. E 1208. C 1209. D 1210. C 1211. C 1212. E
1213. C 1214. A 1215. C 1216. A 1217. D 1218. D
1219. D 1220. A 1221. E 1222. D 1223. D 1224. D
1225. C 1226. D 1227. E 1228. D 1229. E 1230. E
1231. B 1232. D 1233. B 1234. A 1235. C 1236. D
1237. D 1238. A 1239. E 1240. D 1241. C 1242. B
1243. A 1244. B 1245. D 1246. D 1247. A 1248. B
1249. B 1250. B 1251. B 1252. B 1253. A 1254. B
1255. B 1256. E 1257. D 1258. B 1259. D 1260. B
1261. D 1262. D 1263. E 1264. B 1265. C 1266. A
1267. C 1268. D 1269. C 1270. A 1271. E 1272. E
1273. B 1274. D 1275. B 1276. D 1277. E 1278. B
1279. C 1280. A 1281. D 1282. B 1283. B 1284. B

1285. A 1286. C 1287. D 1288. C 1289. B 1290. E
1291. E 1292. A 1293. C 1294. E 1295. E 1296. D
1297. A 1298. B 1299. E 1300. D 1301. A 1302. C
1303. C 1304. B 1305. A 1306. C 1307. D 1308. D
1309. B 1310. B 1311. C 1312. E 1313. E 1314. C
1315. D 1316. A 1317. B 1318. D 1319. A 1320. A
1321. D 1322. D 1323. C 1324. A 1325. E 1326. D
1327. D 1328. A 1329. E 1330. C 1331. B 1332. B
1333. B 1334. C 1335. E 1336. C 1337. D 1338. E
1339. C 1340. C 1341. A 1342. B 1343. E 1344. A
1345. E 1346. D 1347. D 1348. B 1349. E 1350. D
1351. A 1352. C 1353. D 1354. E 1355. A 1356. C
1357. B 1358. A 1359. A 1360. D 1361. B 1362. A
1363. B 1364. E 1365. B 1366. D 1367. E 1368. D
1369. A 1370. D 1371. A 1372. E 1373. C 1374. B
1375. D 1376. A 1377. C 1378. A 1379. B 1380. A
1381. A 1382. C 1383. A 1384. D 1385. E 1386. B
1387. C 1388. E 1389. C 1390. B 1391. A 1392. E
1393. A 1394. C 1395. A 1396. E 1397. E 1398. A
1399. C 1400. B 1401. A 1402. E 1403. D 1404. D
1405. A 1406. B 1407. A 1408. B 1409. D 1410. C
1411. B 1412. C 1413. A 1414. A 1415. B 1416. A
1417. E 1418. B 1419. B 1420. C 1421. D 1422. E
1423. C 1424. D 1425. E 1426. A 1427. D 1428. B
1429. C 1430. B 1431. A 1432. C 1433. D 1434. B
1435. C 1436. D 1437. E 1438. C 1439. D 1440. B
1441. D 1442. C 1443. E 1444. B 1445. E 1446. A
1447. D 1448. E 1449. C 1450. E 1451. B 1452. A
1453. C 1454. D 1455. A 1456. B 1457. E 1458. E
1459. A 1460. B 1561. B 1462. D 1463. E 1464. B
1465. A 1466. A 1467. A 1468. C 1469. A 1470. B
1471. A 1472. C 1473. D 1474. E 1475. B 1476. B

1477. C 1478. A 1479. E 1480. B 1481. D 1482. A
1483. C 1484. D 1485. C 1486. A 1487. C 1488. D
1489. E 1490. A 1491. B 1492. D 1493. E 1494. A
1495. C 1496. A 1497. D 1498. E 1499. C 1500. A
1501. B 1502. C 1503. B 1504. C 1505. E 1506. D
1507. C 1508. C 1509. B 1510. D 1511. E 1512. C
1513. D 1514. B 1515. B 1516. D 1517. C 1518. A
1519. D 1520. B 1521. C 1522. A 1523. D 1524. B
1525. B 1526. E 1527. C 1528. B 1529. E 1530. C
1531. A 1532. D 1533. B 1534. D 1535. A 1536. C
1537. A 1538. C 1539. B 1540. A 1541. D 1542. B
1543. A 1544. C 1545. D 1546. A 1547. E 1548. C
1549. B 1550. C 1551. E 1552. D 1553. E 1554. C
1555. A 1556. E 1557. C 1558. A 1559. C 1560. B
1561. D 1562. E 1563. A 1564. C 1565. B 1566. D
1567. E 1568. A 1569. B 1570. C 1571. E 1572. E
1573. A 1574. B 1575. D 1576. C 1577. A 1578. D
1579. C 1580. B 1581. E 1582. A 1583. B 1584. A
1585. E 1586. C 1587. A 1588. D 1589. C 1590. B
1591. E 1592. E 1593. A 1594. D 1595. D 1596. A
1597. B 1598. C 1599. E 1600. A 1601. B 1602. C
1603. A 1604. C 1605. A 1606. B 1607. C 1608. C
1609. E 1610. B 1611. B 1612. A 1613. B 1614. D
1615. B 1616. A 1617. C 1618. E 1619. B 1620. D
1621. A 1622. E 1623. B 1624. C 1625. D 1626. B
1627. B 1628. C 1629. D 1630. C 1631. D 1632. A
1634. C 1634. B 1635. E 1636. E 1637. D 1638. C
1639. B 1640. C 1641. C 1642. E 1643. C 1644. D
1645. E 1646. D 1647. D 1648. B 1649. A 1650. E
1651. C 1652. B 1653. D 1654. C 1655. B 1656. E
1657. E 1658. B 1659. A 1660. B 1661. B 1662. D
1663. E 1664. B 1665. C 1666. D 1667. B 1668. D

第三篇　基本技能

第21章　基础护理操作

第一节　手卫生

1. 一般洗手指征　①直接接触患者前后；②无菌操作前后；③处理清洁或者无菌物品之前；④穿脱隔离衣前后，摘手套后；⑤接触不同患者之间或者从患者身体的污染部位移动到清洁部位时；⑥处理污染物品后；⑦接触患者的血液、体液、分泌物、排泄物、皮肤黏膜或伤口敷料后。

2. 六步洗手法搓手步骤　①掌心相对，手指并拢相互搓揉；②手指交错掌心对手背搓揉，两手交错进行；③掌心相对，双手指交叉沿指缝相互搓揉；④两手互握互搓指背；⑤拇指在掌中转动搓揉，两手交错进行；⑥指尖在掌心中转动摩擦，两手交替；必要时两手互握互揉搓腕部。

3. 一般洗手注意事项　①认真清洗指甲、指尖、指缝和指关节等易污染的部位；②手部不佩戴戒指等饰物；③使用一次性纸巾或者干净的小毛巾擦干双手，毛巾一用一消毒；④手未受到患者血液、体液等物质明显污染时，可以使用速干手消毒剂消毒双手代替洗手；⑤用于洗手的肥皂或皂液应当置于洁净的容器内，容器应当定期清洁和消毒，使用的固体肥皂应保持干燥；⑥采用流动水洗手，医院的手术室、产房、重症监护室等重点部门应当采用非手触式水龙头开关。

4. 外科手消毒的目的　①清除指甲、手、前臂的污物和暂居菌；②将常居菌减少到最低程度；③抑制微生物的快速再生。

5. 外科手消毒注意事项　①冲洗双手时，避免水溅湿衣裤；②保持手指朝上，将双手悬空举在胸前，使水由指尖流向肘部，避免倒流；③使用后的海绵、刷子等，应当放到指定的容器中，一用一消毒；④手部皮肤无破损；⑤手部不佩戴戒指、手镯等饰物。

第二节　无菌技术

1. 无菌持物钳使用注意事项　①无菌持物钳不能夹取未灭菌的物品，也不能夹取油纱布；②取远处物品时，应当连同容器一起搬移到物品旁使用；③使用无菌钳时无菌钳不能低于腰部；④打开包后的干镊子罐、持物钳应当4h更换一次。

2. 戴无菌手套注意事项　①戴手套时应当注意未戴手套的手不可触及手套的外面，戴手套的手不可触及未戴手套的手或另一手套的里面；②戴手套后如发现有破洞，及手套破裂或污染时，应当立即更换；③脱手套时，应翻转脱下。

3. 取用无菌溶液注意事项　①不可以将无菌物品或者非无菌物品伸入无菌溶液内蘸取或者直接接触瓶口倒液；②已倒出的溶液不可再倒回瓶内。

4. 无菌容器使用注意事项　①使用无菌容器时，不可污染盖内面、容器边缘及内面；②无菌容器打开后，记录开启的日期、时间，有效使用时间为24h。

5. 铺无菌盘注意事项　①铺无菌盘区域及治疗盘必须清洁干燥，无菌巾避免潮湿；②非无菌物品不可触及无菌面；③注明铺无菌盘的日期、时间，无菌盘有效期为4h。

第三节　清洁护理技术

1. 口腔护理的目的　①保持口腔清洁、湿润，使患者舒适，预防口腔感染等并发症的发生；②防止口臭、口垢，增进食欲，保持口腔正常功能；③观察口腔黏膜、舌苔的变化及特殊的口腔气味，提供病情变化的信息，协助疾病诊断。

2. 口腔护理注意事项　①擦洗过程中动作要轻柔，避免金属钳端碰到牙，损伤黏膜及牙龈，对有凝血功能障碍的患者，应当特别注意。②昏迷患者需用开口器时，应从臼齿处放入。牙关紧闭者不可使用暴力使其张口，以免造成损伤。擦洗时需用血管钳夹紧棉球，每次1个，防止棉球遗留在口腔内。棉球不可过湿，以防患者将液体吸入呼吸道。③昏迷患者禁止漱口，以免引起误吸。④长期应用抗生素者，注意观察有无真菌感染。⑤有活动义齿者，应取下，用冷水刷洗干净，患者漱口后戴好。暂时不用时，可浸泡于清水中，每日更换清水。义齿禁用热水或消毒液浸泡。⑥护士操作前后应当清点棉球数量。

3. 床上洗头的目的　①促进头皮血液循环；②除去污垢和头屑，使患者头发清洁、舒适、美观，预防头虱及头皮感染。

4. 床上洗头注意事项　①洗发时随时观察病情变化，如有异常变化应停止操作。体质衰弱的患者不宜洗发；②注意室温、水温，及时擦干头发，防止患者受凉；③防止水流入耳、眼内，避免沾湿衣服及床单。

5. 床上擦浴的目的　①去除皮肤污垢，保持皮肤清洁，使患者舒适；②促进皮肤血液循环，增进皮脂腺、汗腺排泄功能，预防皮肤感染和压疮等并发症的发生；③观察患者一般情况，满足其身心需要；④使紧张的肌肉得以放松，增强皮肤对外界刺激的敏感性；⑤协助患者活动肢体，防止关节僵硬和肌肉挛缩等并发症的发生。

6. 床上擦浴注意事项　①擦洗过程中，如患者出现寒战、面色苍白等病情变化，应立即停止擦洗，给予适当处理；②擦洗时要保护患者隐私，维护患者自尊，动作敏捷、轻柔减少翻动次数和暴露，防止受凉；③操作中注意节力。

第四节　生命体征的监测技术

1. 体温测量注意事项　①婴幼儿、意识不清或不合作的患者测体温时，护理人员应守候在患者身旁。②如有影响测量体温的因素时，应当推迟30min测量。③发现体温和病情不符时，应当复测体温。④极度消瘦的患者不宜测腋温。⑤如患者不慎咬破汞温度计，应当立即清除口腔内玻璃碎片，再口服蛋清或牛奶延缓汞的吸收。若病情允许，服富含纤维食物以促进汞的排泄。

2. 脉搏测量注意事项　①诊脉前应使患者安静，如有剧烈活动，应先休息20min后再测量；②不可用拇指诊脉，因拇指小动脉搏动较强，易与患者的脉搏相混淆；③对心脏病患者应测脉搏1min，对有脉搏短绌的患者，应由两人同时分别测量脉搏与心率1min，以分数方式记录，即心率/脉率；④除桡动脉以外，可测颞动脉、肱动脉、颈动脉、股动脉、腘动脉、足背动脉等；⑤为偏瘫患者测量脉搏，应选择健侧肢体。

3. 呼吸测量注意事项　①呼吸的速率会受到意识的影响，测量时不必告诉患者；②如患者有紧张、剧烈运动、哭闹等，需稳定后测量；③呼吸不规律的患者及婴儿应当测量1min。

4. 血压测量注意事项　①保持测量者视线与血压计刻度平行。②长期观察血压的患者，做到“四定”：定时间、定部位、定体位、定血压计。③按照要求选择合适袖带。④若衣袖过紧或太多时，应当脱掉衣服，以免影响测量结果。⑤充气不可过猛、过高，防止汞外溢；放气不可过快过慢，以免读值误差。⑥当动脉搏动音听不清或异常时，应分析排除外界因素，需重复测量时，应将袖带内气体驱尽，汞柱降至零点，稍等片刻后再测量。⑦偏瘫患者测量健肢。

第五节　生活支持护理技术

1. 铺备用床注意事项　①在患者进食或做治疗时应暂停铺床；②铺床前要检查床的各部件有无损坏，若有则应修好后再用；③操作中应用节力的原理。铺床前应备齐用物，按使用顺序放置，铺床时，身体应靠近床边，上身保持直立，两腿前后分开稍屈膝，有助于扩大支持面，增加身体稳定性，即省力，又能适应不同方向操作，同时手和臂的动作要协调配合，尽量用连续动作，避免过多的抬起、放下、停止等动作，以节省体力消耗，缩短铺床时间；④各层床单应铺平拉紧。铺床完毕应整理病床单元及周围环境，保持病室整齐划一。

2. 为卧床患者更换床单的目的　①为卧床患者更换床单、被套、枕套，使其舒适，并保持病室的整洁；②便于观察患者，预防压疮。

3. 协助患者翻身侧卧的目的　①协助不能起床的患者更换卧位，增进舒适；②减轻患者局部组织受压，防止压疮发生；③减少并发症，如坠积性肺炎等；④适应治疗护理的需要。

4. 协助患者翻身侧卧注意事项　①协助患者翻身时，不可拖拉，以免擦伤皮肤。②移动身体后，须用软枕垫好，以维持舒适位置。

③两人协助翻身时，注意动作协调、轻稳。④根据病情及皮肤受压情况，确定翻身间隔时间，做好交班。⑤若患者身上置有多种导管，翻身时应先将导管安置妥当，翻身后检查各导管是否扭曲、受压，注意保持导管通畅，防止管道脱落。⑥为手术后患者翻身时，应先检查敷料是否脱落，如脱落或分泌物浸湿敷料，应先换药再行翻身；颅脑手术后，头部翻转不可剧烈，以防引起脑疝，应卧于健侧或平卧；颈椎或颅骨牵引的患者，翻身时不可放松牵引；石膏固定和伤口较大的患者，翻身后应将患处放于适当位置，防止受压。

5. 协助患者由床上移至平车注意事项　①搬运患者时动作轻稳，协调一致，确保患者安全、舒适。②尽量使患者靠近搬运者，已达到节力。③将患者头部置于平车的大轮端，以减轻颠簸与不适。④推车时车速适宜。护士站于患者头侧，以观察病情，下坡时应使患者头部在高处一端。⑤对骨折患者，应在平车上垫木板，并固定好骨折部位再搬运。⑥在搬运患者过程中保证输液和引流的通畅。

6. 背部皮肤护理的目的　①促进血液循环，预防压疮等并发症的发生；②减轻肌肉紧张，促进休息和睡眠；③观察患者一般情况，满足其身心需要。

7. 背部皮肤护理注意事项　①按摩由骶尾部开始旋转向上至双肩，再沿脊椎两侧指捏至骶尾部。②按摩手法由轻到重，再由重到轻，力度适当，避免造成皮肤损伤。对瘦弱的患者不可使用叩击法。③按摩时应注意患者的反应，骨突部尤其需要按摩。④按摩时间一般为3～5min。

8. 为患者更衣操作要点　①脱衣，先脱近侧，后脱对侧。如肢体有伤口或疼痛，先脱健侧，后脱患侧。②穿衣：先穿对侧，后穿近侧。如肢体有伤口或疼痛，先穿患侧，后穿健侧。

9. 压疮的预防和护理观察要点　①根据患者不同的卧位观察骨突出和受压部位；②皮肤营养状况：皮肤弹性、颜色、温度、感觉；③受压皮肤状况：潮湿、压红，压红消退时间、水疱、破溃、感染；④活动能力：有无肢体活动障碍、意识状态；⑤全身状态：高热、消瘦或肥胖、昏迷或躁动、疼痛、年老体弱、大小便失禁，水肿等高危因素；⑥压疮判断：淤血红润期、炎症浸润期、溃疡期（Ⅰ度-浅度溃疡期、Ⅱ度-坏死溃疡期）。

10. 压疮护理 ①淤血红润期:防止局部继续受压;增加翻身次数;局部皮肤用透明贴或减压贴保护。②炎症浸润期:水胶体敷料(透明贴、溃疡贴)覆盖;有水疱者,先覆盖透明贴再用无菌注射器抽出水疱内的液体;避免局部继续受压;促进上皮组织修复。③溃疡期:有针对性地选择各种治疗护理措施,定时换药,清除坏死组织,增加营养的摄入,促进创面愈合。

11. 患者跌倒的预防观察要点 ①掌握住院患者的基本情况:神志、自理能力、步态等;②了解患者的病理状况:用药、既往病史、目前疾病状况等;③评估环境因素:地面、各种标志、灯光照明、病房设施、患者衣着等。

12. 患者跌倒的预防护理要点 ①评估患者:导致跌倒的因素。②定时巡视患者,严密观察患者的生命体征及病情变化,合理安排陪护。③遵医嘱按时给患者服药,告知患者服药后注意事项,密切观察用药反应。④加强与患者及其家属的交流沟通,关注患者的心理需求。给予必要的生活帮助和护理。⑤创造良好的病室安全环境:地面保持干净无水迹。走廊整洁、畅通、无障碍物、光线明亮。⑥呼叫器、便器等常用物品放在患者易取处。⑦对患者进行安全宣教。

第六节 冷与热应用护理技术

1. 冰袋、冰囊使用注意事项 ①随时检查冰袋、冰囊、化学制冷袋有无破损漏水现象,布套潮湿后应立即更换。冰融化后应立即更换。②观察患者皮肤状况,严格交接班制度,如患者发生局部皮肤苍白、发绀或者有麻木感时,应立即停止使用,防止冻伤发生。③使用时间一般为10～30min或遵医嘱执行。④冰袋压力不宜过大,以免影响血液循环。⑤如用以降温,冰袋使用后30min需测体温,并做好记录。⑥禁用部位为枕后、耳郭、心前区、腹部、阴囊及足底部位。

2. 冰枕、冰帽使用注意事项 ①注意随时观察冰枕、冰帽有无漏水,布套湿后应立即更换。冰融化后,应及时更换。②如患者发生局部皮肤苍白、发绀或者有麻木感时,应立即停止使用,防止冻伤发生。③如用以降温,冰帽使用后30min需测体温,并做好记录。如为防止脑水肿应对体温进行监测,体温维持在33℃,不能低于30℃。

3. 冷湿敷注意事项　①冷敷前,局部应涂凡士林,保护皮肤;②冷敷时注意观察局部皮肤的颜色及患者的主诉,以免发生冻伤;③如冷敷部位为开放性伤口,须按无菌技术操作,冷敷后按外科换药法处理伤口。

4. 温水/乙醇擦浴注意事项　①乙醇温度应接近体温,避免过冷刺激。②擦浴时,以拍拭方式进行,不用按摩方式。擦拭腋窝、肘窝、腹股沟、腘窝等血管丰富处,应适当延长时间,以利增加散热。③禁擦拭后项、胸前区、腹部和足底等处,以免引起不良反应。④擦浴过程中,应随时观察患者情况,如出现寒战、面色苍白、脉搏及呼吸异常时,应立即停止,并及时与医生联系。⑤拭浴后 30min 测量体温并记录,如体温降至 39℃以下,可取下头部冰袋。⑥血液病患者及新生儿禁用乙醇擦浴。

5. 冰毯使用注意事项　①开机 30min 后,应检查降温毯贮水槽的水温是否在设定范围,并检查毯面温度;②护士要经常观察降温毯工作情况,如出现报警或异常情况,应立即撤下降温毯;③每班护士接班时,要检查患者背部皮肤情况,以防冻伤,必要时予以理疗,以改善局部血液循环;④定期清洁降温毯。

6. 热水袋使用温度　2 岁以上儿童或成年人:60～70℃;2 岁以下幼儿和老年人:48～50℃。

7. 热水袋使用注意事项　①护理人员应加强责任心,严格执行交接班制度,常检查热水温度及放置位置,要随时观察皮肤的改变;②对婴幼儿、老年人、瘫痪、昏迷及麻醉未清醒的患者,热水袋水温应调节在 50℃以内,热水袋套外包大毛巾。不可直接接触皮肤,以免烫伤;③使用热水袋过程中,应定时检查局部皮肤,如发现皮肤潮红,应立即停止使用,并在局部涂凡士林,以保护皮肤,如需要持续使用热水袋,当水温降低后应及时更换热水;④软组织损伤或扭伤后,48h 内禁用热水袋;⑤严格执行交接班制度。

8. 热湿敷注意事项　①注意观察局部皮肤的颜色,防止烫伤;②若对伤口部位做湿热敷,应按无菌操作进行,热敷结束后,按换药法处理伤口;③热湿敷者,敷后 30min 方能外出,以防感冒。

9. 热湿敷的目的　促进浅表炎症消散和局限,解痉,镇痛。

10. 热水坐浴的目的及用途　减轻局部疼痛、水肿、炎症,使患者清洁、舒适。用于会阴、肛门、外生殖器疾病及盆腔充血、水肿、炎症及疼痛。

11. 热水坐浴注意事项 ①在坐浴过程中，注意患者安全，随时观察患者面色和脉搏，如主诉乏力、头晕等，应立即停止坐浴，扶患者上床休息；②如会阴和肛门部位有伤口，应备无菌浴盆和溶液，坐浴后换药；③女患者月经期、妊娠后期、产后2周内、阴道出血和盆腔急性炎症均不宜坐浴，以免引起感染。

第七节 给药技术

1. 口服给药注意事项 ①严格执行查对制度；②掌握患者所服药物的作用、不良反应以及某些药物服用的特殊要求；③对服用强心苷类药物的患者，服药前应当先测脉搏、心率、注意其节律变化，如脉率低于60次/分或者节律不齐时，不可以服用。

2. 皮内注射注意事项 ①勿用聚维酮碘消毒皮肤，嘱患者勿揉擦、盖住注射部位，以免影响结果的观察；②如患者对皮试药物有过敏史，禁止做皮试；③皮试药液要现用现配，剂量要准确，并备肾上腺素等抢救药品及物品；④皮试结果阳性时，应告知医师、患者及家属，并予以注明。

3. 青霉素过敏试验注意事项 ①勿用聚维酮碘消毒皮肤，嘱患者勿揉擦、覆盖注射部位，以免影响结果的观察；②药液要现配现用，剂量要准确；③做皮试前必须询问有无过敏史，有过敏史者不可做试验；④出现可疑阳性时，可在对侧前臂做生理盐水对照试验；⑤患者停药3d以上或改换批号均需重新做过敏试验；⑥长效青霉素在每次注射前均应做皮试；⑦一旦发现过敏性休克者，应立即就地抢救。

4. 青霉素过敏性休克的处理 处理原则是迅速及时、分秒必争、就地抢救。①立即平卧，就地抢救，并迅速报告医师。②立即皮下注射0.1%盐酸肾上腺素0.5～1ml，小儿酌减。如症状不缓解，每隔30min再行皮下注射或静脉注射，也可气管内滴入，可重复使用，直至患者脱离危险期。③给予氧气吸入，改善患者缺氧。如发生心搏、呼吸停止，立即行心肺复苏。呼吸受抑制时，应立即行口对口人工呼吸，并肌内注射尼可刹米或洛贝林等呼吸兴奋药。喉头水肿影响呼吸时，应立即准备气管插管或配合施行气管切开。④根据医嘱给予激素、升压药等。⑤密切观察病情，准确、及时记录呼吸、脉搏、血压、神志和尿量等变化，不断评估治疗与护理的效果，为进一步处置提供依据。

5. 皮下注射的目的　①用于不宜口服，且需在一定时间内发挥药效的药物。如胰岛素、肾上腺素等药物的注射。适合小剂量及刺激性弱的药物注射。②预防接种，如各种菌苗、疫苗的预防接种。③局部麻醉。

6. 皮下注射注意事项　①刺激性过强的药物不宜做皮下注射；②选择注射部位时应当避开炎症、破溃或者有肿块的部位；③注射药液不足 1ml 时，应选择 1ml 注射器抽吸药液，以保证计量准确；④经常注射者应每次更换注射部位；⑤进针角度不宜超过 45°，过瘦者捏起注射部位并减小进针角度。

7. 肌内注射常用部位　臀大肌、臀中肌、臀小肌、股外侧肌、上臂三角肌。

8. 肌内注射注意事项　①需要两种药物同时注射时，应注意配伍禁忌；同时注射多种药物时，应先注射刺激性较弱的药液，后注射刺激性强的药液；②选择合适的注射部位，避免刺伤神经和血管，无回血时方可注射；③注射部位应当避开炎症、硬结、瘢痕等部位注射；④对经常注射的患者，应当更换注射部位，并用细长针头，以减少硬结发生；⑤注射时切勿将针梗全部刺入，以防针梗从根部折断；⑥2 岁以下婴儿不宜选用臀大肌肌内注射，最好选择臀中肌和臀小肌注射，以免损伤坐骨神经。

9. 静脉注射注意事项　①对需要长期静脉给药的患者，应当保护血管，由远心端至近心端选择血管穿刺；②根据病情及药物性质掌握注药速度，并随时观察患者的反应；③静脉注射有强烈刺激性的药物时，需要确认针头在血管内方可推药，以免药液外渗而发生组织坏死。

10. 静脉注射常见的失败原因　①针尖斜面没有全部进入血管，部分药液溢出至皮下，抽吸可见回血，但注药时局部有隆起并有痛感；②针头刺破静脉对侧管壁，部分药液溢至深层组织，抽吸有回血，无局部隆起，但注药时患者有痛感；③针头穿破静脉壁进入深层组织，抽吸无回血，注入药液局部无隆起，患者有痛感。三种失败原因中任意一种情况发生，均应立即拔针，以无菌棉签或棉球压迫止血，选择血管重新穿刺。

11. 静脉输液的目的 ①补充水分及电解质，预防和纠正水、电解质及酸碱平衡紊乱。常用于腹泻、剧烈呕吐等引起的脱水、酸碱平衡紊乱的患者。②补充营养，供给热能，促进组织修复。常用于大手术后、慢性消耗性疾病、昏迷、口腔疾病等不能经口进食及胃肠道吸收障碍的患者。③补充血容量，维持血压，改善微循环。常用于严重烧伤、大出血、休克等患者。④输入药物，治疗疾病。常用于中毒、各种感染、脑及组织水肿，以及各种需经静脉输入药物治疗的患者。

12. 静脉输液注意事项 ①严格执行无菌技术操作及查对制度。②根据病情和药物性质选择合适静脉。需长期输液者，注意合理使用和保护静脉，一般从远端小静脉开始。③根据病情需要，有计划地安排输液顺序，如需加入药物，应合理安排，注意药物配伍禁忌。④输液前排尽输液管及针头内的气体，药液滴尽前按需要及时更换输液瓶或拔针，严防造成空气栓塞。⑤根据患者年龄、病情、药物性质调节滴速，一般成年人 40～60 次/分，儿童 20～40 次/分，对年老、体弱，心、肺、肾功能不全者，婴幼儿或输注刺激性较强的药物时速度宜慢；对严重脱水、血容量不足、心肺功能良好者输液速度可适当加快。⑥输液过程中要加强巡视，耐心听取患者的主诉；严密观察输液部位的皮肤有无肿胀，针头有无脱出、阻塞、移位等，输液管有无弯曲、受压以及输液滴速是否适宜等，并及时处理输液故障。⑦需持续输液的患者，应每 24 小时更换输液器。

13. PICC 置管后护理 ①置管后 24h 内更换贴膜，并观察局部出血情况，以后酌情每周更换 1～2 次。更换贴膜时，护士应当严格无菌操作技术。换药时沿导管方向由下向上揭去透明敷料。②定期检查导管位置、导管头部定位、流通性能及固定情况。③每次输液后，封管时不要抽回血，用 10ml 以上注射器抽吸生理盐水 10～20ml 以脉冲方式进行冲管，并正压封管。当导管发生堵塞时，可使用尿激酶边推边拉的方式溶解导管内的血凝块，严禁将血块推入血管。④治疗间歇期每周对 PICC 导管进行冲洗，更换贴膜、正压接头。⑤密切观察患者情况，发生感染时及时处理或者拔管。

14. PICC 置管注意事项

(1)穿刺时注意事项:①穿刺前应当了解患者静脉情况,避免在瘢痕及静脉瓣处穿刺;②注意避免穿刺过深而损伤神经,避免穿刺进入动脉,避免损伤静脉内膜、外膜;③对有出血倾向的患者要进行加压止血。

(2)穿刺后护理注意事项:①输入全血、血浆、蛋白等黏性较大的液体后,应当以等渗液体冲管,防止管腔堵塞。输入化疗药物前后均应使用无菌生理盐水冲管。②可以使用 PICC 导管进行常规加压输液或输液泵给药,但是不能用于高压注射泵推注造影剂等。③严禁使用<10ml 注射器,否则如遇导管阻塞可以导致导管破裂。④护士为 PICC 置管患者进行操作时,应当洗手并严格执行无菌操作技术。⑤尽量避免在置管侧肢体测量血压。

15. 静脉输血注意事项

(1)根据输血申请单正确采集血标本,禁止同时采集 2 个患者的血标本。

(2)输库存血前必须认真检查血液保存时间和血液质量。正常库存血上下分为二层,上层血浆呈淡黄色,半透明;下层血细胞呈均匀暗红色,两者之间界线清楚,且无凝块。凡血袋有下列情况之一者,均不可使用。即标签模糊不清;血袋破损漏血;血浆中有明显气泡、絮状物或粗大颗粒、而颜色呈暗灰色或乳糜状;血细胞呈暗紫色,血液中有明显凝块,两者界线不清;血液保存时间过长,有效期已过等。

(3)血液内不得加入其他药物。

(4)在输血过程中严格执行查对制度和无菌操作规程,输血前两名护士经“三查”“八对”无误后,方可输入。“三查”:查血液的有效期(采血日期)、血液质量和输血装置是否完好;“八对”:对姓名、床号、住院号、血袋(瓶)号、血型、交叉配血相容试验结果、血液种类和剂量。

(5)输血过程中,应加强巡视,认真听取患者的主诉,密切观察输血反应。如发生严重反应,立即停止输血及时处理,保留余血备查并分析原因。

(6)注意滴速,开始时速度应慢,如无反应可根据需要调节滴速。

一般成年人40～60次/分，对年老、体弱、严重贫血、心力衰竭的患者输血应谨慎，输血量应酌情减少，速度宜慢。

(7)大量出血时应尽快补充血容量，防止休克发生，为此常需加压快速输血，要求护士在输血过程中守护患者。

(8)输入两个以上供血者的血液时，两分血液之间输入生理盐水，以免发生反应。

(9)血液最好在从血库领出后30min内输入，并要求在3～4h输完(200～300ml)，凡事先估计静脉穿刺有困难者，待静脉穿刺成功后再到血库取血。

(10)输入成分血时还应注意：①血小板需要在22℃±2℃振荡条件下保存，4℃±2℃保存有害；②白细胞中的粒细胞是短命细胞，很难保存；③凝血因子Ⅷ和Ⅴ不稳定，保存1～3d活性丧失50%；④除红细胞外在24h内输完(从采血开始计时)；⑤一次输多个供血者的成分血时，按医嘱给予抗过敏药物，以防发生过敏反应；⑥如患者全血与成分血同时输注，应先输成分血后输全血，保证成分血新鲜输入；⑦应严密监护输注成分血的全过程。

第八节 呼吸道护理技术

1. 氧气吸入注意事项 ①严格遵守操作规程，注意用氧安全，切实做好四防：防震、防火、防热、防油。②使用氧气时，应先调节流量而后应用，停用时应先拔除鼻导管，再关流量表，再关闭氧气总开关。以免一旦旋错开关，大量氧气突然冲入呼吸道而损伤肺部组织。③吸氧过程中，应观察缺氧状态有无改善，氧气装置有无漏气，是否通畅等。如用鼻导管持续吸氧者，每8～12小时更换导管一次，并由另一鼻孔插入。以减少对鼻黏膜的刺激，鼻腔分泌物多者应经常清除，防止导管阻塞。鼻塞每日更换。④氧气筒内氧气不可全部用尽，压力降至5kg/cm^{2}时，即不可再用，以防灰尘进入筒内，而造成再次冲气时引起爆炸的危险。⑤对未用或用空的氧气筒，应分别注明“满”或“空”的标志，以免急用时搬错而影响抢救。⑥在插鼻导管时，应观察鼻腔黏膜是否有损伤，如有创面，应插入健侧鼻孔。⑦患者饮水进食时，应暂停给氧。⑧湿化瓶一人一用一消毒，连续吸氧患者每天更换湿化瓶、湿化液及一次性吸氧管。

2. 超声雾化吸入的目的 ①治疗呼吸道感染:消除炎症,减轻呼吸道黏膜水肿,稀释痰液,帮助祛痰。常用于咽喉炎、支气管扩张症、肺炎、肺脓肿、肺结核等患者。②改善通气功能:解除支气管痉挛,保持呼吸道通畅。常用于支气管哮喘等患者。③湿化呼吸道:常用于呼吸道湿化不足、痰液黏稠、气道不通畅,也作为气管切开术后常规治疗手段。④预防呼吸道感染:常用于胸部手术前后的患者,及胃肠道手术性胃肠减压的患者。

3. 超声雾化吸入注意事项 ①使用前检查雾化器各部件是否完好,有无松动、脱落等情况。水槽和雾化罐内切忌加温水或热水,水槽内无水时不可开机,以免损坏机器。②水槽底部的晶体换能器和雾化罐底部的透声膜薄而脆,易破碎,操作中注意避免损坏。③一般每次定时 15~20min。④水槽内的冷蒸馏水要适量。太少则气雾不足,太多则溢出容器,损坏仪器。⑤在使用过程中,如发现水槽内水温超过 60℃,应停机更换冷蒸馏水。⑥若要连续使用,中间需间隔 30min。⑦患者胸前围以治疗巾或毛巾,以免喷湿衣服。⑧治疗鼻腔疾病患者用鼻呼吸;治疗咽、喉或下呼吸道疾病患者用口呼吸;气管切开者,对准气管套管自然呼吸。

4. 经鼻/口腔吸痰注意事项 ①按照无菌操作原则,插管动作轻柔,敏捷。②吸痰前后应当给予高流量吸氧,吸痰时间不宜超过 15s,如痰液较多,需要再次吸引,应间隔 3~5min,患者耐受后再进行。一根吸痰管只能使用一次。③如患者痰稠,可以配合翻身叩背、雾化吸入;患者发生缺氧的症状如发绀、心率下降等症状时,应当立即停止吸痰,休息后再吸。

5. 经气管内插管/气管切开吸痰注意事项 ①操作动作应轻柔、准确、快速,每次吸痰时间不超过 15s,连续吸痰不得超过 3 次,吸痰间隔给予纯氧吸入;②注意吸痰管插入是否顺利,遇到阻力时应分析原因,不可粗暴盲插;③吸痰管最大外径不能超过气管导管内径的 1/2,负压不可过大,进吸痰管时不可给予负压,以免损伤患者气道;④注意保持呼吸机接头不被污染,戴无菌手套持吸痰管的手不被污染;⑤冲洗水瓶应分别注明吸引气管插管、口鼻腔之用,不能混用;⑥吸痰过程中应当密切观察患者的病情变化,如有心率、血压、呼吸、血氧饱和度的明显改变时，应当立即停止吸痰，立即接呼吸机通气并给予纯氧吸入。

第九节　胃肠道护理技术

1. 鼻饲注意事项　①插管动作应轻稳，特别在通过食管 3 个狭窄处（环状软骨水平处，平气管分叉处，食管通过膈肌处）时尤其注意，避免损伤食管黏膜。②插管过程中患者出现呛咳、呼吸困难、发绀等，表示误入气管，应立即拔出，休息片刻重插。③昏迷患者插管时，应将患者头向后仰，当胃管插入会厌部时约 15cm，左手托起头部，使下颌靠近胸骨柄，加大咽部通道的弧度，使管端沿后壁滑行，插至所需长度。④每天检查胃管插入的深度，鼻饲前检查胃管是否在胃内，并检查患者有无胃潴留，胃内容物超过 150ml 时，应当通知医师减量或者暂停鼻饲。鼻饲时速度不宜过快，每次鼻饲量不超过 200ml，间隔时间不少于 2h。⑤鼻饲给药时应先弄碎，溶解后注入，鼻饲前后均应用 20ml 水冲洗导管，防止管道堵塞。⑥鼻饲混合流食，应当间接加温，以免蛋白凝固。⑦长期鼻饲者，应每天进行口腔护理，清醒患者协助漱口，注意保护鼻腔黏膜，每日应清洁鼻腔并注意更换胶布，胃管应每周更换 1 次，硅胶鼻饲管可酌情延长更换时间。于晚间末次喂食后管拔出，次晨再从另一侧鼻孔插入。

2. 洗胃注意事项　①插管时动作要轻快，切勿损伤患者食管及误入气管；②患者中毒物质不明时，及时抽取胃内容物送检，应用温开水或生理盐水洗胃；③患者洗胃过程中出现血性液体，立即停止洗胃；④幽门梗阻患者，洗胃宜在饭后 4～6h 或者空腹时进行，并记录胃内潴留量，以了解梗阻情况，供补液参考；⑤吞服强酸、强碱等腐蚀性毒物患者，切忌洗胃，以免造成胃穿孔；⑥及时准确记录灌注液名称、液量，洗出液量及其颜色、气味等洗胃过程；⑦保证洗胃机性能处于备用状态。

3. 大量不保留灌肠的目的　①清洁肠道，为手术、分娩或者检查的患者进行肠道准备；②刺激患者肠蠕动，软化粪便，解除便秘，排除肠内积气，减轻腹胀；③稀释和清除肠道内有害物质，减轻中毒；④灌入低温液体，为高热患者降温。

4. 大量不保留灌肠常用的灌肠溶液　①0.2%～0.5%的温肥皂水500～1000ml,温度39～41℃;②生理盐水;③降温时用等渗的冷盐水28～32℃,中暑患者可用4℃等渗盐水。

5. 大量不保留灌肠注意事项　①注意患者保暖,防止受凉。②准确掌握灌肠液的量、温度、浓度、流速和压力。③对急腹症、妊娠早期、消化道出血的患者禁止灌肠;肝性脑病患者禁用肥皂水灌肠;伤寒患者灌肠量不能超过500ml,液面距肛门不得超过30cm。④对患者进行降温灌肠,灌肠后保留30min后再排便,排便后30min测体温。⑤灌肠过程中应随时观察患者的病情变化,如患者出现脉速、出冷汗、面色苍白、剧烈腹痛等症状时,应立即停止灌肠,并与医生联系给予紧急处理。

6. 小量不保留灌肠的目的　①排除肠道积气,减轻腹胀;②为腹部或盆腔手术后患者及老、幼患者解除腹胀和便秘。

7. 保留灌肠注意事项　①根据灌肠目的和病变部位,采取合适的卧位;②肠道疾病患者在晚间睡眠前灌入药液为宜;肛门、直肠、结肠手术后及大便失禁者不宜做保留灌肠;③灌肠前应将药液摇匀。

8. 肛管排气注意事项　①橡胶管长度应足够长,便于患者更换体位;②如排气不畅,协助患者更换体位或顺时针按摩腹部,促进排气;③肛管保留时间不宜过长,如病情需要,2～3h后可再次肛管排气。

第十节　泌尿道护理技术

1. 导尿的目的　①采集患者尿标本做细菌培养;②为尿潴留患者引流尿液,减轻痛苦;③用于患者术前膀胱减压以及下腹、盆腔器官手术中持续排空膀胱,避免术中误伤;④患者尿道损伤早期或者手术后作为支架引流,经导尿管对膀胱进行药物灌注治疗;⑤患者昏迷、尿失禁或者会阴部有损伤时,留置导尿管以保持局部干燥、清洁,避免尿液的刺激;⑥抢救休克或者危重患者,准确记录尿量、比重,为病情变化提供依据;⑦为患者测定膀胱容量、压力及残余尿量,向膀胱注入造影剂或气体等以协助诊断。

2. 女患者导尿注意事项　①严格无菌技术操作,以防止尿路感染。②注意保护患者自尊，耐心解释；操作环境要遮挡。③导尿时如尿管误入阴道，应更换导尿管重新插入。④尿潴留患者一次放出尿量不应超过1000ml，以防出现虚脱和血尿。

3. 男患者导尿注意事项　①严格无菌技术操作，以防止尿路感染；②保护患者，注意遮挡；③消毒时要注意包皮和冠状沟的消毒；④插管遇阻力时，嘱患者缓慢深呼吸，慢慢插入尿管；⑤尿潴留患者一次放出尿量不应超过1000ml，以防出现虚脱和血尿。

4. 留置导尿注意事项

(1)保持尿液引流通畅：①防止管道受压、扭曲、堵塞。②鼓励患者多饮水、勤翻身，以利排尿，避免感染与结石。③经常观察尿液有无异常。如发现尿液浑浊、沉淀或结晶，应及时送检并行膀胱冲洗。

(2)防止逆行感染：①定时排放引流袋尿液，测量尿量并记录。倾倒时尿管末端须低于耻骨联合高度。如为一次性贮尿袋，可打开袋下端的调节器放出尿液。②每日更换引流管及引流袋，每1～2周更换尿管。③每日清洁消毒尿道口及外阴1～2次，保持局部干燥、清洁。

(3)恢复膀胱张力：长期留置导尿管者，在拔管前应先锻炼膀胱的发射功能。可定期开放尿管引流，训练膀胱充盈和排空。

(4)合理固定尿管：如用普通导尿管，应剃去阴毛，以便于粘贴胶布固定导尿管；如用双腔气囊导尿管，插入前检查气囊有无漏气；固定时，膨胀的气囊不宜卡在尿道内，避免损伤尿道黏膜。

第十一节　各种标本的采集技术

1. 痰标本采集注意事项　①护士在采集过程中要注意根据检查目的选择正确的容器；②痰培养及肿瘤细胞的标本应立即送检；③留取24h痰液时，要注明起止时间。

2. 咽拭子标本采集注意事项　①操作过程中，应注意瓶口消毒，保持容器无菌；②最好在使用抗菌药物治疗前采集标本；③做真菌培养时，必须在口腔溃疡面采集分泌物；④注意拭子不要触及其他部位，保证所取标本的准确性；⑤避免在进食2h内留取标本，以防呕吐。

3. 静脉血标本采集注意事项　①如一次穿刺失败，重新穿刺需更换部位及注射器。②采全血标本时，将血液注入有抗凝血药的试管内，立即轻轻摇匀使血液和抗凝血药混匀，避免血液凝固。③需空腹采血时，应提前通知患者。④采集血培养标本时，应防止污染。除严格遵守无菌技术操作外，抽血前要检查培养基是否符合要求，瓶塞是否干燥，培养液是否足够等。⑤根据不同的检验目的选择标本容器及计算所需采血量。一般血培养取血量为5ml，亚急性细菌性心内膜炎患者，为提高培养阳性率，采血量增至10～15ml。⑥严禁在输液、输血的针头处抽取血标本，以免影响检验结果。应在对侧肢体采取。⑦同时抽取几个项目的血标本，一般应先注入血培养瓶，其次注入抗凝管，最后注入干燥试管，动作需迅速准确。均不能将泡沫注入标本容器内。

4. 动脉血标本采集注意事项　①消毒面积应较静脉穿刺大，严格执行无菌操作技术，预防感染；②患者穿刺部位应当压迫止血至不出血为止；③若患者饮热水、洗澡、运动，需休息30min后再取血，以免影响检查结果；④做血气分析时注射器内勿有空气；⑤标本应当立即送检，以免影响结果；⑥有出血倾向的患者慎用。

5. 粪便标本采集注意事项　①注意做好解释工作，取得患者的配合。严格查对防止差错。②留取标本时避免排便时尿液排出。③水样便应盛于容器中送检。④培养标本留取时，如患者无便意时，可用长无菌棉签蘸无菌生理盐水，由肛门插入6～7cm，顺一方向轻轻旋转后退出，将棉签置于培养管内。⑤粪便隐血试验检查时，嘱患者检查前3d禁食肉类，动物肝、血，含大量叶绿素的食物和含铁剂药物。⑥检查寄生虫时，患者服用驱虫药或做血吸虫卵检查应留取全部粪便。⑦检查蛲虫时，注意蛲虫常在午夜或清晨时爬到肛门外产卵。⑧留取标本后要及时送检，并做好记录。

6. 尿标本采集注意事项　①做好解释工作，消除患者的紧张情绪，取得患者的配合。②女患者月经期不宜留取尿标本，做早孕诊断试验应留晨尿。③会阴部分泌物多时，应先清洁或冲洗，再收集尿液。④儿童或尿失禁患者可用尿套或尿袋协助收集。⑤常规尿标本要及时送检，以免影响检查结果。⑥尿培养标本留取时，消毒尿道口要从上至下,1 次 1 个棉球,留取标本时勿触及容器口,及时送检。⑦12h 或 24h 尿标本,必须在医嘱规定时间内留取,不可多于或少于规定的时间,以免影响检查结果。集尿瓶应放在阴凉处,根据检验要求在尿中加防腐剂。

第22章　专科护理操作

第一节　内科护理操作

1. 腹腔穿刺注意事项　①严格无菌操作，防止腹腔感染。②大量放腹水可引起休克、水电解质平衡紊乱、血浆蛋白丢失等严重并发症，因此，放液速度不宜过快，放液量不宜过多，一次放腹水不宜超过3000ml。观察腹水颜色、性状和量并记录。③术中患者如出现面色苍白、心悸、头晕、出汗、血压下降、腹痛等症状，应停止放液，安静平卧，并给予输液、扩容等对症处理。④如放液流出不畅，可嘱患者变换体位，以助液体流出通畅。⑤腹腔穿刺放液术后，嘱患者卧床休息至少12h。⑥腹带不宜过紧，以防造成呼吸困难。⑦术后穿刺处如有腹水外渗，及时更换敷料，防止穿刺处感染。

2. 肝穿刺注意事项　①患者穿刺前训练呼气后屏气动作，以配合操作；②术者进针和拔针时嘱患者深吸气后屏气，以免针尖划破肝表面，引起出血；③穿刺过程中，注意观察患者面色、血压、脉搏的变化，如有异常通知医生立即停止操作；④术后绝对卧床休息24h，定时测量血压、脉搏、呼吸，如发现头晕、脉搏细弱、血压下降、面色苍白、出冷汗、烦躁不安、呼吸困难等失血征象时，及时报告医生，积极抢救；⑤穿刺后24h内局部有轻微疼痛属正常现象，如24h后仍有疼痛，应报告医生，查找原因及时处理；⑥观察伤口有无渗血，如敷料有渗血，及时更换，防止穿刺部位感染。

3. 肾穿刺活检注意事项　①有出血倾向、重度高血压未纠正、孤立肾、肾萎缩、肾动脉瘤、妊娠晚期及不合作等禁忌证的患者不宜做此项检查。②如发现明显出血（重度肉眼血尿、血压下降、明显腹痛、肾周围血肿等），应及时给予止血、补液等非手术治疗，必要时输血。延长卧床时间至肉眼血尿消失或明显减轻。③肾穿刺术后6个月之内，原则上不能同侧肾重复穿刺。

4. 胸腔穿刺注意事项 ①严格执行无菌操作，避免胸腔感染。②术中患者应避免咳嗽、深呼吸及转动身体，有咳嗽症状者可遵医嘱在术前口服止咳药。术中如发生连续咳嗽或出现头晕、胸闷、面色苍白、出汗、晕厥等症状，应立即停止抽液，拔出穿刺针，让患者平卧，遵医嘱给予吸氧及对症处理。③抽液或抽气速度不宜过快，量不宜过多，一般第1次抽液不超过800ml，以后每次不超过1200ml。④需要向胸腔内注入药物者，抽液后接上备有药物的注射器，将药液注入。⑤术后协助患者卧床休息，注意观察生命体征，告知患者如有不适及时报告，有病情变化及时通知医生给予处理。⑥标本及时送检。

5. 心包穿刺术注意事项 ①严格无菌操作，预防感染。②术中严密观察心电图及血压的变化。③抽液过程中应注意随时夹闭胶管，防止空气进入心包腔内。④抽液速度宜缓慢，首次抽液量以100ml左右为妥，以后每次抽液300～500ml，以免抽液过多引起心脏急性扩张。⑤若抽出液体为血性积液，应先抽出3～5ml，如放置5～10min不凝固，再行抽液。⑥术中若患者感到不适，如心搏加快、出冷汗、头晕、气短等，应立即停止操作，做好急救准备。⑦术后静卧4h，测脉搏、血压，每30分钟1次，以后24h内，每2～4小时测量1次。⑧观察穿刺部位有无渗血，保护伤口，防止感染。⑨如需短时间内反复抽液时，可留置一条中心静脉留置管，平时夹闭，抽液时开放。冲洗导管每日1次，以防导管堵塞。

6. 膀胱穿刺注意事项 ①穿刺留尿标本前3d停用抗生素；②不宜饮水太多或用利尿药，以免稀释尿液，影响结果，最好选择患者清晨第1次隔夜尿；③穿刺前嘱患者憋足尿量，穿刺方能成功；④腹膜炎、大量腹水、妊娠晚期患者一般不做膀胱穿刺。

7. 骨髓穿刺注意事项 ①穿刺时嘱患者保持固定姿势，避免翻动；②嘱患者术后平卧休息1～2h，72h内保持穿刺处干燥，防止伤口感染；③观察穿刺部位有无红肿、出血及感染征象，如有渗血，立即更换无菌纱布压迫伤口直至渗血停止为止；④嘱患者3d内勿洗浴。

8. 腰椎穿刺注意事项 ①术中观察患者的意识及生命体征的变化，如出现脑疝症状或病情突变，立即停止操作；②对于躁动患者应进行四肢及体位固定或遵医嘱使用镇静药，防止穿刺针折断；③穿刺注药过程中，观察意识、瞳孔、呼吸、脉搏、面色，发现异常立即停止操作,并协助抢救;④穿刺结束后嘱患者平卧休息 6h;⑤嘱患者多饮水,遇有腰痛或局部不适者多卧床休息;⑥严格无菌操作,预防颅内、腰穿局部感染;⑦腰穿后注意患者排尿情况及原发疾病有无加重;⑧术后每 15～30 分钟巡视 1 次,密切观察生命体征变化和药物刺激反应。

9. 胃镜检查注意事项　①术前检查乙型肝炎表面抗原。②检查前需禁食、禁水、禁药 6h。凡做钡剂检查者,须隔 3d 方能行胃镜检查。③胃镜检查结束 2h 后,嘱患者先饮水,若无呛咳及异物感再进半流食,勿进过热食物,对取活检或咽喉部及上腹部不适者,2h 后尝试进食,避免过热及刺激性食物,宜进清淡半流食或冷流食。④胃镜检查和治疗后注意有无腹痛、剧烈呕吐伴腹胀、呕血或黑粪,发现异常及时通知医生。⑤息肉切除术后患者卧床 1 周,进食无渣半流质饮食 9～14d,注意观察其粪便颜色,有无腹痛、腹胀等症状,有异常及时就诊。⑥胃及十二指肠溃疡治疗者,1 个月后复查胃镜。

10. 结肠镜检查术注意事项　①一般肠镜检查前测定乙肝表面抗原,需要肠镜治疗者还需查出凝血时间、血小板计数。②术前 2d 进无渣半流食饮食,禁止食用蔬菜、肉类、水果等。③检查当日禁食,晨 5:00 开始服用 50%硫酸镁 50～70ml 或 20%甘露醇 250ml,并在 30～60min 饮水 2000ml 以上,以达到患者末次大便为清水样。④儿童进行结肠镜检查可应用盐酸氯胺酮全身麻醉后再行检查。⑤无异常情况时可立即进食,全身麻醉患儿待完全清醒后方可进食。⑥息肉切除的患者,一般卧床休息 5～7d(大小便可下床),同时进无渣半流食 1～2 周。如果切除的息肉较大,且在 2 处以上者,应住院观察 7～10d,无异常表现方可出院。⑦检查后应注意观察患者有无腹痛、便血等情况,腹胀明显者,可行内镜下排气,如有不适及时报告医生进行处理。⑧切除的息肉病理结果为管状腺瘤者,嘱患者 6 个月至 1 年复查 1 次,以防癌变。

11. 三腔两囊管的操作注意事项　①使用三腔两囊管前应检查管和囊的质量,橡胶老化或充盈的气囊形状偏移不成球形者不宜使用。②压管期间注意观察患者鼻子部位三腔两囊管的刻度,一般成年人置管深度为 55～65cm,但一般进口管上标记的刻度自胃囊部位开始,则患者鼻子部位刻度应为 40～50cm。因此,插管前务必检查二腔两囊管上的刻度标记，并记录好插管深度。③气囊压迫期间须密切观察脉搏、呼吸、血压的变化，胃囊充气不足、漏气或牵引过大，会出现三腔两囊管向外滑脱，气囊压迫咽喉部，会导致患者呼吸困难甚至窒息，应紧急处理。④三腔管压迫期限为72h，如有继续出血，可适当延长压迫时间。

12. 自体腹水浓缩回输术注意事项 ①癌性腹水、血性腹水、食管-胃底静脉重度曲张有活动性出血倾向或有出血史的患者、腹腔感染及心功能不全者为腹水浓缩回输的禁忌证。②腹腔穿刺后的腹水标本送常规化验检查，白细胞计数＜30/ml方可进行回输。③进行腹腔穿刺和腹水浓缩过程中应严格执行无菌操作。④浓缩后的腹水不宜放置过久，以防污染和细菌生长繁殖；浓缩后的腹水应为浅黄色，如发现腹水颜色发黑，有絮状物、沉淀物时，应考虑被污染不能再回输给患者。⑤给患者进行浓缩腹水静脉回输时注意控制滴速，要严密观察病情，注意患者主诉，如有寒战、发热应立即停止腹水回输，按输液反应处理。⑥在腹水浓缩过程中，腹水浓缩机下端引流瓶中的滤出液应及时清理。

13. 体位引流适应证 支气管扩张症、肺脓肿、慢性支气管炎等痰液较多者。

14. 体位引流禁忌证 患者体质差不能耐受者，严重的心血管疾病，如高血压、心功能Ⅲ～Ⅳ级，肺水肿患者，近期内有大咯血，禁忌体位引流。

15. 体位引流注意事项 ①体质虚弱、严重心功能不全或大咯血者慎用。②引流过程中患者如出现胸闷、呼吸困难、心悸、大汗时应停止引流，卧床休息。③明确病灶部位后采取相应引流体位。使病变肺叶处于高处，引流支气管开口向下，对病变广泛者，可轮流采取若干体位进行引流。④引流通常多在早饭前(30min)及晚间睡眠前进行，每次10～15min。⑤每次引流后指导患者进行深呼吸运动和有效咳嗽。⑥备好吸痰装置，必要时吸痰。

16. 锁骨下静脉穿刺置管适应证 ①全肠外营养者，如胃肠手术及大手术后，不能通过胃肠道进食；②肿瘤患者接受化疗等刺激性药物，及放疗引起严重胃肠道反应；③各种原因引起大出血，休克需迅速大量输液和纠正血容量不足者；④外周血管穿刺困难者；⑤测量中心静脉压。

17. 锁骨下静脉穿刺置管禁忌证　①心力衰竭；②严重出凝血障碍，如白血病，易造成出血感染；③上腔静脉，头臂静脉，锁骨下静脉损伤者；④大面积烧伤合并感染，避免引起败血症；⑤穿刺部位炎症，淋巴结转移或胸廓畸形；⑥严重肺气肿，剧烈咳嗽及极度衰竭者；⑦不合作或躁动患者。

18. 锁骨下静脉穿刺置管注意事项　①穿刺点选择要准确，严格掌握穿刺角度；②穿刺部位备皮范围符合要求；③导管误入动脉应立即拔针按压不少于 5min；④导管使用期间各环节严格无菌操作，并坚持每周换药 2 次并保持局部清洁干爽，以免发生感染，一旦发生感染立即拔管；⑤每日输液前先抽回血以确保导管在血管内，输液完毕用 50U/ml 肝素 6～8ml 封管，注意边注射边退针保持正压封管；⑥导管堵塞输液不畅时，先用抗凝血药抽吸见有血块吸出再注抗凝血药，不要用力加压冲导管；⑦肝素帽使用要定期更换，一般 1～2 周换 1 次，避免感染及漏气；⑧导管固定要牢，要向患者交代注意事项，如不穿套头衣服，以免导管拉出，天气热时易使敷贴松动应及时更换；⑨细菌培养时，先消毒周围皮肤，用无菌镊子将导管缓慢拔出，再用剪刀剪下送检；⑩拔管时患者要卧床，不要站立以减少导管刺激造成的一系列症状，并检查导管是否完整，穿刺点用无菌棉球按压，并无菌敷料密闭包扎 24h，防止气体进入。嘱患者平卧 30min。

19. 股静脉穿刺置管注意事项　①穿刺点选择要准确；②穿刺部位备皮范围要广泛，剃去部分阴毛以防感染；③误入股动脉应立即拔针，用无菌纱布按压穿刺处 5～10min，直至不出血为止，以免引起出血及皮下血肿；④导管使用期间各环节严格无菌操作，并坚持每周换药 2 次并保持局部清洁干爽，以免发生感染，一旦发生导管感染立即拔管；⑤每日输液前先抽回血以确保导管在血管内，输液毕用 50U/ml 肝素盐水 6～8ml 封管，注意边注射边退针使全程均注有抗凝血药；⑥导管堵塞输液不畅时，先用抗凝血药抽吸见有血块吸出再注抗凝血药，不要用力加压冲导管；⑦肝素帽使用要定期更换，一般 2 周换 1 次，避免感染及漏气；⑧导管固定要牢，要向患者交代注意事项，如穿脱下衣时注意，以免导管拉出；⑨需做细菌培养时，先消毒周围皮肤，用无菌镊子将导管缓慢拔出，再用剪刀剪下送检；⑩密切观察下肢情况，如发现肢体肿胀、疼痛、皮肤温度升高、皮肤呈紫红色，考虑深静脉血栓形成，应抬高下肢 20°～30°，卧床 10d，必要时给予抗凝治疗。

20. 胰岛素泵使用适应证 ①胰岛素依赖型糖尿病患者血糖波动较大，经分次胰岛素注射而血糖难以控制者或酮症酸中毒及糖尿病合并妊娠等；②患者较年轻，有一定文化水平和理解能力，能够严格控制饮食，并坚持自我血糖监测；③最近有研究表明，胰岛素泵对新近诊断的胰岛素依赖型糖尿病患者的胰岛 B 细胞功能有保护作用。

21. 心电监测注意事项 ①根据患者病情，协助患者取平卧位或者半卧位；②密切观察心电图波形，及时处理干扰和电极脱落；③每日定时回顾患者 24h 心电监测情况，必要时记录；④正确设定报警界限，不能关闭报警声音；⑤定期观察患者粘贴电极片处的皮肤，定时更换电极片和电极片位置；⑥对躁动患者，应当固定好电极和导线，避免电极脱位以及导线打折缠绕；⑦停机时，先向患者说明，取得合作后关机，断开电源。

22. 血氧饱和度监测注意事项 ①观察监测结果，发现异常及时报告医师。②下列情况可以影响监测结果：患者发生休克、体温过低、使用血管活性药物及贫血等。周围环境光照太强、电磁干扰及涂抹指甲油等也可以影响监测结果。③注意为患者保暖，患者体温过低时，采取保暖措施。④观察患者局部皮肤及指(趾)甲情况，定时更换传感器位置。

23. 输液泵/微量输注泵的使用注意事项 ①正确设定输液速度及其他必需参数，防止设定错误延误治疗；②护士随时查看输液泵的工作状态，及时排除报警、故障，防止液体输入失控；③注意观察穿刺部位皮肤情况，防止发生液体外渗，出现外渗及时给予相应处理。

24. 睡眠呼吸监测的适应证 ①睡觉时打鼾，频繁发生呼吸暂停；晨起感到头晕、头胀、头痛。②日间嗜睡，夜间睡眠动作异常。③夜尿增多，性欲减退。④夜间出汗、心悸、胸闷等；白天乏力及反应迟钝。⑤脾气暴躁或抑郁不振，注意力、记忆力下降。⑥体重增加(肥胖)。

25. 腹膜透析注意事项 ①腹膜透析应严格无菌操作，最好在专门房间进行，病室内操作应每日紫外线消毒。②腹透液悬挂不宜过高，以防压力过大损伤腹膜。③灌注时速度应慢，腹透液温度适宜。④详细记录每一次入液量和出液量及尿量，以观察腹透效果。⑤如发现流出液浑浊或同时伴有发热、腹痛应及时与医生联系，留取透析液标本送检，按医嘱进行相应处理。⑥发现引流液中有絮状物或血块阻塞引流不肠时及时汇报医生，遵医嘱给予肝素或尿激酶入腹透液，并保留 2h。切不可抽吸，以免将大网膜吸入腹透管微孔。⑦观察导管出口处有无感染，如有红、肿、热、分泌物，应及时留取分泌物培养并做药敏试验，及时应用抗生素。⑧排液不畅时，应检查管路有无打折、堵塞、漂浮。⑨胸、腹部大手术 3d 内，妊娠、肿瘤晚期的患者不宜做此项治疗。

26. 血液透析注意事项　①严格执行无菌操作；②严密观察意识、血压、脉搏、体温变化，注意有无低血压、发热、高血压及心律失常；③观察透析器及管路有无凝血、漏血，穿刺部位有无渗血、穿刺针脱落；④透析结束回血时，用生理盐水回血，禁止打开气泡监测夹子，严防空气进入体内；⑤无肝素透析患者，平均每 20～30 分钟用 100～200ml 生理盐水冲洗管路，观察管路有无凝血现象，如果凝血严重，需要立即结束透析；⑥在透析过程中，除特殊医疗外，尽量不输血制品或黏稠度较高的液体，防止阻塞透析器，造成凝血现象；⑦不在插管肢体测量血压及采集血标本，禁在插管近端结扎肢体；⑧内瘘术后早期教会患者锻炼术侧肢体，促进内瘘成熟；⑨教会患者通过在瘘部位除脉搏和震颤来检查动-静脉通路；⑩指导患者合理饮食，多食优质高蛋白质、高热量食物及新鲜水果、蔬菜。

第二节　外科护理操作

1. 备皮注意事项　①剃刀的刀片应锐利；②剃刀刀架用后应严格消毒，防止交叉感染；③检查手术区皮肤如有割痕、发红等异常情况，应通知医生，如为二次手术要避开缝线区，敷料周边胶布痕迹要用汽油或乙醇清洁干净；④动作轻柔，注意患者的保暖；⑤备皮一般在术前 1d 进行，如果手术因故推迟，应重新备皮；⑥小儿手术一般不剃毛发，只做清洁处理。

2. 胃肠减压的目的 ①解除或者缓解肠梗阻所致的症状；②进行胃肠道手术的术前准备，以减少胃肠胀气；③术后吸出胃肠内气体和胃内容物，减轻腹胀，减少缝线张力和切口疼痛，促进切口愈合，改善胃肠壁血液循环，促进消化功能的恢复；④通过对胃肠减压吸出物的判断，可观察病情变化和协助诊断。

3. 胃肠减压注意事项 ①插管动作要轻柔，以免损伤黏膜。②妥善固定胃肠减压装置，防止变换体位时加重对咽部的刺激，以及受压、脱出影响减压效果。③胃管不通畅时，遵医嘱用20ml生理盐水冲洗胃管，反复冲洗，直至通畅。但食管、胃手术后应少量、低压，以防吻合口漏和出血。④密切观察引流物的颜色、性状、量，并记录24h引流总量；注意观察患者水、电解质及胃肠功能恢复情况。⑤留置胃管期间应当加强患者的口腔护理。⑥用胃肠减压袋，在胃肠减压过程中排气时，应首先关闭调节器，以免大量气体进入胃内；如果减压袋内已有液体，排气时袋体不可压至液面以下，以免液体反流入胃内。

4. 换药注意事项 ①严格执行无菌操作原则，防止交叉感染；换药用品一人一份；多个伤口换药按清洁、污染、感染、特殊感染的顺序进行；传染性伤口换药按隔离原则进行。②包扎伤口时要保持良好血液循环，不可固定太紧，包扎肢体时应从身体远端到近端，促进静脉回流。

5. T形管引流护理注意事项 ①严格执行无菌操作，保持胆道引流管通畅；②妥善固定好管路，操作时防止牵拉，以防T形管脱落；③保护患者引流口周围皮肤，局部涂锌氧油软膏，防止胆汁浸渍引起局部皮肤破溃和感染。

6. 脑室穿刺的目的 ①用于脑室测量、脑室造影、脑室注入燃料后从脑池穿刺或腰椎穿刺，以了解脑脊液循环梗阻的部位及程度等；②收集脑脊液做细胞学、生化、细菌学、病理学检查；③留置引流管，降低颅内压力，便于脑疝的急救；④通过脑室穿刺给予药物注入，以达到治疗目的。

7. 脑室穿刺注意事项 ①严格无菌操作，防止颅内感染。②穿刺过程中患者如有躁动或不配合时，遵医嘱使用镇静药，防止损伤脑组织。③手术中应严格观察患者的意识及生命体征，发生变化时立即通知医生紧急处理。④记录引流液的颜色、性状和量。需冲洗或注入药物时协助医生将生理盐水、灭菌注射用水、药物等倒入无菌弯盘内为患者做相应的治疗。⑤需持续引流的患者协助医生固定引流袋(瓶)。⑥遵医嘱观察引流管是否通畅,如引流不通或头皮渗液及时通知医生。⑦检查穿刺点有无渗血情况并用胶布固定。

8. 脑室引流的护理注意事项　①患者头枕无菌治疗巾;②搬动患者时先夹毕引流管,待患者安置稳定后再打开引流管;③翻身时避免引流管牵拉、滑脱、扭曲、受压;④精神症状、意识障碍者应适当约束;⑤引流不畅时,告知医师。

9. 胸腔闭式引流的护理注意事项　①术后患者若血压平稳,应取半卧位以利引流。②水封瓶应位于胸部以下,不可倒转,维持引流系统密闭,接头牢固固定。③保持引流管长度适宜,翻身活动时防止受压、打折、扭曲、脱出。④保持引流管通畅,注意观察引流液的量、颜色和性状,并做好记录。如引流液量增多,及时通知医师。⑤更换引流瓶时,应用止血钳夹闭引流管防止空气进入。注意保证引流管与引流瓶连接的牢固紧密,切勿漏气。操作时严格无菌操作。⑥搬动患者时,应注意保持引流瓶低于胸膜腔。⑦拔除引流管后 24h 内要密切观察患者有无胸闷、憋气、呼吸困难、气胸、皮下气肿等。观察局部有无渗血、渗液,如有变化,要及时报告医师处理。

10. 膀胱冲洗的目的　①使尿液引流通畅;②治疗某些膀胱疾病;③清除膀胱内的血凝块、黏液、细菌等异物,预防膀胱感染;④前列腺及膀胱手术后预防血块形成。

11. 膀胱冲洗注意事项　①严格执行无菌操作,防止医源性感染。②冲洗时若患者感觉不适,应减缓冲洗速度及量,必要时停止冲洗,密切观察,若患者感到剧痛或引流液中有鲜血时,应停止冲洗,通知医生处理。③冲洗时,冲洗液瓶内液面距床面约 60cm,以便产生一定的压力,利于液体流入,冲洗速度根据流出液的颜色进行调节。一般为 80～100 次/分;如果滴入药液,须在膀胱内保留 15～30min 后再引流出体外,或根据需要延长保留时间。④寒冷气候,冲洗液应加温至 35℃左右,以防冷水刺激膀胱,引起膀胱痉挛。⑤冲洗过程中注意观察引流管是否通畅。

12. 造口护理技注意事项　①护理过程中注意向患者详细讲解

操作步骤；②更换造口袋时应当防止袋内容物排出污染切口；③撕离造口袋时注意保护皮肤，防止皮肤损伤；④注意造口与切口距离，保护切口，防止污染切口；⑤贴造口袋前一定要保证造口周围皮肤干燥；⑥造口袋裁剪时与实际造口方向相反，不规则造口要注意裁剪方向；⑦造口袋底盘与造口黏膜之间保持适当空隙（1～2mm），缝隙过大粪便刺激皮肤易引起皮炎，过小底盘边缘与黏膜摩擦将会导致不适甚至出血；⑧如使用造口辅助用品应当在使用前认真阅读产品说明书，如使用防漏膏应当按压底盘15～20min；⑨教会患者观察造口周围皮肤的血供情况，并定期手扩造口，防止造口狭窄。

13. 轴线翻身的目的　①协助颅骨牵引、脊椎损伤、脊椎手术、髋关节术后的患者在床上翻身；②预防脊椎再损伤及关节脱位；③预防压疮，增加患者舒适感。

14. 轴线翻身注意事项　①翻转患者时，应注意保持脊椎平直，以维持脊柱的正确生理弯度，避免由于躯干扭曲，加重脊柱骨折、脊髓损伤和关节脱位。翻身角度不可超过60°，避免由于脊柱负重增大而引起关节突骨折。②患者有颈椎损伤时，勿扭曲或旋转患者的头部，以免加重神经损伤引起呼吸肌麻痹而死亡。③翻身时注意为患者保暖并防止坠床。④准确记录翻身时间。

15. 皮肤牵引术注意事项　①牵引过程中应观察皮肤情况，防止皮肤出现水疱、破溃和压疮。②牵引带应松紧适度，太松易滑脱，太紧妨碍血供，应经常观察牵引肢体循环状况。③保持牵引有效，观察肢体位置是否正确，牵引是否有效，即牵引绳、牵引锤是否有效地悬吊在滑车上，如有情况及时处理，保证牵引持续有效地进行。④注意患肢保暖，在保暖加盖被时应注意不将盖被压在牵引绳上，以免抵消牵引力。⑤做颌枕带牵引时，应注意下颌处皮肤的干燥及清洁。在吊带与皮肤之间可衬一块纱布，如因进食、饮水受潮湿时可及时更换。男性患者应经常剃胡须，以免刺激不适。⑥牵引重量要适度，重量过小会影响畸形的矫正和骨折的复位；重量过大会因过度牵引造成骨折不愈合。

16. 骨牵引术注意事项　①在牵引前，先换木板床或骨科床以利牵引。需抬高床尾或颅骨牵引者，做好棉花圈，避免颅底枕部受压。②针眼处使用无菌纱条包绕，2～3d更换1次，每日在针孔处滴

75%乙醇 2 次。嘱患者勿触摸局部,如有分泌物用棉签擦去。如拔针后应以无菌纱布封盖该处。③保持牵引有效。牵引重量应根据病情需要调解,不可随意增减,不可随意改变体位。④注意预防压疮。⑤为患者翻身或改变体位时要注意牵引方向的正确有效。颅骨牵引的患者翻身时不可扭曲与摇动头部,应使头部与躯干保持固定位置下翻身。颈椎骨折或脱位的患者,翻身时应保持头颈及椎体在同一中轴线,以防脱位,压迫脊髓,造成损伤甚至死亡。⑥功能锻炼,帮助患者做肢体活动,以达到动、静结合治疗原则。

第三节 妇产科护理操作

1. 坐浴注意事项 ①坐浴浴液的温度不可过高,防止烫伤皮肤,水温下降后应及时调节;②坐浴水量不宜过多,以免坐浴时外溢;③阴道有出血者禁止坐浴。

2. 会阴擦洗注意事项 ①严格执行查对制度和消毒隔离制度,一人一物,防止交叉感染;②注意保护患者隐私、保暖;③在擦洗前及擦洗过程中,注意观察会阴部及伤口情况,发现异常及时报告医生并记录;④留置尿管者,应注意尿管是否通畅,避免脱落或打结。

3. 听诊胎心音技术注意事项 ①环境安静;②孕妇轻松配合;③听到胎心音须与子宫杂音、腹主动脉音、胎动音及脐带杂音相鉴别;④若胎心音<120 次/分或者>160 次/分,须立即触诊孕妇脉搏做对比鉴别,必要时吸氧,改变孕妇体位,进行胎心监护,通知医师;⑤临产产妇在宫缩间歇期听胎心。

4. 子宫按摩术注意事项 ①按摩子宫时,注意观察产妇的面色、表情及阴道出血等情况,听取产妇主诉;②按摩子宫的力度要适度,手法要正确,切忌使用暴力;③不宜过度暴露产妇的身体,注意保暖;④如按摩子宫,出血仍不见好转,应及时通知医生;⑤严格无菌操作。

5. 阴道擦洗技术注意事项 ①注意保暖、遮挡患者;②充分暴露宫颈,擦洗要彻底;③栓剂、片剂、油膏用刮片送入阴道,粉剂用棉球蘸药粉将药送入宫颈后,将线头露 1～2cm 于阴道外,12～24h 嘱患者自行牵拉线头将棉球取出;④月经期、有阴道出血者禁止上药;

⑤上药期间停止性生活；⑥上药时严格执行无菌技术操作，预防院内感染。

6. 阴道冲洗技术注意事项 ①冲洗液以41～43℃或患者感觉舒适为宜；②动作要轻柔，避免疼痛，冲洗要彻底并注意保护患者隐私、保暖；③月经期、妊娠期、产褥期及阴道有出血者禁止阴道冲洗，防止逆行感染；④未婚女性不做阴道冲洗，必要时用小号冲洗头或导尿管代替。

7. 产时会阴消毒技术注意事项 ①消毒原则：由内向外，自上而下；②操作过程中注意遮挡患者，给予保暖，避免受凉；③进行第2遍外阴消毒时，消毒范围不能超过第1遍范围；④操作中注意无菌原则。

8. 铺产台注意事项 ①检查产包有无潮湿、松散等被污染的情况；②嘱产妇及陪产家属勿触摸无菌物品；③注意给产妇保暖。

9. 接生注意事项 ①胎头拨露使阴唇后联合紧张时，应开始保护会阴。宫缩间歇时，保护会阴的右手稍放松，以免压迫过久引起会阴水肿。②接生要领：在保护会阴的同时，协助胎头俯屈，让胎头以最小径线（枕下前囟径）在宫缩间歇时缓慢地通过阴道口，以预防会阴撕伤，产妇与接生者必须充分合作才能做到。③当胎头娩出时有脐带绕颈，先处理脐带绕颈。④接产者必须正确处理胎肩娩出，胎肩娩出时要注意保护好会阴。

10. 外阴湿热敷注意事项 ①如外阴有血迹及分泌物时，应先冲洗外阴；②注意保暖和遮挡产妇；③所有用品均为消毒灭菌物品；④湿热敷过程中要注意观察会阴伤口，发现异常，应及时汇报医生，遵医嘱给予相应处理；⑤湿热敷的温度一般为41～48℃或以产妇感觉舒适为宜，防止烫伤；⑥休克、虚脱、昏迷、感觉迟钝等产妇尤应警惕防止烫伤；⑦在湿热敷过程中，要经常巡视病房，询问产妇温度是否适宜，及时调整。

11. 挤奶技术注意事项 ①首先要向产妇讲解挤奶的目的，以树立产妇母乳喂养的信心；②挤奶时，注意室内温度，不要过于暴露；③按摩时力量要适度，切忌用力过猛；④压乳晕的手指不应有滑动或按摩式动作，应类似于滚动式动作；⑤不要挤压乳头，因为压或挤乳头不会出奶；⑥选择大口容器为好，每次尽量将乳汁挤干净；⑦挤出的乳汁冷藏或冷冻在冰箱内。

12. 剖宫产时新生儿的护理注意事项　①注意室内温度,温度低时应及时打开辐射台开关;②新生儿与母亲进行皮肤接触时,注意保暖。

13. 新生儿脐部护理技术注意事项　①脐部护理时,应严密观察脐带有无特殊气味及脓性分泌物,发现异常及时报告医生;②脐带未脱落前,勿强行剥落,结扎线如有脱落应重新结扎;③脐带应每日护理 1 次,直至脱落;④新生儿使用尿布时注意勿让其超越脐部,以免尿粪污染脐部;⑤使用硝酸银溶液时,注意勿烧灼正常组织,以免引起烧灼伤。

14. 新生儿沐浴注意事项　①严格执行查对制度及新生儿沐浴操作规程。②沐浴时间应在新生儿吃奶后 1h,一般情况下可只用清水,必要时用婴儿沐浴液,沐浴液不能直接倒在新生儿皮肤上。③动作轻柔、迅速,注意保暖,避免受凉及损伤。沐浴时间一般约 10min。④沐浴时勿使水进入新生儿口、鼻、耳、眼内。洗头时应注意洗净耳后。⑤每次沐浴前后都要核对新生儿腕带,脱落时要及时补上。

15. 新生儿抚触的目的　①通过肌肤的接触,有助于增加新生儿体重,改变睡眠节律,提高应激能力;②促进新生儿神经系统发育,有益于新生儿的生长发育;③促进母婴情感交流,促进乳汁分泌,有助于母乳喂养;④加快新生儿免疫系统的完善,提高免疫力。

16. 新生儿抚触注意事项　①确保抚触时不受干扰,可播放一些柔和的音乐,使彼此放松。并注意与新生儿进行目光和语言的交流。②感觉新生儿疲劳、饥渴或哭闹时不宜抚触。③根据新生儿状态决定抚触时间,一般每次 10～15min,1～2 次/日。抚触最好在新生儿沐浴后进行。④抚触前双手适当涂润肤油,搓揉双手温暖后再进行抚触。在抚触过程中,如新生儿出现哭闹、肌张力增高、肤色改变等,应暂停抚触,如持续哭闹应停止抚触。

第四节　儿科护理操作

1. 婴幼儿体重、身高(长)测量注意事项　①注意保暖、安全和准确。②测量体重宜选择喂奶前或饭前、便后进行。做到定时间、定磅秤，所测数值与前次差异较大时，应重新测量核对。③测量身长时患儿应头正、腰平、腿直，不要挤压头部。推动滑板时动作应轻快，并准确读数。

2. 更换尿布注意事项 ①选择质地柔软、透气性好、吸水性强的纯棉尿布或采用一次性尿布；②更换尿布时，动作要轻柔、敏捷，注意保暖，避免受凉；③尿布长短、宽窄和系带松紧应适宜，不宜垫橡皮布或塑料布。

3. 婴幼儿盆浴注意事项 ①患儿沐浴在喂奶前或喂奶后1h进行，以免呕吐或溢奶。②沐浴时注意保暖，减少暴露，动作轻快。眼、耳内不得有水或肥皂沫进入。③注意观察全身皮肤情况，发现异常及时报告医生。④对患儿头顶部皮脂结痂不可用力擦洗，可涂液状石蜡浸润，待次日轻轻梳去结痂后再予以洗净。

4. 婴幼儿服药注意事项 ①严格查对制度，严格按医嘱给药，做到剂量准确无误。②给患儿喂药应在喂奶前或两次间进行。当患儿拒绝服药时，护士应尽量设法改善药物苦涩味，不能以打针威胁、哄骗或捏住鼻孔强行灌药，防止药液或药片吸入呼吸道造成窒息。③患儿如有呛咳、恶心，应暂停喂药，轻拍背部或转移注意力，待好转后再喂。如患儿呕吐，应将头偏向一侧，防止呕吐物吸入气管内。④中、西药不能同时服用，须间隔30～60min。任何药物均不能混于乳汁中同时喂哺。不主张用奶瓶喂药，以免使患儿产生错觉影响以后的哺乳。油类药物可用滴管直接滴入口中。⑤喂药时应按药物的不同性质使用不同的服药方法。⑥喂药最好选用专门的喂药勺，上面有刻度，方便控制喂药量。⑦因某种原因患儿不能或暂时不能服药时，应将药带回保管并通知值班医生酌情处理。

5. 婴儿乳瓶喂乳注意事项 ①配奶、喂奶用具均需消毒。②配奶时先倒入温开水然后放入奶粉。乳液应现用现配，剩余乳液不可再次喂哺。③哺乳时乳液始终充满乳头，以免吸入气体过多引起腹胀或呕吐。乳瓶颈不要压在患儿唇上，以免妨碍吸吮。乳头孔堵塞时，应按无菌操作原则重新更换乳头。④患儿吸吮过急有呛咳时，应暂停喂哺。轻拍后背，稍休息后再喂。⑤遇患儿窒息，应立即将患儿置头低足高位，头偏向一侧，轻拍背部。用电动吸引器或洗耳球吸尽口、鼻腔内乳汁及分泌物后给氧，并通知医师。

6. 约束法注意事项　①约束带捆扎松紧要适宜，定时松解；②定时观察局部皮肤血液循环情况或肢体血供情况；③避免皮肤损伤，必要时局部按摩或加厚棉垫。

7. 婴幼儿灌肠的目的　①刺激肠蠕动，软化和清除粪便，排除肠内积气，减轻腹胀；②清理肠道，为手术、检查做准备；③解除和清除肠道内有害物质，减轻中毒；④降温。

8. 不同年龄患儿灌肠液量　见表3-22-1。

表3-22-1　不同年龄患儿灌肠液量

年　龄	灌肠溶液量
6个月以下	50ml
6个月至1岁	100ml
1～2岁	200ml
2～3岁	300ml

9. 婴幼儿灌肠注意事项　①根据患儿年龄选用合适的肛管，根据医嘱选择灌肠液的种类和量。②灌肠中注意保暖，避免受凉。液体流入速度宜慢，并注意观察患儿情况，如患儿出现突然腹痛或腹胀加剧应立即停止灌肠，并与医师联系，给予处理。③若为降温灌肠，液体应保留30min后再排出，排便后30min再测量体温并记录。

10. 早产儿暖箱的应用注意事项　①严格交接班。②暖箱应避免阳光直射，冬季避开热源及冷空气对流处。③使用暖箱时室温不宜过低，以免暖箱大量散热。④使用中注意观察暖箱各仪表显示是否正常，出现报警要及时查找原因并给予处理，必要时切断电源，请专业人员进行维修。⑤在使用中严格执行操作规程，以保证安全。⑥长期使用暖箱的患儿，每周更换1次暖箱并进行彻底消毒。使用过程中定期进行细菌学监测。⑦严禁骤然提高暖箱温度，以免患儿体温突然上升造成不良后果。⑧患儿出箱前应逐渐调节箱温，以使患儿逐步适应周围温度。

11. 光照疗法注意事项　①为患儿做检查、治疗、护理时，可戴墨镜，严格进行交接班，并查看蓝光箱使用情况。②患儿光疗时随时观察患儿眼罩、会阴遮盖物有无脱落，注意皮肤有无破损。③注意患儿洗浴后不要擦抹爽身粉，防止降低光疗效果。④患儿光疗时，如体温高于37.8℃或者低于35℃，应暂时停止光疗。⑤光疗不良反应有发热、腹泻、皮疹、维生素B_2缺乏、低血钙、贫血、青铜症等，注意监护。⑥灯管使用300h后光能量输出减弱20%，900h后减弱35%，因此灯管使用1000h必须更换。⑦保持灯管及反射板的清洁，每日擦拭，防止灰尘影响光照强度。夏季为避免箱温过高，光疗箱最好放于空调病室内。

12. 股静脉采血注意事项 ①严格无菌操作，充分暴露穿刺部位。若穿刺失败，不宜多次反复穿刺，以免形成血肿。②穿刺时，若抽出的血液为鲜红色，提示穿入股动脉，应立即拔针，用无菌棉球紧压穿刺部位数分钟，直至无出血为止。③穿刺后检查局部有无活动性出血，无出血方能离去。④有出血倾向或凝血功能障碍者，禁用股静脉穿刺，以免引起出血。

第五节 五官科护理操作

1. 眼部涂药膏注意事项 ①检查玻璃棒是否完整，两端是否光滑，以免有破损而损伤角膜；②用散瞳眼膏时须用干棉球压迫泪囊数分钟；③涂眼药膏时切忌软管碰到角膜和睑睫毛，以免造成角膜损伤。

2. 眼药水滴用注意事项 ①严格执行“三查八对”。②如眼部有分泌物者应用棉签擦除眼部分泌物。③双眼滴药时，需先滴健眼，再滴患眼。④有眼球穿透伤、角膜瘘、手术后的患者滴眼药水时勿压迫眼球。⑤若为传染性眼病患者，滴眼药水时应单独使用一份药液及用物。⑥遇光变质药物应用黑纸包裹眼药瓶或用深色瓶。⑦眼药水不能直接滴在角膜面。⑧滴药时滴管距眼睑1～2cm，勿使滴管触及睫毛，以防污染。⑨混悬液用前需摇匀。多种眼药水同用时要有间隔时间，不可同时滴入。⑩滴用散瞳、缩瞳或特殊药物后，告知患者即刻用干棉球压迫泪囊部数分钟。

3. 眼压测量注意事项 ①测眼压时动作要轻、准、稳；②有角膜伤口、角膜擦伤或传染性结膜炎者勿测量眼压；③眼压计置于角膜时间不宜过长，连续测量时不宜超过3次；④测量眼压时眼压计应垂直放置和移开。

4. 外眼术后换药注意事项　①严格无菌操作。换药过程中加强沟通，多用夸奖和鼓励的语言，以减轻患者的痛苦和对换药的恐惧心理。②皮肤伤口若有隆起或脓性分泌物时，应根据情况间断或部分拆线，放置引流条或连续换药。③内翻倒睫者应注意是否矫正。

5. 泪道冲洗注意事项　①冲洗泪道不畅或阻力很大时，应询问病情，如无流泪史，应将针头轻轻转动冲洗，因有时针头被泪小管黏膜皱褶所阻塞，而产生不通的假象；②泪点狭窄冲洗针头不能进入时，可先用泪点扩张器扩张泪点；③操作时要谨慎、细心，冲洗针头前进时不宜施以暴力，避免损伤泪道或造成假道。

6. 结膜囊冲洗注意事项　①洗眼时，要防止洗眼壶触及眼睑、睫毛，以免污染洗眼壶；②洗眼壶冲洗时不宜过高或过低；③对眼球有伤口的患者，勿行冲洗，以防眼内容物脱出，但要对眼睑周围皮肤进行擦洗、消毒，动作要轻，切忌加压；④眼睑肿胀或儿童以及不合作者可用眼睑拉钩分开上、下眼睑再行冲洗；⑤冲洗传染性眼病的用具，用后应彻底消毒；⑥冲洗液要保持适宜的温度，一般以 35～40℃为宜。

7. 结膜下注射注意事项　①注射时嘱患者向任一方向注视不动，以防发生以意外；②注射时不要用力过猛，以免刺伤巩膜；③注射时针头与角膜平行或朝向穹窿部，以免发生危险；④注射时要避开血管，并经常更换部位，以免形成粘连。

8. 耳部滴药注意事项　①药液不可过凉或过热，否则可刺激内耳引起眩晕等症状，甚至出现眼震；②滴药时，小儿应将耳郭向后下方牵拉，成年人则向后上方牵拉；③操作前，询问患者药物过敏史。

9. 耳道冲洗注意事项　①冲洗液温度不可过热或过凉(药液温度应与体温相近)；②动作轻柔，冲洗时切勿直射鼓膜，避免造成鼓膜损伤；③急性炎症期及有鼓膜穿孔者不宜冲洗，以免引起并发症。

10. 鼻腔冲洗法注意事项　①鼻腔、上呼吸道急性炎症及中耳急性感染不宜冲洗；②冬天应将药液瓶放在温水中加热至与体温接近，冲洗药液温度不宜过高或过低；③冲洗时压力不要过大，否则会使分泌物冲入咽鼓管，导致中耳炎；④冲洗时不宜做吞咽动作；⑤冲洗完毕，将冲洗器冲洗干净、风干备用，防止细菌滋生(一般每 2 周更换1个冲洗器);⑥一般术后鼻腔冲洗半个月到1个月或遵医嘱。

第六节 急诊科护理操作

1. 心肺复苏有效指征 ①能扪到大动脉搏动,收缩压>8kPa(60mmHg);②面色、口唇、甲床和皮肤色泽转红;③呼吸改善或出现自主呼吸;④散大的瞳孔缩小;⑤眼球活动,睫毛反射与对光反应出现,甚至手足抽动,肌张力增高。

2. 心肺复苏注意事项 ①人工呼吸时送气量不宜过大,以免引起患者胃部胀气;②闭胸心脏按压时要确保足够的频率及深度,尽可能不中断闭胸心脏按压,每次闭胸心脏按压后要让胸廓充分的回弹,以保证心脏得到充分的血液回流;③闭胸心脏按压时肩、肘、腕在一条直线上,并与患者身体长轴垂直。按压时,手掌掌根不能离开胸壁。

3. 除颤注意事项 ①除颤前确定患者除颤部位无潮湿、无敷料。如患者带有置入性起搏器,应注意避开起搏器部位至少10cm。②除颤前确定周围人员无直接或者间接与患者接触。③操作者身体不能与患者接触,不能与金属类物品接触。④电极板放置位置要准确(心尖部:左侧腋前线第5~6肋间、心底部:胸骨右缘第2肋间),并应与患者皮肤密切接触,保证导电良好。导电糊涂抹要均匀,防止皮肤灼伤。⑤动作迅速,准确。⑥保持除颤器完好备用。

练习题

一、A_1 型题

1. 一般洗手的洗手指征不包括

A. 直接接触患者前后　　B. 无菌操作前后

C. 处理污染物品前后　　D. 处理无菌物品之前

E. 穿脱隔离衣前后

2. 外科手消毒的目的是

A. 清除指甲、手、前臂的污物和暂居菌

B. 清除指甲、手、前臂的污物和常居菌

C. 杀灭手部一切微生物

D. 去除手部皮肤污垢

E. 去除手部部分致病菌

3. 有关无菌持物钳的使用正确的是

A. 取放无菌钳时，钳端张开向下

B. 取远处物品时，保持钳端向下

C. 使用无菌钳时不能高于腰部

D. 无菌持物钳不能夹取油纱布

E. 打开包后的干镊子罐、持物钳应当6h更换

4. 关于戴无菌手套的叙述错误的是

A. 戴手套前取下手表，洗手

B. 戴手套时应当注意未戴手套的手不可触及手套的外面

C. 戴手套后发现污染时，应当立即用消毒液擦拭污染部位

D. 戴手套后如发现有破洞，应当立即更换

E. 脱手套时，应翻转脱下

5. 关于无菌容器使用的叙述，错误的是

A. 开无菌容器时，应当将容器盖内面朝上置于稳妥处

B. 手持无菌容器时，应当托住底部

C. 打开容器时，避免手臂跨越容器上方

D. 无菌容器打开后，有效使用时间为 12h

E. 用毕即将容器盖严，手不可触及容器的内面及边缘

6. 无菌盘有效期为

A. 2h　B. 4h　C. 8h　D. 12h　E. 24h

7. 为昏迷患者做口腔护理，错误的是

A. 开口器从臼齿处放入

B. 用血管钳夹紧棉球擦洗

C. 取下活动义齿，刷净后浸泡在冷水中

D. 用等渗盐水漱口

E. 局部溃疡用冰硼酸涂抹

8. 口腔真菌感染应选择的漱口溶液为

A. 甲硝唑溶液　B. 氯己定溶液(洗必泰)

C. 呋喃西林溶液　D. 碳酸氢钠溶液

E. 复方硼砂溶液

9. 口腔护理应注意的问题，错误的是

A. 昏迷患者禁止漱口，以免引起误吸

B. 长期应用抗生素者，注意观察有无真菌感染

C. 擦洗过程中动作要轻柔，避免金属钳端碰到牙

D. 有活动义齿者，应取下，用消毒液浸泡

E. 护士操作前后应当清点棉球数量

10. 对患者进行口腔卫生指导，错误的是

A. 早、晚刷牙，餐后漱口

B. 牙刷应每隔 6 个月更换 1 次

C. 口腔过于干燥时，鼓励患者多饮水

D. 牙膏不宜常用一种，应轮换使用

E. 每次刷牙时间以 3min 为宜

11. 为患者床上洗头的目的不包括

A. 促进头皮血液循环　B. 除去污垢和头屑

C. 使患者头发清洁、舒适　D. 预防头虱

E. 治疗头皮感染

12. 为患者床上擦浴的目的,错误的是

A. 去除皮肤污垢,保持皮肤清洁

B. 促进皮肤血液循环,抑制皮脂腺、汗腺排泄功能

C. 预防皮肤感染和压疮等并发症的发生

D. 增强皮肤对外界刺激的敏感性

E. 防止关节僵硬和肌肉挛缩等并发症的发生

13. 为患者床上擦浴适宜的水温是

A. 39～41℃　B. 45～48℃　C. 50～52℃

D. 53～55℃　E. 60～62℃

14. 关于测量体温的叙述,错误的是

A. 测试前将汞柱甩至35℃以下

B. 测腋温的时间是5～10min

C. 测肛温的时间是5min

D. 测口温前15～30min勿进食过冷、过热食物

E. 极度消瘦的患者不宜测腋温

15. 关于测量脉搏的叙述,错误的是

A. 诊脉前患者有剧烈活动者应先休息10min后再测量

B. 不可用拇指诊脉

C. 对心脏病患者应测脉搏1min

D. 为偏瘫患者测量脉搏,应选择健侧肢体

E. 脉搏短绌的患者,由两人同时分别测量脉搏与心率1min

16. 关于测量呼吸的叙述,错误的是

A. 一般与测脉搏同时进行

B. 计数30s,结果乘以2即得呼吸频率

C. 测量时应告诉患者,取得配合

D. 呼吸不规律的患者及婴儿应当测量1min

E. 如患者有紧张、剧烈运动等,需稳定后测量

17. 测量血压放气的速度正确的是

A. 2mmHg/s　B. 4mmHg/s　C. 6mmHg/s

D. 8mmHg/s　E. 10mmHg/s

18. 长期观察血压的患者做到"四定",正确的是

A. 定人员、定部位、定体位、定血压计

B. 定时间、定部位、定次数、定血压计
C. 定方法、定部位、定体位、定血压计
D. 定时间、定部位、定体位、定血压计
E. 定时间、定部位、定体位、定病人

19. 关于铺备用床的叙述，错误的是
A. 先铺床头，后铺床尾
B. 枕套开口背门
C. 大单中线与床的中线对齐
D. 在患者进食或做治疗时应暂停铺床
E. 铺床时，身体应远离床边

20. 为卧床患者更换床单，错误的是
A. 评估患者皮肤是否完整
B. 移开床旁桌，距床 20cm 左右
C. 放平床头和膝下支架
D. 随时观察并与患者交流
E. 先从有引流管的一侧开始更换

21. 一人扶助患者翻身侧卧，下列步骤正确的是
A. 协助患者手臂放于身体两侧
B. 使患者两腿平放伸直
C. 协助患者先将臀部移向床缘
D. 护士手扶患者肩、膝部助翻身
E. 翻身后使患者上腿伸直

22. 两人搬运患者的正确方法是
A. 甲托头肩部，乙托臀部
B. 甲托背部，乙托臀、腘窝部
C. 甲托颈、腰部，乙托大腿和小腿
D. 甲托头、背部，乙托臀和小腿
E. 甲托颈肩、腰部，乙托臀、腘窝部

23. 协助患者翻身的叙述，错误的是
A. 翻身时不可拖拉，以免擦伤皮肤
B. 移动身体后，须用软枕垫好，以维持舒适位置
C. 两人协助翻身时，注意动作协调、轻稳

D. 手术后患者分泌物浸湿敷料时，应先行翻身再换药

E. 颅脑手术后，头部翻转不可剧烈

24. 协助患者由床上移至平车的叙述，错误的是

A. 搬运患者时动作轻稳，协调一致

B. 尽量使患者靠近搬运者，已达到节力

C. 将患者头部置于平车的小轮端，方便推送

D. 下坡时应使患者头部在高处一端

E. 骨折患者，应在平车上垫木板，并固定好骨折部位再搬运

25. 用平车搬运腰椎骨折患者，下述不妥的是

A. 车上垫木板

B. 先做好骨折部位的固定

C. 宜用四人搬运法

D. 下坡时头在后

E. 让家属推车，护士在旁密切观察

26. 协助患者更衣的叙述，错误的是

A. 注意保暖，避免患者受凉

B. 注意皮肤及患侧肢体情况

C. 先脱近侧，后脱对侧

D. 先穿对侧，后穿近侧

E. 肢体有伤口或疼痛，先穿健侧，后穿患侧

27. 须执行接触隔离的疾病是

A. 甲型肝炎　B. 破伤风　C. 斑疹伤寒

D. 狂犬病　E. 麻疹

28. 压疮淤血红润期的主要护理措施是

A. 除去病因，定时翻身

B. 局部使用抗生素，避免感染

C. 厚层滑石粉包扎，减少摩擦

D. 清洁创面，除腐生新

E. 红外线照射，干燥创面

29. 压疮的预防措施，不妥的是

A. 活动能力受限的患者，定时被动变换体位，每 2 小时 1 次

B. 受压皮肤在解除压力 30min 后，压红不消退者，应延长翻

身时间

C. 长期卧床患者可以使用充气气垫床

D. 骨突处皮肤使用透明贴或者减压贴保护

E. 躁动者有导致局部皮肤受伤的危险,可用透明贴膜予以局部保护

30. 冰袋降温多长时间需测体温

A. 使用后20min　B. 使用后30min

C. 使用后40min　D. 使用后50min

E. 使用后60min

31. 下列哪种疾病可采用热疗

A. 腰痛　B. 急腹症　C. 牙痛

D. 脑外伤　E. 鼻翼处感染

32. 一般患者在软组织扭伤、挫伤几小时后才能使用热疗

A. 12h　B. 24h　C. 48h　D. 72h　E. 96h

33. 物理降温时应当避开的部位是

A. 腋窝　B. 肘窝　C. 腹股沟

D. 腘窝　E. 足底

34. 2岁以上儿童使用热水袋的温度,正确的是

A. 39～41℃　B. 48～50℃　C. 50～55℃

D. 60～70℃　E. 75～80℃

35. 热水坐浴适宜的水温是

A. 37～38℃　B. 38～39℃　C. 40～45℃

D. 48～50℃　E. 50～55℃

36. 发口服药不符合要求的是

A. 根据医嘱给药

B. 做好心理护理

C. 鼻饲患者暂缓发药

D. 患者提出疑问须重新核对

E. 危重患者要喂服

37. 抢救青霉素过敏性休克最首要的措施是

A. 立即平卧　B. 氧气吸入　C. 注意保暖

D. 停止用药　E. 皮下注射肾上腺素

38. 下列皮试液1ml含量,错误的是

A. 青霉素:50U　B. 链霉素:2500U

C. 破伤风抗毒素:150U　D. 头孢菌素:5mg

E. 普鲁卡因:2.5mg

39. 下列注射部位,错误的是

A. 皮内注射——三角肌下缘

B. 皮下注射——大腿外侧方

C. 肌内注射——臀大肌

D. 静脉注射——正中静脉

E. 股静脉注射——股三角区股动脉外侧0.5cm处

40. 皮下注射胰岛素时,告知患者注射后多长时间开始进食

A. 10min　B. 15min　C. 20min

D. 30min　E. 60min

41. 肌内注射侧卧位的体位准备,正确的是

A. 两腿伸直,足尖相对

B. 两腿伸直,足跟相对

C. 上腿弯曲,下腿伸直

D. 下腿弯曲,上腿伸直

E. 两腿弯曲,放松

42. 通过皮下注射给予药物治疗,不适宜的是

A. 刺激性过强的药物　B. 疫苗预防接种

C. 胰岛素注射　D. 局部麻醉药物

E. 不足1ml的药液

43. 2岁以下婴儿最适宜的肌内注射部位是

A. 臀大肌　B. 臀中肌　C. 股外侧肌

D. 上臂三角肌　E. 腹直肌

44. 关于静脉注射的叙述,不妥的是

A. 在穿刺部位上方约6cm处扎紧止血带

B. 75%乙醇消毒皮肤,消毒直径>5cm

C. 针头斜面向上与皮肤呈15°～30°进针

D. 长期静脉给药者,由远心端至近心端选择血管

E. 强烈刺激性的药物,需确认针头在血管内方可推药

45. 有关静脉输液的叙述，不妥的是

A. 告知患者所输药物

B. 严格执行无菌技术操作

C. 注意药物配伍禁忌

D. 需持续输液的患者，应每 12 小时更换输液器

E. 根据患者年龄、病情、药物性质调节滴速

46. 输液瓶中同时加入数种药物时，应特别注意药物的

A. 有效期 B. 刺激性 C. 配伍禁忌

D. 剂量浓度 E. 加药顺序

47. 关于静脉留置针的使用，错误的是

A. 消毒穿刺部位皮肤，直径为 5cm×5cm

B. 与皮肤呈 15°～30°进针，直刺静脉

C. 在无菌透明膜上注明穿刺日期

D. 使用正压接头替代肝素帽，可不用封管

E. 告知患者不输液时，也尽量避免肢体下垂姿势

48. PICC 置管后的护理，错误的是

A. 置管后 24h 内更换贴膜，以后酌情每周更换 1～2 次

B. 换药时沿导管方向由上向下揭去透明敷料

C. 定期检查导管位置、导管头部定位、流通性能及固定情况

D. 每次输液后以脉冲方式进行冲管，并正压封管

E. 治疗间歇期每周对 PICC 导管进行冲洗，更换贴膜、正压接头

49. 关于静脉输血的叙述，错误的是

A. 禁止同时采集 2 个患者的血标本

B. 血液内不得加入其他药物

C. 输血前两名护士经“三查”“八对”无误后，方可输入

D. 血液最好在从血库领出后 30min 内输入

E. 血小板需要在 4℃±2℃振荡条件下保存

50. 输血前准备工作，错误的是

A. 检查库血质量，血浆呈红色，不能使用

B. 血液从血库取出后，在室温放置 15min 再输入

C. 先给患者静脉滴注 0.9%氯化钠溶液

D. 两人核对供、受血者的姓名、血型和交叉配血试验结果

E. 在血中加入异丙嗪25mg,以防过敏反应

51. 鼻导管给氧,导管插入长度为

A. 鼻尖至耳垂　　B. 鼻尖至耳垂的1/2

C. 鼻尖至耳垂的1/3　　D. 鼻尖至耳垂的2/3

E. 鼻翼至耳垂

52. 停用氧气的正确方法是

A. 关紧总开关→关好流量表→取下鼻导管→重开流量表放余氧

B. 关紧总开关→取下鼻导管→关好流量表

C. 取下鼻导管→关紧总开关→再关流量表

D. 关紧流量表→再关总开关→取下鼻导管→重开流量表放气

E. 取下鼻导管→关紧流量表→再关总开关→重开流量表放余氧

53. 氧气筒内氧气压力降至5kg/cm^2时即不可再用,其目的是

A. 便于检查氧气装置有无漏气

B. 便于再次充气

C. 便于调节氧流量

D. 使流量平稳,便于使用

E. 防止造成再次充气时引起爆炸

54. 超声雾化吸入的常用药物不包括

A. 氨茶碱　　B. 沙丁胺醇　　C. 青霉素

D. 庆大霉素　　E. 地塞米松

55. 超声雾化吸入操作步骤,正确的是

A. 水槽内加温水

B. 药液用温水稀释后放入雾化罐

C. 先开雾化开关,再开电源开关

D. 添加药液不必关机

E. 停用时先关电源开关

56. 超声雾化吸入一般每次定时为

A. 5～10min　　B. 10～15min

C. 15～20min D. 20～25min

E. 25～30min

57. 氧气雾化吸入的氧流量是

A. 2～3L/min B. 3～4L/min

C. 4～6L/min D. 6～10L/min

E. 10～12L/min

58. 吸痰时痰液黏稠,处理措施错误的是

A. 滴少量生理盐水 B. 增大负压吸引力

C. 叩拍胸背部 D. 协助更换卧位

E. 雾化吸入

59. 每次吸痰时间不超过

A. 10s B. 15s C. 20s D. 25s E. 30s

60. 经气管内插管/气管切开吸痰前后给予患者100%的纯氧

A. 1min B. 2min C. 3min

D. 4min E. 5min

61. 鼻饲患者的护理,下述不妥的是

A. 每次灌注前回抽胃液

B. 每次鼻饲量500ml

C. 每次灌注流质后应注入温开水

D. 每日进行口腔护理

E. 每周更换鼻饲管

62. 鼻饲时,鼻饲液适宜的温度是

A. 35～37℃ B. 38～40℃ C. 41～42℃

D. 43～45℃ E. 46～48℃

63. 确认胃管在胃内的方法正确的是

A. 胃管末端接注射器抽吸,有胃液抽出

B. 向胃管内注入10～20ml空气

C. 向胃管内注入10～20ml开水

D. 向胃管内注入10ml生理盐水,听到气过水声

E. 当患者吸气时,将胃管末端置于水中,无气泡逸出

64. 插入胃管的长度,正确的是

A. 从鼻尖至剑突,成年人35～40cm

B. 从前发际至剑突，成年人 45～55cm
C. 从眉心至剑突，长 40～45cm
D. 从眉心至脐部，长 60～65cm
E. 从耳垂至剑突，长 55～60cm

65. 自动洗胃机洗胃每次注入洗胃液的量是
A. 150～200ml　B. 220～250ml　C. 300～500ml
D. 520～550ml　E. 550～600ml

66. 关于洗胃的注意事项，错误的是
A. 插管时动作要轻快，切勿损伤患者食管及误入气管
B. 患者中毒物质不明时，应用温开水或生理盐水洗胃
C. 幽门梗阻患者，洗胃宜在饭后 4～6h 或者空腹时进行
D. 吞服强酸、强碱等腐蚀性毒物患者，彻底洗胃
E. 及时准确记录灌注液名称、液量，洗出液量及其颜色、气味等

67. 保留灌肠的叙述，错误的是
A. 灌肠前排便排尿　B. 患者随意取侧卧位
C. 插管深度为 15cm　D. 液面距肛门 30cm
E. 拔管后嘱患者至少保留药液 1h 以上

68. 下列插管长度不妥的是
A. 大量不保留灌肠：7～10cm
B. 小量不保留灌肠：7～10cm
C. 保留灌肠：15～20cm
D. 肛管排气：7～10cm
E. 男患者导尿：22～24cm

69. 灌肠的注意事项，正确的是
A. 伤寒患者灌肠液不得超过 800ml
B. 充血性心力衰竭者可用生理盐水灌肠
C. 肝性脑病患者可用肥皂水灌肠
D. 降温灌肠液体保留 30min 后再排便
E. 伤寒患者灌肠液液面不得超高肛门 50cm

70. 肛管排气保留肛管的时间，正确的是
A. 不超过 10min　B. 不超过 20min

C. 不少于 30min　　D. 不超过 40min

E. 不超过 50min

71. 尿潴留患者一次放出尿量不应超过

A. 500ml　　B. 800ml　　C. 1000ml

D. 1200ml　　E. 1500ml

72. 为女患者导尿,导尿管误入阴道的处理正确的是

A. 拔出导尿管,重新插入

B. 更换导尿管,重新插入

C. 嘱患者休息片刻再插

D. 重新消毒外阴,更换导尿管插入

E. 重新更换导尿包后再插

73. 留置导尿的注意事项,不正确的是

A. 防止管道受压、扭曲、堵塞

B. 鼓励患者多饮水、勤翻身

C. 定时排放引流袋尿液,测量尿量并记录

D. 每周清洁消毒尿道口及外阴 1～2 次

E. 长期留置导尿管者,在拔管前应先锻炼膀胱的反射功能

74. 检查阿米巴原虫,留取便标本的正确方法是

A. 清晨留取少许

B. 取粪便表面部分

C. 取粪便的不同部位

D. 取粪便异常部位

E. 便器加温至人的体温,排便后将标本连同便器立即送检

75. 隐血试验前 3d,可以选用的食物是

A. 绿色蔬菜　　B. 肉　　C. 豆腐

D. 血　　E. 肝

76. 关于采集标本,错误的是

A. 尿糖定性,留 12h 尿标本

B. 尿妊娠试验,留清晨第 1 次尿

C. 痰培养标本,采集前先漱口

D. 粪便查阿米巴原虫,便盆应先加温

E. 咽拭子培养,在扁桃体及咽部取分泌物

77. 尿常规检查的目的不包括

A. 颜色、透明度　B. 比重　C. 尿蛋白

D. 尿糖定性　E. 尿糖定量

78. 不符合血培养标本采集原则的是

A. 标本容器外贴标签

B. 采集量一般为 3ml

C. 在使用抗生素前采集

D. 采集时严格执行无菌操作

E. 血液注入标本瓶后轻轻摇匀

79. 关于穿脱隔离衣的叙述，错误的是

A. 隔离衣有破洞应及时更换

B. 隔离衣外面及领子为清洁面，应防止污染

C. 系领带时勿使衣袖触及面部、衣领及工作帽

D. 穿好隔离衣，须将工作服完全遮盖

E. 穿隔离衣后只限在规定区内活动

80. 腹腔穿刺一次放腹水不宜超过

A. 1000ml　B. 1500ml　C. 2000ml

D. 2500ml　E. 3000ml

81. 肝穿刺注意事项，错误的是

A. 患者穿刺前训练呼气后屏气动作

B. 穿刺过程中，注意观察患者面色、血压、脉搏的变化

C. 术者进针和拔针时嘱患者深吸气后屏气

D. 术后卧床休息 12h

E. 穿刺后 24h 内局部有轻微疼痛属正常现象

82. 肾穿刺活检术后观察内容不包括

A. 每 0.5 小时测量呼吸、脉搏、血压 1 次，共测 4 次

B. 嘱患者多饮水，留取术后前 3 次尿液，观察有无肉眼血尿

C. 术后绝对平卧 4h，24h 内尽可能卧床

D. 术后 1 周内避免腰部、背部受力运动

E. 术后 3 个月才能进行重体力劳动

83. 胸腔穿刺一般第 1 次抽液不超过

A. 500ml　B. 600ml　C. 800ml

D. 1000ml　　E. 1200ml

84. 心包穿刺注意事项,错误的是

A. 术中严密观察心电图及血压的变化

B. 抽液过程中应注意随时夹闭胶管

C. 抽液速度宜缓慢,首次抽液量不超过500ml

D. 术后静卧4h,每30分钟测脉搏、血压1次

E. 术中若患者感到不适应立即停止操作

85. 关于骨髓穿刺的叙述,错误的是

A. 在胸骨及髂前上棘穿刺,取仰卧位或侧卧位

B. 在髂后上棘及棘突穿刺,取俯卧位或侧卧位

C. 穿刺时嘱患者保持固定姿势,避免翻动

D. 嘱患者术后平卧休息1～2h

E. 观察穿刺部位有无红肿、出血及感染征象

86. 腰椎穿刺结束后嘱患者平卧休息

A. 2h　　B. 3h　　C. 6h　　D. 8h　　E. 10h

87. 胃镜检查注意事项,错误的是

A. 检查前需禁食、禁水、禁药6h

B. 做钡剂检查者,须隔2d方能行胃镜检查

C. 胃镜检查结束2h后,嘱患者先饮水,若无呛咳及异物感再进半质饮流食

D. 息肉切除术后患者卧床1周,进食无渣半流质饮食9～14d

E. 胃及十二指肠溃疡治疗者,1个月后复查胃镜

88. 结肠镜检查的注意事项,错误的是

A. 术前2d进无渣半流质饮食,禁止食用蔬菜、肉类、水果等

B. 检查前做好清洁肠道的准备,检查当日禁食

C. 息肉切除的患者,一般卧床休息2～3d

D. 检查后应注意观察患者有无腹痛、便血等情况

E. 儿童可应用盐酸氯胺酮全身麻醉后再行检查

89. 关于三腔两囊管的叙述,错误的是

A. 三腔两囊管插入深度为55～65cm

B. 压管期间,每2小时抽吸胃管1次,观察是否有出血

C. 出血停止 24h 后，放松牵引和放出气囊气体，即刻拔管

D. 拔管前，将气囊内余气抽净，给患者口服液状石蜡 20～30ml

E. 三腔管压迫期限为 72h，如有继续出血，可适当延长压迫时间

90. 不属于胃肠减压目的的是

A. 解除或者缓解肠梗阻所致的症状

B. 进行胃肠道手术的术前准备

C. 术后减轻腹胀

D. 观察病情变化，协助诊断

E. 保证不能进食者摄入足够营养、水分和药物

91. 为昏迷患者插胃管到 15cm 时，将患者头部托起的目的是

A. 减轻患者痛苦 B. 避免出现恶心

C. 避免损伤食管黏膜 D. 加大咽喉部通道弧度

E. 使咽喉部肌肉松弛便于插管

92. 插胃管时，患者出现呛咳、发绀，处理正确的是

A. 托起患者头部再插管

B. 嘱患者深呼吸

C. 嘱患者做吞咽动作

D. 嘱患者坚持一会儿，再继续插管

E. 立即拔出胃管，让患者休息一会儿再插管

93. 三腔两囊管压迫止血，出血停止后，观察多长时间可拔管

A. 8h B. 12h C. 16h D. 24h E. 48h

94. 不属于 T 形管引流拔管指征的是

A. 患者不发热，黄疸消退

B. 胆汁引流量减少

C. T 形管造影证实胆管无残余结石，下端通畅

D. 夹闭引流管 1～2h，无腹痛、发热、黄疸现象

E. 夹闭引流管 1～2d，无腹痛、发热、黄疸现象

95. 脑室穿刺引流袋固定高度为穿刺点上方

A. 2～6cm B. 6～8cm C. 10～20cm

D. 21～25cm E. 26～30cm

96. 关于胸腔闭式引流的叙述，错误的是

A. 长玻璃管埋于水下 3～4cm

B. 正常水柱上下波动 4～6cm

C. 保持引流瓶低于胸腔 60～100cm

D. 搬动患者时，应注意保持引流瓶高于胸膜腔

E. 注意观察引流液的量、颜色和性状

97. 膀胱冲洗的目的，错误的是

A. 使尿液引流通畅

B. 治疗某些膀胱疾病

C. 清除膀胱内的血凝块、黏液、细菌等

D. 前列腺及膀胱手术前预防血块形成

E. 预防膀胱感染

98. 造口护理操作要点，不正确的是

A. 由下向上撕离已用的造口袋

B. 温水清洁造口及周围皮肤

C. 用造口量度表量度造口的大小、形状

D. 沿记号修剪造口袋底盘

E. 按照造口位置由下而上贴造口袋

99. 关于轴线翻身的叙述，错误的是

A. 患者有颈椎损伤时，由 3 位操作者完成

B. 无颈椎损伤时，可由 2 位操作者完成

C. 翻转患者时，应注意保持脊椎平直

D. 翻身角度不可超过 80°

E. 翻身时注意为患者保暖并防止坠床

100. 骨盆外测量的正常值，错误的是

A. 髂棘间径：23～26cm　B. 髂嵴间径：15～20cm

C. 骶耻外径：18～20cm　D. 出口横径：8.5～9.5cm

E. 耻骨弓角度：90°

101. 坐浴液温度一般是

A. 36～37℃　B. 38～40℃　C. 41～42℃

D. 43～44℃　E. 45～50℃

102. 正常胎心的次数是

A. 60～100 次/分　B. 100～115 次/分

C. 120～160 次/分　D. 165～170 次/分

E. 170～180 次/分

103. 阴道冲洗冲洗液适宜的温度是

A. 37～38℃　B. 39～40℃　C. 41～43℃

D. 45～50℃　E. 50～55℃

104. 新生儿护理,错误的是

A. 清理呼吸道　B. 脐带处理

C. 新生儿查体　D. 肌内注射乙肝疫苗

E. 肌内注射卡介苗

105. 外阴湿热敷适宜的温度是

A. 37～40℃　B. 41～48℃　C. 49～50℃

D. 55～58℃　E. 60～70℃

106. 脐带护理不妥的是

A. 每日沐浴后暴露脐部,用 75%乙醇擦净脐带残端

B. 为防止感染,消毒后必须包裹

C. 护理时严密观察脐带有无特殊气味及脓性分泌物

D. 新生儿使用尿布时注意勿让其超越脐部

E. 使用硝酸银溶液时,注意勿烧灼正常组织

107. 新生儿沐浴,室内温度和水温正确的是

A. 20～22℃,38～40℃　B. 26～28℃,36～37℃

C. 26～28℃,38～40℃　D. 22～25℃,38～42℃

E. 24～25℃,38～40℃

108. 新生儿抚触注意事项,错误的是

A. 确保抚触时不受干扰,可播放一些柔和的音乐

B. 感觉新生儿疲劳、饥渴或哭闹时不宜抚触

C. 根据新生儿状态决定抚触时间

D. 抚触最好在新生儿沐浴前进行

E. 抚触前双手适当涂润肤油,搓揉双手温暖后再进行抚触

109. 有关婴幼儿盆浴的叙述,错误的是

A. 由内眦向外眦擦拭眼睛

B. 用干棉签清洁双侧鼻孔

C. 按顺序清洗头、颈、耳后

D. 患儿沐浴在喂奶前或喂奶后 1h 进行

E. 对患儿头顶部皮脂结痂要用力擦洗干净

110. 婴幼儿服药的注意事项，错误的是

A. 严格查对制度，严格按医嘱给药，做到剂量准确无误

B. 给患儿喂药应在喂奶前或两次喂奶中间进行

C. 患儿拒绝服药时，可以捏住鼻孔强行灌药

D. 患儿如有呛咳、恶心，应暂停喂药

E. 中、西药不能同时服用，须间隔 30～60min

111. 婴儿乳瓶喂乳的叙述，错误的是

A. 配奶、喂奶用具均需消毒

B. 配奶时先放入奶粉然后倒入温开水

C. 哺乳时乳液始终充满乳头，以免吸入气体过多引起腹胀或呕吐

D. 乳液温度一般为 39～41℃为宜

E. 喂哺完毕，竖抱患儿，轻轻拍背以驱尽胃内空气

112. 6 个月以下患儿灌肠液量，正确的是

A. 30ml　B. 40ml　C. 50ml

D. 60ml　E. 70ml

113. 婴儿灌肠时，肛管插入长度是

A. 1.5～2cm　B. 2.5～4cm　C. 4.5～5cm

D. 5～6cm　E. 6～7cm

114. 体重在 1501～2000g 者，暖箱温度在

A. 28～30℃　B. 30～32℃　C. 32～34℃

D. 34～36℃　E. 36～37℃

115. 新生儿光照治疗，入箱后观察及护理不妥的是

A. 每 2～4 小时测体温 1 次，如有异常变化随时测体温

B. 观察患儿精神、反应、呼吸、脉搏变化及黄疸进展程度

C. 观察大便次数及性质，供给足够的热量，多喂水

D. 光线照射过程中如出现烦躁不安，立即停止光疗

E. 单面照光一般应每 2 小时更换 1 次体位，可以仰卧、侧

卧、俯卧交替更换

116. 眼药水滴用注意事项，错误的是

A. 严格执行“三查八对”

B. 双眼滴药时，需先滴患眼，再滴健眼

C. 眼药水不能直接滴在角膜面

D. 滴药时滴管距眼睑 1～2cm，勿使滴管触及睫毛，以防污染

E. 多种眼药水同用时要有间隔时间，不可同时滴入

117. 耳部滴药操作，错误的是

A. 协助患者取平卧位，头偏向健侧，患耳朝上

B. 用棉签蘸取生理盐水清拭外耳道内的分泌物

C. 轻拉耳郭，充分暴露耳道

D. 将药液滴入 2～3 滴后，轻压耳屏使药液充分进入中耳

E. 嘱患者保持原卧位 2～4min

118. 闭胸心脏按压准确的位置是

A. 胸骨的上半部　　B. 胸骨的下半部

C. 乳头连线左侧　　D. 胸骨下，剑突上

E. 胸骨中下 1/3 交界处

119. 闭胸心脏按压的频率是

A. 60 次/分　　B. 70 次/分　　C. 80 次/分

D. 100 次/分　　E. 120 次/分

120. 不属于心肺复苏有效指征的是

A. 能扪到大动脉搏动，收缩压>8kPa

B. 面色、口唇、甲床和皮肤色泽转红润

C. 呼吸改善或出现自主呼吸

D. 缩小的瞳孔散大

E. 眼球活动、睫毛反射与对光反应出现

121. 使用简易呼吸器每次送气量和频率，正确的是

A. 200～400ml，10～12 次/分

B. 400～600ml，16～20 次/分

C. 400～600ml，10～12 次/分

D. 600～800ml，12～14 次/分

E. 800～1200ml，10～12 次/分

二、A_2 型题

122. 女性，65 岁，下楼时不慎扭伤距小腿关节，2h 后来院就诊。处理措施正确的是

A. 热敷　　B. 冷敷　　C. 冷、热敷交替
D. 热水足浴　　E. 按摩推拿

123. 在为患者导尿过程中手套破裂，正确的做法是

A. 用无菌纱布将破裂处包裹好
B. 用无菌治疗巾包裹手指操作
C. 立即更换无菌手套
D. 再套上一双新的无菌手套
E. 用乙醇棉球擦拭破裂处

124. 男性，23 岁，脑外伤手术后，神志清楚，口腔存在真菌感染。可选用的漱口液为

A. 0.02%呋喃西林溶液　　B. 10%碳酸氢钠溶液
C. 3%碳酸氢钠溶液　　D. 复方硼砂溶液
E. 0.1%醋酸溶液

125. 5 岁男孩，昏迷 1 个月，需鼻饲进食，胃管插入的长度应为

A. 鼻尖至剑突　　B. 前额发际至剑突
C. 耳垂至剑突　　D. 耳垂至鼻尖下颌
E. 眉心至剑突

126. 男性，34 岁，慢性细菌性痢疾，遵医嘱给予保留灌肠。操作方法错误的是

A. 灌肠前嘱患者先排便　　B. 在晚间睡眠前灌入
C. 灌入药液量少于 200ml　　D. 灌入后保留 1h 以上
E. 灌肠时患者取右侧卧位

127. 5 岁患儿，发热 4d，体温 40℃，伴神志不清，反复抽搐，瞳孔对光反应迟钝，考虑流脑。应采取的措施是

A. 接触性隔离　　B. 呼吸道隔离
C. 昆虫隔离　　D. 保护性隔离
E. 消化道隔离

128. 护士巡视病房，发现患者静脉输液的溶液不滴，挤压时感觉输液管有阻力，松手时无回血。考虑是

A. 压力过低　　B. 针头滑出血管外
C. 静脉痉挛　　D. 针头斜面紧贴血管壁
E. 针头阻塞

129. 2岁女孩，患白血病，化疗过程中因口腔溃疡需做真菌培养。采集标本的部位是

A. 口腔溃疡面　B. 两侧腭弓　C. 舌根部
D. 扁桃体　E. 咽部

130. 男性，63岁，突然摔到，意识丧失，大动脉搏动消失。此时恰巧被张护士遇到，请问张护士对该患者应立即采取的措施是

A. 呼叫医生迅速来抢救
B. 呼叫120来抢救
C. 立即送回医院实施抢救
D. 先畅通气道，再人工呼吸、人工循环
E. 先人工呼吸、人工循环，再畅通气道

131. 男性，65岁，诊断肺源性心脏病，患者口腔有铜绿假单胞菌感染，应选择的漱口液是

A. 1%～3%过氧化氢溶液
B. 2%～3%硼酸溶液
C. 复方硼砂溶液
D. 0.1%醋酸溶液
E. 1%～4%碳酸氢钠

132. 女性，24岁，因化脓性扁桃体炎需注射青霉素，皮试阴性。肌内注射青霉素后5min，患者出现胸闷、气急、面色苍白、脉搏细弱、血压下降。首先应该给予的急救措施是

A. 报告医生　　B. 氧气吸入
C. 皮下注射肾上腺素　　D. 注射抗组胺药物
E. 建立静脉通道

133. 女性，62岁，慢性支气管炎，肺气肿，痰液黏稠，不易咳出，用超声雾化吸入。下述错误的是

A. 药物用盐酸氨溴索

B. 稀释药物至40ml,放入雾化罐内

C. 水槽内放热水250ml

D. 使用时先开电源开关,再开雾化开关

E. 治疗时间10～20min

134. 男性,68岁,因肺炎用抗生素连续治疗,近日发现口腔黏膜有白色附着物,用棉签拭去附着物可见出血。考虑口腔病变是

A. 维生素缺乏　　B. 凝血功能障碍

C. 铜绿假单胞菌感染　　D. 病毒感染

E. 真菌感染

135. 女性,55岁,患阿米巴痢疾,保留灌肠采取右侧卧位。右侧卧位的依据是

A. 医嘱内容　　B. 患者要求　　C. 病变部位

D. 操作程序　　E. 合作程度

136. 男性,46岁,因外伤疑为腰椎骨折,需用平车送放射科检查。搬运时宜用

A. 挪动法　　B. 一人搬运法

C. 二人搬运法　　D. 三人搬运法

E. 四人搬运法

137. 白血病患者使用抗生素数周,近日发现口腔黏膜有乳白色分泌物。口腔护理应选择的漱口液是

A. 3%过氧化氢溶液　　B. 2%硼酸溶液

C. 4%碳酸氢钠溶液　　D. 0.02%呋喃西林溶液

E. 0.1%醋酸溶液

138. 男性,35岁,患亚急性细菌性心内膜炎,需抽血做血培养。护士应给患者抽血量为

A. 2ml　　B. 4ml　　C. 5ml

D. 8ml　　E. 10ml

139. 某患者需注射破伤风抗毒素,皮试结果为阳性。脱敏注射的第1次剂量为

A. 15U　　B. 50U　　C. 100U

D. 150U　　E. 200U

140. 女性,42岁,急性肠梗阻术后第3天,患者已排气,医嘱“停

胃肠减压”。拔管时不正确的操作是

A. 向患者解释以取得合作

B. 夹紧胃管末端并置于弯盘内

C. 拔管前轻轻前后移动胃管

D. 待患者慢慢吸气时拔管

E. 胃管拔到咽喉处要快速

三、A_3 型题

（141－142 题共用题干）

男性，45 岁，患十二指肠溃疡，突然呕血，面色苍白，脉搏 120 次/分，血压 60/45mmHg。医嘱：输血 400ml。

141. 给患者输血的目的是补充

A. 凝血因子　B. 血红蛋白　C. 抗体

D. 血容量　E. 血小板

142. 为患者输两袋血之间应输入少量

A. 5％葡萄糖溶液

B. 10％葡萄糖溶液

C. 5％葡萄糖氯化钠溶液

D. 复方氯化钠溶液

E. 0.9％氯化钠溶液

（143－144 题共用题干）

男性，54 岁，群众演员，在排练现场突感心前区不适，倒地不起，呼之不应，触摸大动脉搏动消失，呼吸停止，面色发绀，双侧瞳孔散大。

143. 确诊心脏骤停的主要征象是

A. 意识突然丧失、大动脉搏动消失

B. 大动脉搏动消失、瞳孔散大

C. 大动脉搏动消失、呼吸停止

D. 呼吸停止、意识突然丧失

E. 意识突然丧失、面色发绀

144. 现场抢救首先采取的措施是

A. 建立静脉通道　B. 立即用广播找医生

C. 抬患者至行军床上　　D. 开放气道
E. 拨打急救电话 120

(145－146 题共用题干)

男性，26 岁，扁桃体炎，体温 39.6℃，护士遵医嘱给患者行乙醇拭浴。

145. 拭浴后测量体温的时间是
A. 5min 后　　B. 10min 后　　C. 15min 后
D. 20min 后　　E. 30min 后

146. 拭浴顺序正确的是
A. 以离心方向边拭浴边按摩
B. 以向心方向边拭浴边按摩
C. 从下至上边拭浴边按摩
D. 先前胸后腹部再足底
E. 先足底后腹部再前胸

(147－148 题共用题干)

男性，45 岁，伤寒症，近日体温持续在 39～40℃，遵医嘱为患者灌肠降温。

147. 灌肠液量和液面距肛门的距离是
A. ＜300ml，＜40cm　　B. ＜200ml，＜50cm
C. ＜500ml，＜30cm　　D. ＜700ml，＜30cm
E. ＜1000ml，＜40cm

148. 行灌肠时，肛管插入深度及液体保留时间为
A. 15～20cm，10～15min　　B. 10～15cm，30 min
C. 7～10cm，30min　　D. 7～10cm，10～15min
E. 5～10cm，10～15min

(149－150 题共用题干)

男性，28 岁，自诉低热、乏力、食欲缺乏，有盗汗、呼吸困难、胸痛、体重减轻等表现，诊断为浸润型肺结核，收入院进行抗结核治疗。

149. 肺结核的防治措施不妥的是
A. 病室每日用紫外线照射进行空气消毒
B. 护士在病室里不密切接触患者时，可不戴口罩
C. 患者痰液用 20%含氯石灰溶液搅拌静置 2h 后倒掉

D. 给予异烟肼、链霉素治疗

E. 病室通向走廊的窗子需关闭

150. 入院后应采取的隔离是

A. 消化道隔离　　B. 严密隔离

C. 呼吸道隔离　　D. 保护性隔离

E. 接触性隔离

(151－153题共用题干)

女性,43岁,急性肺炎,医嘱:青霉素过敏试验,皮试阴性后给予青霉素治疗。

151. 护士给患者做青霉素皮试前首先要了解的是

A. 用药史　　B. 家族史　　C. 过敏史

D. 注射部位　　E. 皮试剂量

152. 为患者做青霉素过敏试验3min后,患者出现濒死感,呼吸困难,出冷汗,血压下降。考虑是

A. 青霉素毒性反应　　B. 呼吸道过敏反应

C. 消化道过敏反应　　D. 过敏性休克

E. 血清病型反应

153. 遇到上述情况,首先采取的紧急措施是

A. 立刻平卧,皮下注射0.1%肾上腺素

B. 立即静脉注射地塞米松

C. 立刻给予升压药多巴胺

D. 立即静脉注射葡萄糖酸钙

E. 立即给予呼吸兴奋药洛贝林

参考答案

1. C	2. A	3. D	4. C	5. D	6. B	7. D
8. D	9. D	10. B	11. E	12. B	13. C	14. C
15. A	16. C	17. B	18. D	19. E	20. E	21. D
22. E	23. D	24. C	25. E	26. E	27. B	28. A
29. B	30. B	31. A	32. C	33. E	34. D	35. C
36. C	37. E	38. A	39. E	40. B	41. D	42. A
43. B	44. B	45. D	46. C	47. A	48. B	49. E

50. E	51. D	52. E	53. E	54. C	55. D	56. C
57. D	58. B	59. B	60. B	61. B	62. B	63. A
64. B	65. C	66. D	67. B	68. D	69. D	70. B
71. C	72. D	73. D	74. E	75. C	76. A	77. E
78. B	79. B	80. E	81. D	82. E	83. C	84. C
85. A	86. C	87. B	88. C	89. C	90. E	91. D
92. E	93. D	94. D	95. C	96. D	97. D	98. A
99. D	100. B	101. B	102. C	103. C	104. E	105. B
106. B	107. C	108. D	109. E	110. C	111. B	112. C
113. B	114. B	115. D	116. B	117. E	118. E	119. D
120. D	121. C	122. B	123. C	124. C	125. B	126. E
127. B	128. E	129. A	130. D	131. D	132. C	133. C
134. E	135. C	136. E	137. C	138. C	139. D	140. D
141. D	142. E	143. A	144. D	145. E	146. A	147. C
148. C	149. B	150. C	151. C	152. D	153. A	

模拟试卷一

一、以下每一道考题下面有 A、B、C、D、E 5 个备选答案。请从中选择一个最佳答案,并在答案卡上将相应题号的相应字母所属的方框涂黑。

1. 成年人骨骼共有

A. 200 块　　B. 202 块　　C. 204 块
D. 205 块　　E. 206 块

2. 关于房室瓣的描述,正确的是

A. 瓣膜突入心房腔内
B. 腱索连于瓣膜的心房面
C. 瓣膜中心为平滑肌
D. 防止血液反流入心房
E. 房室瓣基部附于心肌上

3. 颞部出血压迫止血的动脉是

A. 面动脉　　B. 颞浅动脉　　C. 上颌动脉
D. 内眦动脉　　E. 颈外动脉

4. 机体的内环境是指

A. 体液　　B. 细胞内液　　C. 细胞外液
D. 血浆　　E. 组织间液

5. 不属于心肌细胞生理特性的是

A. 自律性　　B. 传导性　　C. 兴奋性
D. 双向性　　E. 收缩性

6. 调节器官血流量的主要血管是

A. 毛细血管　　B. 微动脉　　C. 静脉
D. 动-静脉吻合支　　E. 毛细血管后静脉

7. 细胞坏死的主要形态标志是

A. 核碎裂　　B. 胞质嗜酸性变
C. 线粒体肿胀　　D. 自噬泡增多

E. 胞质嗜酸性增强

8. 属于化脓性炎症特征的是

A. 血清渗出　B. 血浆蛋白渗出

C. 纤维蛋白渗出　D. 中性粒细胞渗出

E. 血清、血浆蛋白及纤维蛋白渗出

9. 炎症的基本病变是

A. 细胞的变性、坏死　B. 炎性充血、水肿

C. 变质、渗出、增生　D. 红肿热痛、功能障碍

E. 周围血液中白细胞增多和体温升高

10. 与肥大细胞及嗜碱粒细胞有亲和力的免疫球蛋白是

A. IgG　B. IgA　C. IgD

D. IgE　E. IgM

11. 青霉素引起的过敏性休克属于

A. 混合型超敏反应　B. Ⅰ型超敏反应

C. Ⅱ型超敏反应　D. Ⅲ型超敏反应

E. Ⅳ型超敏反应

12. 杀灭物体上病原微生物(不包括细菌的芽孢)的方法称为

A. 无菌操作　B. 消毒　C. 灭菌

D. 无菌　E. 防腐

13. 属于真核细胞型的微生物是

A. 螺旋体　B. 放线菌　C. 真菌

D. 细菌　E. 立克次体

14. 表示药物安全性的是

A. 治疗指数　B. 常用量　C. 极量

D. 50%有效量　E. 50%致死量

15. 可用于急性心肌梗死合并心力衰竭患者的药物是

A. 毛花苷 C　B. 地高辛　C. 多巴酚丁胺

D. 多巴胺　E. 尼可刹米

16. 药物的血浆半衰期是指

A. 药物作用强度减弱一半所需的时间

B. 血浆药物浓度下降一半所需的时间

C. 药物从血浆中消失所需时间的一半

D. 50%药物生物转化所需的时间
E. 50%药物从体内排出所需的时间

17. 女性发生医院内尿路感染最常见的诱因是
A. 膀胱冲洗　B. 留置导尿管　C. 长期卧床
D. 会阴冲洗　E. 膀胱镜检查

18. 防止医院感染措施中最常用和先用的方法是
A. 消毒　B. 灭菌　C. 清洁
D. 隔离　E. 以上都是

19. 护理理论的四个基本概念不包括
A. 护理　B. 疾病　C. 环境
D. 健康　E. 人

20. 护理计划制订的主要依据是
A. 护理诊断　B. 医疗诊断　C. 检查报告
D. 护理查体　E. 既往病史

21. 患者的义务不包括
A. 积极配合医疗护理
B. 自觉遵守医院规章制度
C. 自觉维护医院秩序
D. 不可以拒绝医学科研试验
E. 养成良好的生活习惯,保持和促进健康

22. 导致肺癌发生的最重要危险因素是
A. 结核　B. 慢性肺部疾病　C. 汽车尾气
D. 吸烟　E. 遗传因素

23. 大咯血时最危险的并发症是
A. 出血性休克　B. 贫血　C. 肺部感染
D. 肺不张　E. 窒息

24. 冠心病最常见的病因是
A. 先天性心脏病　B. 冠状动脉栓塞
C. 冠状动脉粥样硬化　D. 肥厚型心肌病
E. 冠状动脉痉挛

25. 上消化道大出血最常见的原因是
A. 胃癌　B. 慢性胃炎　C. 消化性溃疡

D. 胆道结石　E. 急性胰腺炎

26. 脑出血的好发部位是

A. 脑桥　B. 内囊　C. 小脑

D. 大脑皮质　E. 中脑

27. 引起慢性肾衰竭的最常见病因是

A. 急性肾盂肾炎　B. 慢性肾小球肾炎

C. 慢性肾结核　D. 慢性肾小球硬化症

E. 慢性尿路梗阻

28. 白血病最主要的死亡原因是

A. 神经系统浸润　B. 化疗不良反应

C. 内脏出血　D. 继发感染

E. 严重贫血

29. 糖尿病最基本的治疗措施是

A. 适当运动　B. 口服降糖药　C. 控制饮食

D. 注射胰岛素　E. 控制体重

30. 判断类风湿关节炎病情活动的指标是

A. 关节晨僵程度及持续时间

B. 贫血

C. 发热

D. 关节肿胀

E. X线报告骨质疏松

31. 低钾血症最早出现的症状是

A. 肠麻痹　B. 肌无力

C. 恶心、呕吐　D. 多尿、夜尿

E. 心电图出现T波降低、变平或倒置

32. 甲状腺术后最危急的并发症是

A. 手足抽搐　B. 甲状腺危象

C. 喉上神经损伤　D. 喉返神经损伤

E. 呼吸困难和窒息

33. 结肠造口的术后护理，错误的是

A. 保持造口周围皮肤清洁

B. 避免多渣和产气的食物

C. 患者出现便秘应高压灌肠
D. 观察有无并发症
E. 指导患者学会更换人工肛门袋

34. 急性梗阻性化脓性胆管炎最常见的梗阻因素是
A. 胆管狭窄　B. 胆管肿瘤
C. 胆-肠吻合术后　D. T形管造影术后
E. 胆管结石梗阻

35. 治疗骨折最常用的方法是
A. 手法复位与内固定　B. 手法复位与外固定
C. 切开复位与内固定　D. 切开复位与外固定
E. 持续牵引

36. 子宫内膜下肌瘤患者,早期主要症状是
A. 月经过多,经期延长　B. 下腹包块
C. 贫血　D. 疼痛
E. 接触性出血

37. 末次月经为2010年3月3日,预产期是
A. 2010年12月9日　B. 2010年12月10日
C. 2010年12月11日　D. 2010年12月17日
E. 2010年12月12日

38. 哺乳时,产妇乳头疼痛的原因是
A. 乳房肿胀　B. 未按需哺乳
C. 产前未做乳房护理　D. 婴儿含接姿势不正确
E. 婴儿吸吮时间过长

39. 通过母体胎盘获得的免疫球蛋白是
A. IgA　B. IgG　C. IgE
D. IgM　E. IgD

40. 小儿腹泻静脉补钾浓度,正确的是
A. ＜0.3％　B. ＜0.2％　C. ＜0.1％
D. ＞0.3％　E. ＞0.2％

41. 小儿生殖系统发育加快的年龄阶段是
A. 婴儿期　B. 幼儿期　C. 学龄前期
D. 学龄期　E. 青春期

42. 淋球菌性结膜炎首选抗生素是

A. 红霉素　B. 四环素　C. 青霉素
D. 利福平　E. 头孢类

43. 治疗闭角型青光眼时,使前房角重新开放的药物是

A. 去氧肾上腺素　B. 肾上腺素
C. 毛果芸香碱　D. 阿托品
E. 噻吗洛尔

44. 最早萌出的恒牙是

A. 第一磨牙　B. 第一前磨牙
C. 下颌中切牙　D. 上颌中切牙
E. 下颌侧切牙

45. 拔牙后的护理,错误的是

A. 24h 内局部热敷　B. 24h 内局部冷敷
C. 应用抗生素　D. 镇痛
E. 纱布卷 30min 后吐出

46. 鼻窦炎中发病率最高的是

A. 蝶窦炎　B. 额窦炎　C. 上颌窦炎
D. 筛窦炎　E. 全鼻窦炎

47. 预防医院感染的措施不包括

A. 洗手　B. 合理使用抗生素
C. 严格执行无菌操作　D. 消毒隔离
E. 禁止院内吸烟

48. 急性扁桃体炎首选药物是

A. 甲硝唑　B. 氧氟沙星　C. 头孢曲松钠
D. 阿米卡星　E. 青霉素

49. 不属于急救物品的是

A. 除颤器　B. 呼吸机　C. 纤维胃镜
D. 电动洗胃机　E. 心电图机

50. 简易呼吸器 1 次可挤入肺的潮气量为

A. 200～300ml　B. 300～500ml　C. 500～1000ml
D. 800～1200ml　E. 1200～1500ml

51. 对口服有机磷农药中毒者,抢救的关键是

A. 清除呼吸道分泌物　　B. 及时导泻
C. 催吐　　D. 彻底洗胃
E. 大剂量使用碘解磷定

52. 皮肤吸收作用最强的部位是
A. 掌跖　　B. 前臂　　C. 前额
D. 阴囊　　E. 股内侧

53. 最常见的天疱疮类型是
A. 寻常型天疱疮　　B. 增殖型天疱疮
C. 落叶型天疱疮　　D. 红斑型天疱疮
E. 副肿瘤型天疱疮

54. 传染病流行过程必须具备的三个环节是
A. 传染源、传播途径、人群易感性
B. 病原体、自然因素、社会因素
C. 病原体毒力、数量及适当的侵入门户
D. 病原体、传播途径、易感人群
E. 病原体、人体及其所处的环境

55. 传染病的特征,最主要的是
A. 有传染性　　B. 有病原体　　C. 有地方性
D. 有季节性　　E. 有感染免疫

56. 思维贫乏常见的疾病是
A. 躁狂症　　B. 抑郁症　　C. 强迫性神经症
D. 精神分裂症　　E. 神经衰弱

57. 抑郁症抑郁情绪的特点是
A. 晨轻晚重　　B. 晨重晚轻
C. 上午重下午轻　　D. 上午轻下午重
E. 昼轻夜重

58. 某女性患者自叙外阴瘙痒、白带增多;怀疑有滴虫病,取阴道分泌物镜检可见滴虫活动。一般可用的药物是
A. 甲硝唑　　B. 二氯尼特　　C. 青霉素
D. 依米丁　　E. 氯喹

59. 女孩,6岁,间断发热5d。查体:咽部充血,颈抵抗阳性,脑膜刺激征阳性。腰穿抽出脓性脑脊液,细菌培养无脑膜炎球菌。诊断

为脑膜炎，以下哪种微生物还可引起本病

A. 新型隐球菌　　B. 金黄色葡萄球菌
C. 肺炎双球菌　　D. 流感嗜血杆菌
E. A族链球菌

60. 女性，伤寒，经过治疗后体温渐降，但未降至正常，体温再次升高，血培养阳性，属于

A. 复发　　B. 再燃　　C. 重复感染
D. 混合感染　　E. 再感染

61. 男性，62岁，脑血管意外后，长期卧床，无自理能力。根据奥伦的自理模式理论，护士提供的护理应属于

A. 全补偿系统　　B. 支持教育系统
C. 部分补偿系统　　D. 辅助补偿系统
E. 教育补偿系统

62. 男性，56岁，有长期吸烟史，咳嗽咳痰10余年，曾诊断过慢性支气管炎。近6个月感觉活动后喘憋，来医院就诊，有助于诊断最宜做的检查是

A. 肺CT　　B. 血常规检查　　C. 肺功能
D. 血气分析　　E. 支气管碘油造影

63. 男性，58岁，无明显诱因心前区剧烈疼痛持续3h，伴烦躁，大汗，恐惧，濒死感，休息及含硝酸甘油无效。考虑是

A. 肠痉挛　　B. 胆道蛔虫病　　C. 肾结石
D. 心肌梗死　　E. 心绞痛

64. 1岁男孩，阵发性哭闹，进乳后呕吐，排果酱样粪便，右中上腹扪及6cm×5cm×4cm腊肠样肿块。首先考虑是

A. 肠扭转　　B. 肠道畸形　　C. 蛔虫性肠梗阻
D. 肠套叠　　E. 盲肠肿瘤

65. 男性，61岁，因进行性吞咽困难入院，确诊为食管癌，拟行食管癌根治术。术前护理错误的是

A. 术前纠正营养不良　　B. 嘱患者减少吸烟
C. 每日刷牙、漱口　　D. 指导患者练习深呼吸
E. 教会患者有效咳痰方法

66. 女性，60岁，用力屏气时，子宫颈已脱出阴道口外，宫体尚在

阴道内。临床诊断为

A. 子宫脱垂Ⅰ度轻　B. 子宫脱垂Ⅰ度重

C. 子宫脱垂Ⅱ度轻　D. 子宫脱垂Ⅱ度重

E. 子宫脱垂Ⅲ度

67. 患者,28岁,突然下腹剧痛伴阴道点滴出血6h,有停经史,已婚未避孕,高度怀疑输卵管妊娠破裂。确诊的主要方法是

A. 查血常规　B. 妊娠试验

C. 子宫颈黏液检查　D. 阴道后穹窿穿刺

E. 阴道脱落细胞检查

68. 男孩,6岁。发热、咳嗽、咳痰5d入院。查体:38.2℃,呼吸24次/分,肺部听诊有少量湿啰音。痰液黏稠,不易咳出。护理措施最适宜的是

A. 立即物理降温

B. 对家长患儿健康指导

C. 室内湿度宜在60%左右

D. 保持呼吸道通畅,雾化吸入

E. 给予镇咳药

69. 女性,46岁,不慎跌倒,下颌部着地,致颌面部外伤,其最易发生骨折的部位是

A. 上颌骨　B. 下颌骨体

C. 下颌骨上缘即牙槽突　D. 下颌骨髁状突颈部

E. 下颌骨体下缘

70. 患儿王某,进食中突发吸气性呼吸困难伴刺激性干咳。可能的原因是

A. 哮喘发作　B. 急性喉炎　C. 气管异物

D. 呼吸道感染　E. 心力衰竭

二、以下提供若干个案例,每个案例下设若干个考题,请根据各考题题干所提供的信息在每题下面的A、B、C、D、E 5个备选答案中选择一个最佳答案,并在答题卡上将相应题号的相应字母所属的方框涂黑。

(71－73题共用题干)

男性,65岁,反复心绞痛1年,今晨突然胸骨后持续疼痛,休息、

含服硝酸甘油均无缓解，持续2h，伴有烦躁、出汗，家属搀扶步入急诊室。查体：面色苍白，血压96/64mmHg，心率90次/分，心电图V_1～V_5导联ST段弓背上抬0.3～0.5mV。

71. 患者正确的诊断是
A. 心绞痛发作
B. 急性左侧心力衰竭
C. 急性前壁心肌梗死
D. 急性下壁心肌梗死
E. 急性前间壁心肌梗死

72. 处理措施正确的是
A. 立即送入心血管内科病房
B. 立即嘱患者卧床，给予吸氧、心电监护
C. 协助患者立即补液
D. 立即闭胸心脏按压
E. 分诊护士立即给患者吸氧、监护

73. 护士健康教育正确的是
A. 指导家属正确就诊和急救措施
B. 指导患者活动
C. 指导家属饮水
D. 指导患者口腔护理
E. 指导家属心外按压

(74－75题共用题干)

男性，25岁，驾驶员，阴茎皮肤溃破3d。曾有不洁性交史。检查：尿道口无明显红肿，阴茎包皮上有一溃疡，质地较硬，少许分泌物。

74. 最可能患的疾病是
A. 梅毒
B. 淋病
C. 性病肉芽肿
D. 尖锐湿疣
E. 艾滋病

75. 首选的治疗药物是
A. 红霉素
B. 青霉素
C. 庆大霉素
D. 卡那霉素
E. 头孢曲松钠

(76－78题共用题干)

男性，26岁，心慌气短7年，反复咯血3年，近3d咯血不止就诊。查体：口唇发绀，双颊紫红，呼吸困难，两肺底满布湿啰音，心率120

次/分，脉搏强弱交替，心尖区有舒张期杂音，肝脾不大，下肢不肿。

76. 两肺底满布湿性啰音及脉搏强弱交替，说明有

A. 心肌炎　B. 全心衰竭　C. 右侧心力衰竭

D. 左侧心力衰竭　E. 右心房衰竭

77. 患者不断咯血的原因是

A. 肺炎　B. 肺癌　C. 肺淤血严重

D. 肺结核　E. 支气管扩张症

78. 心尖区舒张期杂音原因是

A. 心包炎　B. 主动脉瓣狭窄

C. 二尖瓣狭窄　D. 二尖瓣关闭不全

E. 肺动脉瓣狭窄

(79－81 题共用题干)

男性，50 岁，主因进行性吞咽困难 6 个月入院，X 线钡剂透视诊断为食管癌。

79. 为了解肿瘤向外扩展情况，还需进行的检查是

A. B 超　B. 摄胸部 X 线正、侧位片　C. CT

D. 食管纤维镜检　E. 食管拉网

80. 关于治疗不正确的是

A. 放疗加化疗为首选方法

B. 手术治疗为首选方法

C. 根治性手术适用于早期病例

D. 非根治性手术适用于中、晚期病例

E. 减症手术适用于晚期不能彻底切除肿瘤的病例

81. 手术后的护理措施，不正确的是

A. 术后 48h 内吸氧　B. 镇痛

C. 尽量防止咳嗽　D. 病情平稳后取半卧位

E. 拔除胸腔引流管后尽早下床

(82－83 题共用题干)

女孩，3 岁，全身严重水肿，呈指凹性，24h 尿蛋白定量 0.15g/kg，血清蛋白(清蛋白)10g/L，诊断为单纯性肾病。

82. 患儿最易发生的并发症是

A. 低钠血症　B. 感染　C. 心力衰竭

D. 低钾血症　　E. 静脉血栓形成

83. 对该患儿护理正确的是

A. 绝对制动　　B. 不限制饮食

C. 禁用环磷酰胺　　D. 尽量避免皮下注射

E. 口服泼尼松总疗程不超过6周

(84－86题共用题干)

男性,工人,左眼视物模糊2个月余,有外伤史,检查:左眼视力0.1,混合充血,角膜有一黄白色病灶,污秽有伪足,前房积脓1mm,角膜水肿。

84. 最可能的诊断是

A. 铜绿假单胞菌性角膜溃疡

B. 真菌性角膜溃疡

C. 病毒性角膜溃疡

D. 蚕食性角膜溃疡

E. 结膜滤泡症

85. 最有诊断意义需要迅速进行的辅助检查是

A. 电生理检查　　B. X线检查　　C. 细菌培养

D. 刮片找菌丝　　E. 细胞学检查

86. 首选的滴眼液是

A. 利巴韦林　　B. 阿昔洛韦　　C. 庆大霉素

D. 多黏菌素　　E. 两性霉素B

三、以下提供若干组考题,每组考题共同使用在考题前列出的A、B、C、D、E 5个备选答案。请从中选择一个与问题密切相关的答案,并在答题卡上将相应题号的相应字母所属的方框涂黑。每个备选答案可能被选择一次、多次或不被选择。

(87－88题共用备选答案)

A. 经吸血节肢动物传播

B. 经水、食物、苍蝇传播

C. 经手、用具、玩具传播

D. 经血液、体液、血制品传播

E. 经空气、飞沫、尘埃传播

87. 艾滋病是

88. 戊型病毒性肝炎是

(89－90 题共用备选答案)

A. 湿寒证 B. 虚寒证 C. 虚热证
D. 实热证 E. 寒热错杂证

89. 阳病治阴适用于

90. 阴病治阳适用于

(91－93 题共用备选答案)

A. 病理性骨折 B. 疲劳骨折 C. 压缩性骨折
D. 撕脱骨折 E. 粉碎性骨折

91. 肌肉拉力作用可引起

92. 直接暴力可引起

93. 骨组织疾病可引起

(94－95 题共用备选答案)

A. 机械性单纯性肠梗阻 B. 机械性绞窄性肠梗阻
C. 麻痹性肠梗阻 D. 痉挛性肠梗阻
E. 血供性肠梗阻

94. 慢性铅中毒引起的肠梗阻多属于

95. 单纯肠系膜血管栓塞引起的肠梗阻是

(96－98 题共用备选答案)

A. 累及少数或单一关节
B. 多呈游走性大关节肿痛，极少出现畸形
C. 对称性小关节，可有畸形
D. 大小关节均可受累，呈对称性，很少出现畸形
E. 全身关节酸痛伴明显胸骨下段压痛

96. 系统性红斑狼疮的表现是

97. 类风湿关节炎的表现是

98. 风湿性关节炎的表现是

(99－100 题共用备选答案)

A. IgG B. IgA C. IgM
D. IgD E. IgE

99. 分子量最大的是

100. 血清含量最高的是

参考答案

1. E	2. D	3. B	4. C	5. D	6. B	7. A
8. D	9. C	10. D	11. B	12. B	13. C	14. A
15. C	16. B	17. B	18. C	19. B	20. A	21. D
22. D	23. E	24. C	25. C	26. B	27. B	28. D
29. C	30. A	31. B	32. E	33. C	34. E	35. B
36. A	37. B	38. D	39. B	40. A	41. E	42. C
43. C	44. A	45. A	46. C	47. E	48. E	49. C
50. C	51. D	52. D	53. A	54. A	55. B	56. D
57. B	58. A	59. A	60. B	61. A	62. C	63. D
64. D	65. B	66. C	67. D	68. D	69. C	70. C
71. C	72. B	73. A	74. A	75. B	76. D	77. C
78. C	79. C	80. A	81. C	82. B	83. D	84. B
85. D	86. E	87. D	88. B	89. C	90. B	91. D
92. E	93. A	94. D	95. E	96. D	97. C	98. B
99. C	100. A					

模拟试卷二

一、以下每一道考题下面有A、B、C、D、E 5个备选答案。请从中选择一个最佳答案，并在答案卡上将相应题号的相应字母所属的方框涂黑。

1. 颈椎特有的结构是
   A. 横突肋凹　B. 关节突　C. 棘突
   D. 横突孔　E. 椎孔
2. 肱骨骨折最易发生的部位是
   A. 解剖颈　B. 外踝颈　C. 肱骨干
   D. 肱骨下端　E. 尺神经沟
3. 全身最大最复杂的关节是
   A. 肩关节　B. 髋关节　C. 肘关节
   D. 膝关节　E. 下颌关节
4. 卵子受精的部位在
   A. 输卵管子宫部　B. 输卵管壶腹部
   C. 输卵管峡部　D. 腹膜腔内
   E. 输卵管漏斗
5. 心排血量是指
   A. 一次心搏由两侧心室射出的血液量
   B. 每分钟由两侧心室输出的血量
   C. 每分排血量=心率×每搏量
   D. 女性比同体重男性的心排血量大
   E. 麻醉情况下心排血量增加
6. 胃的独特运动形式是
   A. 紧张性收缩　B. 容受性舒张　C. 蠕动
   D. 分节运动　E. 集团蠕动
7. 机体主要散热方式不包括
   A. 辐射散热　B. 传导散热　C. 对流散热

D. 蒸发散热　E. 接触散热

8. 原位癌是指

A. 早期癌　B. 未突破基膜的癌

C. 癌前期病变　D. 原发病灶的癌

E. 未发生转移的癌

9. 高血压病主要累及

A. 细小动脉　B. 细小静脉　C. 大中动脉

D. 大中静脉　E. 毛细血管

10. 肺癌中最常见的组织学类型是

A. 鳞状细胞癌　B. 小细胞癌　C. 大细胞癌

D. 细支气管肺泡癌　E. 腺癌

11. 首选青霉素治疗的肺炎是

A. 革兰阴性杆菌肺炎　B. 肺炎链球菌肺炎

C. 军团菌肺炎　D. 病毒性肺炎

E. 肺真菌病

12. 过敏性休克首选药物是

A. 去甲肾上腺素　B. 肾上腺素

C. 异丙肾上腺素　D. 阿托品

E. 多巴胺

13. 氨基糖苷类最常见的不良反应是

A. 肾毒性　B. 肝脏毒性　C. 变态反应

D. 头痛头晕　E. 耳毒性

14. 能够通过胎盘的免疫球蛋白是

A. IgG　B. IgA　C. IgD

D. IgE　E. IgM

15. 链球菌感染后引起的变态反应性疾病是

A. 产褥热　B. 风疹　C. 风湿热

D. 波状热　E. 以上均不是

16. 医院感染的流行方式主要是

A. 散发　B. 流行　C. 散发和暴发

D. 流行和暴发　E. 暴发

17. 护理伦理中的基本原则是
    A. 公正原则、不伤害原则、行善原则、自主原则
    B. 公正原则、平等原则、行善原则、尊重原则
    C. 自主原则、主动原则、利益原则、公平原则
    D. 行善原则、自主原则、公正原则、服务原则
    E. 尊重原则、平等原则、自主原则、行善原则
18. 治疗要获得患者的知情同意,其实质是
    A. 尊重患者自主性　　B. 尊重患者社会地位
    C. 尊重患者人格尊严　　D. 患者的决定总是正确的
    E. 患者提出的要求总是合理的
19. 不属于护士权利的是
    A. 护士执业,按规定获取工资报酬
    B. 保护患者隐私
    C. 对医疗卫生机构和卫生主管部门的工作提出意见和建议
    D. 享受专业知识的教育和培训
    E. 做出杰出贡献的护士可以获得表彰、奖励
20. 影响人际沟通的隐秘性因素是指
    A. 沟通双方情绪激动
    B. 沟通者双方距离较远
    C. 沟通者一方情绪悲哀
    D. 沟通者一方性格内向
    E. 沟通过程中有其他人员在场
21. 属于人际关系主要特点的是
    A. 单纯性　　B. 灵活性　　C. 稳定性
    D. 多重性　　E. 随意性
22. 需要纠正的站姿是
    A. 两眼平视　　B. 下颌内收　　C. 两肩外展放松
    D. 挺胸腹　　E. 两腿并拢
23. 呼吸系统疾病最常见的病因是
    A. 大气污染　　B. 吸烟　　C. 感染
    D. 肿瘤　　E. 变态反应

24. 支气管扩张症患者痰的特点是
A. 黄色果冻样痰
B. 大量脓痰久置分三层
C. 铁锈色痰
D. 草绿色痰
E. 粉红色泡沫样痰

25. 典型的急性心肌梗死患者最早和最突出的症状是
A. 剧烈而持久的胸骨后疼痛
B. 恶心、呕吐
C. 心律失常
D. 心源性休克
E. 左侧心力衰竭

26. 洋地黄中毒的常见表现是
A. 心电图 ST-T 呈鱼钩样改变
B. 心电图 Q-T 间期缩短
C. 窦性心动过速
D. 二度房室传导阻滞
E. 出现室早二联律

27. 我国门静脉高压症的主要原因是
A. 门静脉血栓形成
B. 先天性肝门静脉狭窄
C. 血吸虫病
D. 腹部肿瘤压迫
E. 肝炎后肝硬化

28. 目前区别脑血栓与脑出血的主要依据是
A. 发病的缓急
B. 脑 CT 检查
C. 脑脊液检查
D. 昏迷程度
E. 病史检查

29. 成年人缺铁性贫血最常见的病因是
A. 食物中缺铁
B. 慢性失血
C. 铁需要量过多
D. 骨髓造血不良
E. 肠道吸收不良

30. 抗甲状腺药物的主要不良反应是
A. 皮疹
B. 中毒性肝炎
C. 胃肠道反应
D. 粒细胞减少
E. 精神症状

31. 系统性红斑狼疮最多损害的脏器是

A. 心　B. 肝　C. 脑　D. 肺　E. 肾

32. 不符合静脉补钾原则的是

A. 尿量须在 40ml/h 以上

B. 氯化钾浓度<0.3%

C. 滴速<60 次/分

D. 每日补充钾总量<6～8g

E. 可先静脉推注少量 10%氯化钾

33. 术后早期活动的优点不包括

A. 减少血栓性静脉炎的发生

B. 减少切口感染的机会

C. 减少肺部并发症

D. 防止腹胀、便秘

E. 促进排尿功能的恢复

34. 预防术后甲状腺危象的关键措施是

A. 术后置引流管　B. 术后加强观察

C. 适当保存甲状腺　D. 术中尽量避免挤压腺体

E. 术前基础代谢率降至正常范围

35. 最易发生嵌顿的疝是

A. 切口疝　B. 股疝　C. 婴儿脐疝

D. 腹股沟直疝　E. 腹股沟斜疝

36. 诊断原发性肝癌的特异性检查是

A. CT 检查　B. 超声检查

C. 放射性核素扫描　D. 肝动脉造影检查

E. 血清甲胎蛋白测定

37. 外科急腹症的特点是

A. 有停经和阴道出血史

B. 以呕吐、心悸为主要症状

C. 腹痛在前，发热、呕吐在后

D. 卧床休息后腹痛好转

E. 腹部压痛一般不明显

38. 对判断颅底骨折最有意义的临床表现是

A. 恶心　B. 呕吐　C. 脑脊液漏

D. 鼻孔出血　E. 严重头痛

39. 肾癌三联征是

A. 疼痛、血尿、肿块　B. 疼痛、尿频、尿急

C. 疼痛、肿块、尿频　D. 尿频、尿急、血尿

E. 尿频、尿痛、肿块

40. 围绝经期内分泌发生变化最早的是

A. 下丘脑功能衰退　B. 垂体功能衰退

C. 卵巢功能衰退　D. 雌激素分泌升高

E. 促性腺激素释放激素分泌降低

41. 分娩时的主要产力是

A. 子宫收缩力　B. 腹肌收缩力

C. 肛提肌收缩力　D. 盆底肌收缩力

E. 骨骼肌收缩力

42. 预防先天性心脏病的关键时期是妊娠的

A. 1～2 周　B. 2～6 周　C. 2～8 周

D. 4～8 周　E. 4～10 周

43. 小儿最易发生意外的年龄为

A. 婴儿期　B. 幼儿期

C. 学龄前期　D. 学龄期

E. 青春期

44. 先天性白内障手术治疗最佳时机是

A. 成年以后，即 18 岁以上　B. 15 岁

C. 7～13 岁　D. 3～7 岁

E. 1 岁之内

45. 治疗急性根尖周炎的首要措施是

A. 开髓减压　B. 脓肿切开　C. 拔除患牙

D. 根管治疗　E. 药物镇痛

46. 鼻疖最严重的并发症是

A. 海绵窦血栓性静脉炎　B. 全身感染

C. 败血症　D. 颅内感染

E. 面部皮肤损害

47. 急性喉炎最主要的并发症是

A. 知识缺乏　B. 窒息　C. 喉痛

D. 焦虑　E. 体温过高

48. 在治疗急性中毒时，首要的措施是

A. 立即终止接触毒物

B. 清除尚未吸收的毒物

C. 促进已吸收毒物排出

D. 特殊解毒药的应用

E. 对症治疗

49. 引起瞳孔缩小的毒物是

A. 阿托品　B. 乙醇　C. 一氧化碳

D. 有机磷农药　E. 麻黄碱

50. 带状疱疹的病原体是

A. 痘状病毒　B. 轮状病毒

C. 水痘-带状疱疹病毒　D. 乳头瘤病毒

E. 单纯疱疹病毒

51. 对于消化道传染病起主导作用的预防措施是

A. 隔离患者　B. 发现、治疗带菌者

C. 疫苗预防接种　D. 切断传播途径

E. 治疗患者

52. 控制麻疹流行最有效可行的措施是

A. 普遍肌内注射丙种球蛋白

B. 普遍接种麻疹减毒活疫苗

C. 切断传播途径

D. 隔离患者

E. 成年人血 10～15ml 两侧臀部深层肌内注射

53. 急性精神分裂症的治疗方法是

A. 心理治疗　B. 工娱治疗

C. 抗精神病药物治疗　D. 镇静催眠药睡眠治疗

E. 胰岛素低血糖治疗

54. 躁狂症的思维障碍是

A. 思维贫乏　B. 思维奔逸　C. 强制性思维

D. 病理性赘述　E. 思维散漫

55. 无菌盘有效期为

A. 2h　B. 4h　C. 8h　D. 12h　E. 24h

56. 皮下注射胰岛素时，告知患者注射后多长时间开始进食

A. 10min　B. 15min　C. 20min

D. 30min　E. 60min

57. 男性，34 岁，慢性细菌性痢疾，遵医嘱给予保留灌肠。操作方法错误的是

A. 灌肠前嘱患者先排便　B. 在晚间睡眠前灌入

C. 灌入药液量少于 200ml　D. 灌入后保留 1h 以上

E. 灌肠时患者取右侧卧位

58. 2 岁女孩，患白血病，化疗过程中因口腔溃疡需做真菌培养。采集标本的部位是

A. 口腔溃疡面　B. 两侧腭弓　C. 舌根部

D. 扁桃体　E. 咽部

59. 男性，60 岁，咳嗽、咳痰已 35 年，2d 来呼吸困难加重、头痛、神志恍惚，白天嗜睡，夜间兴奋，有时肌肉抽搐，球结膜充血。考虑是

A. 慢性气管炎　B. 阻塞性肺气肿

C. 肺性脑病　D. 慢性肺源性心脏病

E. Ⅰ型呼吸衰竭

60. 女性，39 岁，每次餐后 30～60min 上腹部有烧灼感，持续 1～2h。考虑是

A. 消化道出血　B. 食管炎

C. 胃溃疡　D. 十二指肠溃疡

E. 胰腺炎

61. 男性，61 岁，因进行性吞咽困难入院，确诊为食管癌，拟行食管癌根治术。术前护理错误的是

A. 术前纠正营养不良　B. 嘱患者减少吸烟

C. 每日刷牙、漱口　D. 指导患者练习深呼吸

E. 教会患者有效咳痰方法

62. 男性，62岁，主诉尿频、排尿时间延长、尿不净约3年，今下午排不出尿，下腹部胀痛来院就诊。首先应采取的处理措施是

A. 穿刺抽尿　　B. 膀胱造口

C. 导尿并留置导尿管　　D. 压腹部排尿

E. 急诊做前列腺摘除术

63. 某妇女宫颈重度糜烂，触之易出血，子宫正常大小，两附件正常，为排除宫颈癌，首先应做的辅助检查是

A. 宫颈刮片　　B. 宫颈检查　　C. 宫颈碘试验

D. 宫腔镜检查　　E. 阴道分泌物检查

64. 女性，59岁，糖尿病合并足部严重溃疡，经治疗病情未见好转，且有发生败血症的危险，为保证患者的生命而需要对患者截肢。这里包含的冲突是

A. 行善原则与公正原则的冲突

B. 行善原则与尊重原则的冲突

C. 不伤害原则与行善原则的冲突

D. 不伤害原则与公正原则的冲突

E. 不伤害原则与尊重原则的冲突

65. 女性，48岁，发热、头痛1d住院。医生要为她做腰穿检查，患者有恐惧感。从伦理要求考虑，临床医生应向患者做的主要工作是

A. 要得到患者知情同意

B. 告知做腰穿的必要性，嘱患者配合

C. 告知做腰穿时应注意的事项

D. 因诊断需要，先动员，后检查

E. 动员家属做患者思想工作

66. 护士在与患者的交谈中，希望了解更多患者对其疾病的真实感受和治疗的看法。最适合的交谈技巧为

A. 认真倾听　　B. 仔细核实　　C. 及时鼓励

D. 封闭式提问　　E. 开放式提问

67. 女性，42岁，急性肠梗阻术后第3天，患者已排气，医嘱“停胃肠减压”。拔管时不正确的操作是

A. 向患者解释以取得合作

B. 夹紧胃管末端并置于弯盘内

C. 拔管前轻轻前后移动胃管

D. 待患者慢慢吸气时拔管

E. 胃管拔到咽喉处要快速

68. 女性，24 岁，因化脓性扁桃体炎需注射青霉素，皮试阴性。肌内注射青霉素后 5min，患者出现胸闷、气急、面色苍白、脉搏细弱、血压下降。首先应该给予的急救措施是

A. 报告医生　　B. 氧气吸入

C. 皮下注射肾上腺素　　D. 注射抗组胺药物

E. 建立静脉通道

69. 男性，68 岁，左眼无痛性渐进性视力减退约 6 年，视力 0.1，不能矫正，晶状体混浊呈棕黑色，眼后端无法查见。最可能的诊断是

A. 巩膜炎　　B. 白内障

C. 虹膜睫状体炎　　D. 急性闭角型青光眼

E. 视网膜脱离

70. 患儿 2 岁，4d 前发热，流涕、咳嗽，结膜充血，畏光，今晨发现耳后及颈部有淡红色斑丘疹，体温 38.9℃，两颊黏膜充血。最可能的诊断是

A. 风疹　　B. 幼儿急疹　　C. 猩红热

D. 肠道病毒感染　　E. 麻疹

二、以下提供若干个案例，每个案例下设若干个考题，请根据各考题题干所提供的信息在每题下面的 A、B、C、D、E 5 个备选答案中选择一个最佳答案，并在答题卡上将相应题号的相应字母所属的方框涂黑。

(71－72 题共用题干)

女性，78 岁。慢性咳嗽、咳痰 20 余年。近 5 年活动后气急。1 周前感冒后痰多，气急加剧。近 2d 嗜睡。化验：白细胞 18.6×10^{9}/L，中性粒细胞 0.9，动脉血 pH 7.29，$PaCO_2$ 80mmHg，PaO_2 48mmHg。

71. 患者呼吸衰竭类型为

A. Ⅰ型呼吸衰竭　　B. Ⅱ型呼吸衰竭

C. 呼吸窘迫综合征　　D. 支气管哮喘急性发作

E. 代偿性呼吸性酸中毒

72. 患者经药物治疗无效,自主呼吸停止,应立即

A. 气管切开　　B. 经口气管内插管

C. 气管内插管+人工气道　　D. 高浓度吸氧

E. 快速补液

(73—75 题共用题干)

2 岁男孩,体格瘦小,平日口唇、甲床发绀,活动、哭闹时加重,活动时喜下蹲,诊断为法洛四联症。

73. 患儿胸部 X 线检查,可见

A. 靴形心　　B. 肺门舞蹈症

C. 左心室明显增大　　D. 左心房明显增大

E. 肺纹理明显增多

74. 护理患儿要注意液体输入速度,原因是

A. 避免发生休克　　B. 避免发生便秘

C. 避免发生血栓栓塞　　D. 避免发生心力衰竭

E. 避免发生肾衰竭

75. 患儿如突然出现呼吸困难、发绀加重,应首先采取的体位是

A. 平卧位　　B. 端坐卧位　　C. 中凹卧位

D. 膝胸卧位　　E. 头低足高位

(76—78 题共用题干)

女性,26 岁,孕 1 产 0,孕 36 周,现宫口已开全,胎头最低点在坐骨棘下 3cm,宫缩持续 50s,间歇 1～2min,胎膜已破,胎心 134 次/分,决定行会阴侧切术。

76. 其原因是

A. 胎儿窘迫　　B. 早产儿　　C. 第二产程延长

D. 需要助产　　E. 羊水污染

77. 会阴切开的时机是

A. 胎头拨露　　B. 胎头着冠

C. 子宫收缩时　　D. 子宫收缩间歇期

E. 胎心低于 80 次/分

78. 当胎头枕骨从耻骨弓下露出时,嘱产妇

A. 宫缩时歇时休息

B. 宫缩时张口哈气

C. 宫缩时向下屏气用力

D. 宫缩时吸口长气向下屏气

E. 宫缩时尽量用全身力气

(79－82 题共用题干)

男孩,1 岁,来医院查体,经检查体格发育正常。

79. 测得头围应约是

A. 40cm　B. 46cm　C. 48cm

D. 50cm　E. 52cm

80. 身高应约为

A. 65cm　B. 70cm　C. 75cm

D. 80cm　E. 85cm

81. 其体重约为

A. 9kg　B. 10kg　C. 11kg

D. 12kg　E. 13kg

82. 牙齿数为

A. 2～4 个　B. 4～6 个　C. 6～8 个

D. 8～12 个　E. 12～14 个

(83－85 题共用题干)

男性,46 岁,清晨被邻居发现其昏迷不醒,其屋内有煤火,送入医院,查体:血压 90/50mmHg,体温 38.9℃,呼吸 29 次/分,心率 110 次/分,面色苍白,口唇呈樱桃红色。

83. 患者最可能的诊断是

A. 有机磷农药中毒　B. 误服强酸溶液

C. 误服不洁食物　D. 一氧化碳中毒

E. 酒精中毒

84. 给予的护理措施不妥的是

A. 持续低流量吸氧

B. 物理降温

C. 密切观察神志变化

D. 及时采血测定碳氧血红蛋白

E. 根据医嘱及时给予甘露醇

85. 患者经抢救清醒 6d 后,突然出现癫痫发作。最可能出现的

情况是

A. 酸中毒　　B. 药物过量
C. 迟发性脑病　　D. 脑血栓形成
E. 脑出血

(86－88 题共用题干)

女性,68 岁,退休干部。冠心病住院治疗,住院前 2d 护患关系融洽。第 3 天,年轻的王护士在为其静脉输液时,静脉穿刺 3 次均失败,更换张护士后方成功。患者非常不满,其女儿向护士长抱怨。从此,患者拒绝王护士为其护理。

86. 根据患者的特点,最佳的护患关系模式为

A. 指导型　　B. 被动型　　C. 共同参与型
D. 指导-合作型　　E. 主动-被动型

87. 护患关系发生冲突的主要因素是

A. 责任不明　　B. 角色压力　　C. 角色模糊
D. 信任危机　　E. 理解差异

88. 护患关系冲突的主要责任人是

A. 患者　　B. 王护士　　C. 李护士
D. 护士长　　E. 患者女儿

三、以下提供若干组考题,每组考题共同使用在考题前列出的 A、B、C、D、E 5 个备选答案。请从中选择一个与问题密切相关的答案,并在答题卡上将相应题号的相应字母所属的方框涂黑。每个备选答案可能被选择一次、多次或不被选择。

(89－91 题共用备选答案)

A. 水冲脉　　B. 全血细胞减少
C. 大肠埃希菌感染　　D. 间歇呼吸
E. 深大呼吸

89. 酸中毒时呼吸为
90. 主动脉瓣关闭不全表现为
91. 肾盂肾炎常见病因是

(92－94 题共用备选答案)

A. 及时手术治疗
B. 及时放疗或化疗

C. 针对致癌因素积极采取措施

D. 及时处理癌前病变

E. 预防术后及放、化疗后并发症

92. 肿瘤的一级预防是

93. 肿瘤的二级预防是

94. 肿瘤的三级预防是

(95－97 题共用备选答案)

A. 乙肝疫苗 B. 麻疹疫苗

C. 流脑疫苗 D. 白、百、破混合制剂

E. 脊髓灰质炎疫苗

95. 新生儿期应接种

96. 3 个月应首次接种

97. 8 个月以上小儿需初种

(98－100 题共用备选答案)

A. 单纯扩散 B. 易化扩散 C. 主动转运

D. 出胞 E. 入胞

98. CO_2 跨膜转运形式属于

99. 葡萄糖从细胞外液进入红细胞内属于

100. 钠离子通过离子通道的跨膜转运过程属于

参考答案

1. D	2. B	3. D	4. B	5. C	6. B	7. E
8. B	9. A	10. A	11. B	12. B	13. E	14. A
15. C	16. C	17. A	18. A	19. B	20. E	21. D
22. D	23. C	24. B	25. A	26. E	27. E	28. B
29. B	30. D	31. E	32. E	33. B	34. E	35. B
36. E	37. C	38. C	39. A	40. C	41. A	42. C
43. B	44. E	45. A	46. A	47. B	48. A	49. D
50. C	51. D	52. B	53. C	54. B	55. B	56. B
57. E	58. A	59. C	60. C	61. B	62. C	63. A
64. C	65. A	66. E	67. D	68. C	69. B	70. E
71. B	72. C	73. A	74. D	75. D	76. B	77. A

78. B　79. B　80. C　81. A　82. C　83. D　84. A
85. C　86. C　87. D　88. B　89. E　90. A　91. C
92. C　93. D　94. E　95. A　96. D　97. B　98. A
99. B　100. B

参考文献

相树令.2009.系统解剖学.北京:人民卫生出版社

曾明辉.2007.系统解剖学.4版.北京:人民卫生出版社

单伟颖.2004.护理礼仪.郑州:郑州大学出版社

李继平.2004.护理人际关系与沟通教程.北京:北京科学技术出版社

朱大平,李玉林.2008.生理学.7版.北京:人民卫生出版社

李玉林.2008.病理学.7版.北京:人民卫生出版社

姜安丽.2006.新编护理学基础.北京:人民卫生出版社

张丹参.2004.药理学.北京:人民卫生出版社

杨世杰.2001.药理学.5版.北京:人民卫生出版社

贾文祥.2001.医学微生物学.北京:人民卫生出版社

高晓明.2004.医学免疫学.北京:北京大学医学出版社

尤黎明.2007.内科护理学.4版.北京:人民卫生出版社

王吉耀.2005.内科学.6版.北京:人民卫生出版社

吴在德,吴肇汉.2008.外科学.7版.北京:人民卫生出版社

曹伟新,李乐之.2006.外科护理学.4版.北京:人民卫生出版社

乐杰.2004.妇产科学.4版.北京:人民卫生出版社

郑修霞.2006.妇产科护理学.4版.北京:人民卫生出版社

夏海鸥.2006.妇产科护理学.2版.北京:人民卫生出版社

崔焱.2007.儿科护理学.北京:人民卫生出版社

汪萍.2007.儿科护理学.北京:人民军医出版社

居丽雯,胡必杰.2006.医院感染学.上海:复旦大学出版社

宋钢兵.2007.医院感染学知识问答1200问.北京:军事医学科学出版社

乔汉臣.1999.传染病学.北京:人民军医出版社

唐保元.2000.传染病学.南京:东南大学出版社

罗端德.2005.传染病学学习与题解指南.武汉:华中科技大学出版社

蒋双庆.2007.眼耳鼻咽喉口腔科护理学.北京:人民军医出版社

陈燕燕.2006.眼耳鼻咽喉口腔科护理学.2版.北京:人民卫生出版社

惠延年.2004.眼科学.6版.北京:人民卫生出版社

孔慧.2007.眼耳鼻咽喉口腔科护理学要点提示与习题.北京:人民军医出版社

孔维佳.2002.耳鼻咽喉科学.北京:人民卫生出版社

张震康.2006.实用口腔学.2版.北京:人民卫生出版社
张学军.2005.皮肤性病学.6版.北京:人民卫生出版社
季素珍.2009.皮肤病性病护理学.北京:北京大学医学出版社
李凌江.2009.精神科护理学.2版.北京:人民卫生出版社
宋燕华.2005.精神障碍护理学.长沙:湖南科学技术出版社
郝伟.2008.精神病学.6版.北京:人民卫生出版社
李佃贵.2007.中医护理学.北京:人民军医出版社
易建平.2007.中医护理学要点提示与习题.北京:人民军医出版社
刘虹.2006.中医护理学基础.北京:中国中医药出版社
刘革新.2002.中医护理学.北京:人民卫生出版社
马锦璋.2002.中医基础护理学.北京:中国中医药出版社
殷磊.2002.护理学基础.北京:人民卫生出版社